眼外伤
评估与治疗

Textbook of Ocular Trauma
Evaluation and Treatment

［美］斯蒂芬·C.考夫曼
［美］道格拉斯·R.拉扎罗　主编

秦　波　译

中国纺织出版社有限公司

图书在版编目（CIP）数据

眼外伤：评估与治疗 /（美）斯蒂芬·C. 考夫曼，（美）道格拉斯·R. 拉扎罗主编；秦波译. -- 北京： 中国纺织出版社有限公司, 2022.6

书名原文：Textbook of Ocular Trauma: Evaluation and Treatment

ISBN 978-7-5180-9189-8

Ⅰ. ①眼… Ⅱ. ①斯… ②道… ③秦… Ⅲ. ①眼外伤—诊疗 Ⅳ. ① R779.1

中国版本图书馆 CIP 数据核字（2021）第 255074 号

First published in English under the title
Textbook of Ocular Trauma: Evaluation and Treatment
edited by Stephen Kaufman and Douglas Lazzaro
Copyright © SPRINGER International Publishing AG, 2017
This edition has been translated and published under licence from
Spritnger Nature Switzerland AG.

本书中文简体版经 Springer Nature Switzerland AG. 授权，由中国纺织出版社有限公司独家出版发行。本书内容未经出版者书面许可，不得以任何方式或任何手段复制、转载或刊登。

著作权合同登记号：图字：01-2020-5681

责任编辑：傅保娣　　责任校对：楼旭红　　责任印制：王艳丽

中国纺织出版社有限公司出版发行
地址：北京市朝阳区百子湾东里 A407 号楼　邮政编码：100124
销售电话：010—67004422　传真：010—87155801
http://www.c-textilep.com
中国纺织出版社天猫旗舰店
官方微博 http://weibo.com/2119887771
北京华联印刷有限公司印刷　各地新华书店经销
2022 年 6 月第 1 版第 1 次印刷
开本：710×1000　1/16　印张：20.5
字数：310 千字　定价：168.00 元

凡购本书，如有缺页、倒页、脱页，由本社图书营销中心调换

译者名单

主　译　秦　波

主　审　邱　波

译　者　（排名不分先后）

秦　波　邱　波　李德爽　刘身文

卢怡洁　田渼雯　安　宁　陈　胜

买尔哈巴·木塔力甫　　李柏军

张　靓　王彤淼　林晓珊　秦　珊

邵　岚　杨相颖　黄建国　陈建华

原版书的贡献者

Marib Akanda，BA

美国纽约州立大学（SUNY）下州医学中心眼科

Pasquale Aragona，MD, Ph.D.

意大利墨西拿大学生物医学牙科科学和形态功能成像系

Jay Arora，MD

美国纽约州立大学（SUNY）下州医学中心眼科；美国金斯县医院眼科中心

Alessandro Arrigo，MD

意大利墨西拿大学生物医学牙科科学和形态功能成像系

Edward Chay，MD

美国纽约州立大学（SUNY）下州医学中心眼科

Albert Y. Cheung，MD

美国威廉博蒙特医院眼科，威廉博蒙特医学院

Inci Dersu, MD

美国纽约州立大学（SUNY）下州医学中心眼科

James A. Deutsch，MD

美国纽约州立大学（SUNY）下州医学中心眼科；美国金斯县医院眼科中心

Prachi Dua，MD

美国纽约州立大学（SUNY）下州医学中心眼科

Valerie I. Elmalem，MD

美国纽约州立大学（SUNY）下州医学中心眼科

Ilan Epstein，MD

美国纽约州立大学（SUNY）下州医学中心眼科

Samuel T. Gamsky，BA，BS

美国威廉博蒙特医院眼科，威廉博蒙特医学院

Chirag K. Gupta，MD

美国威廉博蒙特医院眼科，威廉博蒙特医学院

Andrew Hou，BS，MD

美国纽约州立大学（SUNY）下州医学中心眼科

Stephen C. Kaufman，MD，Ph.D.

美国纽约州立大学（SUNY）下州医学中心眼科

E. Clifford Lazzaro，MD

美国纽约州立大学（SUNY）下州医学中心眼科

Douglas R. Lazzaro，MD

美国外科医师学会会员，美国验光学会院士。美国纽约州立大学（SUNY）下州医学中心眼科；美国金斯县医院眼科中心

Jewel Liao，MD

美国纽约州立大学（SUNY）下州医学中心眼科；美国金斯县医院眼科中心

Charles D. McCanna，MD

美国纽约州立大学（SUNY）下州医学中心眼科；美国金斯县医院眼科中心

Alessandro Meduri，MD, Ph.D.

意大利墨西拿大学生物医学牙科科学和形态功能成像系

Reshma Mehendale，MD

美国纽约州立大学（SUNY）下州医学中心眼科

Laura Palazzolo，BA

美国纽约州立大学（SUNY）下州医学中心眼科

Jade M. Price，MD

美国威廉博蒙特医院眼科，威廉博蒙特医学院

Leon Rafailov,MD

美国纽约州立大学（SUNY）下州医学中心眼科

Allison E. Rizzuti,MD

美国纽约州立大学（SUNY）下州医学中心眼科；美国金斯县医院眼科中心

Mark A. Rolain,MD

美国威廉博蒙特医院眼科，威廉博蒙特医学院

Mamta Shah,MD

美国纽约州立大学（SUNY）下州医学中心眼科

Neha Shaik,MD

美国纽约州立大学（SUNY）下州医学中心眼科；美国金斯县医院眼科中心

Roman Shinder,MD

美国外科医师学会会员。美国纽约州立大学（SUNY）下州医学中心眼科；美国金斯县医院眼科中心

Eric M. Shrier,DO

美国纽约州立大学（SUNY）下州医学中心眼科

Nora Silverman,MD, Ph.D.

美国纽约州立大学（SUNY）下州医学中心眼科；美国金斯县医院眼科中心

Jenny Temnogorod,MD

美国纽约州立大学（SUNY）下州医学中心眼科

Mario Urso,MD

意大利墨西拿大学生物医学牙科科学和形态功能成像系

Marco Zagari,MD

意大利"Centro Europeo"诊所

序言

我很高兴、也很荣幸被邀请为这本独特的新书《眼外伤：评估与治疗》撰写序言。本书由道格拉斯·R·拉扎罗（Douglas R. Lazzaro）博士和斯蒂芬·C·考夫曼（Stephen C. Kaufman）博士两位经验丰富的眼前节段临床专家和外科医师主编，汇集了纽约大都会地区经验最丰富的专家，同时也凝聚了纽约州立大学城州分校医学中心和金斯县医院眼科中心的教职员工、住院医师及学生的综合临床专业知识。编者们做了非常出色的工作。我为他们代表我自1956~1983年担任系主任27年的院系参与这一重要学术成就感到自豪。

道格拉斯·R·拉扎罗博士是理查德·C·特劳特曼（Richard C. Troutman）博士眼科中心的眼科和眼科显微外科的首席专家、教授及主席。斯蒂芬·C·考夫曼博士是角膜病、眼睑疾病和屈光科的主任，并担任副主席。他们二人的父亲均是眼科领域的杰出专家，并且取得了很高的学术成就。我赞扬他们这项宝贵的科学工作，这将极大地增加这一重要领域的眼科文献。

Richard C. Troutman，MD

前言

美国"9·11"世贸中心悲剧发生后，急诊室最常见的伤害是急救人员及那些在大楼倒塌前从中逃生的人的眼睛。纽约市的急诊室里挤满了因双子塔残骸造成的角膜异物而暂时失明的人。由于疼痛而无法看到或睁开眼睛会使人感到虚弱。及时的紧急护理能防止严重的角膜疼痛、感染、瘢痕和失明。无论是轻微还是严重的眼外伤，在急诊室、创伤中心工作或提供眼科护理的任何人员，都应熟悉眼外伤护理的基本知识。

无论眼外伤是轻微还是严重，无论是在城市还是在农村，无论涉及成人还是儿童，必须对患者进行医学稳定和全面的眼科评估。本书适用于从最初评估到最终治疗中需要照顾眼外伤者的各种人群，包括：诊治患者的一线人员，如创伤科医生、急诊科医生、医生助理、护士、医学生和住院医生等；眼科以外的相关专家，如耳鼻喉科、神经内科、神经外科等；眼科医生，通常是治疗眼外伤患者的最终专家。为此，本书包含了关于如何进行眼的初步评估而不恶化眼部损伤的基本方法，同时也描述了关于测试，射线和核磁共振研究的详细信息，还介绍了成人和儿童眼外伤的医学和外科治疗。

创伤性眼外伤通常会区分眼外伤的一般类型和类别。读者阅读本书后将获得对于眼外伤类型和受伤解剖位置之间的差异性、相似性以及整合宏观的了解。另外，通过使用本书的目录，读者也可以将这本书作为参考资源，以解决特定的问题。

美国纽约州立大学（SUNY）下州医学中心眼科的 1 级创伤中心急诊室覆盖纽约市的 5 个区，是纽约和整个美国最繁忙的创伤中心之一。二十多位专家和代表所有眼科亚专科的同事一起来帮助您，如何为您的眼外伤患者提供最好的护理。每位作者都力求精简地撰写每一章节，介绍了眼外伤患者评估及治疗的重要方面。我们希望本书能成为保护视力的宝贵资源。

Stephen C. Kaufman；Douglas R. Lazzaro

目录

第一章 眼外伤患者的管理···1
    第一节 病史采集和检查··1
    第二节 SPIKES 沟通模式··1
    第三节 眼外伤评分系统··3

第二章 角膜外伤···6
    第一节 热和紫外线引起的角膜损伤···6
    第二节 眼化学损伤··7
    第三节 角膜擦伤···10
    第四节 角膜异物···11
    第五节 角膜裂伤···13

第三章 前房和晶状体外伤··18
    第一节 前房和晶状体的解剖···18
    第二节 前房积血··19
    第三节 外伤性虹膜炎··23
    第四节 虹膜括约肌撕裂···24
    第五节 虹膜根部断离··26
    第六节 外伤性无虹膜··26
    第七节 睫状体脱离··27
    第八节 晶状体损伤··28

第四章 屈光手术后眼外伤··36
    第一节 放射状角膜切开术···36
    第二节 散光性角膜切开术···40

第三节　角膜基质环植入术 ··· 42
第四节　准分子激光屈光手术 ··· 45
第五节　准分子激光原位角膜磨镶术 ·· 46
第六节　小切口微透镜提取术 ··· 53
第七节　眼内屈光手术 ·· 57

第五章　青光眼与眼外伤 ·· 71

第一节　眼外伤继发性青光眼 ··· 71
第二节　血影细胞性青光眼与溶血性青光眼 ·································· 73
第三节　铁质沉着性青光眼 ·· 74
第四节　手术后青光眼 ·· 74
第五节　晶状体源性青光眼 ·· 76
第六节　低眼压 ·· 78

第六章　眼睑外伤 ·· 86

第一节　眼睑的解剖 ·· 86
第二节　眼睑外伤评估 ·· 89
第三节　眼睑外伤的治疗 ··· 90

第七章　泪器 ·· 99

第一节　泪器的解剖和功能 ·· 99
第二节　泪器外伤 ··· 100

第八章　眼球摘除术 ·· 106

第一节　概述 ·· 106
第二节　术前计划和评估 ·· 107
第三节　眼球摘除与交感性眼炎 ·· 108
第四节　眼球摘除术的手术技巧 ·· 109
第五节　眼球摘除术的术后护理 ·· 111

第九章　眼眶外伤 　　115

第一节　眼眶的解剖 　　115

第二节　眼眶创伤管理 　　118

第三节　眼眶外伤的类型 　　119

第四节　眼眶骨折的治疗 　　122

第五节　眼眶间隔综合征 　　126

第六节　眶内异物 　　127

第十章　视网膜和眼后段损伤 　　132

第一节　概述 　　132

第二节　视网膜和眼后段的解剖与生理 　　132

第三节　眼后段损伤的评估 　　133

第四节　眼后段的检查 　　134

第五节　外伤性视网膜脱离 　　137

第六节　黄斑损伤 　　145

第七节　玻璃体损伤 　　152

第八节　脉络膜损伤 　　155

第九节　睫状体损伤 　　156

第十节　巩膜损伤 　　157

第十一节　眼后段异物 　　159

第十一章　交感性眼炎 　　183

第一节　概述 　　183

第二节　交感性眼炎的诊断及鉴别诊断 　　184

第三节　交感性眼炎的发病机制 　　186

第四节　交感性眼炎的治疗 　　187

第十二章　颅脑创伤性损伤 　　191

第一节　眼眶及头部创伤影像学 　　191

第二节　外伤性视神经病变 　　196

第三节　视神经横断伤 ··· 204

　　第四节　视神经出血和血肿 ··································· 207

　　第五节　眼眶间隔综合征 ····································· 208

　　第六节　间接外伤性视神经病变的治疗 ························· 209

　　第七节　外伤性瞳孔异常 ····································· 215

　　第八节　头部外伤——颅底骨折 ······························· 218

　　第九节　累及视觉通路的穿透伤 ······························· 232

　　第十节　颅脑外伤 ··· 250

　　第十一节　脑外伤后的眼部损伤 ······························· 252

第十三章　小儿眼外伤 ·· 286

　　第一节　概述 ·· 286

　　第二节　眼睑裂伤 ·· 287

　　第三节　开放性眼外伤 ······································ 288

　　第四节　角膜擦伤 ·· 289

　　第五节　外伤性前房积血 ···································· 290

　　第六节　外伤性虹膜睫状体炎 ································ 291

　　第七节　外伤性白内障和晶状体脱位 ·························· 292

　　第八节　外伤性视网膜脱离 ·································· 293

　　第九节　外伤性黄斑裂孔 ···································· 293

　　第十节　玻璃体积血 ·· 293

　　第十一节　视网膜震荡和视网膜色素上皮挫伤 ··················· 294

　　第十二节　视神经损伤 ······································ 294

　　第十三节　非意外儿童眼部创伤 ······························ 295

第十四章　欧洲眼外伤的管理 ······································ 300

　　第一节　眼外伤患者的管理 ·································· 300

　　第二节　眼外伤的影像学 ···································· 303

　　第三节　眼外伤与旅行 ······································ 305

　　第四节　眼外伤的治疗与长期管理 ···························· 306

第一章
眼外伤患者的管理

第一节 病史采集和检查

眼外伤患者的管理从详细的病史采集开始[1-4]。详细记录创伤的经过，包括机制、情况、参与者、与安全生产的关系及证人（如果有的话）等，还应注意患者以前的眼部病史、全身疾病史、用药史、破伤风状态以及患者最后一次进食或饮酒的时间。在体格检查中，检查最佳矫正视力，如果眼球没有明显穿孔，应仔细地对双眼进行裂隙灯显微镜检查、眼底镜检查，并测量眼压，必要时应进行散瞳检查视网膜。不同的散瞳药物会影响瞳孔对光反射数小时或数天，神经科医师或急诊室医师可决定不使用散瞳药，以便评估和跟踪瞳孔对光反射。B超和（或）眼眶CT检查不仅可以排除眼内异物、发现眼眶骨骨折，还可以评估眼眶轮廓。对于任何不合作的患者，尤其是儿童患者，需要考虑全身麻醉。

眼部外伤占所有眼科诉讼的6%~9%[5,6]。视力丧失带来的情感伤害，会给患者的生活质量产生负面影响，致使患者更可能寻求诉讼。有研究[7]表明，医疗事故案件的起诉通常在受伤后2~5年进行。在处理此类案件时，必须详细记录创伤眼治疗前后的视功能及眼部情况，记录未受影响眼的检查，电话咨询和随访计划也应在患者病历图表中注明。一旦提出索赔，不应更改病历。完整的医疗病历文件往往是对医生最好的保护，也可以防止轻率的诉讼。

第二节 SPIKES 沟通模式

有必要向成人患者和儿童患者的父母清楚地解释眼部损伤的预后，持续性眼部创伤会对患者及其家属的生活产生巨大影响，与患者及其家属的沟通至关重要，建议遵循Baile博士的SPIKES沟通模式（表1-1）来传达不好的消息[8]。

表 1-1　Baile 博士的 SPIKES 沟通模式

S—Setting（建立访谈）
- 安排好隐私
- 让重要的他人参与
- 坐下
- 建立融洽关系
- 管理中断

P—Perception（评估患者的认知）
- 确定患者已经知道的内容
- 倾听并提供患者理解水平的信息

I—Invitation from Patient to give Information（获得患者的邀请）
- 询问患者是否想了解其病情的详细信息
- 接受患者不知情的权利
- 提供回答问题的机会

K—Knowledge（医学知识告知）
- 用容易理解的语言
- 打包信息
- 检查理解情况
- 回应反应
- 首先给出正面事实，并提供准确的信息

E—Explore Emotions（共情）
- 感同身受
- 让患者有时间表达自己的情感

S—Strategy and Summary（策略与总结）
- 介绍访谈
- 询问他们是否需要澄清
- 提供下次见面日程

SPIKES 沟通模式的第一步是建立访谈[8]。人们可以在精神上回顾对话的方式，提出问题，并为各种各样的问题做好准备。消极情绪、挫折感和责任感可能会出现，并且是正常的。然而，最终您有责任向患者传达预后。建立一个好的会面的关键是安排好隐私，包括重要的他人；有一个地方坐下，保持良好的眼神交流。第二步是评估患者的认知。第三步是获得患者的邀请。这些步骤在讨论患者病情时很重要，因为患者可能对自己的病情有误解，也可能不想知道自己的预后。您可以开始使用开放式问题来确定患者的理解程度和进一步讨论问题的意愿；您还可以提供坏消息的警告，让患者做好准备，避免使用医学术语以便患者能够理解，这一点很重要。第四步是向患者提供医学信息[8]。从患者的理解水平考虑，尽量用通俗易懂的谈话方式，例如，玻璃体可以解释为眼内的"透明胶状物"；如果患者因外伤导致角膜表面不规则而出现严重的干眼症，则可以将角膜表面比作混凝土而不是大理石。在继续进行之前确认患者理解是很重要的，以避免误解。允许患者表达问题和情绪。第五步是必须支持和理解患者的情绪[8]。第六步是总结诊断和计划，使医生和患者的观点在同一页上。任何讨论都应该在图表中详细记录。

第三节 眼外伤评分系统

许多回顾性研究已经被用来评估预测眼外伤后视觉结果的预后因素，最广泛使用的系统是Kuhn等提出的眼外伤评分（ocular trauma score, OTS）系统（表1-2）。OTS是基于对2 500例眼部损伤的分析，并通过将原始点分配给6个变量进行计算的得分：初始视力、眼球破裂、眼内炎、穿孔损伤、视网膜脱离和相对传入瞳孔缺陷（relative afferent pupillary defect, RAPD）[9]。然后根据得分分为5类，给出受伤后达到一系列视力的概率（表1-3）[9]。

表1-2 OTS原始分数计算[9]

初始视觉因素	原始得分
A. 初始视力	NLP = 60 LP/HM = 70 1/200 ～ 19/200 = 80 20/200 ～ 20/50 = 90 ≥ 20/40 = 100
B. 眼球破裂	−23
C. 眼内炎	−17
D. 穿孔伤	−14
E. 视网膜脱离	−11
F. 相对传入瞳孔缺损	−10
总原始分 = 原始得分之和	

表 1-3　估计的视觉预后 [9]

原始得分	OTS 得分	NLP (%)	LP/HM (%)	1/200～19/200 (%)	20/200～20/50 (%)	≥20/40 (%)
0～44	1	73	17	7	2	1
45～65	2	28	26	18	13	15
66～80	3	2	11	15	28	44
81～91	4	1	2	2	21	74
92～100	5	0	1	2	5	92

根据现有文献，统计上显著的预后因素包括损伤机制或类型、术前视力（visual acuity，VA）、损伤与手术之间的时间差、RAPD、伤口大小和位置、视网膜脱离、葡萄膜或视网膜脱出、玻璃体积血、晶状体损伤、前房积血和手术次数[10]。然而，在所有因素中，术前视力是最具预测性的因素，其次是 RAPD 的出现，再次是玻璃体丢失[10]。在多变量逻辑回归分析中，这 3 个因素在统计学上对视力不佳有显著影响[10]。因此，记录初始视力非常重要。

眼外伤的后遗症是多方面的，可以是终身的，包括青光眼、白内障、视网膜脱离、炎症、组织瘢痕，交感性眼炎导致受伤后数月至数年内未受伤眼视力下降。建议对所有严重创伤病例进行密切随访、有效的医患沟通，单眼患者佩戴聚碳酸酯眼镜或其他眼部保护装置。

总之，创伤性眼球损伤常见，常导致永久性视力损伤或视力丧失。准确的诊断和管理至关重要。推荐做法是尽早对开放性眼球损伤进行 I 期手术闭合，恢复眼球结构的完整性。在每一个案例中，患者管理的关键部分是对创伤受害者和家庭成员进行及时、适当和富有同情心的咨询。在 OTS 等风险评估工具中，认识到影响最终视觉结果的预后因素是有效的循证咨询方法。最后，详细的医疗文件记录对以后可能发生的医疗诉讼活动至关重要。在本书中有关眼外伤的细节将在后面章节中详细讨论。

后面的章节将详细描述在眼周和眼内发生的特殊外伤。希望这有助于读者理解眼损伤的管理和诊治，最终目标是恢复视觉器官及其周围结构的正常完整性。

（Jewel Liao）

参考文献

[1] PARVER LM, DANNENBERG AL, BLACKLOWET B, et al. Characteristics and causes of penetrating eye injuries reported to the National Eye Trauma System Registry, 1985–1991[J]. Public Health Rep, 1993, 108: 625-632.

[2] National Society to Prevent Blindness. A guide for controlling eye injuries in industry[M]. New York: National Society to Prevent Blindness, 1990.

[3] SASTRY SM, PAUL BK, BAIN L, et al. Ocular trauma among major trauma victims in a regional trauma center[J]. J Trauma, 1993, 34: 223-226.

[4] DUMA SM, KRESS TA, PORTA DJ, et al. Airbag-induced eye injuries: a report of 25 cases[J]. J Trauma, 1996, 41: 114-119.

[5] BETTMAN JM. Seven hundred medicolegal cases in ophthalmology[J]. Ophthalmology, 1990, 97: 1379-1384.

[6] KRAUSHAR MF, TURNER MF. Medical malpractice litigation in ophthalmology: the New Jersey experience[J]. Ophthalmic Surg, 1986, 17: 671-674.

[7] SHELTON PA. Medicolegalconcerns[C]//SHINGLETON BJ, HERSH PS, KENYON KR. Eye trauma. St. Louis: Mosby-Year Book, 1991: 403-408.

[8] BAILE WF, BUCKMAN R, LENZI R, et al. SPIKES—A six-step protocol for delivering bad news: application to the patient with cancer[J]. Oncol, 2000, 5: 302-311. Doi:10.1634/theoncologist.5-4-302.

[9] KUHN F, MAISIAK R, MANN L, et al. The ocular trauma score (OTS) [J]. Ophthalmol Clin North Am, 2002, 15: 163-165.

[10] RUPESH A, GIRISH R, RISHIKESH N, et al. Prognostic factors for open globe injuries and correlation of ocular trauma score at a tertiary referral eye care centre in Singapore[J]. Indian J Ophthalmol, 2013, 61(9): 502-506.

第二章
角膜外伤

角膜位于眼球的前部,是眼的主要屈光成分,也是前段及其延伸部分巩膜的保护面。角膜组织有多层,由前到后由上皮层、前弹力层、角膜基质层、后弹力层和内皮层组成,通过其泵送机制,使角膜保持透明状态。正常眼的中央角膜大约 550 μm 厚,总直径在 11～12 mm。角膜是眼外伤的常见部位,本章将介绍在紧急情况下常见的角膜损伤类型。

第一节　热和紫外线引起的角膜损伤

角膜直接接触火焰或热的物体或液体时,通常会发生热损伤。火灾造成的眼部热损伤,伴有身体其他部位的大面积烧伤。约 11% 的烧伤患者需要眼科会诊,及时识别眼部热损伤是成功治疗的关键[1]。在有爆炸性热源损伤时,眼睑的快速闭合和提供绝缘能力以及贝尔现象(Bell phenomenon)限制了由炎症引起的烧伤[2]。在这些情况下,需要排除机械力和异物造成的伤害。

角膜接触性烧伤的病因可能是使用锡焊和热铁微粒的工业原因,也可能是来自家庭的原因,如烹饪、烫发、熨斗、烟花和烟火等,这些损伤通常是单侧损伤。在新德里的一项大型研究中,42% 的热烧伤患者热源是沸腾的液体[3]。上述研究及其他研究均显示,3% 角膜烧伤患者出现后遗症,最常见的是睑球粘连,长期后遗症罕见[2]。儿童热损伤由烟花、微波炉加热的液体食品、鸡蛋等引起的比例高[4]。家庭中常见的灼热物品如卷发器、熨斗,也会对儿童造成不同的伤害[5]。

角膜热损伤有自限性,使用清创、局部抗生素、睫状肌麻痹和压力修补术 48 h 后症状消失[6]。角膜缘受累是决定预后的关键因素。对于严重烧伤如烟花爆竹导致的患者,需要行角膜缘干细胞移植和羊膜移植手术治疗[7]。Sharifipour 等[8] 的研究证明,每天 1 h 通过面罩吸氧可以改善角膜缘缺血、加速上皮化、增加角膜透明度和减少角膜血管生成,从而加快恢复速度。患有严重眼睑缺陷并有暴露性角膜病变风险的患者可以佩戴透气性巩膜接触镜，如波士顿眼表面假体[9]。

紫外线也是造成角膜损伤的原因之一。紫外线引起的角膜损伤轻且恢复快。由阳光、日光灯和焊接电弧引起的损伤，双侧发病。急性紫外线损伤，通常在暴露后 6～12 h 发生。由于角膜去上皮化，患者出现的疼痛、流泪和眼睑痉挛，点状角膜炎和结膜水肿[10]，可以用润滑剂和修补剂进行对症治疗。与此相关的一种常见疾病是日光性视网膜病变，在日食的情况下它会导致严重的损伤[11]。

第二节　眼化学损伤

眼化学损伤是后天失明的常见原因，常见于 21～30 岁的年轻患者，男性比女性多发，比例接近 5∶1。化学损伤常发生在工业环境中[12]，患者年龄一般较小，通常缺乏使用化学品的经验，没有使用适当的防护设备。考虑到大多数患者，最大限度地减少长期残疾最重要。袭击伤约占病例的 11%，往往导致更严重的损伤，预后较差[13]。化学损伤首先要急救，立即进行灌洗治疗，然后再去完成病历和体格检查。有研究[12]表明，42% 的损伤是双侧的，所以如果怀疑有轻微的双侧损伤，应立即对另一只眼进行治疗。碱损伤往往比酸损伤更严重，因为碱具有亲水性和亲脂性，使碱迅速结合并穿透眼表面，并留在眼周区域。

一、酸损伤

酸损伤通常发生在实验室、工业和家庭环境中。按患病率排序，损伤中最常见的酸是硫酸、硝酸、盐酸和草酸[12]。这些酸中危险性最大的是氢氟酸，因为氢氟酸穿透角膜基质的能力强及氢氟酸离子结合后引起的损伤[14]。汽车电池爆炸是人群中硫酸损伤的一大来源[13]。这些爆炸性损伤，对机械师和工程师等暴露的人员伤害严重，并因钝伤或穿透性创伤而变得复杂（图 2-1）。使用适当的安全预防措施可以避免这些事故的发生[15]。

当酸与角膜表面接触时，酸与角膜上皮的蛋白质和基质的胶原结合，导致蛋白质沉淀和变性，基质的渗透速度减慢[16]。家兔的实验模型已经证明，这种胶原蛋白的结合可以导致角膜缘收缩，并暂时增加眼压[17]。若进一步损害边缘和前房，预后更差。严重损伤可导致继发性青光眼和白内障[18]。角膜缘干细胞的损伤不允许角膜重新上皮化，导致角膜结膜化、血管化、慢性炎症和上皮缺损[19]。

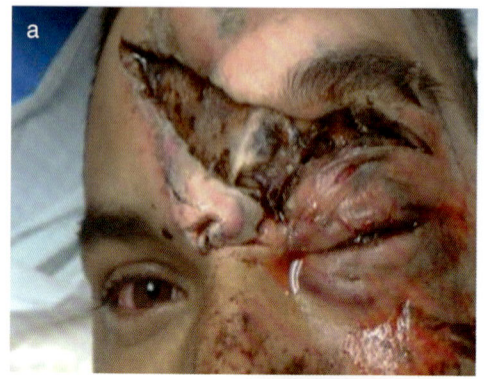
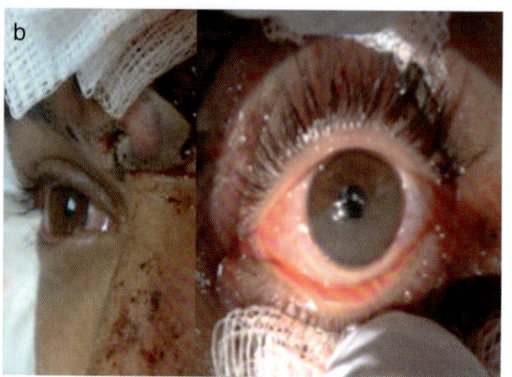
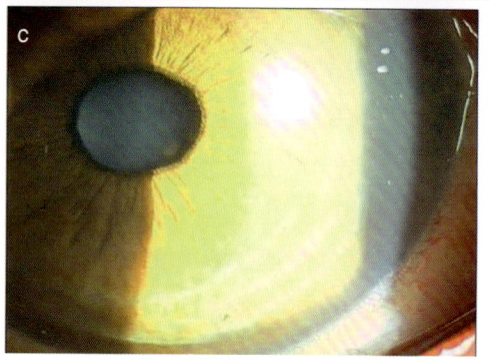

图 2-1　眼部酸损伤

注　患者拿着一个装有汽车电池的盒子，电池爆炸酸喷到前额，导致机械性和化学性酸损伤。图 a，损伤的程度。图 b，被广泛冲洗并放置了羊膜下角膜。图 c，愈合后的角膜。

二、碱损伤

碱损伤比酸损伤要严重，因为碱损伤具有亲油性和穿透眼的能力。离解的羟基离子作用于细胞膜导致细胞破坏时，会发生皂化过程[20]。常见的碱性损伤，氢氧化钠、氢氧化钙和氢氧化铵损伤发生率最高[12]。碱损伤往往来自石膏、碱液、石灰、水泥、氨和清洁剂[13]。氢氧化镁是烟花爆竹的活性成分，它可以引起热损伤和碱损伤。因为这些药剂往往是干的，所以在冲洗之前，最好先用棉签把干的产品从眼内擦出来。

三、治疗

化学烧伤后的处理在碱烧伤和酸烧伤中相似。眼损伤的程度与接触化学物质的时间有很大关系[21]。由于眼睑痉挛患者可能会很快失去方向感而需要指导[22]。

化学烧伤后首先是立即进行眼冲洗处理，应让患者躺下冲洗受伤的眼。依据酸或碱损伤选择不同的冲洗液。由于水呈低渗，可能会被吸收或促进毒素扩散到角膜，而不是冲洗掉化学物质[22]，所以水不作为冲洗眼的首选，只在没有其他冲洗液的情况下使用。首选有中和能力的溶液。根据家兔眼实验模型的测试结果，Diphoterine 或 Cederroth 洗眼液在平衡眼内酸碱度方面远优于对照组[23]。使用 1 000 mL 以上的冲洗溶液进行至少 15 min 的冲洗，并确认石蕊条的 pH 正常，摩根透镜可以直接帮助冲洗。冲洗前进行局部麻醉，操作人员应冲洗眼睑上下的穹隆，并在冲洗过程中让患者朝各个方向看，以确保覆盖或捕捉化学物质的区域不会丢失。应该注意的是，在化学损伤后不宜使用软膏涂眼。

在冲洗和急诊处理后，急性期的治疗目标是促进角膜再上皮化，减轻炎症，防止感染，减少后遗症，并防止进一步的损害[24]。化学伤害有不同的分类系统：Bagley，Dua[25] 和 Roper-Hall[26]。Ⅲ～Ⅴ级损伤的患者使用标准治疗的时间约为 30 d[27]。Ⅲ～Ⅴ级损伤患者的角膜可能处于干燥、眨眼引起的摩擦增加和眼睑闭合缺陷导致的暴露性角膜病变的风险。当角膜上皮层修复时，主管医生必须预见到这一层的功能缺陷，并积极治疗。早期治疗包括频繁的无防腐剂人工泪液，以防止基质进一步侵蚀。轻微的眼部化学烧伤可以用局部抗生素进一步治疗。大面积的损伤，如Ⅲ～Ⅴ级化学烧伤，需要住院进行强化治疗和监测。使用全身抗坏血酸和抗坏血酸滴眼液治疗有助于胶原蛋白的生成，这些方法用于眼部化学烧伤治疗已经 30 多年，但很少有研究完全提倡将其用于眼部化学烧伤[28]。局部使用柠檬酸盐通过抑制多形核白细胞来减轻角膜炎症[29]。Brodovsky[30] 在一项 11 年的回顾性研究中发现，使用抗坏血酸、抗坏血酸滴剂和柠檬酸盐对Ⅰ～Ⅱ级烧伤没有效果，对Ⅲ级烧伤患者有临床疗效，对Ⅳ级烧伤的疗效不明。由于化学烧伤可能导致角膜胶原纤维收缩，在治疗的早期阶段还必须监测眼压，22% 的化学烧伤患者发生继发性青光眼，需要口服碳酸氢酶抑制剂[18]。Panda 等[27] 研究发现，对受伤后不久的患者局部使用自体富含血小板的血浆滴眼液，可以安全地减少由于血浆中存在生长因子而需要重新上皮化的时间，局部使用类固醇也用于早期治疗，减轻炎症，减少胶原酶和蛋白酶的释放。类固醇长期和广泛使用可能会阻止有效的胶原生成，从而导致角膜/巩膜融解，同时局部使用维生素 C 有助于防止这种情况的发生[31]。高浓度阿托品等睫状肌麻痹药也适用于中度至重度化学烧伤，但应避免使用具有血管收缩作用的睫状肌麻痹药。散瞳会减轻疼痛，降低虹膜晶状体粘连的风险[32]。体外试验[33] 结果显示，恢复期口服四环素能够抑制金属蛋白酶和胶原酶活性。

手术治疗包括羊膜移植术、角膜缘干细胞移植术、角膜移植和角膜假体手术，通常在受伤后的几周内进行。

严重烧伤的急性期手术治疗可采取肌腱成形术。首先去除坏死的结膜，将肌腱组织从眼眶区域推进到角膜边缘，并将其固定到巩膜，为受损区域提供血管化，以帮助防止眼球穿孔[34]。

Meller 等[35]研究了用于角膜化学烧伤的羊膜移植（amniotic membrane transplantation，AMT），发现轻度到中度烧伤在损伤后 2 周内使用 AMT 可以迅速恢复角膜和结膜表面。对于严重烧伤的患者，AMT 能够减轻角膜缘间质的炎症，恢复结膜表面，防止睑球粘连，不能完全预防角膜缘干细胞的损伤[35]。在这些严重烧伤的病例中，可能需要进行角膜缘干细胞移植[36]。有研究[37]表明，可以从对侧眼获得自体角膜缘干细胞，并在体外培养基上生长至允许移植，这种治疗方法可使 76.6% 的患者受损眼自我更新上皮细胞恢复透明。这两种治疗方法可与预期边缘干细胞功能下降的严重烧伤治疗一起使用[38]。

如果上述疗法不能使视力恢复，还可以选择角膜移植和角膜切开术。角膜移植在化学烧伤中有较高的排斥反应率，需要大直径移植角膜缘干细胞移植[39]。如果患者不符合移植条件或多次移植失败，波士顿 1 型角膜切开术可能成为治疗的最终选择。一项 7 年的回顾性研究[40]表明，50% 的患者使用假体视力达到 20/200，7 年后总体功能保留率为 67%。最常见的并发症是角膜假体后修复膜形成、青光眼、视网膜脱离和眼内炎[40]。进一步的设计和技术改进有助于在未来几年减少这些并发症。

第三节　角膜擦伤

角膜擦伤是最常见的病症之一，约占急诊室眼科就诊患者的 24.3%[41]。它发生在角膜上皮被各种损伤破坏时。与其他眼部损伤一样，角膜擦伤往往发生在工作场所或体育活动中。角膜擦伤常见的病因包括指甲损伤，以及运动器材、化妆刷和气囊擦伤。抱着儿童的父母经常会被儿童指甲损伤到角膜[42]；安全气囊的展开过程会造成特殊高能钝力伤和碱损伤[43]；在医院环境中，ICU 无意识患者或接受非眼部手术的患者在手术期间因意外伤害发生角膜擦伤[44]。

患者出现疼痛、流泪、畏光、红眼、异物感和视物模糊等症状。这些症状与角膜裂伤和角膜异物有关，与其他机械损伤一样，必须注意眼球开放的风险。预后取决于角膜缺损的大小、损伤的深度和角膜基质层的损伤程度。

角膜擦伤的处理：首先要仔细调查伤害发生的原因，如有气囊、射弹和冲头，需要仔细寻找眼部和非眼部受伤的其他后遗症。对于剧烈眼痛的患者，可以使用表面麻醉剂滴眼，角膜荧光染料染色可以明确角膜缺损区域。所有患者应进行全面的眼科检查，排除其他损伤，特别是前房和视网膜损伤。塞德尔（Seidel）试验可用于确定前房是否有渗漏，如果有渗漏表明是开放性眼损伤。

角膜擦伤首选局部广谱和抗假单胞菌抗生素滴眼液治疗，如氟喹诺酮可以降低微生物角膜炎的风险。局部使用非甾体类抗炎药，如双氯芬酸对减轻疼痛、促进角膜愈合过程安全有效[45]，睫状肌麻痹药也可用于疼痛控制。

缺损通常在 24 h 内愈合，所有缺损通常在 48 h 内愈合，严重的并发症是复发性角膜糜烂，约 40% 的复发性角膜糜烂是由外伤引起的[46]。角膜擦伤的修补曾是治疗的标准，但在 20 世纪 90 年代作为一种实践受到了挑战。一项荟萃分析综述[47]得出结论，小擦伤在第一天不需要修补，修补不会减轻疼痛或加快愈合速度。理想的治疗是佩戴软性隐形眼镜[48]。

第四节　角膜异物

角膜异物通常发生在角膜接触高速小抛射物时。男性居多，常发生于金属工人和使用电动工具的工作场所。澳大利亚的一项研究[49]发现，45% 的金属异物患者使用了眼部保护装置，但目前尚不清楚是由于护眼器装置故障，还是操作员未能使用工作所需的适当护眼装置造成的伤害机制。

角膜异物可分为有机异物和无机异物两类。这两类的患病率通常取决于医院或诊所所在行业的位置，但异物在本质上往往是金属[50]。有机异物通常携带更多的细菌和真菌，因此感染风险增加。玻璃、石头、塑料和某些金属等无机异物通常不会引起燃烧。在金属中，铁和铜由于染色和诱导燃烧的能力强比较麻烦。金属异物感染率较低，因为当它们成为抛射体时通常会被加热。总的来说，大多数异物损伤是良性的，与显著的发病率无关。在一项对 288 例患有角膜金属异物患者的研究[51]中，只有 1 例患者同时伴有角膜裂伤，在确定涉及的抛射体的力和开放性眼外伤的风险时，必须注意受伤经过和物理因素（图 2-2）。

角膜异物患者通常表现为眼部疼痛、异物感、流泪、红眼及畏光，患者是否出现视物模糊与角膜异物的位置有关，取决于异物是否位于瞳孔区角膜。体格检查时，重点评估眼内损伤情况及进一步的眼部损伤的可能性。当怀疑有眼内金属异物时需要行 CT 检查，不建议进行 MRI 检查。与角膜擦伤一样，荧光蛋白有助于明确损伤边缘。塞德尔（Seidel）试验可用于确定前房是否有渗漏。早期使用局部麻醉药可以提高患者的舒适度和对检查的依从性，同时也便于剔除角膜异物。

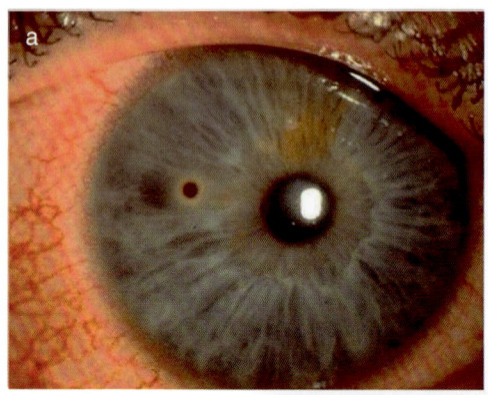
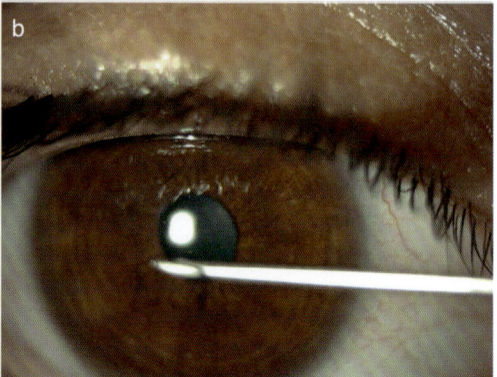
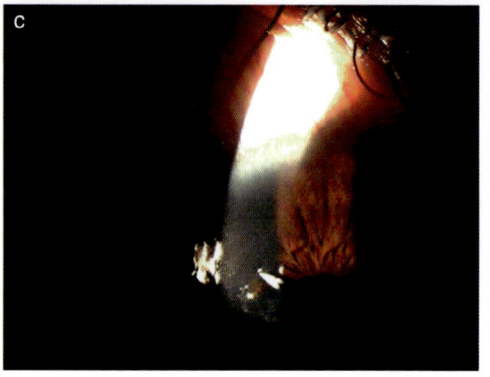

图 2-2 角膜异物

注 金属打磨事故后患者出现角膜异物（图 a）。在使用尖锐物体进行拆卸之前，必须先查看裂隙灯处外部物体的深度。作者倾向于使用弯曲 25 号针，这样针实际上几乎垂直于角膜，以避免无意中损伤角膜（图 b，图 c）。有些医生喜欢用旋转刷去除锈环。另外，可以用针去除异物和铁锈。为了避免医源性角膜穿孔，必须让患者坐在裂隙灯前，前额紧贴创面。如果异物很深，并与除垢膜/内皮接触，应在手术室内清除异物。

角膜异物的治疗：治疗目的是剔除异物而不损坏周围角膜结构。干预的选择取决于异物的类型和扩展的深度。通常情况下，对某些难以提取、不会造成视觉干扰且炎症和感染风险低的无机异物，可以安全地留在角膜。铁异物能够产生锈环，需要尽快剔除。剔除角膜异物时，患者和医生坐在裂隙灯显微镜前，调整好位置。医生制备无菌小尺寸皮下注射针头，将较小的针插入指定的针中，并以 90°角弯曲两个针，用来取出和铲取异物[52]。铁锈环也可以作为异物处理，用电动毛刺或针头去除，必须避免产生比伤口本身更大的上皮缺陷。

剔除角膜异物后患眼局部给予氟喹诺酮类抗生素治疗，约 14% 的异物检测出阳性培养结果，最常见的病原体是凝固酶阴性葡萄球菌[50]。有机异物损伤后，长期抗生素治疗后仍继续发生感染，需要考虑真菌性角膜炎[53]。

目前尚无证据支持在非穿孔性眼损伤中常规使用四氮唑类药物[54]。与角膜擦伤一样，眼罩的使用在角膜异物的治疗中也受到质疑，因为其在愈合方面没有任何优势[55]。在一项非复杂性异物损伤的研究[56]中，非接触镜片佩戴者，且异物位于视轴之外，上皮缺损的平均愈合时间约为 4 d。

第五节　角膜裂伤

角膜裂伤是指角膜被尖锐物体割伤，引起部分或全部角膜厚度的损伤。在角膜损伤中，角膜裂伤是引起眼并发症较严重的损伤之一，是儿童弱视和儿童眼病的常见原因。约 86% 的穿透性眼部创伤发生在男性[57]。由于眼内感染的风险增加，角膜全层伤口通常需要早期手术修复。角膜裂伤检查的重点是确定伤口的部分厚度或全部厚度，以及确定其他损伤的程度。前房深度有助于确定是否有渗漏，塞德尔（Seidel）试验阳性有助于控制全层撕裂，但由于全层伤口具有自我封闭的能力，阴性试验不能最终排除撕裂。一旦发现全层裂伤，应考虑行眼眶 CT 检查，排除残留的眼内异物。当解剖结构明显变形时，眼的全层损伤很难观察[58]。

角膜裂伤的治疗包括眼局部治疗和控制全身疼痛，预防恶心、呕吐和不经意增加眼压，局部应用广谱抗生素。非穿透性角膜裂伤的治疗方法与角膜异物伤相同，需要彻底冲洗伤口，局部应用广谱抗生素。未穿透性角膜裂伤和部分角膜组织撕脱的裂伤应重新对位，并可在上面放置纤维蛋白胶进行固定。如果不能在不造成角膜畸形的情况下完成手术，则应通过手术闭合伤口。通常情况下，大多数较小的伤口（即 1~2 mm 的伤口）用蛋白胶水缝合，因为缝线的使用会导致进一步的伤害和感染点[59,60]。通常如果使用胶水，患者可以在胶水干燥后使用软绷带隐形眼镜。如果需要缝合，最好使用 10-0 尼龙缝线，并且需要非常仔细地重新评估角膜，注意缝合层的深度，以避免角膜过度弯曲和重复渗漏[61]。由于角膜畸形而发生散光的患者最终可能需要硬性透气性隐形眼镜来矫正散光或进行角膜移植[62]。

全层角膜裂伤应像开放性眼球损伤一样进行治疗。仔细检查眼，应着重于确定进一步的眼内损伤，包括可能导致进一步流出或感染源的第二眼外通讯点。应尽量减少对眼施加压力的所有干预措施，如压平和 B 超扫描，以避免眼内容物进一步溢出。眼球破裂的患者需要入院，全身和局部使用广谱抗生素预防破伤风。手术修复取决于损伤的程度。研究[63,64]表明，对于稳定损伤的患者，撕裂修复、外伤性白内障摘除和后房型人工晶状体植入术可与初级修复同时进行。修复角膜缺损的方法包括使用羊膜移植、板层移植和自体移植[65]。对于儿童，尤其是 7 岁以下的儿童，要积极治疗以避免弱视[66]。有助于预防弱视的治疗方法包括：通过一期或二期人工晶状体植入术迅速摘除外伤性白内障，用 YAG 激光打开后囊浑浊，矫正屈光不正和修补术[67]。初始视力为 20/200 或更高通常是极好结果的预测因素，95% 的患者最终视力可达 20/60 或更高[57]。

典型角膜裂伤病例照片，见图 2-3、图 2-4。

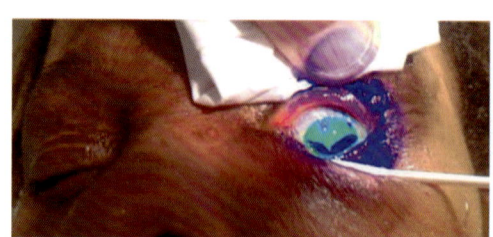 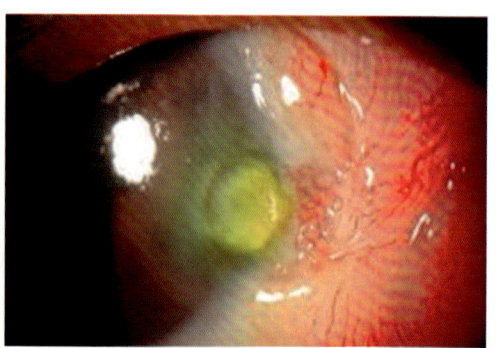

图 2-3　女性患者，烹饪时热油烧伤角膜　　图 2-4　翼状胬肉术后合并大面积不愈合角膜瓣

（Leon Rafailov, Douglas R. Lazzaro）

参考文献

[1] BOUCHARD CS, MORNO K, PERKINS J, et al. Ocular complications of thermal injury: a 3-year retrospective[J]. J Trauma, 2001, 50(1): 79-82.

[2] BOONE KD, BOONE DE, LEWIS RW 2nd, et al. A retrospective study of the incidence and prevalence of thermal corneal injury in patients with burns[J]. J Burn Care Rehabil, 1998, 19(3): 216-218.

[3] VAJPAYEE RB, GUPTA NK, ANGRA SK, et al. Contact thermal burns of the cornea[J]. Can J Ophthalmol, 1991, 26(4): 215-218.

[4] RATNAPALAN S, DAS L. Causes of eye burns in children[J]. Pediatr Emerg Care, 2011, 27(2): 151-156.

[5] QAZI K, GERSON LW, CHRISTOPHER NC, et al. Curling iron-related injuries presenting to U.S. emergency departments[J]. Acad Emerg Med, 2001, 8(4): 395-397.

[6] MANNIS MJ, MILLER RB, KRACHMER JH. Contact thermal burns of the cornea from electric curling irons[J]. Am J Ophthalmol, 1984, 98(3): 336-339.

[7] SHIMAZAKI J, KONOMI K, SHIMMURA S, et al. Ocular surface reconstruction for thermal burns

caused by fireworks[J]. Cornea, 2006, 25(2): 139-145.

[8] SHARIFIPOUR F, BARADARAN-RAFII A, IDANI E, et al. Oxygen therapy for acute ocular chemical or thermal burns: a pilot study[J]. Am J Ophthalmol, 2011, 151(5): 823-828.

[9] KALWERISKY K, DAVIES B, MIHORA L, et al. Use of the boston ocular surface prosthesis in the management of severe periorbital thermal injuries: a case series of 10 patients[J]. Ophthalmology, 2012, 119(3): 516-521.

[10] SCHEIN OD. Phototoxicity and the cornea[J]. J Natl Med Assoc, 1992, 84(7): 579-583.

[11] MACFAUL PA. Visual prognosis after solar retinopathy[J]. Br J Ophthalmol, 1969, 53(8): 534-541.

[12] SAINI JS, SHARMA A. Ocular chemical burns–clinical and demographic profile[J]. Burns, 1993, 19(1): 67-69.

[13] MORGAN SJ. Chemical burns of the eye: causes and management[J]. Br J Ophthalmol, 1987, 71(11): 854-857.

[14] MCCULLEY JP. Ocular hydrofluoric acid burns: animal model, mechanism of injury and therapy[J]. Trans Am Ophthalmol Soc, 1990, 88: 649-684.

[15] MOORE AT, CHENG H, BOASE DL. Eye injuries from car battery explosions[J]. Br J Ophthalmol, 1982, 66 (2): 141-144.

[16] DUA HS, KING AJ, JOSEPH A. A new classification of ocular surface burns[J]. Br J Ophthalmol, 2001, 85 (11): 1379-1383.

[17] PATERSON CA, EAKINS KE, PATERSON E, et al. The ocular hypertensive response following experimental acid burns in the rabbit eye[J]. Invest Ophthalmol Vis Sci, 1979, 18(1): 67-74.

[18] KUCKELKORN R, KOTTEK A, REIM M. Intraocular complications after severe chemical burns—incidence and surgical treatment[J]. Klin Monbl Augenheilkd, 1994, 205(2): 86-92.

[19] ARORA R, MEHTA D, JAIN V. Amniotic membrane transplantation in acute chemical burns[J]. Eye (Lond), 2005, 19(3): 273-278.

[20] WAGONER MD. Chemical injuries of the eye: current concepts in pathophysiology and therapy[J]. Surv Ophthalmol, 1997, 41(4): 275-313.

[21] SCHRAGE NF, LANGEFELD S, ZSCHOKE J, et al. Eye burns: an emergency and continuing problem[J]. Burns, 2000, 26(8): 689-699.

[22] KUCKELKORN R, SCHRAGE N, KELLER G, et al. Emergency treatment of chemical and thermal eye burns[J]. Acta Ophthalmol Scand, 2002, 80(1): 4-10.

[23] RIHAWI S, FRENTZ M, SCHRAGE NF. Emergency treatment of eye burns: which rinsing solution should we choose?[J]. Graefe's Arch Clin Exp Ophthalmol, 2006, 244(7): 845-854.

[24] ESLANI M, BARADARAN-RAFII A, MOVAHEDAN A, et al. The ocular surface chemical burns[J]. J Ophthalmol, 2014, 2014:196827.

[25] DUA HS, KING AJ, JOSEPH A. A new classification of ocular surface burns[J]. Br J Ophthalmol, 2001, 85 (11): 1379-1383.

[26] GUPTA N, KALAIVANI M, TANDON R. Comparison of prognostic value of Roper Hall and Dua classification systems in acute ocular burns[J]. Br J Ophthalmol, 2011, 95(2):194-198.

[27] PANDA A, JAIN M, VANATHI M, et al. Topical autologous platelet-rich plasma eyedrops for acute corneal chemical injury[J]. Cornea, 2012, 31(9): 989-993.

[28] PFISTER RR, PATERSON CA. Ascorbic acid in the treatment of alkali burns of the eye[J]. Ophthalmology, 1980, 87: 1050-1057.

[29] PFISTER RR, HADDOX JL, PATERSON CA. The efficacy of sodium citrate in the treatment of

severe alkali burns of the eye is influenced by the route of administration[J]. Cornea, 1982, 1: 205-211.
[30] BRODOVSKY SC, MCCARTY CA, SNIBSON G, et al. Management of alkali burns: an 11-year retrospective review[J]. Ophthalmology, 2000, 107(10): 1829-1835.
[31] DAVIS AR, ALI QK, ACLIMANDOS WA, et al. Topical steroid use in the treatment of ocular alkali burns[J]. Br J Ophthalmol, 1997, 81(9): 732-734.
[32] Gicquel JJ. Management of ocular surface chemical burns[J]. Br J Ophthalmol, 2011, 95(2): 159-161.
[33] PERRY HD, HODES LW, SEEDOR JA, et al. Effect of doxycycline hyclate on corneal epithelial wound healing in the rabbit alkali-burn model: preliminary observations[J]. Cornea, 1993, 12(5): 379-382.
[34] KUCKELKORN R, KOTTEK A, SCHRAGE N, et al. Long-term results of Tenon-plasty in treatment of severe chemical eye burns[J]. Ophthalmologe, 1995, 92(4): 445-451.
[35] MELLER D, PIRES RT, MACK RJ, et al. Amniotic membrane transplantation for acute chemical or thermal burns. discussion 90. [J]. Ophthalmology, 2000, 107(5): 980-989.
[36] TSENG SC, PRABHASAWAT P, BARTON K, et al. Amniotic membrane transplantation with or without limbal allografts for corneal surface reconstruction in patients with limbal stem cell deficiency[J]. Arch Ophthalmol, 1998, 116(4): 431-441.
[37] RAMA P, MATUSKA S, PAGANONI G, et al. Limbal stem-cell therapy and long-term corneal regeneration[J]. N Engl J Med, 2010, 363(2): 147-155.
[38] SHIMAZAKI J, YANG HY, TSUBOTA K. Amniotic membrane transplantation for ocular surface reconstruction in patients with chemical and thermal burns[J]. Ophthalmology, 1997, 104(12): 2068-2076.
[39] MAGUIRE MG, STARK WJ, GOTTSCH JD, et al. Risk factors for corneal graft failure and rejection in the collaborative corneal transplantation studies. collaborative corneal transplantation studies research group[J]. Ophthalmology, 1994, 101(9): 1536-1547.
[40] SRIKUMARAN D, MUNOZ B, ALDAVE AJ, et al. Long-term outcomes of boston type 1 keratoprosthesis implantation: a retrospective multicenter cohort[J]. Ophthalmology, 2014, 121(11): 2159-2164.
[41] EDWARDS RS. Ophthalmic emergencies in a district general hospital casualty department[J]. Br J Ophthalmol, 1987, 71(12): 938-942.
[42] LIN YB, GARDINER MF. Fingernail-induced corneal abrasions: case series from an ophthalmology emergency department[J]. Cornea, 2014, 33(7): 691-695.
[43] BALL DC, BOUCHARD CS. Ocular morbidity associated with airbag deployment: a report of seven cases and a review of the literature[J]. Cornea, 2001, 20(2): 159-163.
[44] ROTH S,THISTED RA, ERICKSON JP, et al. Eyeinjuriesafter nonocular surgery. A study of 60965 anesthetics from 1988 to1992[J]. Anesthesiology, 1996, 85(5): 1020-1027.
[45] JAYAMANNE DG, FITT AW, DAYAN M, et al. The effectiveness of topical diclofenac in relieving discomfort following traumatic corneal abrasions[J]. Eye (Lond), 1997, 11(pt 1): 79-83.
[46] DIEZ-FEIJOO E, GRAU AE, ABUSLEME EI, et al. Clinical presentation and causes of recurrent corneal erosion syndrome: review of 100 patients[J]. Cornea, 2014, 33(6): 571-575.
[47] TURNER A, RABIU M. Patching for corneal abrasion[J]. Cochrane Database Syst Rev, 2006(2): CD004764.

[48] EKE T, MORRISON DA, AUSTIN DJ. Recurrent symptoms following traumatic corneal abrasion: prevalence, severity, and the effect of a simple regimen of prophylaxis[J]. Eye (Lond), 1999, 13(Pt 3a): 345-347.

[49] RAMAKRISHNAN T, CONSTANTINOU M, JHANJI V, et al. Corneal metallic foreign body injuries due to suboptimal ocular protection[J]. Arch Environ Occup Health, 2012, 67(1): 48-50.

[50] DEBROFF BM, DONAHUE SP, CAPUTO BJ, et al. Clinical characteristics of corneal foreign bodies and their associated culture results[J]. CLAO J, 1994, 20(2): 128-130.

[51] LUO Z, GARDINER M. The incidence of intraocular foreign bodies and other intraocular findings in patients with corneal metal foreign bodies[J]. Ophthalmology, 2010, 117(11): 2218-2221.

[52] LIM LT, AL-ANI A, RAMAESH K. Simple innovative measures for ease of corneal foreign body removal[J]. Ann Acad Med Singapore, 2011, 40(10): 469-470.

[53] FAHAD B, MCKELLAR M, ARMSTRONG M, et al. Aspergillus keratitis following corneal foreign body[J]. Br J Ophthalmol, 2004, 88(6): 847-848.

[54] BENSON WH, SNYDER IS, GRANUS V, et al. Tetanus prophylaxis following ocular injuries[J]. J Emerg Med, 1993, 11(6): 677-683.

[55] HULBERT MF. Efficacy of eyepad in corneal healing after corneal foreign body removal[J]. Lancet, 1991, 337 (8742): 643.

[56] BRISSETTE A, MEDNICK Z, BAXTER S. Evaluating the need for close follow-up after removal of a noncomplicated corneal foreign body[J]. Cornea, 2014, 33 (11): 1193-1196.

[57] ESMAELI B, ELNER SG, SCHORK MA, et al. Visual outcome and ocular survival after penetrating: a clinicopathologic studytrauma[J]. Ophthalmology, 1995, 102(3): 393-400.

[58] HAMILL MB. Corneal and scleral trauma[J]. Ophthalmol Clin North Am, 2002, 15(2): 185-194.

[59] NUHOGLU F, ALTIPARMAK UE, HAZIROLAN DO, et al. Comparison of sutures and cyanoacrylate tissue adhesives for wound repair in a rat model of corneal laceration[J]. Ophthalmic Res, 2013, 49 (4): 199-204.

[60] SIATIRI H, MOGHIMI S, MALIHI M, et al. Use of sealant (HFG) in corneal perforations[J]. Cornea, 2008, 27(9): 988-991.

[61] ROWSEY JJ, HAYS JC. Refractive reconstruction for acute eye injuries[J]. Ophthalmic Surg, 1984, 15 (7): 569-574.

[62] ZHENG B, SHEN L, WALKER MK, et al. Clinical evaluation of rigid gas permeable contact lenses and visual outcome after repaired corneal laceration[J]. Eye Contact Lens, 2015, 41(1): 34-39.

[63] LAMKIN JC, AZAR DT, MEAD MD, et al. Simultaneous corneal laceration repair, cataract removal, and posterior chamber intraocular lens implantation[J]. Am J Ophthalmol, 1992, 113(6): 626-631.

[64] RUBSAMEN PE, IRVIN WD, MCCUEN BW 2nd, et al. Primary intraocular lens implantation in the setting of penetrating ocular trauma[J]. Ophthalmology, 1995, 102 (1): 101-107.

[65] VORA GK, HADDADIN R, CHODOSH J. Management of corneal lacerations and perforations[J]. Int Ophthalmol Clin, 2013, 53(4): 1-10.

[66] ZAIDMAN G, RAMIREZ T, KAUFMAN A, et al. Successful surgical rehabilitation of children with traumatic corneal laceration and cataract[J]. Ophthalmology, 2001, 108(2): 338-342.

[67] SEGEV F, ASSIA EI, HARIZMAN N, et al. Corneal laceration by sharp objects in children seven years of age and younger[J]. Cornea, 2007, 26(3): 319-323.

第三章
前房和晶状体外伤

第一节　前房和晶状体的解剖

前房是指角膜内皮和虹膜之间充满液体的空腔。前房角位于角膜和虹膜的连接处，由施瓦尔贝线（Schwalbe line）、巩膜静脉窦（又称施莱姆管，Schlemm cannal）、巩膜突、小梁网和虹膜组成（图3-1）。检查者无法直接看到前房角，在裂隙灯显微镜下，前房角镜检查可以用来观察前房角的结构。在解剖学中，前房的平均深度为3.11 mm[1]，但无晶状体眼、假晶状体眼和近视眼的前房可能会更深，远视眼的前房会稍浅。前房深度小于2.5 mm属于浅前房，这是闭角型青光眼的危险因素，或者是由于青光眼受到钝性挫伤后引起。前房中充满房水，容积约为175 μL，房水由睫状体产生，经瞳孔进入前房，主要经小梁网排出到巩膜静脉窦。房水的作用是保持眼压，为前房提供免疫保护，并影响进入视觉系统的光的折射率。

晶状体位于前房后缘、虹膜下方，作用是将光折射到视网膜上。晶状体悬浮于一系列纤柔但集合在一起非常坚韧的纤维上，这些纤维称为晶状体悬韧带。晶状体悬韧带支撑着晶状体，并将晶状体附在睫状体上。晶状体悬韧带外伤可能会引起晶状体脱位。

晶状体可以分为晶状体囊、晶状体上皮细胞和晶状体纤维3个主要部分。晶状体囊是一层完全包围晶状体的薄膜，主要由Ⅳ型胶原蛋白和糖胺聚糖组成。晶状体囊的作用是维持晶状体的正常伸缩，确保将光线恰当地折射到视网膜上。晶状体囊的厚度为2～28 μm，靠近中纬线附近最厚。晶状体上皮细胞构成晶状体的前部，它主要的功能是调节晶状体的内稳态。它代谢非常旺盛，使用钠钾ATP酶维持渗透浓度和晶状体体积。此外，晶状体上皮细胞会产生新的纤维和成分以保持晶状体随着时间生长。

晶状体大部分由晶状体纤维构成。晶状体纤维是一系列很长并且密集排布的细胞，它由晶状体的后极一直伸展至前极，它的同心层排布可以为晶状体提供稳定性。当晶状体纤维产生时，它们由晶状体上皮细胞向下，附着于晶核的外皮质区。因此，晶状体的中心层由最老的晶状体纤维组成，随着中心层向外延伸，每一层形成的时间越晚（越年轻）。

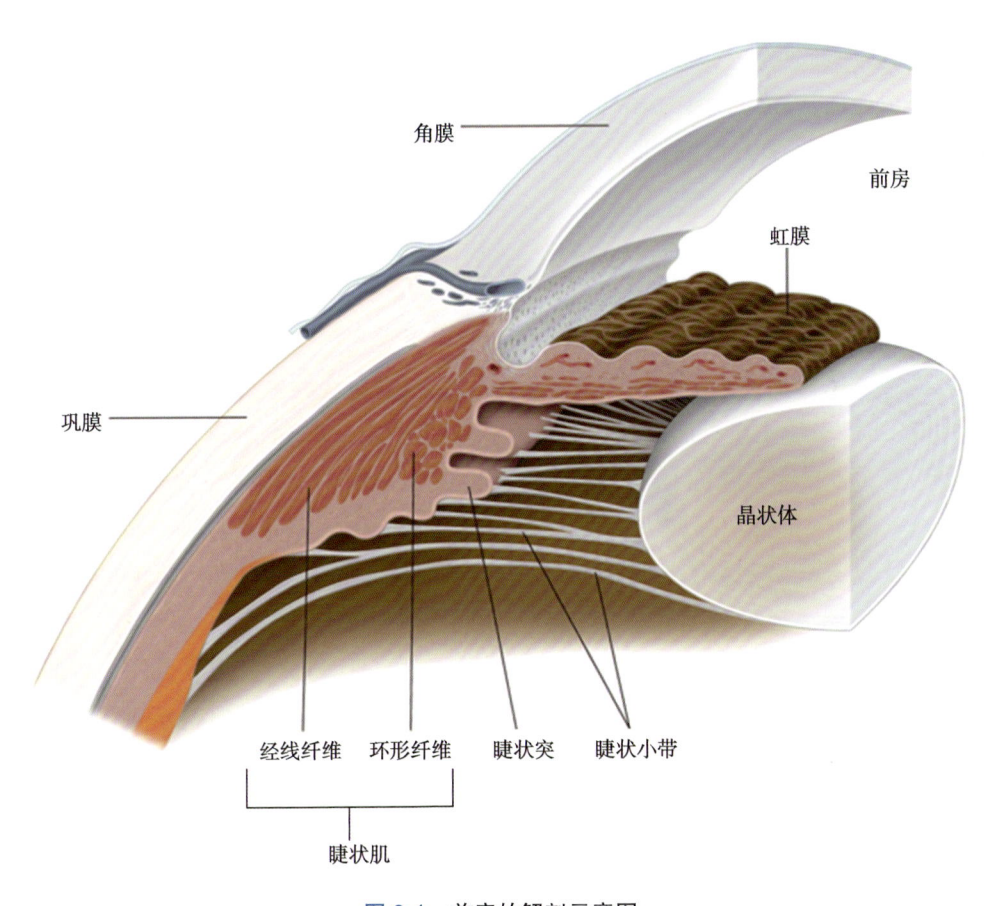

图 3-1　前房的解剖示意图

注　图片来源：AAO.org BCSC Sect. 2: 眼科基础与原理。

第二节　前房积血

前房积血是指前房中存在血液。前房积血是眼受到钝性挫伤后最常见的后遗症，前房积血的出现意味着眼部血管和眼内结构受到重大损伤。积血可能只填充前房的一部分，妨碍部分视力，也可能完全充满前房并造成严重的视力丧失。微量前房积血，前房中并无血层，但前房中可观察到红细胞。八球（eight-ball）前房积血是由于大量血凝块造成的，缺氧血常表现为紫色或黑色。

一、发病机制

前房积血主要由眼前部受到抛射性或钝性外伤引起。大出血[2]是在受伤过程中，晶状体和虹膜发生突然的向后移位，导致虹膜/睫状体发生撕裂[3]。睫状体前部的撕裂是出血最常见的原因，约占所有病例的71%[4]，男性数量比女性数量要多。出血的非外伤性原因包括外科手术、血流动力学异常和虹膜或前房角内异常血管（新生血管）出血。

二、临床表现及检查

受到钝性挫伤并有前房积血的患者一般会感觉到疼痛，并且出现畏光症和视敏度变化。电诊笔和裂隙灯检查直接发现前房内有血块的患者可确诊为前房积血（图3-2）。前房积血可能意味着眼内组织受到重大损伤，需要进行全面的前部及后部检查，以排除（确认）眼球破裂的可能性。如果出血多遮蔽后段，需要进行B超检查，眼眶CT检查可以指导医生判断眼球是否破裂。房角镜检查房角结构对于确定导致前房积血的钝挫伤的严重程度很重要。这通常会推迟到高风险的5 d在出血期之后，经常会发现房角畸形和虹膜粘连的情况。评判前房积血等级的方式是测量积血的垂直高度，这种测量方式可以在后续的每次检查中重复使用，以监测前房积血的分辨力（分离度、析象度）。由于红细胞和纤维蛋白阻塞小梁网，前房积血会导致眼压升高，因此首诊的检查报告中一定要记录眼压测量的结果，并且之后的每一次检查都需要记录。据研究[4]，32%的前房积血患者伴随眼压的升高，已患有青光眼的患者则风险更高。对于前房部分出血或微出血的情况，眼压一般在最初受伤后的24 h内最高，并且在2 d后恢复正常。大面积前房积血或前房全部充血的情况则可能会导致眼压在许多天内持续升高。

前房积血的血液凝块消退后可能会发生二次出血，称为再出血，再出血会阻塞之前受到外伤的血管。据观察，有25%的前房积血患者在外伤后的2～5 d内发生再出血[5]。有研究显示，非裔美国人前房积血后发生再出血的现象更常见[6]。在随访期间，前房积血量出现明显的增加则表明出现了二次出血情况，这可能会导致一些影响视觉的并发症出现，如眼压升高、角膜血染和弱视，并往往会伴随更严重的视力预后[7]。

镰状细胞病患者出现前房积血时要给予特殊考虑，由于镰状红细胞不能有效地通过小梁网，会导致持续性高眼压，也更容易发生视神经萎缩。因此，对所有前房积血的患者有必要进行镰状细胞预检采样和血红蛋白电泳试验检测，对镰状细胞疾病（贫血）检测呈阳性的患者要密切关注。

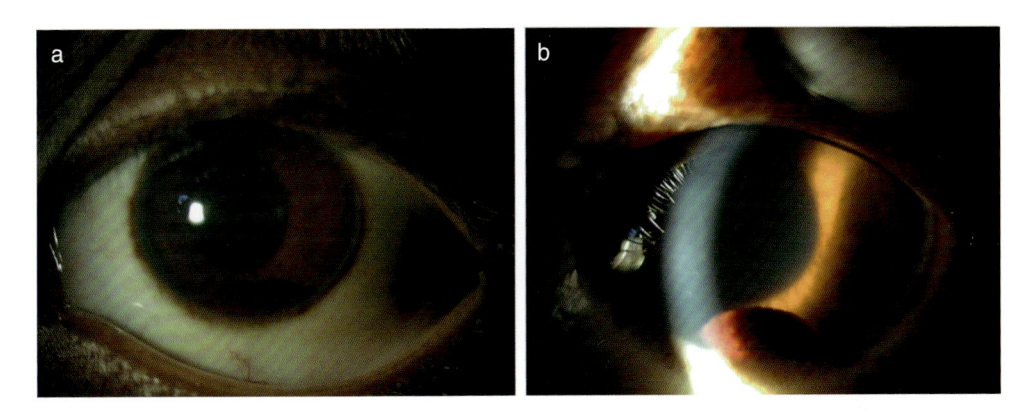

图 3-2 前房积血

注 图 a，镰状细胞患者前房内的菌丝。图 b，裂隙灯放大前房内前房积血情况。图片来源：纽约布鲁克林区国王中心医院。

三、并发症

外伤性前房积血的并发症包括虹膜后粘连、虹膜周边前粘连、角膜血染和视神经萎缩。前房积血导致的眼内炎症可能会导致虹膜后粘连（虹膜粘连至晶状体上）和（或）虹膜周边前粘连（虹膜粘连至角膜上）。这两种情况最终都会导致闭角型青光眼。如果虹膜后粘连大量出现则可能会影响到房水由眼后房到眼前房的流动，因而导致继发性房角关闭和虹膜膨隆。虹膜周边前粘连可能会导致房角浅并堵塞通过小梁网的流出物，也会导致闭角型青光眼。角膜血染被定义为血红蛋白沉积并且它的分解物进入角膜。由于眼压升高，在前房全部积血出现典型的角膜血染。据报道，眼压如果维持在 25 mmHg 或更高水平，6～7 d 就会增加角膜血染的严重性。患有先天性内皮功能障碍的患者风险更高[4]。由于血红蛋白分解物导致内皮功能障碍，即使在前房积血清除后，角膜血染也会导致持续的视觉下降。最初可以观察到深层基质的中央性黄色褪色，褪色之后则会离心性地向外围扩散。在更严重的案例中，血染可能会延伸到鲍曼层甚至上皮组织。血染的清除始于外围，并逐渐向中心进行，该过程最多需要 3 年的时间。

视神经萎缩是前房积血最严重的并发症，其所带来的伤害是不可逆的。青光眼视神经病变可由慢性眼压升高引起，而弥漫性视神经苍白和萎缩可由急性眼压暂时升高或对视神经的初始直接外伤引发。对于一般健康人群，当眼压持续在 50 mmHg 水平 5 d，或眼压达到或超过 35 mmHg 水平 7 d 时，青光眼视神经病变的风险处于最高水平[3]。然而，对于镰状细胞病患者，即使眼压在 35 mmHg 以下，患视神经萎缩的风险也会比一般健康人群高[8]。

四、治疗

前房积血的处理是为了减少再出血的发生率，降低角膜血染和视神经萎缩的风险。

1. 常规管理

常规管理包括维护非创伤性环境，包括头部直立的床上休息，双侧包扎，使用镇静剂。有研究[9]表明，患者可以走动，只对患者的受伤眼进行遮挡，可取得相同的治疗效果。

2. 药物治疗

（1）睫状肌麻痹药，如 1% 的阿托品溶液，每天 1 次。

（2）局部使用类固醇药膏，1% 的醋酸泼尼松龙，每天 4～6 次，以控制炎症和预防虹膜粘连。

（3）如果需要使用止痛药，应避免使用含阿司匹林的药物或非甾体类抗炎药，因为该类药物的抗血小板效应会增加再出血的风险[10]。对于外伤严重或不遵从医嘱的患者应考虑住院治疗。

（4）全身或局部的氨基己酸治疗可以预防前房积血患者发生再出血[11,12]。氨基己酸可以防止血纤维蛋白溶酶和纤维蛋白凝块中赖氨酸的结合，以延缓血块溶解。孕妇或肝肾功能不全患者禁用。局部用制剂和全身用制剂一样有效，并且没有全身用制剂带来的不利影响[13]。

（5）高眼压可以用局部降眼压药物治疗，如使用前列腺素类似物，β受体阻滞药或α受体激动药。如果眼压对外用疗法没有反应，可以口服碳酸酐酶抑制药。当患者有镰状细胞特征或镰状细胞疾病时忌服碳酸酐酶抑制药，醋甲唑胺可作为替代品。

3. 手术治疗

虽然大多数前房积血经过药物治疗可以治愈，但是仍有一些情况需要手术行前房清洗将积血排出，以防止严重的视力损伤。建议药物治疗观察 4 d 后介入手术治疗。手术适应证如下。

（1）无论任何时间，出现微小的角膜血染时。

（2）前房全部积血并且眼压维持在 50 mmHg 或以上水平 5 d 后（预防视神经衰弱）。

（3）前房全部积血或积血率高达 75% 或以上，且眼压维持在 25 mmHg 或以上水平 6 d 后（预防角膜血染）。

（4）前房积血率保持在 50% 或以上 8～9 d 后（预防虹膜周边前粘连）。

（5）当患者有镰状细胞特征或患有镰状细胞疾病时，眼压保持 35 mmHg 或以上水平 24 h，任何程度的前房积血。

（6）由于儿童有患弱视的风险，应考虑进行手术治疗[6,14]。

前房积血消退后的预后主要取决于初次外伤后持续的损伤程度，而不是再出血或其他并发症的存在。大部分前房积血患者视力下降（< 20/40）的原因并非前房积血本身，而是由于眼内结构受到损害。这一结果强调了前房积血作为严重眼损伤标志的重要性。

第三节 外伤性虹膜炎

外伤性虹膜炎，又称虹膜睫状体炎，是继发于眼部钝性挫伤的虹膜和（或）睫状体炎症。外伤是造成前部葡萄膜炎最常见的原因，尤其是在儿童中。该病多发生于 20～50 岁的男性群体中，并且主要是单眼发病[15]。外伤性虹膜炎是受到外伤后，细胞损伤或坏死后引发的炎症反应。有研究[15]认为，继发于非穿透性外伤的炎症可能和皮肤学中的同形反应类似，即在 25% 的患者中，牛皮癣耀斑仅是由微小的皮肤外伤促成。

一、临床表现及检查

外伤性虹膜炎会在受到外伤后 24 h 内出现，主要包括眼部疼痛、畏光、流泪、红肿和视力下降[16]。对虹膜及虹膜位于睫状体上的附着物的刺激会导致相应部位的痉挛和瞳孔持续缩小，并经常伴有瞳孔不扩张。如果由括约肌撕裂引发的虹膜炎则出现瞳孔散大。

在裂隙灯检查中，可以观察到前房中存在细胞和闪辉（如白细胞和蛋白质）（图 3-3）。这些发现和瞳孔缩小、畏光都是外伤性虹膜炎的标志。眼内炎症导致血水屏障破坏，在前房观察到细胞和闪辉，前房的反应可能是最微小的。因为睫状体受到冲击，液体的产生减少，所以眼压一般会处于较低水平；然而，小梁网受到损伤或炎性碎片阻塞小梁网时，眼压会因此而升高。眼压升高可以

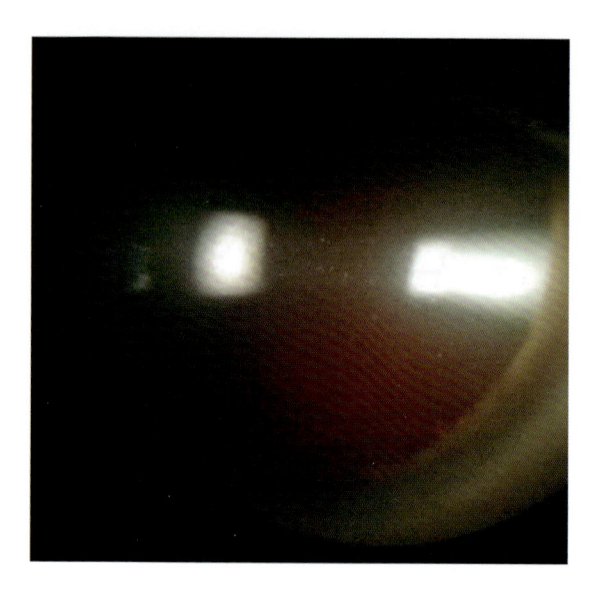

图 3-3　外伤性虹膜炎

注　眼遭受钝性创伤后发生的外伤性虹膜炎，细胞和血流在前房。图片来源：纽约布鲁克林国王区中心医院。

造成继发性青光眼，并且如果该症状没有被注意到，则会进一步导致视神经病和视觉损伤。传染性和非传染性的前葡萄膜炎，如 HLA B-27 相关和 HSV 葡萄膜炎，易与外伤性虹膜炎混淆。详细的病史和检查会帮助区分这几种疾病。

二、治疗

外伤性虹膜炎是一种自限性疾病，通常在 7～14d 内自行消退[16]。自 19 世纪 50 年代以来，局部皮质类固醇的使用是治疗该病的标准疗法，即使在文献中鲜有临床证据证实这种治疗方式[17,18]。目前，大多数医生对病情较轻的病例进行密切的随访。对中度或重度的病例，采用局部类固醇治疗以避免长期炎症引发的并发症。如果类固醇需要持续使用 2 周以上，那么选择一种可以引起眼压升高的类固醇很重要。对中度或重度病例的治疗包括：使用睫状肌麻痹药（如后马托品或赛克罗奇）来减少睫状肌痉挛和减轻眼部疼痛，并可以减少后粘连的形成；局部皮质类固醇（醋酸泼尼松龙）用以控制炎症。

外伤性虹膜炎少见的并发症包括白内障、虹膜粘连和青光眼。尽管这些并发症可能是由长期的炎症引起的，但是需要注意的是白内障和眼压升高通常是由长期使用局部皮质类固醇药物引发。选择恰当的病例，尽量减少局部外用皮质类固醇的剂量。

第四节　虹膜括约肌撕裂

一、临床表现及检查

虹膜损伤的范围可由微小的、暂时的损伤，到神经与肌肉损伤，再到严重的结构损伤并伴有部分或全部虹膜组织损伤。虹膜损伤经常导致瞳孔异常，并可能造成散瞳症（一种瞳孔散大现象）、瞳孔异位（一种瞳孔位移现象），甚至引发多瞳症（虹膜上瞳孔的数量不止一个）。一个异常的瞳孔会干扰眼聚光的能力，引发视敏度变化和对光的敏感度。如果损伤涉及周边虹膜，前房角可能会受影响，并导致低眼压和青光眼。为了表示虹膜损伤的范围，应对患者进行裂隙灯和前房角镜检查、超声生物显微镜检查（UBM）或眼球前部光学相干断层扫描（OCT）检查。下面是虹膜损伤会发生的几种典型病症。

眼部的钝性损伤可以造成虹膜括约肌撕裂，并导致瞳孔异常，特别是外伤性瞳孔放大。虽然括约肌撕裂是外伤后瞳孔大小不等最常见的原因，但是排除其他不常见但更加危险的病因也是至关重要的，如动眼神经麻痹和霍纳综合征。在确定双侧瞳孔放大后，考虑中枢神经系统疾病的可能也是很重要的。

外伤性瞳孔放大经典的临床表现包括一个固定的瞳孔散大，并伴有直接对光反射和间接对光反射减弱和调节性刺激。当更多光线进入瞳孔时，患者可能会由于畏光而抱怨。瞳孔可能会出现不规则物，并且裂隙灯检查可能会在瞳孔边缘发现轻微的撕裂。

二、治疗

虽然括约肌撕裂和外伤性瞳孔放大会在几周后恢复，但它们也经常是永久性损伤。临床和病理研究已证明，外伤性和手术性虹膜撕裂不能自愈，因为缺乏使虹膜间质细胞、成纤维细胞、色素细胞移动到虹膜受伤边缘的桥接，而且其后会产生瘢痕[19]。散瞳症很大程度上受到眩光、复视症状的影响，基本不受美容术的影响。医学治疗通常包括使用消毒剂（如匹罗卡品或布里莫尼定）、隐形眼镜和太阳镜。然而，由于虹膜括约肌功能丧失，与用于麻痹性或药物性散瞳的效果相比，用于外伤性散瞳的消毒剂的改善通常微乎其微。有清澈瞳孔区和不透明周边的色盲隐形眼镜经常被用来隐藏虹膜缺陷，并用以人工制造一个小的虹膜瞳孔直径，以尽量减少视觉症状。戴隐形眼镜的风险可能包括患上感染性角膜炎，因此必须对这些患者进行适当的随访。当严重的视力障碍（眩光、畏光和复视）单凭药物治疗无法纠正时，当人工晶状体植入需要虹膜横隔膜支撑时，或有时出于美容的原因，需要外科手术修复外伤性瞳孔放大[19]。永久性外伤性瞳孔散大的标准和首选手术技术是小川虹膜缝合环扎术，采用10-0普理灵缝合技术[20]。

第五节　虹膜根部断离

一、临床表现及检查

虹膜根部从睫状体的插入部位脱离，导致虹膜根部断离。虹膜根部断离常常导致中心 D 形瞳孔和虹膜分离边缘附近的周边暗双凸区（图 3-4）。其他相关发现包括前房积血、小梁网损伤和周围前粘连（PAS）。患者可能无症状，不需要治疗，或者在虹膜透析的情况下，可能会抱怨单眼复视、眩光和畏光[21]。伤后数月内眼压也会升高，继发于随后的 PAS 形成或角退缩和纤维化。在一项研究中，外伤性虹膜根部断离，作为虹膜角部损伤所致外伤性青光眼的原因之一，约占所有病例的 38%[22]。

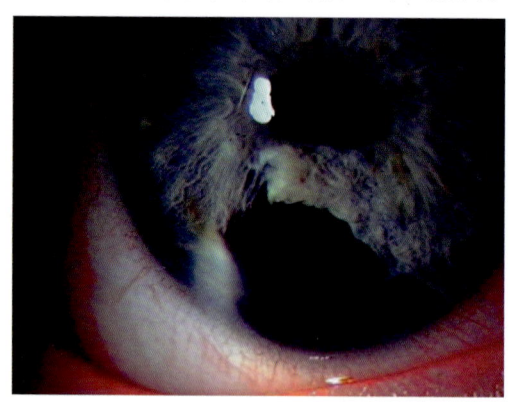

图 3-4　用射钉枪对眼进行损伤后的下虹膜透析
注　图片来源：澳大利亚悉尼新南威尔士大学医学博士 Minas Coroneo。

二、治疗

虹膜根部断离的治疗包括控制相关症状。太阳镜、有色眼镜或有色隐形眼镜可能有助于减少眩光症状。如果症状仍然存在和（或）出现大量透析，则应考虑手术修复。对于扇形虹膜缺损或小虹膜根部离断（即小于 3 h），McCannel 虹膜缝合方法是首选技术[23]。这包括使用 10-0 普理灵或尼龙缝线将撕脱的虹膜段缝合到邻近的巩膜和睫状体交界处。对于较大的虹膜缺损和虹膜缺损，可以使用人工虹膜装置（prosthetic iris devices，PID）。Burke 等报道，79% 的患者使用 PID 改善视力。尽管欧洲已经有 15 年多的时间使用这种设备，但它们在美国还没有得到 FDA 的批准，在世界其他地方也没有广泛应用[24]。

第六节　外伤性无虹膜

外伤性无虹膜，又称虹膜组织完全丧失，可发生在严重的眼部损伤后，常伴有眼球破裂和严重的眼内出血和前房积血。通常只有在前房吸收血液后才能发现无虹膜，这可能需要几天到几周的时间。外伤性无虹膜很少发生在钝性损伤后，在这些病例中，通过前房角镜可以在前房角看到未插入的虹膜。钝性损伤后无虹膜的病例也曾在以前进行过白内障摘除的眼睛中描述过，虹膜从一个暂时重新出现的手术伤口中脱离[25,26]。无虹膜的其他原因包括先天性无虹膜和由眼部手术引起的无虹膜。

患有外伤性无虹膜的患者普遍抱怨眩光和畏光，因为他们缺乏调节进入眼内的光线数量的能力。畏光的程度可以是严重和致残的。轻微的视力变化可能继发于球面或色差异常，严重的实力变化则取决于眼外伤的程度。患者也会遇到美容相关的问题，因为即使是普通人也很容易发现虹膜完全丧失。在裂隙灯检查中，虹膜完全丧失，与其他前段外伤病例一样，必须进行完整的眼部检查，以排除眼球破裂的可能，并评估周围眼部结构的损伤。

对于无虹膜患者，有多种治疗方法可以恢复瞳孔大小和功能。美容用隐形眼镜经常用于治疗，因为它们可以减轻症状，同时提供满意的美容效果。戴隐形眼镜的风险可能包括患上感染性角膜炎，在创伤性角膜瘢痕的情况下，隐形眼镜可能很难适应。角膜染色术和角膜间质植入物也因有混合结果而被建议使用。1964年，一种带彩色横隔膜的前房人工晶状体（IOL）被用于治疗外伤性无虹膜眼[27]。在过去的 15 年中，各种虹膜假体已经在欧洲开发和使用，包括 Morcher（德国斯图加特）、Ophtec（荷兰格罗宁根）和 Humanoptics（德国埃兰根）的假体。然而，目前美国还没有 FDA 批准的虹膜假体。

第七节　睫状体脱离

钝性眼外伤有时会导致睫状肌的纵向纤维从巩膜支的附着部位分离，从而导致睫状体脱离[28]。液体从前房流入脉络膜上间隙时，会产生假通道。前房和脉络膜上间隙之间的直接联系显著增加了房水的流出，导致眼压非常低，以及眼部张力减退（眼压≤ 5 mmHg）。在前房角镜检查中，睫状体裂隙被视为异常扩张的纤毛体带，可能出现白色、黑色或灰色。其他有助于诊断的影像学研究包括超声生物显微镜（UBM）和前段光学相干断层扫描（AS-OCT）。睫状体脱离裂口通常自发消退，但有时会持续，导致慢性低眼压和继发于黄斑病变、视盘水肿和角膜水肿的视力下降。

睫状体脱离可以用局部的散瞳剂（1% 的硫酸阿托品或 1% 的环虫酯）治疗。这些药物引起纤毛肌松弛，有助于对抗纤毛肌与巩膜的分离。应避免使用皮质类固醇，因为炎症反应可促进睫状肌与巩膜的粘连。

当药物治疗失败时，微创技术，如氩激光光凝或冷冻治疗程序应被考虑用于小范围睫状体脱离裂缝（少于 1.5 h），以帮助重新连接分离的纤毛肌[29]。对于引起低眼压的大范围睫状体脱离裂孔，直接手术环剥术是有效的[30]。

第八节 晶状体损伤

晶状体损伤是眼部外伤后常见的一种损伤，27% ～ 65% 的眼部损伤导致晶状体损伤[31]。损伤可表现为眼外伤的急性、亚急性或晚期后遗症，是眼外伤后急性或长期视力丧失的主要原因之一。估计男女发病比例为 9∶1[21]。晶状体和（或）晶状体囊的创伤性损伤表现多样，从小的局灶性浑浊到完全白内障的形成。维持解剖晶状体位置的晶状体小带损伤可导致最小的晶状体移位或完全的晶状体错位进入玻璃体腔。外伤性无晶状体眼，或从眼内排出晶状体，可发生在严重的穿透性损伤。

一、外伤性白内障

钝性外伤直接和间接损伤晶状导致的晶状体浑浊称为外伤性白内障[32]。由此产生的外伤性冲击波和赤道部膨胀会导致晶状体前后结构的损伤。直接损伤也导致晶状体前囊 Vossius 环上的色素印记，这种现象在这些病例中很常见。钝性外伤可导致囊袋破裂，也可导致白内障稳定或进展。穿透性外伤或眼内异物（IOFB）可撕裂晶状体前囊，导致局部皮质改变或快速晶状体浑浊。钝性和穿透性损伤后释放的晶状体材料可导致严重的眼内炎症和眼压的二次升高。当前玻璃体破坏，玻璃体可能通过破坏的晶状体悬韧带进入前房。

外伤性白内障可能在受伤后立即发生，也可在数周、数月或数年后逐渐发展。患者表现为视力下降，有时会出现眩光和单眼复视。在裂隙灯检查中，有些外伤性白内障保持局部和稳定，有些进展到全晶状体浑浊；呈包膜下星状白内障，称为玫瑰状白内障（图 3-5）。其他类型的白内障，如成熟的白内障也可以看到。应注意晶状体肿胀和前后囊的完整性，在急性情况下，应分级晶状体诱发的眼内炎的严重程度。晶状体可能会也可能不会因小梁损伤而脱位，应进行晶状体稳定性评估（参见本节晶状体半脱位）。必须进行全面的眼部检查，明确是否有穿透性眼部创伤。进行眼部 B 超检查、前房角镜检查、超声生物显微镜检查、光学相干断层扫描（OCT）检查等，怀疑有眼内异物时需要进行 CT 检查。明确前房周围结构以及后段的创伤情况，这些检查可以指导手术计划。

二、晶状体半脱位和脱位

除了晶状体浑浊外，眼的钝性损伤还会引起悬韧带裂开，导致晶状体异位或晶状体移位。晶状体半脱位（部分移位），留在瞳孔空间，如果完全脱位则可能位于前房、自由浮动在玻璃体或直接在视网膜上。外伤是导致晶状体位置发生改变的最常见原因，可以由眼直接损伤引起，也可能发生在头部或眼眶的钝性损伤之后。

图 3-5 玫瑰状白内障
注 图片来源：AAO.org BCSC Sect. 11: 晶状体和白内障。

在钝性眼外伤中，由于眼球压缩后赤道部的球体迅速膨胀造成悬韧带撕裂[33]。部分悬韧带损伤（至少25%的悬韧带）导致晶状体半脱位，完全性悬韧带损伤导致晶状体脱位。如果轻度损伤导致半脱位，则应考虑导致悬韧带薄弱的系统性疾病，如梅毒、马方综合征、Weill-Marchesani综合征、同型胱氨酸尿症和假剥脱综合征[34]。

晶状体半脱位或脱位的症状取决于悬韧带损伤和晶状体移位的程度。如果是最小的半脱位，视力可能不会受到影响，或者它可能会有轻微眩光、单眼复视。较大程度的半脱位和脱位会导致视力严重下降。裂隙灯检查有虹膜震颤和（或）晶状体震颤（晶状体震颤）。半脱位晶状体的边缘仍然可以通过扩大的瞳孔看到（图 3-6）。脱位的晶状体可能位于前房、玻璃体或视网膜上。晶状体脱位的位置也可以用 B 超或 CT 来观察。

三、晶状体损伤并发症

晶状体损伤最常见危害视力的并发症是青光眼，它可以由多种不同的机制引发。外伤后晶状体前囊膜破裂，

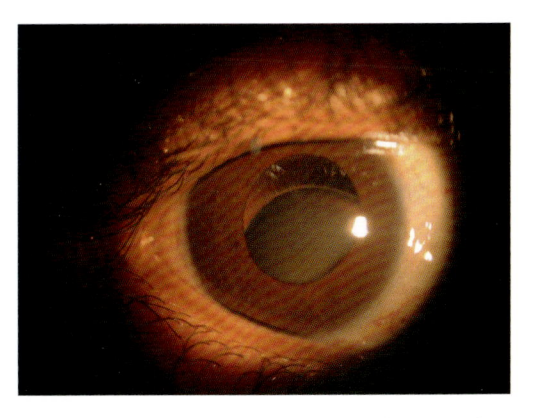

图 3-6 钝性损伤后晶状体悬韧带裂开及下脱位
注 图片来源：纽约布鲁克林区国王医院中心。

肉眼可见的晶状体颗粒通过囊膜破裂释放到前房，会阻碍房水流出而引起眼压升高。临床表现包括眼压升高和前房或房角可见晶状体颗粒，晶状体颗粒的大量释放引起严重的肉芽肿免疫反应时，会发生晶状体源性青光眼。临床表现包括前房炎症伴角蛋白沉积（KPs）及眼压升高。晶状体脱位进入前房发生瞳孔阻滞导致闭角型青光眼；房角粘连和其他前房角损伤也可以导致眼压升高。

四、外伤性晶状体损伤的治疗

外伤性晶状体损伤依据患者视力、晶状体损伤的不同采取不同的治疗方法。对所有外伤性晶状体损伤的病例，必须进行彻底的眼部检查，确定手术干预的必要性和时机。

（1）如果视力不受影响，外伤性白内障可随访进行观察。引起眩光和单眼复视的周边晶状体的局灶性浑浊可用局部抗炎药处理。

（2）如果晶状体脱位进入前房，最初可以通过药物散瞳和晶状体复位来控制，方法是将患者放在其背部并进行各种头部操作[35]。一旦晶状体复位，瞳孔缩小，就要进行预防性激光周边虹膜切开术。

（3）如果是晶状体移位到前房引起瞳孔阻滞性青光眼或晶状体颗粒性白内障引起的青光眼，需要紧急手术摘除晶状体[36]。

（4）如果晶状体脱位到玻璃体腔而无炎症或青光眼，可采用无晶状体矫正的保守治疗；如果有症状，手术可以推迟一段时间[37]。

（5）儿童外伤性白内障手术时机也很重要[38]。急性穿透伤合并外伤性白内障是在初次修复撕裂伤口（一期手术）时摘除晶状体，还是在眼损伤修复后二期手术摘除晶状体，还没有达成共识。如果摘除了晶状体，是在一期手术同时植入人工晶状体还是在二期手术植入人工晶状体以减少感染的风险，也没有达成共识，这两种技术都可以获得足够好的视觉效果[39]。

（6）外伤性白内障的手术适应证如下。①功能性视力下降、晶状体炎症和青光眼、囊膜破裂引起的晶状体肿胀以及继发于外伤性白内障的眼后段视力差[32,40]。②如果晶状体后囊大体完整，且没有脱位，则通过角膜缘入路摘除晶状体。手术中如果晶状体皮质完全浑浊、囊膜看不清，可以应用台盼蓝（trypan blue）染色后进行撕囊，水分离或仅进行水分层动作轻柔[41]，尽量减少对可能受损的悬韧带施加压力。③手术医师应做好处理悬韧带断裂和前段玻璃体切除的准备。如果晶状体后囊膜完整，可将人工晶状体放入囊袋中。如果发现悬韧带损伤或无力，可垂直于无力部位植入人工晶状体，或在植入晶状体前放置一个囊膜张力环[42]。如果囊膜明显受损可将人工晶状体置于睫状沟或前房。如果虹膜和囊膜都因损伤而明显受损，可将人工晶状体缝合到巩膜上，或将 3 块后段人工晶状体放置在沟中，并将触觉外部化为巩膜束。对于轻度晶状体半脱位的病例，可采用类似的前手术方法，使用囊袋张力环和其他支撑装置，在超声乳化术前和期间扩张和稳定囊袋[43]。④如果晶状体严重半脱位或进入玻璃体腔，且伴有炎症、青光眼和（或）后段病变，则首选经扁平部玻璃体切割术和晶状体切除术进行手术干预[36]。然后将人工晶状体放入前房或缝合到虹膜或巩膜上。

五、外伤性白内障的预后

外伤性白内障患者的视力预后受眼部常见的病理影响，一般比接受常规老年性白内障手术患者的视力预后差。儿童外伤性白内障常因弱视和反复的炎症导致视力低下。开放性眼外伤的预后比闭合性眼外伤的预后好，手术后视力恢复满意（＞ 20/60）[44]。眼外伤评分（OTS）也是预测视力结果的可靠工具。OTS 评分越高，预后越好[45]。

外伤性晶状体半脱位或脱位患者的视力预后也受到相关损伤的保护。首选的治疗方法、手术技术和手术时机因患者而异，并且取决于其他相关的眼部损伤。从 20 世纪 70 年代新的闭合外科技术（即边缘和扁平部入路）发展以来，这些患者的视觉结果和长期预后都得到了显著改善，并发症发生率更低，预后更好[46]。Alzuhairy 等[47]发表了一篇关于晶状体半脱位手术后视觉结果的综述，比较了所有病因，包括遗传原因和创伤性原因，发现角膜缘和平坦部入路的视力结果相似，遗传性晶状体半脱位患者的视力结果比外伤性半脱位患者好。

六、人工晶状体眼患者的损伤

白内障摘除联合后房型人工晶状体（IOL）植入手术是应用较广泛的眼科手术之一。人工晶状体眼患者承受眼部创伤时，钝力损伤可导致人工晶状体错位、脱位和（或）挤压。晶状体脱位的易感因素包括高龄、假剥脱、葡萄膜炎、高度近视、既往玻璃体切割术和遗传性结缔组织疾病[48]。人工晶状体错位的范围从轻微的偏离到完全脱位。

Gul 等[48]研究发现，在所有的人工晶状体脱位病例中，手术干预并不重要，因为任何前房操作都可能降低健康内皮细胞的密度。当人工晶状体脱位不会造成明显的视力障碍时可以随访观察。出现视力障碍、青光眼、人工晶状体脱位进入玻璃体腔、黄斑囊样水肿、视网膜脱离等均需手术治疗。手术选择包括 IOL 复位、

IOL 置换、将 IOL 缝合到巩膜壁或虹膜以及取出 IOL。目前，对于脱位的人工晶状体的治疗还没有一种优越的手术技术[49-53]。

钝性创伤可以导致白内障术后的伤口裂开，在老年人群中，白内障手术伤口破裂约占开放性眼球损伤的 1/3[54]。在现代白内障手术中，角膜隧道手术切口小到 2.2 mm 具有自闭性；白内障囊外摘除术（ECCE）的老年患者中，角膜缘大边缘切口或巩膜隧道随着伤口的扩大，伤口破裂的风险也会增加，尤其是在跌倒后由于手术切口部位的结构薄弱而易发生裂开。凡是接诊到这类患者，应该仔细进行眼部检查，如果怀疑有伤口开裂，可以做塞德尔（Seidel）试验。

钝性伤口裂开基本上构成了一个开放的环境，为了防止感染，必须迅速行手术缝合处理。在 Tseng 等[55]的一项研究中，9 年内创伤性伤口裂开的发生率为 2.53%；约 56% 的白内障手术患者发生了人工晶状体脱位或脱出，需要进行矫正手术，约 30% 患者可以恢复有用视力，伤口裂开预后较差。回顾 2000～2007 年的一系列开放性全眼球损伤，63 处伤口裂开中 83% 是 ECCE 手术伤口，只有 7% 为超声乳化手术伤口。超声乳化术后患者的视力平均为 20/60，ECCE 视力预后较差。随着超声乳化手术逐渐取代 ECCE 手术，钝性创伤后伤口裂开和随后视力丧失的可能性将大幅降低[54]。

（Neha Shaik，Jay Arora，Jewel Liao，Allison E. Rizzuti）

参考文献

[1] FENG MT, BELIN MW, AMBROSIO R Jr, et al. Anterior chamber depth in normal subjects by rotating scheimpflug imaging[J]. Saudi J Ophthalmol, 2011, 25(3): 255-259.

[2] TRATTLER WB, KAISER PK, FRIEDMAN NJ. Chapter 10: anterior segment in review of ophthalmology[M]. Edinburgh: Saunders Elsevier, 2012.

[3] HOSKINS HD. Secondary glaucoma[M]//HEILMAN K, RICHARDSON KT. Glaucoma: conceptions of a disease, pathogenesis, diagnosis therapy. Philadelphia: WB Saunders, 1978: 376.

[4] READ J, GOLDBERG MF. Comparison of medical treatment for traumatic hyphema[C]// Transactions of the American Academy of Ophthalmology and Otolaryngology, 1974.

[5] WALTON W, VON HAGEN S, GRIGORIAN R,et al. Management of traumatic hyphema[J]. Surv Ophthalmol, 2002, 47(4): 297-334.

[6] SPOOR TC, KWITKO GM, O'GRADY JM, et al. Traumatic hyphema in an urban population[J]. Am J Ophthalmol, 1990, 109(1): 23-27.

[7] RAHMANI B, JAHADI HR, RAJAEEFARD A. An analysis of risk for secondary hemorrhage in traumatic hyphema[J]. Ophthalmology, 1999, 106(2): 380-385.

[8] NASRULLAH A, KERR NC. Sickle cell trait as a risk factor for secondary hemorrhage in children

with traumatic hyphema[J]. Am J Ophthalmol, 1997, 123(6): 783-790.

[9] GHARAIBEH A, SAVAGE HI, SCHERER RW, et al. Medical interventions for traumatic hyphema[J]. Cochrane Database Syst Rev, 2013,12: Cd005431.

[10] CRAWFORD JS, LEWANDOWSKI RL, CHAN W. The effect of aspirin on rebleeding in traumatic hyphema[J]. Am J Ophthalmol, 1975, 80(3 Pt 2): 543-545.

[11] KUTNER B, FOURMAN S, BREIN K, et al. Aminocaproic acid reduces the risk of secondary hemorrhage in patients with traumatic hyphema[J]. Arch Ophthalmol, 1987, 105(2): 206-208.

[12] PIERAMICI DJ, GOLDBERG MF, MELIA M, et al. A phase III, multicenter, randomized, placebo-controlled clinical trial of topical aminocaproic acid (Caprogel) in the management of traumatic hyphema[J]. Ophthalmology, 2003, 110(11): 2106-2112.

[13] CROUCH ER Jr, WILLIAMS PB, GRAY MK, et al. Topical aminocaproic acid in the treatment of traumatic hyphema[J]. Arch Ophthalmol, 1997, 115(9): 1106-1112.

[14] READ J. Traumatic hyphema: surgical vs medical management[J]. Ann Ophthalmol, 1975, 7(5): 659–662, 664–656, 668-670.

[15] ROSENBAUM JT, TAMMARO J, ROBERTSON JE Jr. Uveitis precipitated by nonpenetrating ocular trauma[J]. Am J Ophthalmol, 1991, 112(4): 392-395.

[16] REIDY JJ. Section 08: External disease and cornea[M]// Basic and clinical science course. San Francisco, CA: American Academy of Ophthalmology, 2015: 363.

[17] ISLAM N, PAVRSIO C. (2010). Uveitis (acute anterior). BMJ Clin Evid, 2010.

[18] DUNNE JA, TRAVERS JP. Double-blind clinical trial of topical steroids in anterior uveitis[J]. Br J Ophthalmol, 1979,63(11): 762-767.

[19] DUNN SP, STEC L. Chapter 8: Iris reconstruction. Ophthalmic microsurgical suturing techniques[M]. Berlin: Springer, 2007: 71-83.

[20] OGAWA GS. The iris cerclage suture for permanent mydriasis: a running suture technique[J]. Ophthalmic Surg Lasers, 1998, 29(12): 1001-1009.

[21] CANAVAN YM, ARCHER DB. Anterior segment consequences of blunt ocular injury[J]. Br J Ophthalmol, 1982, 66(9): 549-555.

[22] ELLONG A, EBANA Mvogo C, NYOUMA Moune E, et al. Post-traumatic glaucoma with irido-corneal angle injuries in Cameroon[J]. Bull Soc Belge Ophtalmol, 2005 (298): 21-28.

[23] CHANG DF. Siepser slipknot for McCannel iris-suture fixation of subluxated intraocular lenses[J]. J Cataract Refract Surg, 2004, 30(6): 1170-1176.

[24] BURK SE, DA MATA AP, SNYDER ME, et al. Prosthetic iris implantation for congenital, traumatic, or functional iris deficiencies[J]. J Cataract Refract Surg, 2001, 27(11): 1732-1740.

[25] NAVON SE. Expulsive iridodialysis: an isolated injury after phacoemulsification[J]. J Cataract Refract Surg, 1997, 23(5): 805-807.

[26] BALL J, CARSAR R, CHOUDHURI D. Mystery of the vanishing Iris[J]. J Cataract Refract Surg, 2002, 28 (1): 180-181.

[27] CHOYCE P. Intra-ocular lenses and implants HK Lewis[M]. London: England p, 1964:27-32.

[28] IOANNIDIS AS, BARTON K. Cyclodialysis cleft: causes and repair[J]. Curr Opin Ophthalmol, 2010, 21(2): 150-154.

[29] HAN JC, KWUN YK, CHO SH, et al. Long-term outcomes of argon laser photocoagulation in small size cyclodialysis cleft[J]. BMC Ophthalmol, 2015, 15: 123.

[30] IOANNIDIS AS, BUNCE C, BARTON K. The evaluation and surgical management of

cyclodialysis clefts that have failed to respond to conservative management[J]. Br J Ophthalmol, 2014, 98(4): 544-549.

[31] SMITH MP, COLYER MH, WEICHEL ED, et al. Traumatic cataracts secondary to combat ocular trauma[J]. J Cataract Refract Surg, 2015, 41(8): 1693-1698.

[32] WOLTER JR. Coup-contrecoup mechanism of ocular injuries[J]. Am J Ophthalmol, 1963, 56: 785-796.

[33] WEIDENTHAL DT, SCHEPENS CL. Peripheral fundus changes associated with ocular contusion[J]. Am J Ophthalmol, 1966, 62(3): 465-477.

[34] BRUCE M, ZAGELBAUM PS. Anterior segment trauma[M]//MILLER JW, ALBERT DM. Albert & Jakobiec's principles & practice of ophthalmology. Philadelphia: Elsevier, 2008:5093-5111.

[35] DAS GUPTA BK, BASU RK. Bilateral dislocation of lens under complete voluntary control in Marfan's syndrome with cardiovascular anomaly[J]. Br J Ophthalmol, 1955, 39(9): 566-568.

[36] OH J, SMIDDY WE. Pars plana lensectomy combined with pars plana vitrectomy for dislocated cataract[J]. J Cataract Refract Surg, 2010, 36(7): 1189-1194.

[37] CHOI DY, KIM JG, SONG BJ. Surgical management of crystalline lens dislocation into the anterior chamber with corneal touch and secondary glaucoma[J]. J Cataract Refract Surg, 2004, 30(3): 718-721.

[38] MAGLI A, IOVINE A, BRUZZESE D, et al. Strabismus in developmental cataract[J]. Eur J Ophthalmol, 2008, 18(4): 540-543.

[39] RUMELT S, REHANY U. The influence of surgery and intraocular lens implantation timing on visual outcome in traumatic cataract[J]. Graefes Arch Clin Exp Ophthalmol, 2010, 248(9): 1293-1297.

[40] BLUM M, TETZ MR, GREINER C, et al. Treatment of traumatic cataracts[J]. J Cataract Refract Surg, 1996, 22(3): 342-346.

[41] IRVINE JA, SMITH RF. Lens injuries[M]//SHINGLETON BJ, HERSH PS, KENYON KR. Eye trauma. St Louis: MO, Mosby, 1991:126-135.

[42] MENAPACE R, FENDL O, GEORGOPOULOS M, et al. The capsular tension ring: designs, applications, and techniques[J]. J Cataract Refract Surg, 2000, 26(6): 898-912.

[43] HOFFMAN RS, SNYDER ME, DEVGAN U, et al. Management of the subluxated crystalline lens[J]. J Cataract Refract Surg, 2013, 39 (12): 1904-1915.

[44] SHAH MA, SHAH SM, SHAH SB, et al. Comparative study of final visual outcome between open- and closed-globe injuries following surgical treatment of traumatic cataract[J]. Graefes Arch Clin Exp Ophthalmol, 2011, 249(12): 1775-1781.

[45] SHAH MA, SHAH SM, APPLEWAR A, et al. Ocular Trauma score: a useful predictor of visual outcome at six weeks in patients with traumatic cataract[J]. Ophthalmology, 2012, 119(7): 1336-1341.

[46] OLSEN TW, PRIBILA JT. Pars plana vitrectomy with endoscope-guided sutured posterior chamber intraocular lens implantation in children and adults[J]. Am J Ophthalmol, 2001, 151(2): 287-296. e282.

[47] ALZUHAIRY SA, BOSLEY TM, ALOTAIBI AG. Retrospective review of visual outcome in operated lens subluxation[J]. Saudi Med J, 2013, 34(10): 1030-1034.

[48] GUL A, DURAN M, CAN E, et al. Surgical management of intraocular lens dislocations[J]. Arq Bras Oftalmol, 2015, 78(5): 313-317.

[49] MICHAELI A, SOIBERMAN U, LOEWENSTEIN A. Outcome of Iris fixation of subluxated intraocular lenses[J]. Graefes Arch Clin Exp Ophthalmol, 2012, 250 (9): 1327-1332.

[50] MELLO MO Jr, SCOTT IU, SMIDDY WE, et al. Surgical management and outcomes of dislocated intraocular lenses[J]. Ophthalmology, 2000, 107(1): 62-67.

[51] KIM SS, SMIDDY WE, FEUER W, et al. Management of dislocated intraocular lenses[J]. Ophthalmology, 2008, 115(10): 1699-1704.

[52] JAKOBSSON G, ZETTERBERG M, SUNDELIN K, et al. Surgical repositioning of intraocular lenses after late dislocation: complications, effect on intraocular pressure, and visual outcomes[J]. J Cataract Refract Surg, 2013, 39(12): 1879-1885.

[53] GROSS JG, KOKAME GT, WEINBERG DV. In-the-bag intraocular lens dislocation[J]. Am J Ophthalmol, 2004, 137(4): 630-635.

[54] KLOEK CE, ANDREOLI MT, ANDREOLI CM. Characteristics of traumatic cataract wound dehiscence[J]. Am J Ophthalmol, 2011, 152(2): 229-233.

[55] TSENG SH, LIN SC, CHEN FK. Traumatic wound dehiscence after penetrating keratoplasty: clinical features and outcome in 21 cases[J]. Cornea, 1999, 18 (5): 553-558.

第四章
屈光手术后眼外伤

屈光手术的目的是通过各种手术方式改变眼的屈光状态。在人眼中，角膜占了眼总光学/折射力的近2/3，而晶状体则约占其余1/3。屈光手术采用不同的方法来改变角膜的屈光能力，从而校正眼的屈光状态，如近视、远视、散光和老视。屈光手术方式是通过角膜切开、薄层切除、消融激光及角膜间质切除等，这些方式都内在地削弱了天然角膜。当发生眼外伤时，这种固有的缺点可能会暴露出来。

在外伤患者中，首先关注全身情况，及时诊断和治疗危及生命的损伤，其次考虑眼外伤。本章描述了在办公室、紧急护理和急诊室中可能遇到的各种屈光外科手术，每一种手术方式可能导致的创伤类型，以及针对创伤的处理。

第一节　放射状角膜切开术

放射状角膜切开术（radial keratotomy，RK）是20世纪70年代由俄罗斯眼科医生斯维亚托斯拉夫·费奥多罗夫（Svyatoslav Fydorov）首创的[1]。这个手术采用一系列的放射状切口切开旁中央和周边的角膜浅层，以降低角膜的屈光力治疗近视（图4-1），是20世纪70～90年代中期治疗近视的主要方法，近视范围在-1.00～-4.00D，为后期屈光技术发展迈出关键一步。外科医生用金刚石刀片在角膜上做了许多均匀的显微切割，切开角膜基质中的胶原纤维。这些切口有特定的深度（理想深度在85%～90%），切口的数目为4～32。切口导致角膜中周部隆起，中央角膜变平，引起远视移位。中心光学透明区的直径与屈光矫正的程度成反比。例如，相比于4 mm的中心透明区，3 mm的中心透明区有更大的近视矫正能力。

一、RK对角膜结构的影响

RK切口处角膜水肿且不缝合，不应长期进行局部皮质激素治疗。已经有许多研究在体外组织学及动物模型中观察这些伤口的结构和损伤的力度。在组织学上，

RK 切开在 Bowman 膜和基质层之间产生了一个明显的分界线，导致板层角膜和 Descemet 膜形成朝向前房的扁平向后弯曲[2]，当切开深度超过基质厚度的 80% 时，切开区域的内皮细胞就会减少[2]。

随着正常的角膜伤口愈合，会形成一个上皮栓，即一些角膜上皮细胞长入切口处会在 6～14 d 内形成上皮栓然后消退。3～6 个月后纤维细胞开始向切口移行形成瘢痕，由此产生的瘢痕却再也无法恢复到原来的抗张强度。与正常角膜伤口愈合不同，RK 术后正常的上皮栓在切口中存在可长达 5.5 年，活跃的成纤维细胞也会存在许

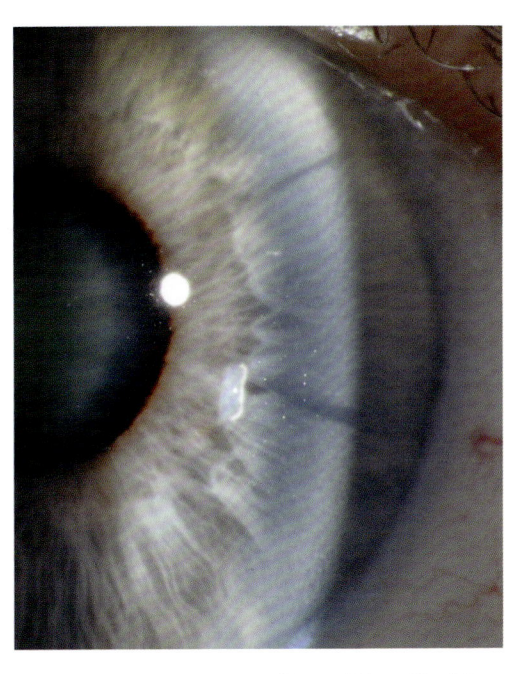

图 4-1 正常放射状角膜切开术切口的裂隙

多年。RK 术后角膜基质伤口愈合和重建变化的特殊性，当有任何一个切口裂开时，都会造成屈光的波动。在裂隙灯显微镜下检查切口愈合后，切开处胶原纤维连续性中断，切口处与正常角膜不同。

Jammal [3] 报道 1 例 RK 术后 20 年的患者，发生眼部闭合性损伤后出现多处 RK 切口破裂的情形。Glasgow [4] 报道 1 例 55 岁男性，RK 术后 7 年出现了创伤性轮辐状 RK 切口裂开，将这些患者眼球摘除标本在显微镜下观察，发现在 RK 切口处存在上皮栓。作者认为由于上皮栓的存在，角膜更容易因眼部钝性损伤而裂开。Bryant 等[5] 研究 RK 术后 8 年人的角膜变化，他们将角膜切成条状，并将做过 RK 和未做过 RK 的角膜各个区域进行负重拉伸测试，加载重量直到角膜裂开，最后得出结论，与周围的基质相比，上皮栓会导致 RK 伤口相对薄弱。

当受到钝性创伤时，最常见的正常眼球破裂的位置是与晶状体平行的周边巩膜，就在肌肉附着处的后部以及赤道处。Luttrull 等[6] 研究摘除的猪眼发现，当角膜切口深度＞ 70% 时，钝性创伤后角膜破裂发生率增加；当切开深度≤ 70% 时，眼球裂伤的位置和正常眼球类似，多在赤道处破裂。Larson 等[7] 发现兔眼在进行 8 个 RK 切口切开后，98% 的眼球破裂发生在一个或多个 RK 切开处。在 RK 术后的眼球，造成角膜破裂所需的力度比对照组少 54%，切口到达角膜缘，术中的微孔和较深的切开也会增加眼球破裂的发生率。由于角膜切口的数量不会影响角膜破

裂的可能性[8,9]，所以很少的 RK 切口似乎不具有保护作用。

相对于"常规"角膜磨镶术（RK）光学区延伸到 11 mm，微型放射状角膜磨镶术 (min-RK)，缩小了放射性切口的范围，从 3 mm 到 7 mm 光学区。Pinheiro 等[10]认为，比起常规的 RK 手术，接受 mini-RK 手术的角膜在受压力更高的情况下才会破裂。Steinmann[11]也证明，较长的 RK 切口在受压较低时即会破裂。

二、RK 术后创伤相关并发症

1. 角膜切口裂开

RK 术后最严重的创伤相关并发症是切口的破裂。在接受过 RK 术的两三百万只眼球中，很少发生切口破裂[12]。在动物模型上，最常见的眼球破裂方式是"切口至切口"之间的破裂，其中两个 RK 切口与破裂点相连（图 4-2）[7]。其次常见的破裂方式是沿 RK 切口的放射性的星芒状角巩膜裂伤，由 3 个或 3 个以上的 RK 切口裂开连接成一个大的裂伤口，然后形成一个 RK 切口没有延伸的"切口开放"裂伤[13]。在人眼球病例报告中描述了每一种破裂方式[8]。

Vinger 等[14]研究 28 个 RK 相关伤口破裂的病例后发现，70% 眼球破裂跨越视轴，认为这是由于切口靠近视轴引发。另一个假设认为，角膜裂开可能沿着较薄的中央角膜组织扩大[12]。就时间而言，半数与 RK 相关的切口破裂发生在手术后 2 年内，约 2/3 发生在手术后 3 年内[14]。3～4 年后，切口破裂的风险有所下降[14]。这与实验模型研究结果一致：实验模型表明，由于异常切口愈合和上皮栓的存在，早期 RK 切口更容易受到创伤。

RK 切口破裂需要一定的力量。造成切口破裂所需的力的阈值很难量化。McKnight 等[15]对成年猫眼球进行研究，对猫眼行 RK 术，切口深度为 90%，并接受不同速度的子弹的损伤。对照组，即未行 RK 手术者，未出现角膜破裂，但长出了菌丝，约有

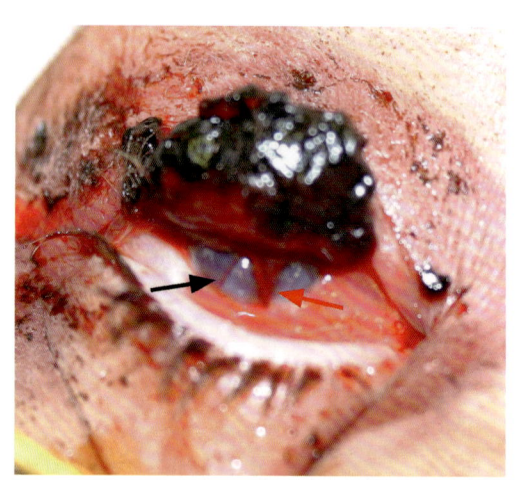

图 4-2 放射状角膜切开术后"切口至切口"破裂的开放性出血的眼球外部

注　黑色箭头表示完整的 RK 切口，红色箭头表示"切口至切口"的裂开。图片来源：Lori Stec MD。

1/3 的 RK 术后的眼球在受到最高速度每秒 240 ft（1 ft=0.304 8 m）撞击后出现切口的破裂[15]。也有一些严重的眼外伤，没有角膜切口破裂发生，这可能是由于残余的 5%～10% 的角膜基质与 Descemet 膜形成了一个相对坚韧的屏障而防止了伤口破裂[16]。有研究者[17]描述了由于钝伤造成的切口裂伤。Bouchard[18]描述了 1 例汽油罐爆炸伤后没有切口破裂，但是 RK 切口前角膜裂开的病例。事件发生 1 个月后，伤口愈合良好，不规则性小，视力良好。切口裂开与否可能与外伤力的大小和分布有关[18]。

2. 上皮植入

RK 术后角膜上皮植入是罕见的，但在受到创伤时，如果深的径向切口裂开，则可能会发生这种情况[19]。角膜上皮向下植入可能是由于微穿孔将上皮细胞植入前房，而这些上皮细胞是由一个快速自我封闭的上皮塞植入前房的[19]。如果疑诊，可用共聚焦显微镜进行非侵入性的活体显微成像明确上皮层间植入的诊断。氩激光凝仅用于虹膜受累病例的诊断。

3. 切口变化尚无裂开

即使在裂隙灯检查时切口看不到明显的损伤，切口仍可能会被影响。Forstot[20]报道了 1 例中度直接性的外伤，导致结膜下出血和创伤性虹膜炎。虽然 RK 切口没有裂伤，但屈光度增加了 1.5 D。

4. 切口感染性角膜炎

在 RK 术后早期或晚期，患者可能发生感染性角膜炎，这相对来说比较少见。已发现外伤是微生物所致迟发切口角膜炎的危险因素。切口感染性角膜炎可能会沿着切口浸润，导致结膜出血、周边角膜水肿，伴或不伴前腔反应或闪辉（图 4-3），角膜切开术切口内形成的假性囊肿可能是易感因素，它们使细菌更容易进入，偶尔破裂时，导致显微镜或宏观的细菌侵蚀[21]。角膜切开术后切口感染甚至可能导致眼内炎。

5. 医源性 RK 切口损伤

当 RK 术后患者不得不介入其他眼科手术时，可能会面临挑战。例如，遭受钝挫伤时，必须进行的眼部手术

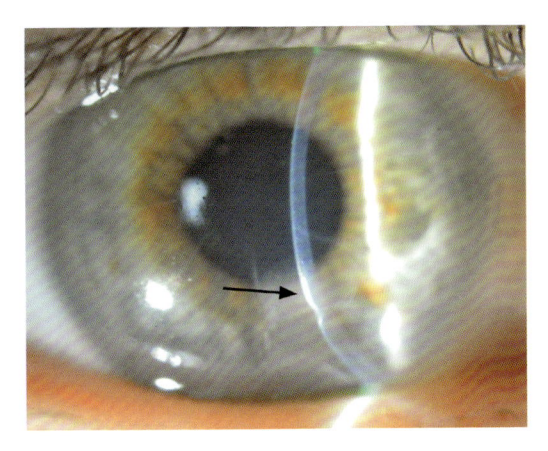

图 4-3 沿放射状角膜切开术后切口感染浸润的裂隙灯照片

注 黑色箭头指浸润部位。

可能会对 RK 切口造成影响。在进行角膜移植手术、角膜磨镶术、晶状体超声乳化术[18,19,22,23]、巩膜扣带术和巩膜压陷[16]时 RK 切口可能会出现破裂。

第二节 散光性角膜切开术

角膜散光（主要是规则散光）可以通过几种散光角膜切开术解决，通常与白内障手术同时进行。切开和分离的方法可以减少或纠正散光。散光性角膜切开术切口选择（图 4-4）包括切线（水平/线性）角膜切开术、弧形角膜切开术（arcuate keratotomy，AK）和角膜缘松弛切开术（limbal relaxing incisions，LRI）。所有切口均为角膜松弛切口，与角膜缘平行，使切口的子午线变平，最终轴向成 90°。与 LRI 切口相比，切线切口和弧形切口更靠近视轴。由于 AK 切口离视轴更近，如果计划和处理的轴之间有偏差，误差可能会更大。相反，LRI 切口更周边，误差的可能性较小，并且可以保持中央角膜的清晰度。所以 LRI 切口的患者不适较少，由于角膜不规则性小，所致的眩光也少见。近年来，飞秒激光已经成为一种新的手术方式，可以精确地进行 AK 切开术（图 4-5）。

图 4-4　正常散光性角膜切开术的裂隙灯照片

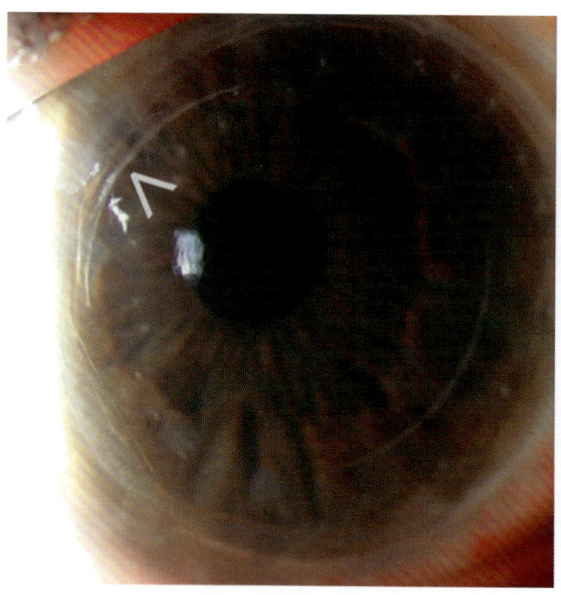

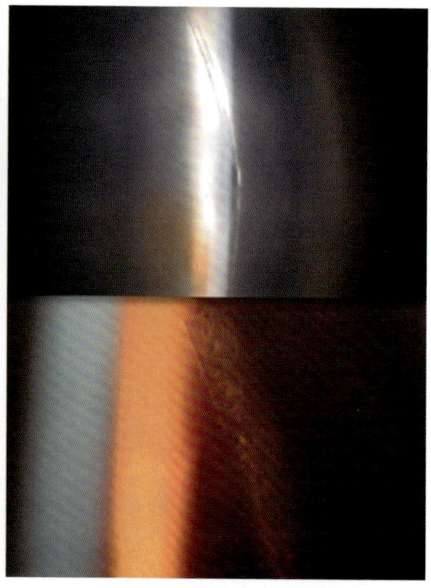

图 4-5　飞秒激光制作角膜缘松解术切口的裂隙灯照片

手术前需要在 12 点钟位和 6 点钟位角膜缘做垂直轴向标记位置。患者仰卧位后，治疗轴和切口长度可参考术前的标记。弧形和切线角膜切开术可以使用角膜刀或金刚石刀（通常是前切），也可以通过飞秒激光进行。可以在 7 mm 的视觉区，即陡峭的中周部角膜的子午线上切开约 95% 的深度。根据术前柱镜度数和患者的年龄，用算图来指导眼科医生如何做切口。

尽管有一次性和可重复利用的金属 LRI 刀可用，但 LRI 切口通常使用钻石刀（通常是反向切割）。为了方便，这两种方式一般都有预设的切开深度，通常切开深度是 600 μm（范围为 450～650 μm）或比最薄处角膜缘厚度薄 50 μm。

一、AK 对角膜结构的影响

Deg 等[24]发现，散光性角膜切开术后的伤口愈合与标准放射状角膜切开术后的愈合过程相似，但 AK 切开术后愈合更快。这是由于切线切口的位置较好，而半放射/放射状切口则由于眼压（IOP）的作用会轻微裂开一些。切线切口的深度也更浅一些，这既有利于伤口更好地愈合，又有利于保持角膜结构的完整性。

二、AK 术后创伤相关并发症

1. 伤口破裂/裂开

有一些关于 AK 切口破裂的研究，但是研究中都合并了 RK 切口的破裂。Lee 等[25]报道了一个病例，患者在 7.00 mm 光学区做了一个 45°的弧形切口，预设深度为 105% 角膜中央厚度[25]，在遭受直接眼球钝挫伤后，其中 8 个 RK 切口中有 4 个，以及 1 个 AK 切口裂开。Eggleston[26]也报道了 1 例类似的患者，其中一半的 RK 切口完全或部分破裂，而单独的横向切口（距角膜缘 2～3 mm）也在钝挫伤后破裂。放射状切口裂开与横向的切口相交，合并成一个裂伤口。Jammal 等[3]认为，创伤性伤口裂开只出现在 RK 瘢痕中，而不会出现在 4 个横向切口瘢痕中。目前尚不清楚 AK 切口裂开的原因，可能与不同的几何形状、切口方向或在角膜较厚部分位置不同有关。RK 和 AK 切口的深度相似，横向切口残留的完整角膜组织数量更不易破裂。目前还没有关于散光性角膜切开术切口或 LRI 单独破裂的报道。

2. 切口感染性角膜炎

AK 切口与 RK 切口相似，在遭受到钝挫伤后有发生迟发性感染性角膜炎的风险（参见本书第四章第一节 RK 手术后创伤相关并发症的切口感染性角膜炎部分）。

第三节 角膜基质环植入术

Reynolds[27] 在 1978 年提出了角膜基质环植入术（intrastromal corneal ring segments，ICRS）的概念，直到 1991 年第一个完整的聚甲基丙烯酸甲酯（PMMA）环才被植入基质中矫正近视。该手术方法从完整的环植入改进为植入两个 C 形环，以避免植入相关并发症。ICRS 最初的手术指征是低度近视（−1.00 D ～ −3.00 D），并成为一种独特、可变化、不破坏中心光学区的屈光手术方式[28]。ICRS 的适应证有 LASIK 术后的角膜扩张症[29]、严重的圆锥角膜、不规则散光、角膜不稳定等[30,31]（图 4-6）。目前这种手术方式已经被激光消融角膜手术取代，后者更安全可靠。

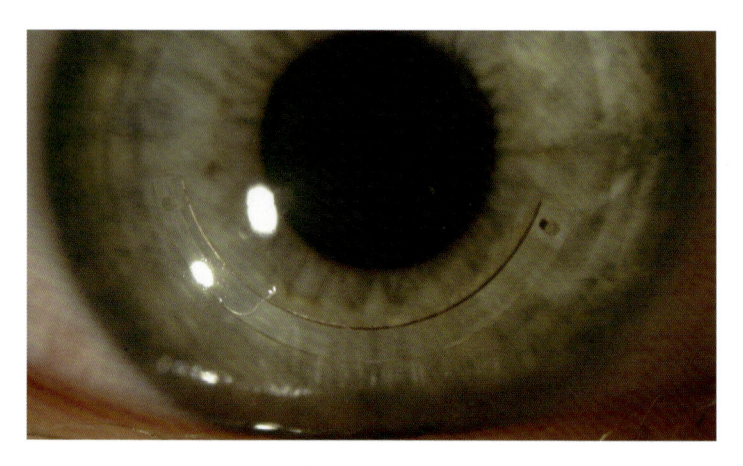

图 4-6 放置角膜基质内环的裂隙灯照片

用辛斯基钩作为参照点标记角膜的几何中心，这种手术可以是人工机械操作性的，也可以用飞秒激光辅助进行。人工操作需要用金刚石刀沿最陡峭的子午线做直径为 1 mm 的径向切口，切开角膜厚度的 70% ～ 80%。接着，用钝性分离角膜板分离出两个连续的基质隧道，以插入角膜基质内环段。隧道深度为角膜基质的 80%，内径 6.50 mm，外径 8.10 mm。这一步可以使用半自动吸环和半圆形切开器，也可以使用飞秒激光。当使用飞秒激光技术时，只需切一个连续的圆形隧道，而不是两个隧道。然后将基质环插入隧道。径向切口可用胶水或 10-0 尼龙缝线缝合。

一、ICRS 对角膜结构的影响

角膜屈光手术主要是使角膜变平以达到矫正近视的目的。ICRS 的插入是"圆弧缩短效应"，在这个过程中基质环充当了角膜层间的间隔，缩短了中央角膜弧的长度。基质环前的角膜基质前凸，环后角膜变陡，使得中央角膜变平[32]。在不侵犯中央光学区的情况下，该手术可引起角膜的形态学改变，减少角膜的弧度和散光，它不依赖于角膜的愈合特性来矫正近视。

目前有 4 种类型的角膜基质环，分别是 INTACs、Ferrara 环、Bisantis 节段和 Myoring，这些角膜基质环在环截面形状、弧长、半径和厚度等方面各有不同。INTACs 是美国 FDA 批准的唯一的角膜基质内环，呈六角形的横截面，采用一个圆锥形或椭圆形纵截面制成。环的厚度和与视觉轴的距离是两个参数，角膜基质环插入可直接改变屈光状态。在正常人角膜组织中，环的厚度与角膜扁平程度之间呈线性关系[33,34]。

人角膜接受 ICRS 后的临床和组织学研究显示，基质环周围的细胞内脂质沉积；TWA 等[35]对兔角膜基质的组织学研究发现，在 ICRS 后有新的角膜细胞活化、细胞内脂质积聚和新的胶原形成。

二、ICRS 术后创伤相关并发症

有报道称 ICRS 后患者在轻微挫伤后，会出现间歇性的视力下降，这种情况会随着揉眼而改善。裂隙灯检查观察到角膜基质环移位，导致基质环远端节段重叠。可以用 10-0 尼龙缝线进行手术复位和固定，将其缝合至角膜和基质环固定。在这种情况下，飞秒激光技术建立完整环形隧道可能提供了更多的基质环环迁移和覆盖的机会[36]。其他创伤性并发症包括基质环受压和基质环进入前房。

三、屈光手术创伤的检查

术前需要进行全面的全身检查和眼科检查。与其他类型的眼外伤患者相似，当检查有屈光手术史的患者时，区分非贯通伤（进入眼球结构，仅有穿入口无穿出口）和贯通伤（穿透眼球结构，有穿入口和穿出口）很重要。在用裂隙灯检查时警惕造成二次损伤。如果伤口不明显，可用荧光素钠进行染色，观察塞德尔试验是否阳性，证实是否为穿透性角膜损伤（图 4-7）。此外，应检查 ICRS 患者是否有基质环

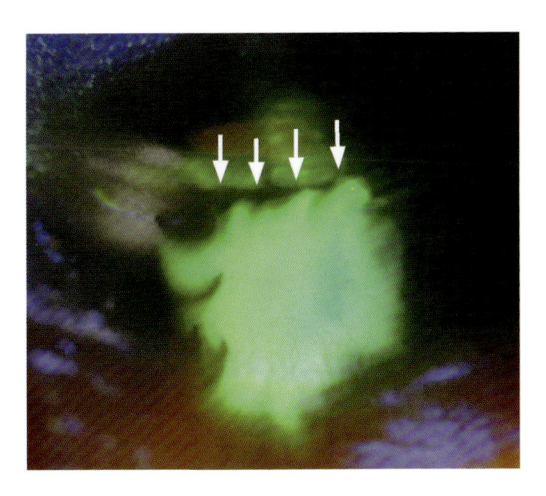

图 4-7　裂隙灯检查伤口溪流征阳性
注　白色箭头表示伤口。图片来源：David Heidemann MD。

错位，包括覆盖、挤压和进入前房等情况。

四、屈光手术创伤的治疗

大多数的角膜伤口破裂，需要采用 10-0 尼龙线清创缝合（图 4-8）。如果角膜裂口较小或密封性好，可以佩戴绷带角膜接触镜（BCL）治疗，部分角膜撕裂/裂开也可以使用 BCL 治疗。

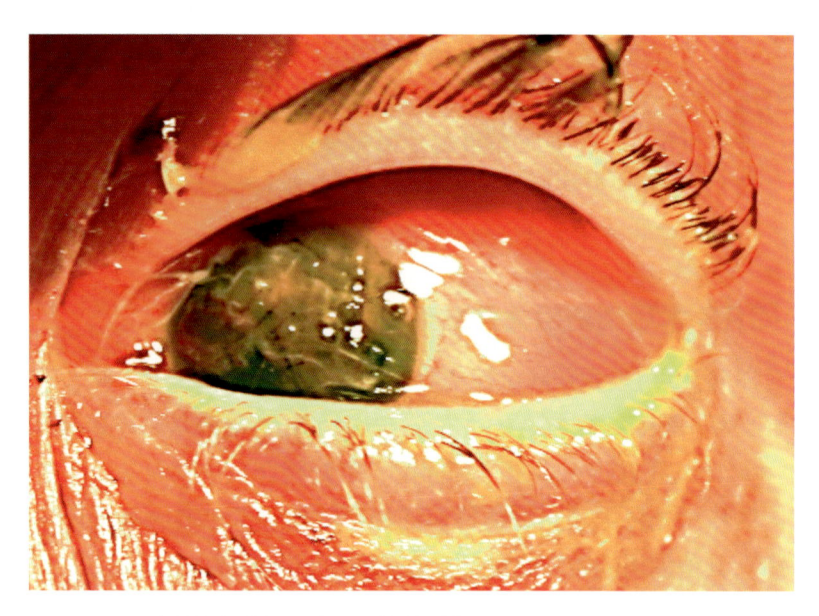

图 4-8　放射状角膜切开术后挫伤的裂伤口用 10-0 尼龙线缝合的外部
注　图片来源：Lori Stec MD。

角膜是眼的主要屈光间质，伤口修复后瘢痕形成和不规则散光，往往会导致视力下降。角膜散光计和角膜地形图有助于评估不规则散光。佩戴硬性角膜接触镜（RGP）通过矫正不规则散光提高视力。当 RK 术后的角膜发生持续损伤和破裂时，一些学者主张在最初修复时避免缝合，除非缝合不会引起不规则散光。Sony[37] 报道了 1 例 18 岁的 RK 患者术后 14 个月外伤，其裂伤口在首次缝合后的第二天再次裂开。由于广泛的微生物会引起切口感染性角膜炎，一旦发现就应进行微生物培养，并应用广谱抗菌药物，直到培养结果确定病原体。

第四节 准分子激光屈光手术

准分子激光屈光手术（procedures photorefractive keratectomy, PRK）是采用准分子激光改变角膜的厚度，类似于激光辅助原位角膜磨镶术（LASIK）。但是，PRK 是继 RK 之后出现的一种改变角膜屈光状态的新技术，没有 RK 的缺点及潜在创伤易感性。PRK 手术的最终视力与 LASIK 术后相当，由于 PRK 手术中没有皮瓣产生，PRK 术后视力恢复速度较慢，因为上皮层需要数周才能再生并形成稳定的屈光性角膜表面。激光治疗性角膜切除术（phototherapeutic keratectomy, PTK）实际上与 PRK 的技术相同，但通常指的是使用准分子激光治疗其他角膜疾病（而不是屈光适应证）。是通过切除消融区的角膜上皮，对角膜基质层进行准分子激光消融达到治疗近视的手术方法。操作方法：患者仰卧位，表面麻醉后，在消融区角膜上放置一个圆形漏斗，然后用 20% 乙醇填充 20～45 s，角膜上皮松弛后，用吸水海绵去除。其他器械包括锋利的刀片、钝铲、旋转刷或通过准分子激光经皮消融等。然后准分子激光就可以进行消融，术后佩戴角膜绷带镜。术后局部应用抗生素、非甾体类抗炎药和皮质类固醇。角膜上皮愈合后视力缓慢改善，术后 3～6 个月的屈光状态稳定。

一、PRK 对角膜结构影响的实验研究

PRK 切削角膜结构改变，会加重外伤导致的损伤。Campos 等[38]对其进行侧压钝器伤，结果发现这些 PRK 治疗后的眼球与未手术眼没什么不同。外伤眼模型是将眼球放在台式按压装置中，并通过此装置对眼球施加逐渐增加的侧向压力。研究发现，PRK 术后的眼球遭到外伤后角膜破裂与正常眼球遭到外伤后角膜破裂部位都是角膜最薄的部位。相比之下，RK 术后的眼球主要在 RK 切口处破裂。与 PRK 后相比，RK 后破裂所需的平均压力较低。有趣的是，当角膜厚度从平均 0.90 mm 减少到 0.45 mm（去除＞40% 基质厚度）时，猪眼在接受深度 PTK 消融手术时也会发生角膜破裂[38]，不过这已经大幅超过了大多数临床屈光手术所需的消融厚度。

Burnstein 等[39]研究人眼库的眼，并对它们进行 PRK 治疗，屈光度在 6～54。他们发现 PRK 并不会削弱角膜完整性，因为在临床中通常采用的是激光消融的深度。在试验中，眼内使用氮气，逐渐增加眼压，直到眼球破裂。研究[39]发现，只有切除大于 37% 角膜厚度，压力大于 65 psi 的部位才发生破裂。大多数 PRK 不超过 15% 角膜厚度。Alcaraz 等[40]使用类似加压系统发现，与 RK 比较，准分子激

光消融后的切口完整性更高。试验中只有 RK 组切口有渗漏,且 RK 组的破裂压力明显低于 PRK 组。Galler[41] 发现在猪眼 PRK 后,当受到球体横向撞击角膜时,造成的钝挫伤没有使眼球破裂。

二、PRK 术后创伤相关并发症

目前还没有 PRK 治疗后眼球破裂病例的报道。Artola[42] 报道了 1 例 RK/PRK 联合治疗 6 年后钝性创伤、RK 切口破裂的病例。8 个径向切口中有 4 条因眼内组织挤压而破裂,他们认为 PRK 是在 RK 后的薄薄的角膜上进行,可能本身就已经破坏了角膜的结构完整性。

第五节 准分子激光原位角膜磨镶术

准分子激光原位角膜磨镶术(laser-assisted in situ keratomileusis, LASIK)于 1999 年获批,现在是矫正不同程度近视、远视和散光的最常见的屈光手术之一。LASIK 由于其相对安全、有效、快速的视觉恢复和视觉稳定性,已经取代其他手术方式。

手术操作:在表面麻醉下手术,应用角膜负压吸引装置,沿角膜基质层制作一个约 300° 的角膜组织瓣,将角膜上皮、Bowman 层和前基质从保留的后基质层分开。最新的飞秒激光技术可以精准制作出角膜瓣。然后翻转角膜瓣,暴露出基质(图 4-9)。接着暴露的角膜基质床,采用准分子激光切削,用精确的引导脉冲来破坏基质中的碳—碳键。按着手术前的设计,准分子激光能量精确切消融深度角膜基质达到预期的目的,再将角膜瓣复位,完成手术。在接下来的几天到几周内上皮瓣逐渐贴合。

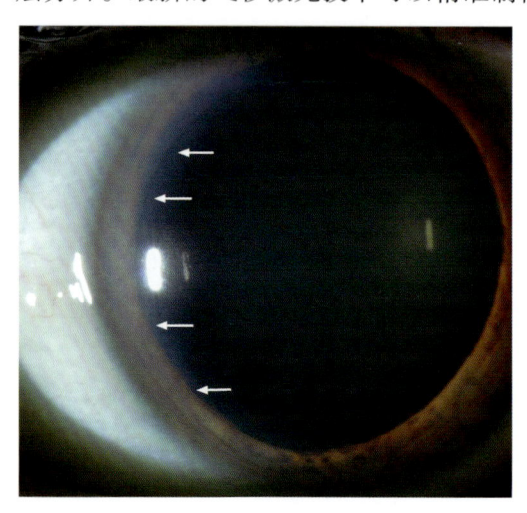

图 4-9 飞秒激光制作的普通 LASIK 皮瓣的裂隙灯图片

注 箭头表示瓣的边缘。

一、LASIK 对角膜结构影响的实验研究

对微角化和飞秒激光形成的 LASIK 皮瓣进行组织学研究,LASIK

术后第 1 天，上皮层开始在皮瓣处再生。几周之后，在 LASIK 皮瓣边缘 Bowman 层之间形成胶原性瘢痕。

LASIK 术后有两种类型的基质修复性伤口愈合反应：一种是瓣—伤口边缘处的超细胞纤维化瘢痕（这使得角膜瓣保持在适当位置），另一种是层状创伤的中心/副中心区域中较弱的透明的亚细胞原始瘢痕[43]。在切断的胶原纤维之间，亚细胞原始瘢痕形成，并且瘢痕仅有 2.4% 的正常角膜基质强度，即使在 LASIK 术后 6.5 年，也没完全恢复[44]。角膜皮瓣—伤口边缘以更完整的方式愈合，为角膜基质强度的 28.1%[43-46]。

切口愈合似乎只发生在浅层（上皮细胞层），因为胶原层不愈合而形成了原始瘢痕区域。这可以解释为什么 LASIK 术后角膜的生物力学特性主要由残留基质床决定，而 LASIK 瓣对角膜的构造强度和稳定性贡献很小[47,48]。Peacock 等[49] 研究了在 RK、LASIK、自动角膜板层磨镶术（ALK）和 PRK 眼球，引起眼球破裂所需的压力，结果显示，与对照眼相比，所有屈光手术眼的破裂所需压力更低，其中 RK 眼破裂所需的压力最低。

LASIK 术后皮瓣—基质界面已经极为贴合，但相邻的皮瓣之间没有明显的重新连接；LASIK 术后长期存在皮瓣与皮瓣下基质床之间的间隙，这种在皮瓣—基质界面之间连接不紧密是导致 LASIK 皮瓣创伤性脱位的原因。两个兔模型研究比较了 LASIK 皮瓣在 1 个月、3 个月和 75 d 时所需的压力[50]。在这两个研究中，飞秒皮瓣明显强于显微切割。尽管如此，皮瓣确实需要相当大的力量才能裂开。许多研究者已经证实了这一点。例如，在兔模型中，驾驶舱弹射座椅模拟器的力不足以使 LASIK 术后 1 个月内的皮瓣裂开[51]。此外，在 LASIK 后 24 h，兔眼受到高速风外伤后，皮瓣也是稳定的，可能是皮瓣边缘的上皮桥接和界面的渗透梯度共同作用的结果[52]。

Mousavi 等[53] 用有限元法分析在 PRK 和 LASIK 眼模型中钝性异物的作用。研究[53] 表明，LASIK 模型角膜基质床的破裂速度高于 PRK 模型的角膜。准分子激光用于 PRK 和 LASIK 的临床应用范围内（角膜厚度 500～350 μm），角膜破裂所需风速随角膜厚度的减小呈非线性下降。这反映了在 LASIK 模型中，当力从上分离的角膜瓣转到下基质床时产生的冲击力减小。

二、LASIK 术后创伤相关并发症

1. 皮瓣脱位/移位

LASIK 术后的角膜皮瓣在手术后的一段时间内可能发生自发性脱位，角膜瓣在

继发眼部创伤后的任何时候都有脱位的风险（图 4-10）。严重创伤的患者可能出现角膜皮瓣脱位或皮瓣完全脱离，多达 1% 的患者发生创伤性皮瓣脱位。脱离的角膜瓣暴露患者容易发生上皮植入、弥漫性板层角膜炎、感染性角膜炎和界面异物[54]等并发症。已经有 LASIK 术后 14 年皮瓣脱位的病例报道。理论上来说，由于在皮瓣—基质界面相邻的薄层之间没有重新连接，皮瓣脱位的风险会一直存在[55]，即使在手术后多年，也可能发生皮瓣脱位或半脱位。

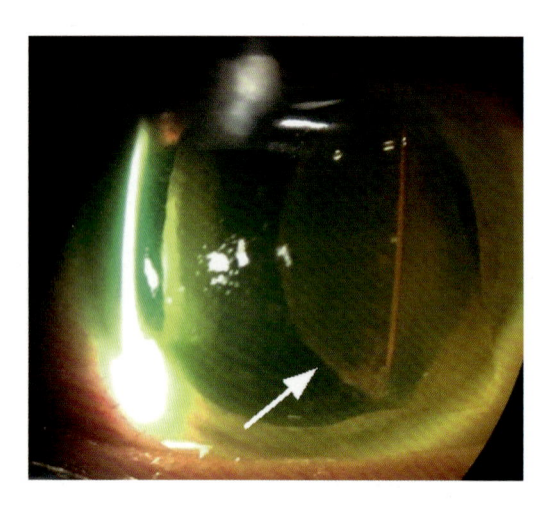

图 4-10　一个脱位的 LASIK 皮瓣的裂隙灯图
注　箭头指示移位的皮瓣边缘。图片来源：Aparna Shah, MD。

2. 皮瓣撕脱和撕裂

与皮瓣脱位相比，皮瓣撕脱较少见[56]。在角膜受到特定角度的巨大剪切力创伤时发生皮瓣完全分离，产生不规则散光，需要佩戴 RGP 透镜提高视力。皮瓣的丢失可能导致屈光不正，甚至导致高达 6 D 的近视移位。PRK 与丝裂霉素 C 可作为治疗这种屈光不正的潜在选择[57]。

皮瓣不完全撕脱，会导致皮瓣剩余部分的前部或后部翻转[58]。这与上皮在暴露基质区域的生长有关（图 4-11）。裸露的基质床也可能会出现视觉上的模糊。即使用裂隙灯检查，也很难确定翻转皮瓣的正确方向。前段光学相干断层扫描（OCT）检查有助于识别皮瓣的方向及显示上皮内生长的位置。

3. 角膜贯通伤/穿透伤

有 LASIK 手术史的患者发生角膜损伤时，必须评估皮瓣和基质床是否受到影响。详细的裂隙灯检查可以帮助确定部分还是全层损伤。如果角膜瓣与基质床之间略有偏移，则溪流征试验可能出现假阴性，因为房水可能在角膜表面积聚，而在上皮表面可能不明显（参见本节介绍的界面综合征）。

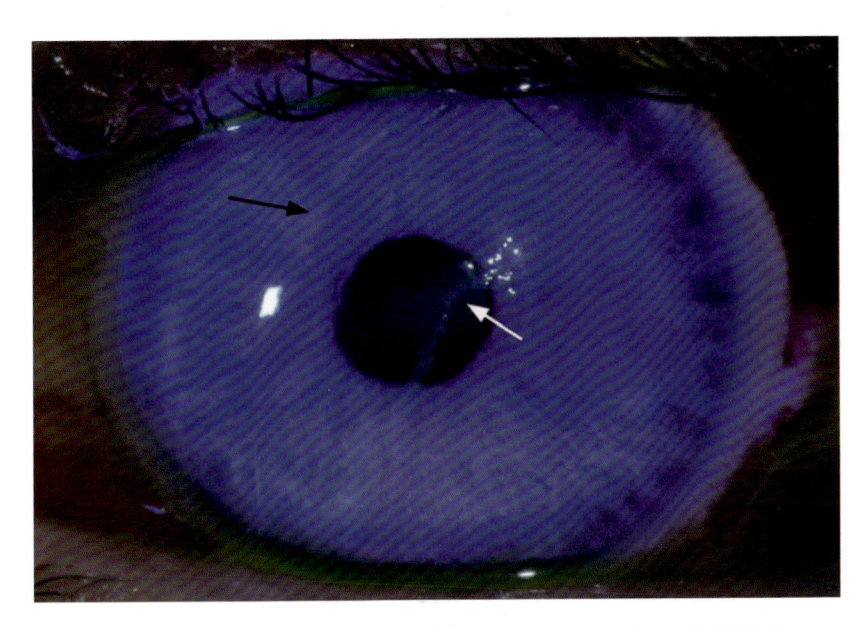

图 4-11 裂隙灯显示部分切除的 LASIK 皮瓣及裸露的上皮化的基质

注　黑色箭头表示剩余皮瓣的边缘，白色箭头表示裸露的上皮化的基质。图片来源：Marius Miron。

4. 界面综合征（或压力性间质性角膜病变）

界面综合征是一种皮质类固醇相关眼压升高后所致薄层间界面流体蓄积的 LASIK 并发症[59]。当房水在受损的内皮间扩散到角膜基质中时，液体聚集在界面之间的空间里。在钝性伤、贯通伤/穿透伤和压力损伤后，也可能会发生界面综合征[60-62]。从眼外伤到发生界面综合征的时间（2～3 d）远短于皮质激素所致界面综合征的时间（一般在使用 10～21 d 后发生）。在裂隙灯检查中，前段 OCT 可鉴别界面液体伪装的界面高反射（界面浑浊）/角膜炎。Bushley 等[62] 报道 1 例 LASIK 后的旁中心角膜全层的裂伤，首次用 10-0 尼龙线进行裂伤修复后，出现了局限于皮瓣和基质界面的囊性水肿。推测伤口后部仍有裂伤口，加缝 10-0 尼龙线后，24 h 内囊肿和界面液消失。在钝性创伤中，没有直接途径使液体在界面上停留，因此推测直接创伤性力对皮瓣和前房炎症的作用有助于界面液的形成（图 4-12）。对于与钝性创伤相关的界面综合征，可以使用抗青光眼药物和皮质类固醇治疗。

5. 弥漫性层状角膜炎

弥漫性层状角膜炎（diffuse lamellar keratitis, DLK）是 LASIK 后的一个比较

常见的并发症，在大多数已发表的系列报道中，总的发病率低于 3%[63]。Robert Maddox[64] 把它描述为"撒哈拉沙漠综合征"，后来 Smith 和 Maloney[65] 把它称为"DLK"。DLK 在 LASIK 后 2～6 d 的经典发展（图 4-13），通常在治疗后 5～8 d 可消失[65]。虽然比较少见，但也有迟发 DLK 病例的报道，从几个月到几年后，创伤是较常见的诱因之一。这证明了皮瓣形成的潜在空间的持久性。创伤性上皮缺损、钝挫伤[66]、皮瓣脱位[67]、金属异物[68]、手术创伤（包括传导性角膜移植[69]、上皮清创术[70] 和交联术[71]）均与迟发性 DLK 有关。迟发性 DLK 的病因尚不清楚。早期的 DLK 是外源性的炎症反应，迟发病

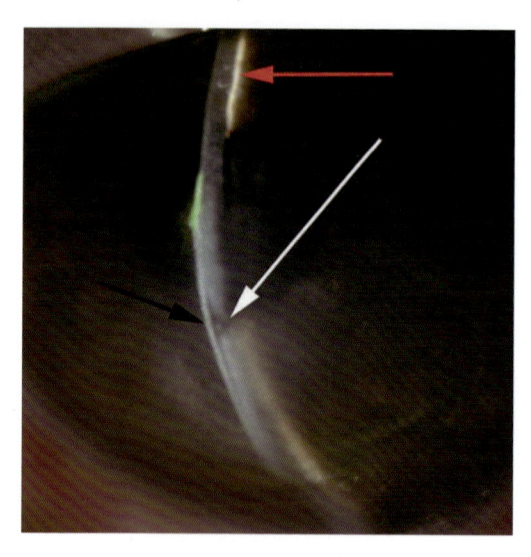

图 4-12　裂隙灯下显示完整的 LASIK 皮瓣与基质层间的缝隙

注　红色箭头表示浅前房，黑色箭头表示完整的 LASIK 皮瓣，白色箭头表示穿孔点，黑、白箭头之间显示界面内的液体。图片来源：David Heidemann, MD。

例可能在板层手术后许多年内界面仍未愈合，导致内源性炎症碎片/细胞在此空间聚集[72]。

6. 上皮下生长

上皮下生长是外周皮瓣界面上皮细胞沿板层界面向内生长出现的并发症（图 4-14）。它可能是术后早期并发症，也可能在创伤后发生，包括角膜瓣全层或部分裂开[73]。皮瓣任何部位的角膜贯通伤/穿透伤都可能导致上皮下生长。

7. 褶皱

皮瓣褶皱，又称纹，可以出现在术后 24 h，但大多数发生在 LASIK 术后第 1 周。褶皱可分为大褶皱和小褶皱。大褶皱是皮瓣的全层褶皱，小褶皱代表部分褶皱。据报道，在屈光手术后的前几年里，尚未发现皮瓣褶皱的病例[74]。在检查 LASIK 患者合并眼外伤时，即使没有皮瓣滑脱、半脱位或脱位，也要考虑褶皱的形成。在挫伤后迟发性反应中，皮瓣褶皱更常见。用兔眼角膜行 LASIK 后，将皮瓣折叠，结果发现，大褶皱的形成会导致切切口周围的中性粒细胞浸润，而上皮基底膜破裂也导致上皮细胞的不规则生长[75]，这种炎症反应和不对称增生将褶皱固定在一定的位置。

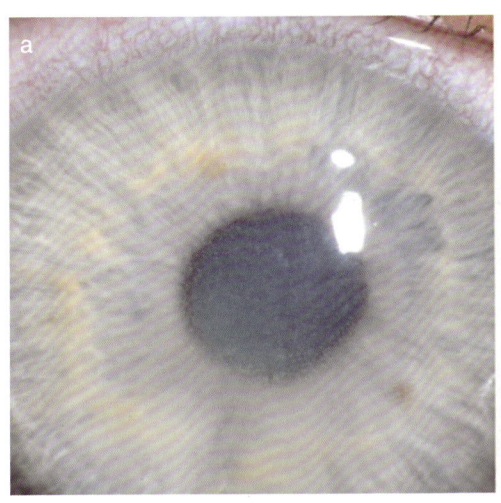

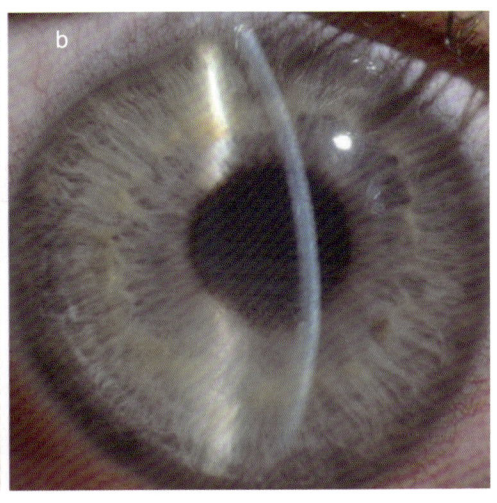

图 4-13 弥漫性层状角膜炎 (DLK) 的裂隙灯图片

注 LASIK 皮瓣表现出与局限于皮瓣的炎症一致的磨玻璃状外观。图 a，弥散照明再现了磨玻璃的外观。图 b，裂隙照明示发炎局限于 LASIK 皮瓣。

褶皱可以在直接照明下或通过荧光素染色后用裂隙灯检查。如果不治疗，褶皱可能导致视力下降。无症状且对视力无明显影响的较小褶皱可能会自动消失，较大的皮瓣褶皱可能需要缝合。

8. 感染性角膜炎

创伤增加了 LASIK 患者感染性角膜炎的风险。感染性角膜炎（infectious keratitis, IK）可有非常严重的并发症，包括视力下降、疼痛、皮瓣溶解、散光、角膜瘢痕。感染性角膜炎需要和 DLK 区别，后者通常局限于皮瓣形成的平面，而感染性角膜炎可在界面上方和下方延伸，并以局灶性炎症的形式出现。感染角膜炎的风险在 LASIK 手术后多年都存在。Vieira 等[76]介绍了 LASIK 术后 2 年和 6 年内发生 IK 的两个病例。考虑这些潜在的并发症至关重要，所以应尽量减少患者一生中感染的机会。

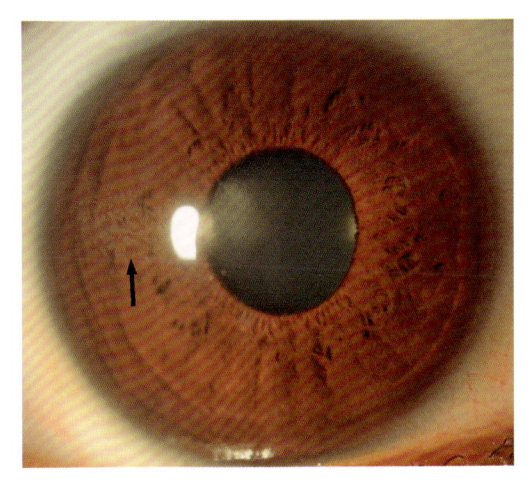

图 4-14 裂隙灯下直接照射图片

注 LASIK 瓣边缘 9 点钟位至 10 点钟位之间上皮植入，向角膜中央生长。黑色箭头表示上皮下生长的区域。

从手术到出现症状的时间窗可以提示患者症状的病因。对于在 LASIK 手术后 10 d 内发生的病例，感染的细菌很可能是革兰阳性菌。迟发的感染更可能是非典型的分枝杆菌或真菌（图 4-15）。非典型分枝杆菌感染可能与单纯疱疹病毒引起的感染相混淆，需要进行手术清创[77]。外伤是迟发感染的危险因素，特别是真菌性角膜炎[78,79]。LASIK 术后急性细菌性和真菌性角膜炎（尤其是有机物）的临床表现也可能与棘阿米巴感染有些类似。虽然棘阿米巴角膜炎引起创伤后微生物性角膜炎比较罕见，但超过 25% 的棘阿米巴角膜炎的患者有外伤史[80]。Kaur 等[81]发现，棘阿米巴病原体可以在 LASIK 瓣和深基质层间迅速分裂和扩散。

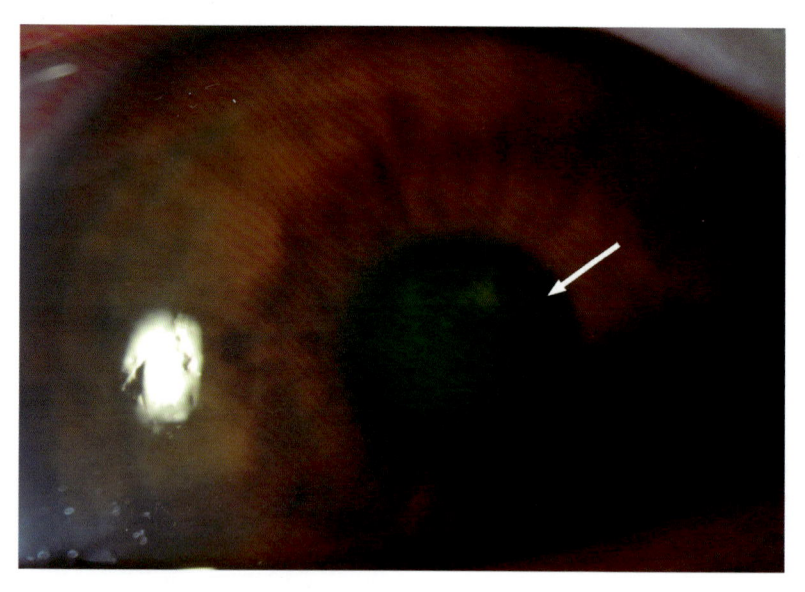

图 4-15　裂隙灯显示的白色浑浊，继发于非典型分枝杆菌的感染性角膜炎
注　白色箭头指示浸润部位。

LASIK 术后的角膜浸润基本都是 IK。与正常眼相比，LASIK 眼更容易感染。LASIK 皮瓣可诱导微生物进入周围角膜，从而导致迟发性角膜炎。此外，每时每刻，LASIK 术后角膜上皮都在破裂，这使浅表微生物能够穿透皮瓣到达界面间[82]。感染的进展可能更快，因为它可以在界面之间的潜在空间内播散。界面感染更难治疗，因为微生物受到眼表的保护，抗菌药物不能很好地穿透[78]。

9. 界面异物

LASIK 术后角膜愈合过程中，长期存在的皮瓣与皮瓣下基质床之间的间隙，异物和碎片可以进入这个潜在的空间；有时皮瓣脱位，给异物提供了一个开放的入口，但 Choi 和 Kim[83] 报道了一个案例，即在被一棵小树枝划伤后放入结晶碎片，结果这使得角膜造成了擦伤，但却没有任何皮瓣脱位。这可能是由于高速锐利的眼外伤会打开界面的潜在空间，在 LASIK 界面留下异物碎片。界面碎片也会引发炎症反应。

10. 医源性皮瓣损伤

以前，LASIK 后的患者必须要做其他眼科手术时，可能会面临挑战。其他眼科手术可能会损伤或改变 LASIK 皮瓣。Sakurai 等[84] 描述 1 例巩膜扣带手术中皮瓣裂开的病例。在玻璃体切割术中，有皮瓣移位的报道[85,86]。为了避免皮瓣移位，Lopez-Guajardo 等[87] 建议在 LASIK 皮瓣上缝片隐形眼镜。在此基础上，将角膜环缝合到巩膜上。在缝合角膜环之前，在隐形眼镜和角膜表面之间的界面上滴粘弹剂。

对激光术后眼的创伤揭示了一个潜在的亚临床的角膜扩张过程。Mearza 等[88] 介绍了 1 例患者在交通事故后出现双侧视力下降，检查显示 LASIK 瓣完整，双侧角膜曲线较陡，角膜厚度右眼为 377，左眼为 392。他们认为可能是由于安全气囊创伤导致了亚临床的角膜扩张。虽然原位角膜磨镶术本身并没有在结构上改变眼球形状，但术后的角膜扩张可能导致在创伤后，继发于角膜扩张区域的破裂。

第六节 小切口微透镜提取术

小切口微透镜提取术（small incision lenticule extraction, SMILE）是近年来发展起来的一种基于飞秒激光的屈光手术方法。在这个过程中，在不产生皮瓣的情况下，解剖和提取一个微型透镜以矫正近视（图 4-16）。SMILE 是从 2007 年引进的飞秒透镜提取技术进化而来的一种小切口的手术。有研究表明，SMILE 后的视觉和屈光效果与 LASIK 术后相当[89]。此外，与 LASIK 相比，SMILE 浅层基质保持完整，生物力学稳定性提高，角膜感觉恢复更快[90]。也有研究者认为，提取的微透镜可能会被储存起来，以备将来捐献或再植入。这项技术仅限于近视患者（小于 10.00 D），仅有轻度到中度柱镜度数（6.00 D）。

一、手术方法

该手术的第一阶段，患者在飞秒激光下使用曲面的接触镜进行初步对合，并将患者的眼球固定。第二阶段，需要检查和维持吸力，直到所有飞秒切口完成。一般做 4 个基质内光消融切口，以创造透镜和一个 2～3 mm 的角膜"切口"，以夹除透镜。角膜切口通常是上方或上方颞侧。第三阶段，在角膜切口处插入有圆形末端的解剖镊来分离任透镜上下两端的连接处,并用显微镊取出皮瓣,从而完成微透镜的取出。透镜直径一般为 5.75～7.00 mm,厚度最小为 15 μm[91]。

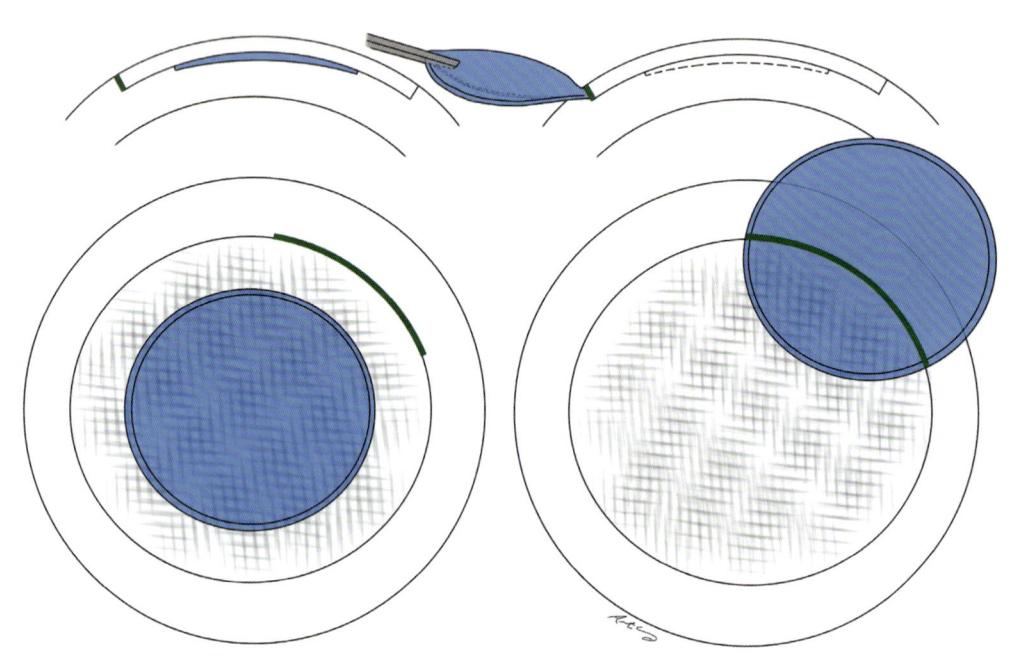

图 4-16　艺术家对 SMILE 的演绎

注　要提取的透镜(蓝色)、片状切除区(灰色格子图案)和角膜切口(绿色),其中用镊子夹除透镜。图片来源：Albert Cheung, MD。

二、SMILE 对角膜结构的影响

在人角膜中,前基质比后基质层具有更大的弹性。SMILE 基质内切口更能使前基质和鲍曼层完整。因此,SMILE 的理论优势是增加了角膜的稳定性。Agca 等[92]、Wu 等[90]将角膜滞后和角膜阻力因子作为角膜生物力学强度的参数,比较了 SMILE 和 LASIK 两者的生物力学强度,但没有得出结论。

前基质还包括基底神经束,这些神经束从周边向角膜中央径向生长。保持前基质完整已被证明能保持基底下神经束密度,从而使角膜感觉更快恢复。虽然研究表明,SMILE 后保留的神经纤维密度和角膜敏感度与 LASIK 相比有显著性差异[93,94],但在干眼症的主观症状方面还没有发现两者有明显差异。

三、SMILE 术后创伤相关并发症

由于 SMILE 是近几年发展起来的,目前尚无与此手术相关的创伤病例的报道。

理论上，并发症可能会有角膜透镜摘除部位的炎症，上皮内生长或角膜切口的其他并发症。

四、激光屈光手术检查

尽管 LASIK 术后多年，皮瓣的边缘很难辨认，但在宽的裂隙灯下较为明显。虽然宽的裂隙照明下很容易发现皮瓣的错位或移位，但荧光素可也可帮助判断皮瓣缘，显示较小的移位。如上文所述，前段 OCT 对确定皮瓣的方向和鉴别上皮内生长有一定的价值。裂隙灯的仔细检查可以确定局部还是全层的损伤，以及确定界面中的流体。医生应预防迟发性的 DLK 和上皮内生长，并检查 LASIK 后的眼是否有皮瓣的褶皱。当接诊 SMILE 病史的患者时，应采用同样的检查原则。

五、屈光手术并发症的治疗

对皮瓣脱位或移位应尽快进行手术复位。在表面麻醉或结膜下麻醉下，用 Sinskey 钩或刮除刀贴近皮瓣边缘，以松解 LASIK 皮瓣边缘。然后对皮瓣进行冲洗，确保仔细清理碎片、炎症细胞和上皮细胞，然后将皮瓣重新定位，可以用 10-0 尼龙线缝合，也可以用纤维蛋白胶粘合。可放置一枚角膜绷带镜，以减少褶皱的形成和皮瓣的滑动。术后，局部应用抗生素和皮质类固醇。

如果出现皮瓣延迟脱位，则治疗方法不同，因为上皮会长入基质床。在重新定位之前，应彻底清创基质床，清理每一褶皱之间的上皮，使重新定位的皮瓣能更好的贴合。缝合皮瓣或使用黏合剂能够减少上皮内生长。

皮瓣撕脱后，可以佩戴一片角膜绷带镜，随后眼局部应用抗生素和皮质类固醇治疗。早期也可使用丝裂霉素 C，减轻角膜浑浊。如果发现皮瓣截断，可以考虑恢复原来的皮瓣[95]。仔细检查游离的角膜皮瓣，如果游离的角膜皮瓣没有坏死，将游离的角膜皮瓣进行培养、冲洗，并小心去除角膜瓣和基质床的上皮组织后再放回到角膜基质床。应小心正确地定位角膜瓣，不对齐会导致不规则散光，并容易导致上皮下生长，表现为 Bowman 层表面呈现光滑和光泽，而基质表面则呈现暗淡和粗糙。复位后在角膜上放置一片角膜绷带镜。皮瓣愈合后形成不规则散光，可以佩戴 RGP 提高视力。

LASIK 术后角膜穿透伤的处理应遵循开放性眼外伤修复的基本原则。根据裂伤的大小、前房深度和伤口渗漏的程度制订诊疗方案。治疗方法包括简单的贴附、隐形眼镜、缝合和黏合剂[96]。如果佩戴接触镜还是漏水太多，或太靠近视轴，缝合会影响视力，可采用氰基丙烯酸酯黏合剂密封小的裂孔，防止角膜白斑改变及由尼龙缝线引起的不规则散光[96]。

大多数迟发性 DLK 患者对药物治疗反应良好，最常见的是皮质类固醇和抗生素（如果上皮或皮瓣被破坏，则使用抗生素）联合使用。初发性 DLK 还是迟发性 DLK，口服皮质类固醇，可能增强局部应用皮质类固醇的疗效[71,97]。外用非甾体类抗炎药[98,99]，口服强力霉素[100,101]和局部应用环孢素[102]有效。专家认为，在清理 LASIK 皮瓣之前，怀疑有感染或在皮瓣中没有看到明显的碎片，都应使用口服和局部皮质类固醇进行积极治疗。

上皮内生长，如果不继续发展，不破坏患者的视力，无须治疗。当引起散光或角膜溶解时，应将其刮除，最常见的治疗方法是先用 Sinskey 钩子或铲子等，清除表面上皮后，再彻底刮除皮瓣下表面和基质床的表面上皮。去除上皮的其他方法包括乙醇（浓度 30%～100%）、丝裂霉素 C 和准分子激光 PTK。最后，更换皮瓣。在角膜瓣边缘缝合皮瓣或使用纤维蛋白胶（组织胶）可减少上皮生长的机会[103,104]。在贯通伤或穿透伤角膜伤口中可通过伤口轨道进入皮瓣界面[105]。然后表面上皮被剥离，并通过钝性解剖工具（如打结钳）通过伤口清理皮瓣的界面。当基质床和皮瓣下表面没有上皮时，用 10-0 尼龙线缝合撕裂处皮瓣的中央部分（不包括下基质床）。

在褶皱固定之前，尽早治疗皮瓣褶皱最有效。治疗可包括皮瓣按摩或用镊子展开，同时辅助水化和皮瓣复位[106]。Donnenfeld 等[107]提倡使用温热按摩治疗可视的角膜褶皱，无皮瓣损坏。没有症状且视力无明显影响的较小褶皱可自发消失。较大的皮瓣褶皱，皮瓣按摩没有反应则需要缝合[108,109]。仔细去除所有界面和基质床之间的上皮，可有助于松解褶皱。另外，无菌水可用于补充皮瓣的水分，从而造成皮瓣的局部肿胀，这通常可以帮助去除大的褶皱，并能使皮瓣更好地贴合[55]。已经有研究发现，角膜绷带镜有减少术后皮瓣褶皱的效果[110]。

对于感染性角膜炎的处理，任何可疑的 LASIK 术后出现的浸润，均应进行积极的微生物培养和处理。可以先进行浅表上皮的微生物培养，但如果结果阴性，应将皮瓣取材涂片和培养[78]。Karp 等[78]推荐分离皮瓣后，应用 69 号刀片做涂片和培养。分别接种在血液培养基、巧克力培养基、沙氏培养基、罗氏琼脂培养基和血液灌流培养基，进行非典型分枝杆菌和真菌检测，同时还定期用姬姆萨染料、荧光增白剂（真菌）和齐尼二氏染剂（耐酸菌）进行革兰染色涂片。细菌感染的治疗包括妥布霉素和万古霉素，第四代氟喹诺酮类药物也是治疗细菌性角膜炎的有效药物[111]。一线真菌治疗药物是那他霉素和两性霉素。Chang 等[112]发现，在 LASIK 术后感染性角膜炎症状出现 3 d 内进行早期皮瓣清除和重新定位能恢复更好的视力。在皮瓣摘除时，应立即进行培养和涂片，并随后冲洗基质床和皮瓣。此外，还可以考虑使用广谱抗生素如妥布霉素和头孢唑啉进行灌洗。当抗菌药物治疗无效或角膜溶解时，需要切除皮瓣，或者考虑切除后行穿透性角膜移植术。

如果怀疑眼内异物导致炎症反应，早期必须进行皮瓣的冲洗，防止进一步的并发症，包括感染性角膜炎、上皮内生长和弥漫性板层角膜炎。

第七节　眼内屈光手术

对高度近视和远视，激光原位角膜磨镶术（LASIK）的稳定性和可预见性降低，因为角膜厚度、残留基质床和角膜计量学测量[113,114]局限。此外，如果有干眼症、眩光、光晕的患者可能更倾向于采取替代手术，包括放置phakic人工晶状体（pIOL）。pIOL植入术矫正近视和远视不受角膜厚度限制。pIOL的3种解剖定位包括：前房虹膜固定（Arsan/Verisyse）、前房角支撑（Kelman Duiet，Acrysof Cachet）和后房型（Implantable Collarmer Lenses）。

在手术前，pIOL的屈光度是使用Van der Heijde或类似的屈光后手术公式计算的，同时考虑到患者的屈光度（等效球镜）、前房深度和角膜屈光度值。术前检查包括超声检查和OCT检查，以选取适宜的pIOL。

一、虹膜固定型人工晶状体

1978年Worst将虹膜固定型人工晶状体用于行二次人工晶状体植入术，由Artisan和Verisyse透镜作为凸面/凹面的两种聚甲基丙烯酸甲酯（PMMA）透镜模型，具有两个低肩和连接线，将晶状体固定在虹膜间质中（图4-17）[114]。长度约8.5 mm。这种晶状体模型被用于治疗高度近视、远视和成人散光，矫正范围为−23.5～+12D [115-117]。其他应用指征包括穿透性角膜移植术后屈光不正的治疗[117]，以及儿童屈光参差性弱视的治疗、无晶状体眼二次植入晶状体，圆锥角膜患者屈光不正的治疗[114]。它要求前房深度≥2.7 mm。现在有一种较新的折叠式IOL，允许角膜小切口植入IOL。人工透镜是一种三片式的有机硅光学透镜，将晶状体的PMMA脚固定到虹膜基质中央。

1. 手术方法

在水平和垂直轴角膜缘标记，制作双向的5.2～6.2 mm的角膜巩膜的切口，中心位置为12点钟位。前房注射乙酰胆碱缩小瞳孔，在眼科粘弹剂下用植入镊将晶状体植入。然后用一次性针头固定透镜，将晶状体祥埋在周边虹膜组织下。同时行周

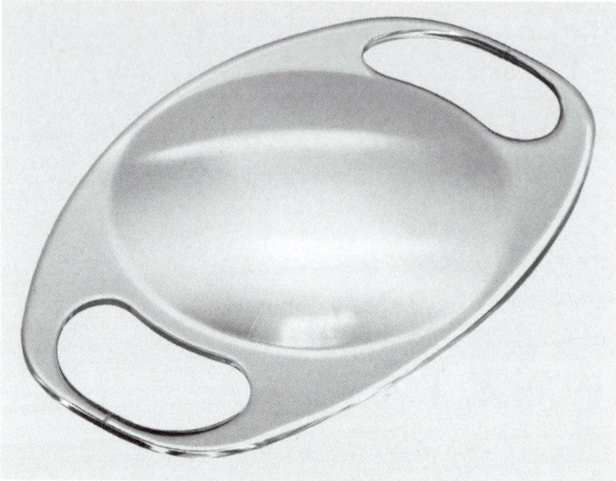

边虹膜切开术预防瞳孔阻滞，用 10-0 尼龙线间断缝合切口 3～5 针。术后，给予局部抗生素 / 类固醇联合治疗，如妥布霉素、地塞米松、非甾体类抗炎药。如果有主观的折射，根据需要进行选择性的缝线拆除[115-117]。

2. 虹膜固定人工晶状体的创伤相关并发症

创伤性人工晶状体脱位少见，文献仅报道 7 例[118-124]。有 1 例患者可能在晶状体植入术后数年受到闭合性损伤后出现视力下降或单眼复视。常见的是用裂隙灯检查，会发现一对晶状体袢脱离虹膜间质，其中一侧在前房角处。

图 4-17　Artisan 晶状体照片
注　图片来源：Ophtec USA。

一例晶状体植入 6 个月的患者受到钝性创伤后，有 6 mm 伤口，造成虹膜脱出、晶状体和玻璃体流出[123]。检查时没有发现 Artisan 透镜。据推测可能是创伤导致晶状体袢从虹膜根部撕裂虹膜，从导致虹膜根部离断，使虹膜脱出。

另一例患者为双侧 Artflex 镜片，严重的钝性创伤导致部分虹膜脱出[124]。在本报道中，人工晶状体光学部卡在伤口处。植入可折叠虹膜固定晶状体所需的切口较小，可降低钝性创伤后虹膜脱出和晶状体脱出的风险。该患者接受了虹膜复位和切除，导致部分虹膜缺如。

二、前房角支撑型人工晶状体

AcrySof Cachet 是一种单片式可折叠的疏水丙烯酸有色人工晶状体（pIOL），它有一个拱状的 6 mm 的光导纤维，其设计允许其被压缩以保持 IOL 的稳定性，而不产生过多的力。可用于矫正 −6.00～−16.50 D[125,126]。一个不常见的人工晶状体，Kelmen Duet，是一种 PMMA 三片式透镜，允许角度加压确保 IOL 的稳定性。这种三片式的袢由光学孔眼连接到一个硅光学面，确保光学区位于视轴中央[127]。角支撑人工晶状体有一个难点，需要精确测量角对角之间的距离。合适大小的调整对于良好的视力及降低瞳孔变形、轴偏、内皮接触、炎症和继发性青光眼的风险至关重要。透镜长度可在 11.5～14 mm[114]。

1. 手术方法

AcrySof Cachet：用 2% 毛果芸香碱或 1% 乙酰胆碱缩瞳，术者做两个角膜缘穿刺口，然后沿着最陡峭的子午线或根据术者习惯在一个位置做一个 3 ～ 3.5 mm 透明的角膜切口。前房注入粘弹剂维持前房。然后将所述 pIOL 折叠并插入晶状体植入笔。IOL 的放置是通过术中可见 IOL 的可视化和术前的前房角镜检查确定。术后给予乙酰唑胺防止眼压高，并在同一天进行术后检查，患者在术后 1 周内需使用抗生素和皮质类固醇治疗[128,129]。

Kelman Duet：术者做一个 2.5 mm 的切口，将晶状体插入晶状体植入笔。然后，神经端被放置在前房，并通过使用 Sinskey 钩子的光学区和触觉标签连接[127]。

2. 前房角支撑人工晶状体的创伤相关并发症

没有发现具体的与 pIOL 相关的外伤的病例报道。Lio 等[130]总结了 240 例 pIOL 的病例，他们发现 pIOL 的位置（角固定、虹膜固定和后房型）是造成白内障主要原因，几乎 100% 的白内障是核性白内障。pIOL 袢的裂开 / 错位是另一种常见的并发症。虽然他们没有明确地将创伤归因于病因，但在所有类型的 pIOL 都有分散 / 错位的病例报道，有 6.67% 左右。角固定组的偏位 / 脱位发生率最高，为 7.64%，导致移位[130]。创伤是其脱位的潜在原因。

三、可植入式隐形眼镜

后房 pIOL 是 Fyodorov 在 1986 年发明的，防止发生与前房晶状体植入有关的内皮失代偿[131]。目前 FDA 批准的是 Visian ICL V4 制造的可植入式隐形眼镜（ICL）（图 4-18）。它是一个矩形、单片式的人工晶状体，由 0.2% 胶原和 60% 羟甲基丙烯酸乙酯共聚物制成。这种亲水材料使晶状体的正常代谢物可渗透，降低了白内障形成的风险[132]。这种手术方式在近视人群中需要前房深度 > 2.8 mm，远视人群需要 ≥ 3.0 mm，并根据年龄进行内皮细胞密度测定[114]。

1. 手术方法

术前充分散瞳，术者做一个 3.0 mm 透明角膜切口，前房注入粘弹剂，将人工晶状体用注射器插入睫状沟。将晶状体的袢放置在虹膜下方。晶状体置入后，行虹膜切开术。术后使用皮质类固醇和抗生素滴剂治疗。

2. 可植入式隐形眼镜的创伤相关并发症

有文献[133]报道了 5 例 pIOL 移位。有 1 例自发性脱位掉入了玻璃体腔；还有 4 例脱位继发于钝性眼外伤和头枕部损伤。在这些病例中，没有袢脱位的病例，晶状体在 1 周内被重新复位，视力恢复良好。理论上有长期揉眼、不合适的 pIOL 或角膜带状变性的患者更易发生 pIOL 脱位（图 4-19）[133]。ICL 在受到外伤时，有一定的抗脱位能力，即使在受到手榴弹爆炸时也是如此[134]。脱位最严重的损伤是角膜内皮细胞损伤及角膜失代偿。

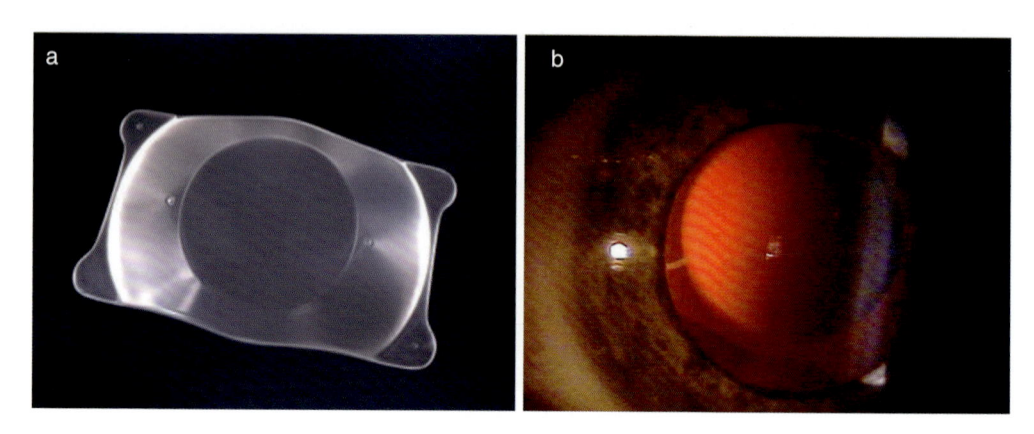

图 4-18　可植入式隐形眼镜

注　图 a，Visian ICL（可植入式隐形眼镜），已获得美国 STAAR 外科手术公司许可。图 b，植入 ICL 的裂隙灯图。图片来源： William Goldstein, MD。

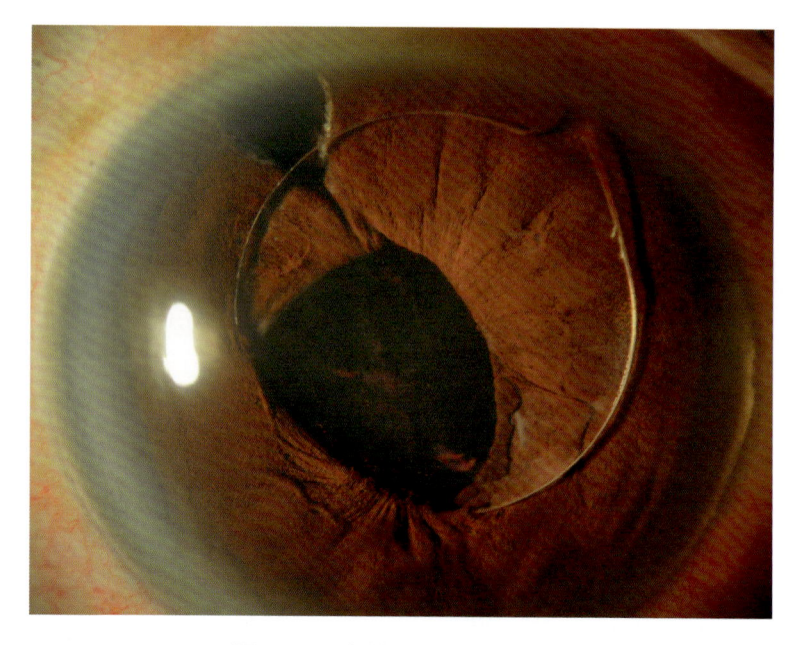

图 4-19　裂隙灯下移位的晶状体

注　虽然它不是可植入式隐形眼镜，但它代表了人工晶状体的创伤性脱位。

3. 眼内屈光手术检查

必须特别注意，虹膜固定型人工晶状体（pIOLs）的周边虹膜和袢的位置，对具有 pIOL 植入病史的患者进行详细的裂隙灯检查，角膜水肿提示角膜内皮细胞损伤或丢失。测量 IOP，房角镜检查，告知患者 PAS 风险（晶状体植入后 2%～18%）和潜在的虹膜根部离断或全脱离风险[130]。注意瞳孔形态，瞳孔呈不规则性、虹膜萎缩和虹膜撕裂等与瞳孔椭圆化相关。有 7%～22% 的患者出现瞳孔椭圆化，瞳孔椭圆化是由于晶状体过大、角膜内皮炎症、PAS 形成和虹膜扇形低灌注/缺血所致的前房角结构受压引起的[135]。不规则瞳孔提示 IOL 脱位和（或）部分 IOL 受压（图 4-20）。仔细观察 pIOL 和自身的晶状体，观察 IOL 后表面与晶状体之间的距离。外伤后人工晶状体/晶状体接触也可能增加白内障的形成。检查前房是否有积血、细胞和闪辉。

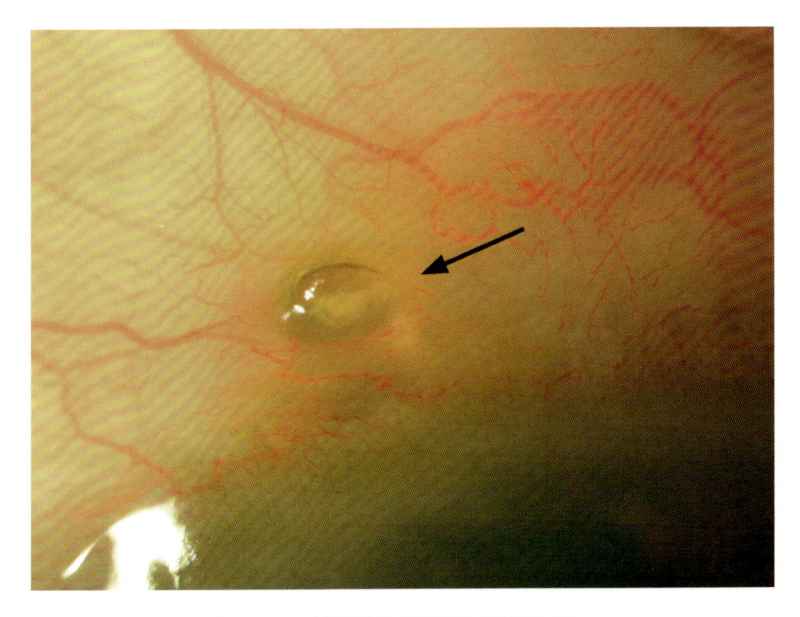

图 4-20 裂隙灯下见部分受压的 IOL

注 黑色箭头表示被压出的晶状体袢。

4. 眼内屈光手术并发症的治疗

处理 IOL 移位/错位需要行 pIOL 取出或重新定位。如果创伤后 pIOL 引起白内障，可将 IOL 的摘除与白内障的摘除手术一起进行。应及时进行处理，因为长期移位会导致角膜内皮细胞损伤。如果袢的位置不正确，可以通过将袢重新包裹到周围虹膜间质中，也可恢复较好的视力[136]。

典型病例

病例一

患者男，46岁，17年前有双侧眼 LASIK 史，右眼受伤 3 周后出现视物模糊。先前的治疗包括局部使用抗生素和角膜绷带镜治疗角膜溃疡，然后加用 1% 醋酸泼尼松龙，每天 4 次。右眼视力为 20/80（小孔矫正 20/30）。检查发现，有一个局灶性的角膜周边的瘢痕，有 DLK（图 4-13a，b）。局部醋酸泼尼松龙改为每 2 h 1 次，DLK 消退，逐渐减少局部使用皮质激素，2 周后视力提高到 20/40。6 周后停用皮质激素。停药 1 个月基质浑浊消失，仅留下瘢痕，视力恢复到 20/30。

病例二

患者男，42岁，有双眼 LASIK 手术史，9 年前患双眼 LASIK 后角化症，在受到左眼拳头击伤后视力下降。一直佩戴透气隐形眼镜（GPCL）。

初诊时，右眼视力为 20/40（佩戴 GPCL），左眼数指视力。左眼裂隙灯检查显示，角膜后中心基质破裂，LASIK 瓣完整。LASIK 皮瓣下缘溪流征阳性，虹膜贴附于角膜（图 4-21）。在 LASIK 皮瓣的下缘周边界面可见液体残留，是由于后部角膜破裂漏出。右眼是一个完整的 LASIK 皮瓣，与 LASIK 角化扩张表现相符。

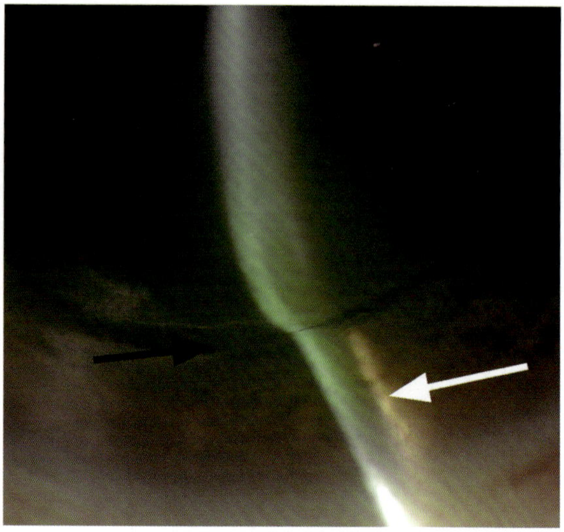

图 4-21 裂隙灯照显示一个穿孔的 LASIK 皮瓣

注 黑色箭头表示皮瓣边缘，白色箭头表示浅前房。图片来源：David Heidemann, MD。

治疗：左眼皮瓣周围涂上大面积的氰基丙烯酸酯胶，然后佩戴角膜绷带镜。40 min 后前房形成，中等深度（图 4-22）。给予 Lumigan 和 Istrol 包眼，0.5% 加替沙星每天 4 次，口服莫西沙星 400 mg，每天 1 次。

第二天早上，前房又变平了，虽然胶水和 BCL 都完好无损。当天立即进行穿透性角膜移植术。手术过程顺利，手术 1 年后，视力为 –7.50 DS/+2.00 DC × 50，矫正至 20/25[137]。

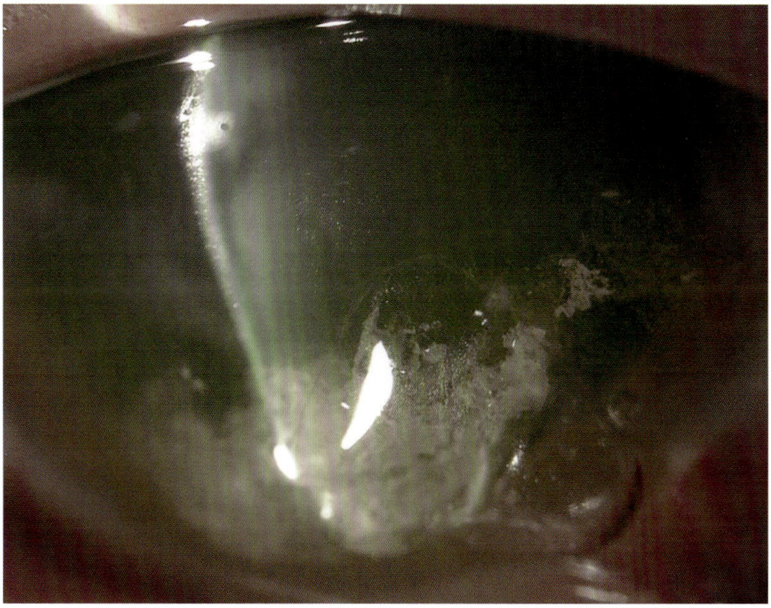

图 4-22 裂隙灯照片显示，氰基丙烯酸酯胶在皮瓣周边覆盖了皮瓣裂伤口
注 角膜绷带镜覆在胶水上。图片来源：David Heidemann, MD。

（Albert Y. Cheung，Jade M. Price，Samuel T. Gamsky，Chirag K. Gupta，Mark A. Rolain）

参考文献

[1] FYODOROV SN, DUMEV VV. Operation of dosage dissection of corneal circular ligament in cases of myopia of a mild degree[J]. Ann Ophthalmol, 1979, 11:1885-1890.

[2] BINDER PS, STAINER GA, ZAVALA EY, et al. Acute morphologic features of radial keratotomy[J]. Arch Ophthalmol, 1983, 101: 1113-1116.

[3] JAMMAL HM, DOLAT WM. Ruptured globe 20 years after radial and transverse keratotomy[J]. Int Ophthalmol, 2012, 32: 51-53.

[4] GLASGOW BJ, BROWN HH, AIZUSS DH, et al. Traumatic dehiscence of incisions seven years after radial keratotomy[J]. Am J Ophthalmol,1988, 106: 703-707.

[5] BRYANT MR, SZERENYI K, SCHMOTZER H, et al. Corneal tensile strength in fully healed radial keratotomy wounds[J]. Invest Ophthalmol Vis Sci, 1994, 35: 3022-3031.

[6] LUTTRULL JK, JESTER JV, SMITH RE. The effect of radial keratotomy on ocular integrity in an animal model[J]. Arch Ophthalmol, 1982, 100: 319-320.

[7] LARSON BC, KREMER FB, ELLER AW, et al. Quantitated trauma following radial keratotomy in rabbits[J]. Ophthalmology, 1983, 90: 660-667.

[8] ALVI NP, DONOHUE EK, CURNYN K, et al. Rupture of radial keratotomy sites after presumed blunt trauma[J]. Ophthalmic Surg Lasers, 1995, 26: 574-575.

[9] BLOOM HR, SANDS J, SCHNEIDER D. Corneal rupture from blunt trauma 22 months after radial keratotomy[J]. Refract Corneal Surg, 1989, 6: 197-199.

[10] PINHEIRO MN Jr, BRYANT MR, TAYYANIPOUR R, et al.Corneal integrity after refractive surgery. Effects of radial keratotomy and mini-radial keratotomy[J].Ophthalmology, 1995, 102: 297-301.

[11] STEINEMANN TL, BALTZ TC, LAM BL, et al. Mini radial keratotomy reduces ocular integrity. Axial compression in a postmortem porcine eye model[J].Ophthalmology, 1998, 105: 1739-1744.

[12] MCDONNELL PJ. Sight-threatening complications after radial keratotomy[J]. Arch Ophthalmol, 1996, 114: 211-212.

[13] RYLANDER HG, WELCH AJ, FREMMING B. The effect of radial keratotomy in the rupture strength of pig eyes[J]. Ophthalmic Surg, 1983, 14: 744-749.

[14] VINGER PF, MIELER WF, OESTREICHER JH, et al. Ruptured globes following radial and hexagonal keratotomy surgery[J]. Arch Ophthalmol, 1996, 114: 129-134.

[15] MCKNIGHT SJ, FITZ J, GIANGIACOMO J. Corneal rupture following radial keratotomy in cats subjected to BB gun injury[J]. Ophthalmic Surg, 1988, 19: 165-167.

[16] BINDER PS, WARING GO, ARROWSMITH PN, et al. Histopathology of traumatic corneal rupture after radial keratotomy[J]. Arch Ophthalmol, 1988, 106: 1584-1590.

[17] CASEBEER JC, SHAPIRO DR, PHILLIPS S. Severe ocular trauma without corneal rupture after radial keratotomy: case reports[J]. J Refract Corneal Surg, 1994,10(1):31–33.

[18] BOUCHOUD CS, VAZIRI B. Dehiscence of radial keratotomy wounds without globe rupture following explosion injury[J]. J Refract Surg, 2001, 17: 561-563.

[19] NEMI A, BAHADUR RP, RANDLEMAN JB. Traumatic epithelial downgrowth after radial keratotomy[J]. J Cataract Refract Surg, 2008, 34: 327-329.

[20] FORSTOT SL, DAMIANO RE. Trauma after radial keratotomy[J]. Ophthalmology, 1988, 95: 833-835.

[21] HEIDERMANN DG, DUNN SP, CHOW CY. Early-versus late-onset infectious keratitis after radial and astigmatic keratotomy: clinical spectrum in a referralpractice[J]. J Cataract Refract Surg, 1999, 25: 1615-1619.

[22] BEHL S, KOTHARI K. Rupture of a radial keratotomy incision after 11 years during clear corneal phacoemulsification[J]. J Cataract Refract Surg, 2001, 27: 1132-1134.

[23] FREEMAN M, KUMAR V, RAMANATHAN US, et al. Dehiscence of radial keratotomy incision during phacoemulsification[J]. Eye, 2004, 18: 101-103.

[24] DEH JK, BINDER PS. Wound healing after astigmatic keratotomy in human eyes[J]. Ophthalmology, 1987, 94: 1290-1298.

[25] LEE BL, MANCHE EE, GLASGOW BJ. Rupture of radialand arcuate keratotomy scars by blunt

trauma 91 months after incisional keratotomy[J]. Am J Ophthalmol, 1995, 120: 108-110.

[26] EGGLESTON RJ. Surgical repair of multiple ruptures of radial and transverse incisions under topical anesthesia[J]. J Cataract Refract Surg, 1996, 22: 1394.

[27] BURRIS TE. Intrastromal corneal ring technology:results and indications[J]. Curr Opin Ophthalmol, 1998, 9: 9-14.

[28] SCHANZLIN DJ, ASBELL PA, BURRIS TE, et al. The intrastromal corneal ring segments. Phase IIresults for the correction of myopia[J]. Ophthalmology, 1997, 104: 1067-1078.

[29] PARK J, GRITZ DC. Evolution in the use of intrastromal corneal ring segments for corneal ectasia[J]. Curr Opin Ophthalmol, 2013, 24(4): 296-301.

[30] RABINOWITZ YS. Intacs for keratoconus[J]. Curr Opin Ophthalmol, 2007, 18: 279-283.

[31] CARRASQUILLO KG, RAND J, TALAMO JH. Intacs for keratoconus and post-LASIK ectasia: mechanical versus femtosecond laser-assisted channel creation[J].Cornea, 2007, 26(8): 956-962.

[32] PINERO DP, ALIO JL, BARRAQUER RI, et al. Corneal biomechanical changes after intracornealring segment implantation in keratoconus[J]. Cornea, 2012, 31: 491-499.

[33] BURRIS TE, AYER CT, EVENSEN DA, et al. Effects of intrastromal corneal ring size and thickness on corneal flattening in human eyes[J]. Refract Corneal Surg, 1991, 7: 46-50.

[34] BURRIS TE, BAKER PC, AYER CT, et al. Flattening of central corneal curvature with intrastromal corneal rings of increasing thickness: an eye-bank eyestudy[J]. J Cataract Refract Surg, 1993, 19(Suppl): 182-187.

[35] TWA MD, RUCKHOFER J, KASH RL, et al. Histologic evaluation of corneal stroma in rabbits after intrastromal corneal ring implantation[J]. Cornea, 2003, 22: 146-152.

[36] COLIN J, BUESTEL C, TOUBOUL D. Unusual secondary displacement of intacts segments—superimposition of distal ends[J]. J Refract Surg, 2010, 26: 924-925.

[37] SONY P, PANDA A, PUSHKER N. Traumatic corneal rupture 18 years after radial keratotomy[J]. J Refract Surg, 2004, 20: 283-284.

[38] CAMPOS M, LEE M, MCDONMELL PJ. Ocular integrity after refractive surgery: effects of photorefractive keratectomy, phototherapeutic keratectomy, andradial keratotomy[J]. Ophthalmic Surg, 1992, 23: 598-602.

[39] BURNSTEIN Y, KLAPPER D, HERSH PS. Experimental globe rupture after excimer laser photorefractive keratectomy[J]. Arch Ophthalmol, 1995, 113: 1056-1059.

[40] ALCARAZ LG, BANEZ MA, HEIGHT DH, et al. Comparative study of wound integrity after excimer laser photoablation and radial keratotomy[J]. Invest OphthalmolVis Sci, 1992, 33(Suppl): 999.

[41] GALLER El, UMLAS JW, VINGER PF, et al. Ocular integrity after quantitated trauma following photorefractive keratectomy and automated lamellarkeratectomy[J]. Abstract presented at: Association for Research in Vision and Ophthalmology, May 16,1995; Ft. Lauderdale, FL. Abstracts in: Invest Ophthalmol Vis Sci, 1995, 36(Suppl): 580.

[42] ARTOLA A, AYALA MJ, RUIZ-MORENO JM, et al. Rupture of radial keratotomy incisions by blunttrauma 6 years after combined photorefractivekeratectomy/radial keratotomy[J]. J Refract Surg, 2003, 19: 460-462.

[43] DAWSON DG, KRAMER TR, GROSSNIKLAUS HE, et al. Histologic, ultrastructural, and immunofluorescent evaluation of human laser assisted in situ keratomileusis corneal wounds[J]. Arch Ophthalmol, 2005, 123: 741-756.

[44] SCHMACK I, DAWSON DG, MCCAREY BE, et al. Cohesive tensile strength of human LASIK wounds with histologic, ultrastructural, and clinical correlations[J]. J Refract Surg, 2005, 21: 433-445.

[45] DAVIES JB, RANDLEMAN JB. Successful delayed surgical revision of a dislocated LASIK flap[J]. Ophthalmic Surg Lasers Imaging, 2008, 39: 221-224.

[46] KRAMER TR, CHUCKPAIWONG V, DAWSON DG, et al. Pathologic findings in postmortem corneas after successful laser in situ keratomileusis[J]. Cornea, 2005, 24: 92-102.

[47] ROBERTS C. The cornea is not a piece of plastic[J]. J Refract Surg, 2000, 16: 407-413.

[48] CHAN C, WACHLER BB. Corneal ectasia and refractive surgery[J]. Int Ophthalmol Clin, 2006, 46(3): 13-25.

[49] PEACOCK LW, SLADE SG, MARTIZ J, et al. Ocular integrity after refractive procedures[J]. Ophthalmology, 1997, 104: 1079-1083.

[50] KNORZ MC, VOSSMERBAEUMER U. Comparison of flap adhesion strength using the Amadeus microkeratome and the IntraLase iFS femtosecond laser in rabbits[J]. J Refract Surg, 2008, 24: 875-878.

[51] GOODMAN RL, JOHNSON DA, DILLON H, et al. Laser in situ keratomileusis flap stability during simulated aircraft ejection in a rabbit model[J]. Cornea, 2003, 22: 142-145.

[52] LAURENT JM, SCHALLHORN SC, SPIGELMIRE JR, et al. Stability of the laser in situ keratomileusis corneal flap in rabbit eyes[J]. J Cataract Refract Surg, 2006, 32: 1046-1051.

[53] MOUSAVI SJ, NASSIRI N, MASOUMI N, et al. Finite element analysis of blunt foreign body impact onthe cornea after PRK and LASIK[J]. J Refract Surg, 2012, 28: 59-64.

[54] STULTING RD, CARR JD, THOMPSON KP, et al. Complications of laser in situ keratomileusis for the correction of myopia[J]. Ophthalmology, 1999, 106: 13-20.

[55] HOLT DG, SIKDER S, MIFFLIN MD. Surgical management of traumatic LASIK flap dislocation with macrostriae and epithelial ingrowth 14 years postoperatively[J]. J Cataract Refract Surg, 2012, 38: 357-361.

[56] TETZ M, WERNER L, MÜLLER M, et al. Late traumatic LASIK flap loss during contact sport[J]. J Cataract Refract Surg, 2007, 33: 1332-1335.

[57] MOTWANI M, LIZANO GJ, YAM K, et al. Photo refractive keratectomy after late traumatic LASIK flap loss[J]. J Refract Surg, 2011, 27: 542-544.

[58] KIM JS, CHUNG B, LEE T, et al. Management of long-standing partially torn and flipped laser in situ keratomileusis flaps[J]. J Cataract Refract Surg, 2015, 41: 464-467.

[59] LYLE WA, JIN GJ. Interface fluid associated with diffuse lamellar keratitis and epithelial ingrowth after laser in situ keratomileusis[J]. J Cataract Refract Surg, 1999, 25: 1009-1012.

[60] KUMAR S. Traumatic interface oedema two years after LASIK[J]. Clin Exp Optom, 2009, 92: 395-396.

[61] LIU X, LING S, GAO X, et al. Pressure-induced stromal keratopathy as a result of ocular trauma after laser in situ keratomileusis[J]. JAMA Ophthalmol, 2013, 131: 1070-1072.

[62] BUSHLEY DM, HOLZINGER KA, WINKLE RK, et al. Lamellar interface fluid accumulation following traumatic corneal perforation and laser in situ keratomileusis[J]. J Cataract Refract Surg, 2005, 31: 1249-1251.

[63] GRITZ DC. LASIK interface keratitis: epidemiology, diagnosis and care[J]. Curr Opin Ophthalmol, 2011, 22: 251-255.

[64] MADDOX R, HATSIS AP. Sands of Sahara syndrome interface inflammation with flap melt following LASIK. Ocular Surgery news[M]. Thorofare, NJ:SLACK, Inc., 1998: 41-42.

[65] SMITH RJ, MALONEY RK. Diffuse lamellar keratitis.A new syndrome in lamellar refractive surgery[J]. Ophthalmology, 1998,105: 1721-1726.

[66] BOUVERET B, ORUCOGLU F. Late-onset diffuse lamellar keratitis after blunt trauma without epithelial or flap damage[J]. JCRS Online Case Rep, 2015, 3: 32-34.

[67] MELKI SA, TALAMO JH, DEMETRIADES AM, et al. Late traumatic dislocation of laser in situ keratomileusis corneal flaps[J]. Ophthalmology, 2000, 107: 2136-2139.

[68] WEISENTHAL RW. Diffuse lamellar keratitis induced by trauma 6 months after laser in situ keratomileusis[J]. J Refract Surg, 2000, 16: 749-751.

[69] DAVIS EA, FAHMY AM. Stage III diffuse lamellar keratitis following conductive keratoplasty over a LASIK flap[J]. J Cataract Refract Surg, 2009, 35: 1141-1143.

[70] STEINERT RF, MCCOLGIN AZ, WHITE A, et al. Diffuse interface keratitis after laser in situ keratomileusis (LASIK): a nonspecificsyndrome[J]. Am J Ophthalmol, 2000, 129: 380-381.

[71] KYMIONIS GD, BOUZOUKIS DI, DIAKONIS VF, et al. Diffuse lamellar keratitis after corneal crosslinking in a patient with post-laser in situ keratomileusiscorneal ectasia[J]. J Cataract Refract Surg, 2007, 33: 2135-2137.

[72] CHENG AC, RAO SK, LEUNG GY, et al. Late traumatic flap dislocations after LASIK[J]. J Refract Surg, 2006, 22: 500-504.

[73] KIM JS, CHUNG B, LEE T, et al. Management of long-standing partially torn and flipped laser in situ keratomileusis flaps[J]. J Cataract Refract Surg, 2015, 41: 464-467.

[74] URSEA R, FENG MT. Traumatic Flap Striae 6 years after LASIK: case report and literature review[J]. J Refract Surg, 2010, 26: 899-905.

[75] LIU L, SONG FZ, BAO LY. Histopathological study of corneal flap striae following laser in situ keratomileusis in rabbits[J]. Exp Ther Med, 2015, 9: 895-900.

[76] VIEIRA AC1, PEREIRA T, DE FREITAS D. Late-onset infections after LASIK[J]. J Refract Surg, 2008, 24: 411-413.

[77] MOORTHY RS, VALLURI S, RAO NA. Nontuberculous mycobacterial ocular and adnexal infections[J]. Surv Ophthalmol, 2012, 57: 202-235.

[78] KARP CL, TULI SS, YOO SH, et al. Infectious keratitis after LASIK[J]. Ophthalmology, 2003, 110: 503-510.

[79] READ RW, CHUCK RS, RAO NA, et al. Traumatic Acremonium atrogriseum keratitis following laser-assisted in situ keratomileusis[J]. Arch Ophthalmol, 2000, 118: 418-421.

[80] LEE GA, GRAY TB, DART JK, et al. Acanthamoeba sclerokeratitis: treatment with systemic immunosuppression[J].Ophthalmology, 2002, 109: 1178-1182.

[81] KAUR H, MAGUIRE LJ, SALOMAO DR, et al. Rapid progression of amebic keratitis 1 week after corneal trauma and 1 year after LASIK[J]. Cornea, 2007, 26: 212-214.

[82] KARP KO, HERSH PS, EPSTEIN RJ. Delayed keratitis after laser in situ keratomileusis[J]. J Cataract Refract Surg, 2000, 26: 925-928.

[83] CHOI JA, KIM MS. LASIK interface-captured foreign bodies after mild traumatic corneal scratchwithout flap displacement[J]. Korean J Ophthalmol, 2012, 26: 222-225.

[84] SAKURAI E, OKUDA M, NOZAKI M, et al. Late-onset laser in situ keratomileusis (LASIK) flapdehiscence during retinal detachment surgery[J]. Am JOphthalmol, 2002,134: 265-266.

[85] JONAS JB. Displacement of a laser in situ keratomileusis flap during retinal detachment surgery[J]. Acta Ophthalmol Scand, 2004, 82: 314-315.

[86] CHAUDHRY NA, SMIDDY WE. Displacement of corneal cap during vitrectomy in a post-LASIK eye[J]. Retina, 1998, 18: 554-555.

[87] LÓPEZ-GUAJARDO L, DRAKE-RODRÍGUEZ P, PAZ-MORENO J, et al. Possibility of flap displacement during retinal surgery[J]. Retina, 2007, 27: 393-394.

[88] MEARZA AA, KOUFAKI FN, ASLANIDES IM. Airbag induced corneal ectasia[J]. Cont Lens Anterior Eye, 2008, 31: 38-40.

[89] REINSTEIN DZ, ARCHER TJ, GOBBE M. Small incision lenticule extraction history, fundamentals of a new refractive surgery technique and clinical outcomes[J]. Eye Vis (Lond), 2014, 1: 3.

[90] WU W, WANG Y. The correlation analysis between corneal biomechanical properties and the surgically induced corneal high order aberrations after small incision lenticular extraction and femtosecond laser in situ keratomileusis[J]. J Ophthalmol, 2015, Epub Sep 21.

[91] MOSHIRFAR M, MCCAUGHEY MV, REINSTEIN DZ, et al. Small-incision lenticule extraction[J]. J Cataract Refract Surg, 2015, 41: 652-665.

[92] AGCA A, DEMIROK A, CANKAYA K, et al. Comparison of visual acuity and higher-order aberrations after femtosecond lenticule extraction and small-incision lenticule extraction[J]. Cont Lens Anterior Eye, 2014, 37: 292-296.

[93] HE J, BAZAN NG, BAZAN HE. Mapping the entire human corneal nerve architecture[J]. Exp Eye Res, 2010, 91: 513-523.

[94] REINSTEIN DZ, ARCHER T, GOBBE M, et al. Corneal sensitivity after small incision lenticuleextraction and laser in situ keratomileusis[J]. J Cataract Refract Surg, 2015, 41: 1580-1587.

[95] HAW WW, MANCHE EE. Successful corneal flap replacement following complete traumatic flap amputation after laser-assisted in situ keratomileusis[J]. Arch Ophthalmol, 2004, 122: 275-276.

[96] KORN BS, KORN TS. Cyanoacrylate repair of laser in situ keratomileusis corneal flap perforation by a snake bite[J]. J Cataract Refract Surg, 2005, 31: 2224-2226.

[97] ASANO-KATO N, TODA I, TSUBOTA K. Severe late-onset recurrent epithelial erosion with diffuse lamellar keratitis after laser in situ keratomileusis[J]. J Cataract Refract Surg, 2003, 29: 2019-2021.

[98] DA REITZ PEREIRA C, NARVAEZ J, KING JA, et al. Late-onset traumatic dislocation with central tissueloss of laser in situ keratomileusis flap[J]. Cornea, 2006, 25: 1107-1110.

[99] YEOH J, MOSHEGOV CN. Delayed diffuse lamellar keratitis after laser in situ keratomileusis[J]. Clin Exp Ophthalmol, 2001, 29: 435-437.

[100] DÍAZ-VALLE D, ARRIOLA-VILLALOBOS P, SÁNCHEZ JM, et al. Late-onset severe diffuse lamellar keratitis associated with uveitis after LASIK in a patient with ankylosing spondylitis[J]. J Refract Surg, 2009, 25: 623-625.

[101] SYMES RJ, CATT CJ, MALES JJ. Diffuse lamellar keratitis associated with gonococcal keratoconjunctivitis 3 years after laser in situ keratomileusis[J]. J Cataract Refract Surg, 2007, 33: 323-325.

[102] CHUNG MS, PEPOSE JS, EL-AGHA MS, et al. Confocal microscopic findings in a case of delayed-onset bilateral diffuse lamellar keratitis after laser in situ keratomileusis[J]. J Cataract

RefractSurg, 2002, 28: 1467-1470.
[103] ANDERSON NJ, HARDTEN DR. Fibrin glue for the prevention of epithelial ingrowth after laser in situ keratomileusis[J]. J Cataract Refract Surg, 2003, 29: 1425-1429.
[104] YEH DL, BUSHLEY DM, KIM T. Treatment of traumatic LASIK flap dislocation and epithelial ingrowth with fibrin glue[J]. Am J Ophthalmol, 2006, 141:960-962.
[105] MESKIN SW, SEEDOR JA, RITTERBAND DC, et al. Removal of epithelial ingrowth via central perforating wound tract 6 years post LASIK[J]. EyeContact Lens, 2012, 38: 266-267.
[106] SINHA R, SHEKHAR H, TINWALAS, et al. Late post-traumatic flap dislocation and macrostriae after laser in situ keratomileusis[J]. Oman J Ophthalmol, 2014, 7: 25-27.
[107] DONNENFELD ED, PERRY HD, DOSHI SJ, et al. Hyperthermic treatment of post-LASIK corneal striae[J]. J Cataract Refract Surg, 2004, 30: 620-625.
[108] BISER SA, BLOOM AH, DONNENFELD ED, et al. Flap folds after femtosecond LASIK[J]. Eye Contact Lens, 2003, 29: 252-254.
[109] JACKSON DW, HAMILL MB, KOCH DD. Laser in situ keratomileusis flap suturing to treat recalcitrant flap striae[J]. J Cataract Refract Surg, 2003, 29: 264-269.
[110] PANNU JS. Incidence and treatment of wrinkled corneal flap following LASIK[J]. J Cataract Refract Surg, 1997, 23: 695-696.
[111] SOLANKI S, RATHI M, KHANDUJA S, et al. Recent trends: medical management of infectious keratitis[J].Oman J Ophthalmol, 2015, 8: 83-85.
[112] CHANG MA, JAIN S, AZAR DT. Infections following laser in situ keratomileusis: an integration of the published literature[J]. Surv Ophthalmol, 2004, 49: 269-280.
[113] KNORQ MC, WIESINGER B, LIEWNANN A, et al. Laser in situ keratomileusis for moderate and high myopia and myopic astigmatism[J]. Ophthalmology,1998, 105: 932-940.
[114] GHANEM RC, ALLEMANN N, AZAR DT. Phakicintraocular lenses[M]//YANOFF M. Ophthalmology.4th ed. Philadelphia, PA: Elsevier Saunders Inc, 2014:127-140.
[115] GÜELL JL, VÁZQUEZ M, MALECAZE F, et al. Artisan torik phakic intraocular lens for the correction of high astigmatism[J]. Ophthalmology, 2003, 136: 442-447.
[116] NUIJTS RM, ABHILAKH MISSIER KA, NABAR VA, et al. Artisan toric lens implantation for correction of postkeratoplasty astigmatism[J]. Ophthalmology, 2004, 111: 1086-1094.
[117] TAHZIB NG, CHENG YY, NUIJTS RM. Three-year follow up analysis of artisan toric lens implantation for correction of postkeratoplasty ametropia in phakic and pseudophakic eyes[J]. Ophthalmology, 2006, 113: 976-984.
[118] IOANNIDIS A, NARTLEY I, LITTLE BC. Traumatic dislocation and successful re-enclavation of an artisan phakic IOL with analysis of the endothelium[J]. J Refract Surg, 2006, 22: 102-103.
[119] DAY AC, RAMKISSOON Y, GEORGE S, et al. Traumatic dislocation of an iris-fixated phakic intraocular lens[J]. Eye (Lond), 2007, 2: 121-122.
[120] MERTENS E, TASSIGNON MJ. Detachment of iris claw haptic after implantation of phakic worst anterior chamber lens: case report[J]. Bull Soc Belge Ophtalmol, 1998, 268: 19-22.
[121] YOON H, MACALUSO DC, MOSHIRFAR M, et al. Traumatic dislocation of an Ophtec Artisan phakic intraocular lens[J]. J Refract Surg, 2002, 18: 482-483.
[122] HARSUM S, TOSSOUNIS C, TAPPIN MJ. Spontaneous dislocation of an Artisan phakic IOL causing corneal decompensation requiring an endothelial graft[J]. Eye (Lond), 2010, 24: 1292.
[123] LEE SJ. Traumatic aniridia and aphakia after Artisan intraocular lens implantation[J]. J Cataract

Refract Surg, 2007, 33: 1341-1342.

[124] HYUN J, CHUNG JK, LEE SJ. Traumatic partial aniridia and cataract after iris-fixated foldable phakic intraocular lens implantation [J]. Case Rep Ophthalmol, 2013, 4: 210-215.

[125] KNORZ MC, LANE SS, HOLLAND SP. Angle-supported phakic intraocular lens for correction of moderate to high myopia: three-year interim results in international multicenter studies[J]. J Cataract Refract Surg, 2011, 37: 469-480.

[126] KOHNEN T, KLAPROTH OK. Three-year stability of an angle-supported foldable hydrophobic acrylic phakic intraocular lens evaluated by Scheimpflug photography[J]. J Cataract Refract Surg, 2010, 36: 1120-1126.

[127] ALIO JL, PINERO D, BERNABEU G, et al. The Kelman Duet phakic intraocular lens: 1-year results[J]. J Refract Surg, 2007, 23: 868-879.

[128] HIMBEL H, NORTON NR, AMRITANDAND A. Angle-supported phakic intraocular lenses for the correction of myopia: three year follow up[J]. J Cataract Refract Surg, 2015, 41: 2179-2189.

[129] MENEZO JL, PERIS-MARTINEZ C, CISNEROS AL, et al. Phakic intraocular lenses tocorrect high myopia: Adatomed, Staar, and Artisan[J]. J Cataract Refract Surg, 2004, 30: 33-44.

[130] ALIÓ JL, TOFFAHA BT, PEÑA-GARCIA P, et al. Phakic intraocular lens explantation: causes in 240 cases[J]. J Refract Surg, 2015, 31: 30-35.

[131] FELLNER P, VIDIC B, RAMKISSOON Y, et al. Pupil ovalization after phakic intraocular lens implantation is associated with sectorial iris hypoperfusion[J]. Arch Ophthalmol, 2005, 123:1061-1065.

[132] FYODOROV SN, ZUYEV VK, TUMANYAN ER. Modern approach to the stagewise complex surgical therapy of the high myopia. [Russian] Transactions of International Symposium of IOL Implantation and Refractive Surgery[M]. Moscow: RSFSP Ministry of health, 1987: 274-279.

[133] JIMÉNEZ-ALFARO I, BENÍTEZ DEL CASTILO JM, GARCIA-FEIJOÓ J, et al. Safety of posterior chamberphakic Intraocular lenses for the correction of highmyopia: anterior segment changes after posterior chamber phakic intraocular lens implantation[J]. Ophthalmology, 2001, 108: 90-99.

[134] MOSHIRFAR M, STAGG BC, MUTHAPPAN V, et al. Traumatic dislocation of implanted Collamer Phakic Lens: a case report and review of the literature[J]. Open Ophthalmol J, 2014, 8: 24-26.

[135] ALIO JL, DE LA HOZ F, PEREZ-SANTONJA JJ, et al. Phakic anterior chamber lenses for the correction ofmyopia: a 7 year cumulative analysis of complications in 263 cases[J]. Ophthalmology, 1989, 106: 458-466.

[136] MORAN S, KIRWAN C, O'KEEFE M, Et al. Incidence of dislocated and subluxed iris-fixated phakic intraocular lens and outcomes following re-enclavation[J]. Clin Exp Ophthalmol, 2014, 42: 623-628.

[137] CHEUNG AY, HEIDEMANN DG. Globe Rupture of a post-LASIK keratectasia eye from blunt trauma[J].Cornea, 2016, Jul 27 [Epub ahead of print].

第五章
青光眼与眼外伤

第一节　眼外伤继发性青光眼

外伤后的患者，无论是意外创伤还是手术后创伤，都可能通过多种病理生理机制发展为继发性青光眼，其中包括开角型青光眼、瞳孔阻滞型闭角型青光眼、非瞳孔阻滞型闭角型青光眼或混合型青光眼（表5-1）。眼压可能会亚急性或短暂性地急剧上升至严重程度，或者在眼外伤后数月或数年后逐渐引起青光眼视神经损伤。

表 5-1　创伤后青光眼的发病机制

开角型青光眼
炎症（碱烧伤、铁质沉着症、手术、前房积血、葡萄膜炎—青光眼—前房积血综合征）
色素脱失（术后、虹膜切开术）
房角后退（房角后退型青光眼、前房积血）
小梁流出道阻塞（溶血性/血影细胞性青光眼、前房积血、粘弹剂残留）
闭角型青光眼
晶状体异位
术后（无晶状体、后房型人工晶状体、前房型人工晶状体、囊膜）
虹膜前粘连（炎症、后发的前房积血、后发的虹膜根部离断）
房水阻塞
术后（巩膜扣带术、玻璃体内硅油/气体）
脉络膜肿胀（浆液性或出血性脉络膜脱离或渗出）

一、化学损伤

在化学损伤的早期阶段监测眼压至关重要，特别是在碱烧伤的情况下。急性继发性青光眼可能由于炎症、巩膜胶原的收缩、化学介质如前列腺素的释放、房角的直接损伤或房水循环受阻而发生。口服碳酸酐酶抑制剂可用于降低眼压，直到角膜上皮充分愈合允许使用局部降眼压滴眼液。由于小梁损伤，慢性继发性开角型青光眼也可能在化学损伤后数月至数年发生（关于化学损伤更详细的介绍可以参见本书第二章角膜外伤的第二节眼化学损伤）。

二、前房积血

钝性或穿透性眼外伤或眼内手术后的创伤性前房积血可能导致眼压的急剧升高。通常在复发性出血后或患有镰状细胞贫血的患者中发生导致青光眼视神经损伤的眼压升高。在小梁网阻塞后，前后房"纽扣孔凝块"造成的瞳孔阻塞，小梁网创伤，房角后退或长期形成的周边前粘连，均可引起眼压的急剧升高。

三、虹膜根部离断和睫状体脱离

常见的3种房角损伤继发性青光眼为房角后退、虹膜离断、睫状体脱离[1]。虹膜根部离断指从虹膜根与睫状体的分离。继发性青光眼如果伴有明显的前房积血或者长期形成的虹膜前粘连，则可能急剧发展。睫状体脱离是指睫状体与巩膜突的分离引起的劈裂。睫状体脱离通常会引起低眼压而导致视力受损，睫状体脱离所引起的劈裂的延迟闭合，会导致在前房形成和房角开放情况下眼压急剧升高。

四、房角后退型青光眼

房角后退型青光眼可能发生于钝性眼外伤后的睫状体撕裂，通常在纵形和环形纤维之间。房角后退通常也与小梁网损伤有关。与房角后退相关的青光眼，称为房角后退型青光眼或外伤性青光眼，表现为慢性继发性开角型青光眼，伴有创伤后数月至数年的眼压升高，导致青光眼视神经损伤和视野缺失。

一项对南非马姆雷居民进行的以人口为基础的研究显示，在使用房角镜筛查的987名居民中，房角后退的患病率为14.6%，其中一半以上的人患有双侧房角后退。在被确定为360°房角后退的眼中，青光眼的患病率为5.5%～8.0%[2]。房角后退型青光眼发生的可能危险因素包括房角色素沉着增加、基线眼压升高、前房积血、晶状体移位及房角后退超过180°[3]。所有遭受钝挫性眼外伤的患者，在外伤后6～8周，都应进行房角镜检查以评估是否有房角后退。前房角镜检查的结果可能包括广泛的房角后退、撕裂或缺失的虹膜根部后移，白色闪亮的虹膜突，小梁网凹陷以及周边房角的加深（图 5-1）。发现房角后退的的患者应定期进行眼压检查和辅助青光眼检查。

房角后退型青光眼的治疗通常以局部药物治疗开始，如房水生成抑制剂、前列腺素类似物和 α_2 肾上腺素能受体激动剂。激光小梁成形术的效果不明显[4]。手术干预可以降低眼压，辅助丝裂霉素 C 的小梁切除术有效[5,6]，青光眼引流装置也越来越多地用于这种病症的治疗。

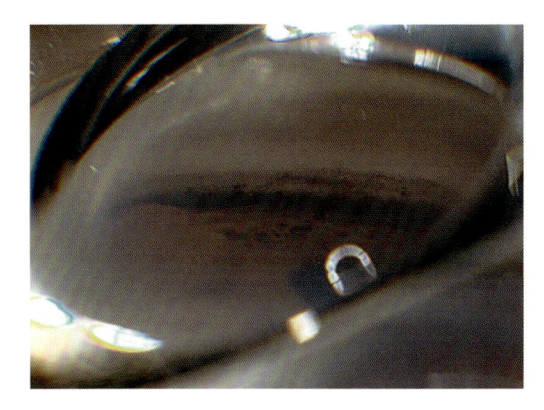

图 5-1 前房角后退，睫状体带扩大，色素沉着增多

第二节 血影细胞性青光眼与溶血性青光眼

血影细胞性青光眼和溶血性青光眼是继发性开角型青光眼的相关表现，通常发生于外伤后的玻璃体积血，由于前段玻璃体的撕裂提供了前后房之间的连通。在血影细胞性青光眼，去血红蛋白的红细胞或"幽灵细胞"迁移到前房角以阻塞小梁网流出通道，导致眼压升高；而在溶血性青光眼，吞噬了血红蛋白的巨噬细胞是阻塞的来源。从理论上讲，由于眼外伤或手术引起的前段玻璃体破裂的患者出现任何原因的玻璃体积血都有发展成溶血性青光眼或血影细胞性青光眼的危险。在检查中，棕色细胞在前房与房水闪辉不成比例，在血影细胞性青光眼的房角镜检查中可以看到在小梁下网状结构上的分层。溶血性青光眼在前房可见红染细胞，镜下可见红棕色色素覆盖小梁网。鉴于红细胞自然降解的时间过程，在玻璃体积血后的几周到 3 个月，往往会发生眼压升高[7]。

外伤性玻璃体积血后溶血性青光眼和血影细胞性青光眼的发生率尚不清楚。对于外伤性玻璃体积血后继发开角型青光眼的患者，应密切监测眼压。在去除了源血红蛋白和红细胞的出血后，继发性开角型青光眼通常会消退。虽然有些患者可能需要前房冲洗或青光眼滤过手术，但传统的局部房水生成抑制剂可以控制眼压。经平坦部的玻璃体切割术可用于清除玻璃体积血，从而改善视力和控制眼压。

第三节　铁质沉着性青光眼

由于之前穿透性眼外伤遗留的铁质眼内异物引起的铁质沉着，如果不治疗，沉积在神经上皮组织中的铁会氧化形成强大的自由基，促进慢性眼内炎症，其可能发生继发性慢性开角型青光眼。保留的含铁异物也可能与异色性、瞳孔散大以及前囊及角膜后表面的锈样变色有关，又称铁质沉着性青光眼。

第四节　手术后青光眼

一、眼前段手术后青光眼

继发性青光眼可发生于眼前段手术或各种眼科激光手术。利用 Nd：YAG 激光进行周边虹膜切除术可能导致眼压短暂升高，具有临床意义。Nd：YAG 激光对含有色素的虹膜上皮组织的光破坏特性可导致出血和继发性色素分散，从而阻碍房水从小梁网顺利流出。有研究[8]显示，Nd：YAG 激光进行周边虹膜切除术治疗患者约有 9.8% 和 0.8% 分别在术后 1 h 和 2 周时眼压升高大于 8 mmHg。该研究还显示，眼压峰值的发生率与手术过程中激光能量有关。使用 Nd：YAG 激光进行后囊膜切开术，接受 < 80 mJ 和 > 80 mJ 治疗的患者，使用更高能量时可能会出现长期的眼压升高[9]。

接受 Nd：YAG 激光虹膜切除术治疗的患者，通常在治疗前用 0.15% 溴莫尼定或 2% 毛果芸香碱滴眼预处理，未接受降眼压预处理的患者眼压显著升高[10]。在使用 Nd：YAG 激光进行治疗后，通常给予患者局部短疗程的非甾体类抗炎药或皮质类固醇以减轻炎症。

二、白内障手术后青光眼

白内障手术后眼压升高比较常见，可能是通过各种机制引起前房角开放或者关闭（表 5-2）。在现代超声乳化术中用于角膜内皮细胞保护的高黏度分散粘弹性材料（透明质酸钠、硫酸软骨素钠—透明质酸钠）的保留，眼压常在术后即刻急剧升高[11]。在这种情况下，眼压升高的峰值一般出现在术后 4～6 h，这通常是房水流出小梁网的通道受阻所致。患者可能由于眼压的显著升高出现急性疼痛和前房角明显开放的角膜浑浊。处理方法：轻压手术穿刺口的后唇缓慢释放少量房水，即刻降低眼压，缓解患者疼痛。几天后，随着粘弹剂的吸收，眼压趋于正常。

表 5-2　白内障术后眼压升高的机制

开放的房角
粘弹剂残留
前房积血
毒性眼前段综合征
眼内炎
残留晶状体（晶状体颗粒、晶状体溶解物、晶状体过敏性）
葡萄膜炎
色素的分散
早先的青光眼
类固醇反应
前房有玻璃体
血影细胞性青光眼
α-糜蛋白酶
关闭的房角
瞳孔阻滞
睫状体阻滞
上皮细胞向内成长
新生血管性青光眼
周边前房粘连

继发性青光眼也是穿透性角膜移植术后的常见并发症。经常由于小梁网伤口的扭曲及角膜的渐进闭合导致。青光眼通常以慢性、隐蔽性的方式进展。无晶状体、人工晶状体和第二次移植的患者更容易受到影响。有各种治疗方法可供选择。青光眼引流植入物和小梁切除术联合抗代谢物（丝裂霉素 C）具有相似的疗效[12]。

三、葡萄膜炎—青光眼—前房积血综合征

虹膜或睫状体与错位的人工晶状体植入物之间的接触，可能发生炎症、前房积血和眼压升高，称为葡萄膜炎—青光眼—前房积血综合征，于 1978 年被提出，其中由于前房晶状体植入物的展开不良导致虹膜擦伤。这种综合征会导致慢性炎症、黄斑囊样水肿、出血、青光眼性视神经病变。尽管随着后房型人工晶状体的出现，病例数有所减少，但由于后虹膜擦伤仍有可能发生。治疗通常涉及人工晶状体摘除、

重新定位或交换。医疗管理包括使用降眼压滴眼液用于青光眼和局部类固醇药物治疗葡萄膜炎[13]。

四、眼后段手术或操作后的术后青光眼

继发性开角型或闭角型青光眼均可发生于视网膜手术后，包括视网膜脱离及黄斑裂孔修复。巩膜的屈曲可导致睫状体前旋、眼压升高、急性房角关闭。六氟化硫（SF_6）和全氟丙烯（C_3F_8）等可膨胀气体的使用可产生有或没有瞳孔阻滞的二次房角闭合（图5-2）。在这些病例中，眼球内气体的吸收可能需要激光虹膜切开术。硅油用于修复复杂的视网膜脱离。乳化硅油可以到达前房，导致内皮细胞损伤和带状角膜病变。在某些情况下，也可能发生瞳孔阻滞型青光眼。鉴于这些情况，最好在手术时进行预防性下部虹膜切除术以防止瞳孔阻滞[14]。

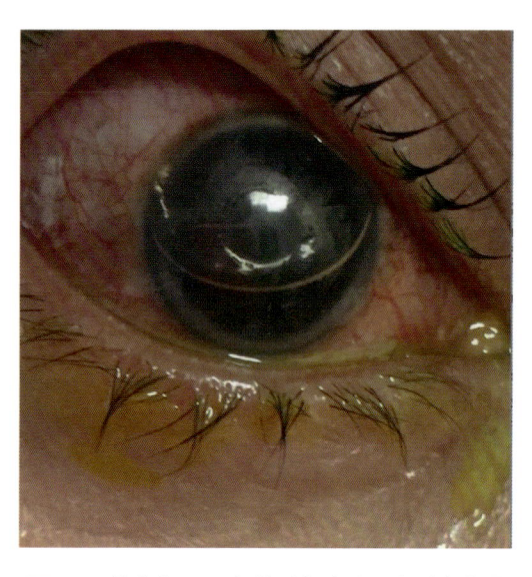

图 5-2　前房内 C_3F_8 气体引起瞳孔阻滞型青光眼

五、人工晶状体脱位

晶状体脱位或半脱位可因钝挫伤或头部受伤而发生。当产生的前—后方向力导致眼球赤道部扩张时，晶状体的睫状小带被破坏，从而发生晶状体脱位或半脱位，引起瞳孔阻滞型青光眼。马方（Marfan）综合征、Weill-Marchesani 综合征、同型胱氨酸尿症和 Ehlers-Danlos 综合征的患者发生晶状体脱位或半脱位的风险可能增加。

第五节　晶状体源性青光眼

一、晶状体异位

白内障的形成会导致前房变浅同时伴有先前的创伤以及睫状小带的减弱。随着年龄的增长，晶状体厚度增加，虹膜被向前推动至虹膜根小梁网的位置，引起

房水流出受阻。急性闭角型青光眼可引起眼压急剧升高、角膜水肿、眼痛、恶心、呕吐。

治疗应该集中于降低眼压，同时防止这种情况发生在另一只眼。治疗方法包括降眼压滴眼液、睫状肌麻痹剂和虹膜切开术。最终的治疗是运用外科手术摘除晶状体[15]。

二、晶状体颗粒性青光眼

在眼外伤、晶状体囊切开术或手术中破坏晶状体前囊，晶状体皮质可以迁移到前房或阻塞小梁网。这可导致眼压升高、持续性炎症性前房反应和微囊性角膜水肿。这种情况可发生在最初的刺激事件之后的数周到数年。

治疗方法包括降低眼压、睫状肌麻痹、局部类固醇药物以减轻炎症。如果眼压无法控制，需要手术清除晶状体颗粒[15]。

三、无晶状体眼

当瞳孔被前段玻璃体阻塞时，无晶状体可导致瞳孔阻滞。此外，术后炎症可以导致虹膜与完整的前玻璃体膜之间发展为完全的后粘连。

治疗：睫状肌麻痹、房水抑制剂，以及外科手术治疗涉及多次虹膜切开术来解除瞳孔阻滞或前段玻璃体切除。瞳孔阻滞也可以发生在眼前节手术。在白内障手术中广泛使用的粘弹剂，用于维持前房深度和防止角膜内皮损伤。如果使用这些物质阻塞了小梁网，可能会导致术后眼压升高。分散的物质更有可能导致这样的现象，因为它具有较低的黏度特性并且难以完全去除。

四、房水逆流

房水逆流又称恶性青光眼、睫状环阻滞性青光眼、后房水分流综合征，患者通常出现浅前房和高眼压。初期很难与脉络膜积液、瞳孔阻滞或脉络膜上腔出血鉴别。房水逆流的潜在机制是睫状体的前移伴有玻璃体后方逆流。其他的机制包括玻璃体导通性降低、脉络膜扩张的倾向。该类型青光眼通常出现在接受过眼内手术的患者中，包括白内障手术、激光手术和视网膜脱离修复术。

治疗方法包括睫状肌麻痹、抑制房水、降低眼压。如果怀疑有恶性青光眼，应停用拟副交感神经药。如果患者对药物治疗没有反应，手术方式包括经 Nd：YAG 激光或玻璃体切割术破坏前段玻璃体[16,17]。

第六节 低眼压

眼压≤5 mmHg 被认为是低眼压。在大多数情况下，正常人眼压测量在 10～20 mmHg。部分青光眼患者在青光眼手术后将患有慢性低眼压，这是成功的滤过手术的结果，不会造成任何视力问题并且无须治疗；或由于陈旧性眼外伤或者炎症失明或接近失明的眼，会没有任何症状的慢性低眼压。因此，既往病史对了解低眼压的原因和发病机制非常重要。收集病史，包括慢性炎症性疾病史如肺结核、梅毒、结节病、风湿病的病史（表 5-3）。任何外伤史，即使是时间很久远的外伤史也非常重要，也许可以解释慢性视网膜脱落和眼球容积减少（肺结核前期或肺结核后）。

表 5-3 与低眼压相关的眼部情况

实体	其他发现
破裂的眼球	结膜下出血、经角膜或结膜的葡萄膜破裂脱出、前房积血
无穿孔的钝器伤	在房角镜检查前房积血的睫状体脱离
小梁切除术后	结膜上部白色囊性病变、伤口渗漏
白内障手术后	浅前房、伤口渗漏
视网膜脱落	对应性的视野缺陷
炎症	角膜浑浊、虹膜后粘连
肺结核前/后	眼球较小、白色角膜、上睑下垂

一、眼外伤患者检查

眼外伤患者低眼压的诊断具有挑战性，眼压检查时对眼球施加的少量压力可能会伤害到受伤的眼；当眼有明显的损伤伴有眼内容物脱出时，建议不要做眼压检查，因为这可能会导致患者不适，挤压伤眼可能加重眼内容物脱出；如果清除伤口的血凝块，可能发生更多眼内容物脱出和出血。当眼球看起来完好无损、但是有明显的结膜水肿和结膜下出血时，对于检查伤眼的眼压并将其与对侧眼进行比较至关重要。两眼之间的眼压相差 3～4 mmHg 视为可疑。如果伤眼的眼压明显低于对侧眼，需要进行外科手术探查，在结膜下出血部位的巩膜可能存在巩膜穿孔。在这个过程中，切开结膜暴露巩膜以识别并关闭任何穿孔。另外，外伤患者可以发现由于各种原因导致眼压过高，其中包括眶内出血。

眼外伤患者取仰卧位，选择 1 mm 针尖的手持式压平眼压计（图 5-3）检查眼压。可以在床边使用手持式裂隙灯（图 5-4）来放大组织并检查伤口的完整性。眼表渗漏的存在可以使用荧光素钠条检查（Seidel test）。注意，荧光素条应在使用前浸泡于生理盐水，以避免造成眼磨损。房角镜检查房角明确是否有睫状体脱离，这可能与低眼压相关。前房积血患者，房角镜检查应该推迟到没有再出血时，因为来自房角的压力可引起再次出血。

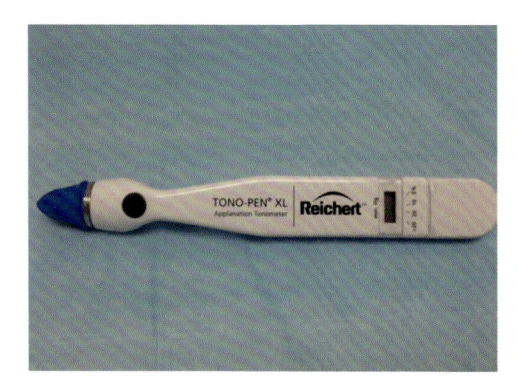

图 5-3　手持式压平眼压计

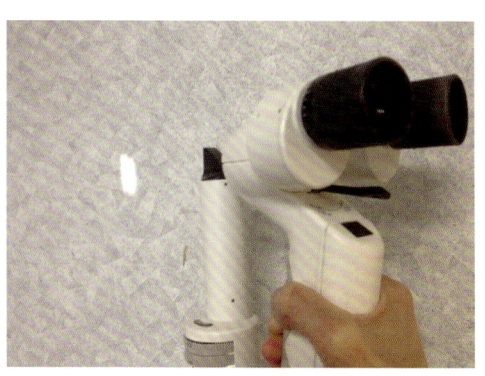

图 5-4　手持式裂隙灯

二、术后患者的低眼压

在大型眼科手术后的早期阶段，生成房水的睫状体由于缺血而不能分泌足够的房水，导致低眼压的发生。还应注意，伤口渗漏乃至裂开也可引起低眼压。患者在术后早期出现的低眼压，由脉络膜上腔积液和睫状体脱离引起；远期青光眼术后患者，手术伤口即使受到轻微的创伤，如剧烈的眼摩擦，也可能会使伤口渗漏并导致严重的低眼压和感染，眼压可能低到无法测量，手持式压平眼压计的截止压力为 5 mmHg。严重的低眼压可导致黄斑病变和屈光变化，从而影响视力。B 超和光学相干断层成像（OCT）有助于医生进行诊断。

三、低眼压的治疗

应紧急治疗与眼球破裂有关的急性低眼压，延误诊断及治疗会增加感染、角膜失代偿、白内障发展及随后的视力损害等并发症的风险。眼科医生接诊后，要详细检查患者眼部损伤情况，进行术前评估，完善各种影像学检查及术前检查，建议患者禁食禁水，尽快修复损伤；围手术期眼佩戴眼罩保护。应告知患者不要触摸眼，如果患者激动或无法遵守，应采取适当的医疗和物理措施来约束患者。

青光眼术后的患者也可能有特殊的创伤考虑因素。创伤性滤过泡渗漏相关的低眼压需要佩戴绷带隐形眼镜，抗生素和局部房水性抑制剂治疗。在这种情况下，排除睑缘炎或疱疹相关性眼内炎很重要。慢性滤过泡渗漏应手术修复。

创伤性较大范围的睫状体脱离需要手术修复，小范围的睫状体脱离使用睫状体麻痹剂阿托品治疗。阿托品使睫状肌松弛，促进睫状纵行肌重新叠加到巩膜突，从而重新建立其血管供应并逆转低眼压；阿托品还通过强化血液—房水屏障改善炎症等。创伤相关的炎症还需要局部使用类固醇和睫状肌麻痹剂治疗[18]。

典型病例

病例一

患者男，79岁，右眼剧烈疼痛、流泪、眼红伴有视力下降2d急诊就诊。既往有心脏病病史（服用香豆素类药物），假性剥脱性青光眼。5d前患者右眼行青光眼阀Ahmed Valve置入右眼手术史。手术后第1天，患者眼压10 mmHg，眼内植入管在适当位置，健康的结膜瓣覆盖支撑板，前房形成，没有前房积血。手术后右眼局部应用醋酸泼尼松龙、阿托品、莫西沙星滴眼液滴眼。

眼部检查：右眼最佳矫正视力为20/100，眼压为64 mmHg。结膜滤过泡完整、弥漫，没有脓性引流。角膜后部可见微囊性水肿，前房变浅，同时伴有虹膜的前移（图5-5）。没有明显的前房积血、前房积脓反应。B超显示脉络膜的圆顶形高度与脉络膜上腔出血一致，在青光眼引流装置附近最突出（图5-6）。初步考虑是脉络膜上腔出血导致的剧烈疼痛和眼压升高。

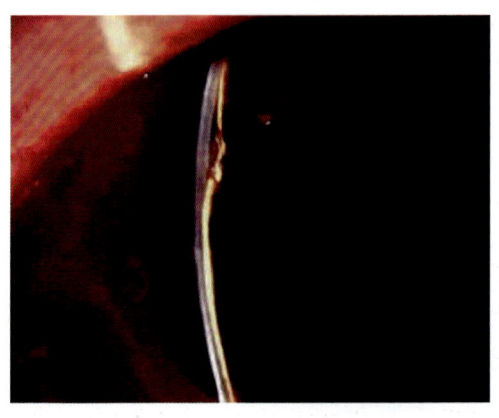

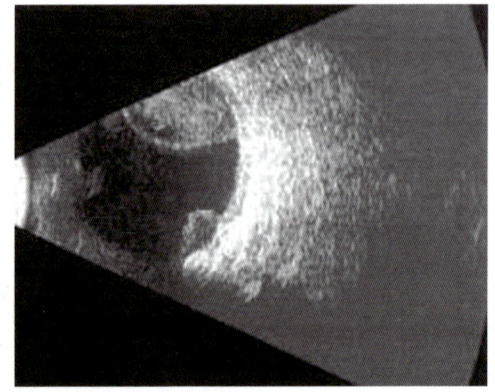

图5-5 裂隙灯显示浅前房图　　　图5-6 B超显示颞上脉络膜出血

创伤后和围手术期脉络膜上腔出血要高度重视，在脉络膜和巩膜之间存在血液积聚，可能是低眼压导致睫状后动脉破裂后出血所致，视力预后不良，只有

34%眼最终视力达到20/200以上[19]。

作者讨论了1例创伤性眼球破裂和随后的治疗。在这个病例中，患者在砍木头时眼球受到了损害，视力立即下降为光感。将患者带到手术室后，在外直肌和角膜缘后5 mm处的上直肌之间发现大的Y形裂伤，虽然成功关闭，但患者出现了大量的脉络膜上腔出血。在治疗过程中发生了视网膜脱离，手术包括巩膜穿刺术、玻璃体切割术和硅油填塞物。

在这个病例中，也可以在手术中（称为暴发）或手术后（迟发性）发生脉络膜上腔出血。迟发性脉络膜上腔出血的发生率为0.7%～6.1%，更常见于管切除手术，管切除术后与小梁切除术后发生迟发性脉络膜上腔出血的比例是2∶1[20]。术后危险因素包括术前高眼压（选择用于管分流的患者通常较高）、严重的术后低眼压、无晶状体眼、人工晶状体眼、抗凝、白种人和先前的眼内手术。患者全身使用抗凝剂，可能是一个危险因素。

在创伤和外科手术病例中，早期不宜进行手术干预。通常仅限于吻合脉络膜或术中出血性脉络膜上腔出血的病例。手术技术包括脉络膜穿刺和玻璃体切割术。迟发性脉络膜上腔出血通常是非手术治疗，药物保守治疗疗效更好。此患者保守治疗，眼压得到控制，出血自行溶解吸收。几周后患者复诊，视力提高到20/70，眼压为8 mmHg，没有使用抗青光眼药物。

病例二

患者男，54岁，右眼视物模糊不清1周，不伴有疼痛、阴霾/眩光、晕眩、恶心或呕吐，无周围视野收缩。既往史有近视屈光不正和右眼远程钝性创伤史15年。

眼科检查：矫正视力右眼20/80，左眼20/25。右眼有一个反向传入瞳孔缺陷。色觉检查：右眼Ishihara板测试结果为零，左眼全部正确。眼压测量：右眼为48 mmHg，左眼为21 mmHg。角膜厚度测量：右眼为531 μm，左眼为541 μm。裂隙灯检查：右眼前房闪辉（2+）。房角镜检查：右眼所有象限中显示扩大的睫状体带，伴有严重的小梁色素沉着，有中度色素沉着（图5-7），左眼正常，开放房角。眼底检查：右眼视神经乳头C/D为0.9，左眼视神经乳头C/D为0.5（图5-8）。光学相干断层扫描结果：视网膜神经纤维，与左侧所有象限的正常厚度相比，右侧垂直象限的层变薄（图5-9）。Humphrey视野24-2 sita标准测试的自动视野检查显示，与左侧的完整视野相比，右眼视野弥漫性收缩（图5-10），证实了疾病在呈现时的进展性。

明确诊断为右眼房角后退性青光眼，静脉注射500 mg乙酰唑胺，局部用酒石酸溴莫尼定、0.2%马来酸噻吗洛尔、0.5%布林佐胺、1%醋酸泼尼松龙等，使眼压降至 33 mmHg，并继续局部用药。第 2 天，眼压为 13 mmHg。考虑到房角后退伴随的炎症或青光眼危象，短期内使用 1% 醋酸泼尼松龙，治疗 1 周眼压升高到 24 mmHg，停用 1% 醋酸泼尼松龙，加入 0.005% 拉坦前列素。要求 1 周后复诊，但患者没有遵医嘱使用滴眼液，5 周后才回来复诊。视力降至 20/200，眼压 50 mmHg。患者拒绝进行青光眼引流植入手术，选择继续使用滴眼液治疗。

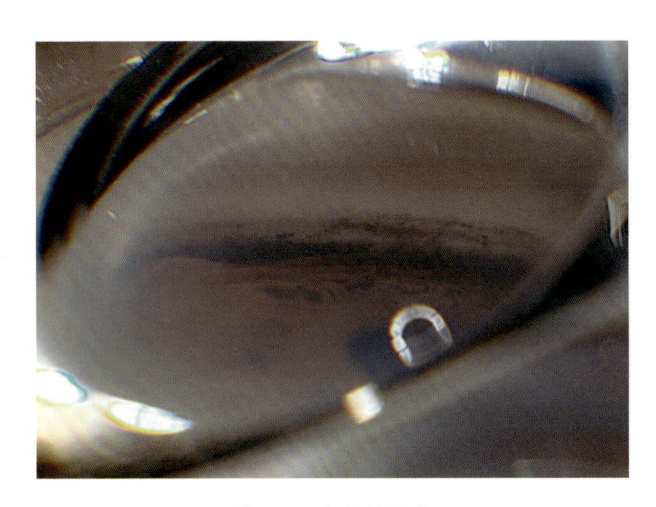

图 5-7　房角镜检查

注　右侧所有象限可见睫状体带变宽，伴有重度小梁色素沉着；左侧为正常出现开放角度，中度色素沉着，证实可疑的房角后退性青光眼诊断。

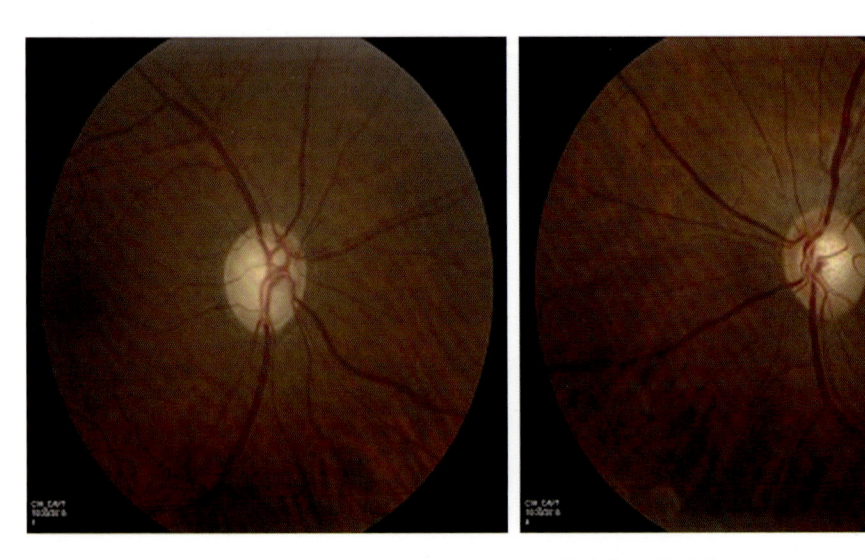

图 5-8　右眼和左眼视盘的彩色眼底照片

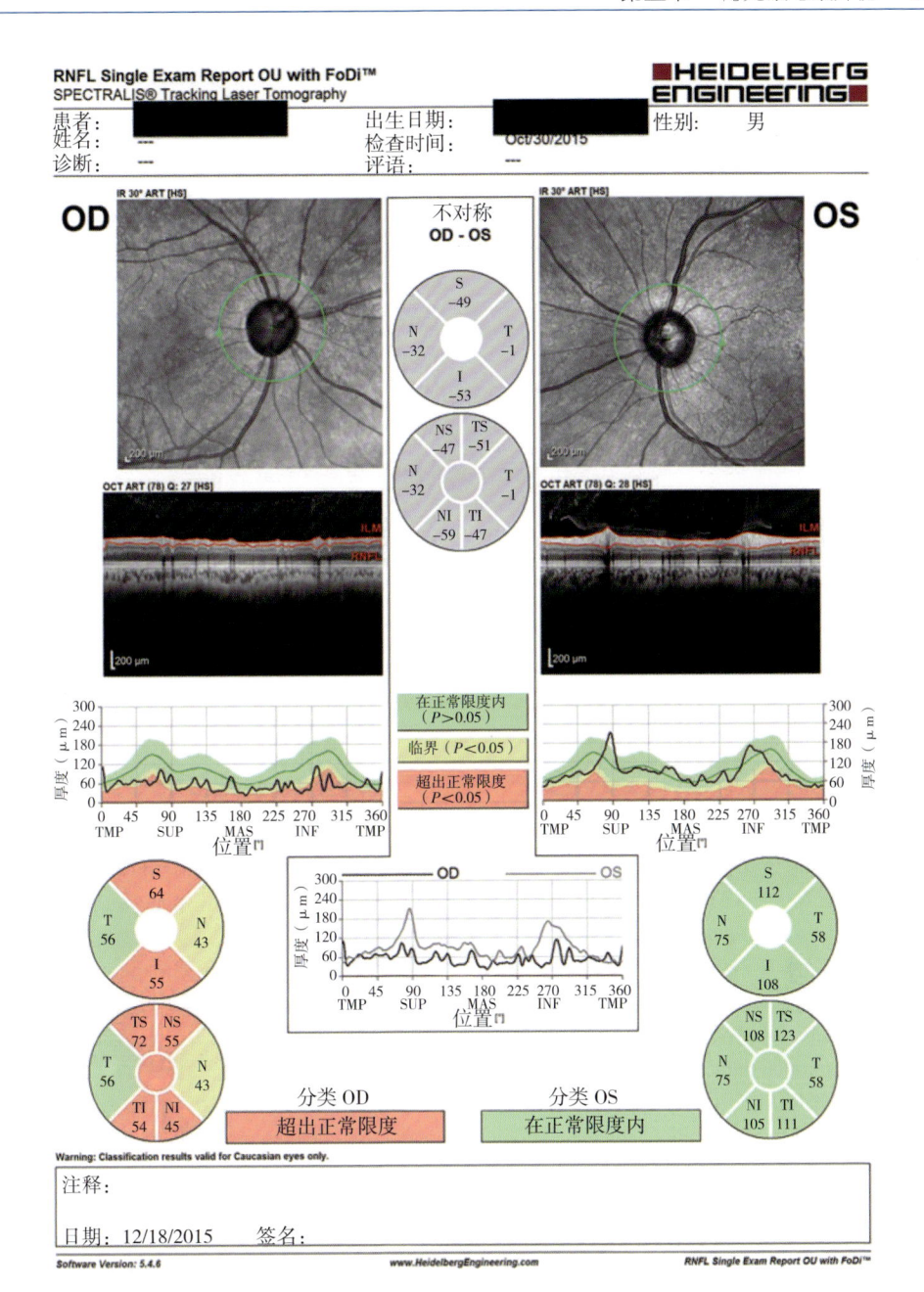

图 5-9　右眼和左眼视网膜神经纤维层厚度的光学相干断层扫描结果

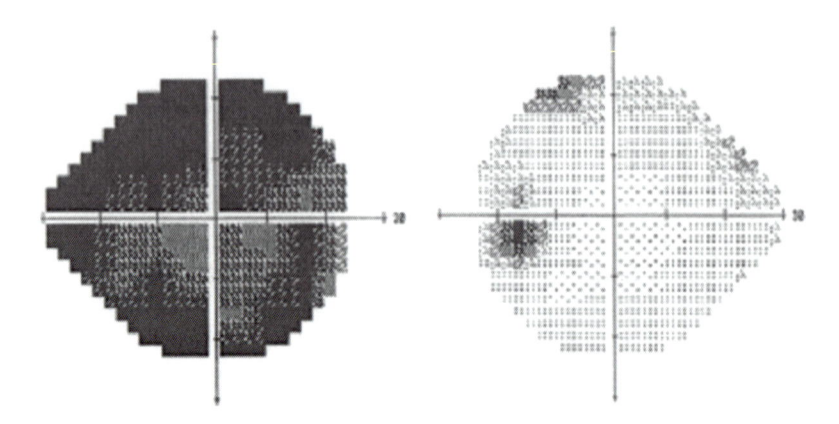

图 5-10　Humphrey 视野的自动视野检查

注　24-2 sita 标准测试显示右眼视野的进行性收缩，与左侧的完整视野相比，证实了疾病的进展性。

（Ilan Epstein，Prachi Dua，Edward Chay，Inci Dersu）

参考文献

[1] ELLONG A, EBANA MOGO C, NYOUMA MOUNE E, et al. Post-traumatic glaucoma with iridocorneal angle injuries in Cameroon[J]. Bull Soc Belge Ophtalmol, 2005, 298: 21-28.

[2] SALMON JF, MERMOUD A, IVEY A, et al. The detection of post-traumatic angle recession by gonioscopy in apopulation-based glaucoma survey[J]. Ophthalmology, 1994, 101(11): 1844-1850.

[3] SIHOTA R, KUMAR S, SAWAGUCHI S, et al. Early predictors of traumatic glaucoma after closed globe injury[J]. Arch Ophthalmol, 2008, 126(7): 921-926.

[4] FUKUCHI T, IWATA K, SAWAGUCHI S, et al. Nd:YAG laser trabeculopuncture(YLT) for glaucoma with traumatic anglerecession[J]. Graefes Arch Ophthalmol, 1993, 231: 571-576.

[5] MERMOUD A, SALMON JF, STRAKER C, et al. Post-traumatic angle recession glaucoma: a risk factor for bleb failure after trabeculectomy[J]. Br J Ophthalmol, 1993, 77: 631-634.

[6] MANNERS T, SALMON JF, BARRON A, et al. Trabeculectomy with mitomycin C in the treatment of post-traumatic anglerecession glaucoma[J]. Br J Ophthalmol, 2001, 85: 159-163.

[7] CAMPBELL DG. Ghost cell glaucoma following trauma[J]. Ophthalmology, 1981, 88(11): 1151-1158.

[8] JIANG Y, CHANG DS, FOSTER PJ, et al. Immediate changes in intraocular pressure after laser peripheral iridotomy in primary angle-closure suspects[J]. Ophthalmology, 2012, 119: 283-288.

[9] ARI S, CINGU AK, SAHIN A, et al. The effects of Nd:YAG laser posterior capsulotomy on macular thickness, intraocular pressure, and visual acuity[J]. Ophthalmic Surg Lasers Imaging, 2012, 43(5): 395-400.

[10] SHANI L, DAVID R, TESSLER Z, et al. Intraocular pressure after neodymium:YAG laser treatments in the anterior segment[J]. J Cataract Refract Surg, 1994, 20: 455-458.

[11] RAINER G, MENAPACE R, FINDL O, et al. Intraocular pressureafter small incision cataract

surgery with Healon5 and Viscoat[J]. J Cataract Refract Surg, 2000, 26: 271-276.
[12] AYYALA RS, PIEROTH L, VINALS AF, et al. Comparison of mitomycin C trabeculectomy, glaucoma drainage device implantation, and laser neodymium:YAG cyclophotocoagulation in the management of intractable glaucoma after penetrating keratoplasty[J]. Ophthalmology, 1998, 105: 1550-1556.
[13] PIETTE S, CANLAS OAQ, TRAN HV, et al. Ultrasound biomicroscopy inuveitis-glaucoma-hyphema syndrome[J]. Am J Ophthalmol, 2002, 133(6): 839-841.
[14] GEDDE SJ. Management of glaucoma after retinaldetachment surgery[J]. Curr Opin Ophthalmol, 2002, 13(2): 103-109.
[15] PAPCONSTANTINOU D, GEORGALA I, KOURTIS N, et al. Lens-induced glaucoma in the elderly[J]. Clin Interv Aging, 2009, 4: 331-336.
[16] LUNDY DC. Ciliary block glaucoma. Focal Points: Clinical Modules for Ophthalmologists. San Francisco: American Academy of Ophthalmology (module 3), 1999.
[17] QUIGLEY HA, FRIEDMAN DS, CONGDON NG. Possible mechanisms of primary angle-closure and malignant glaucoma[J]. J Glaucoma, 2003, 12: 167-180.
[18] IOANNIDIS AS, BARTON K. Cyclodialysis cleft: causesand repair[J]. Curr Opin Ophthalmol, 2010, 21: 150-154.
[19] JIN W, XING Y, XU Y, et al. Management of delayed suprachoroidal hemorrhage after intraocular surgery and trauma[J]. Graefes Arch Clin Exp Ophthalmol, 2014, 252: 1189-1193.
[20] CHU TG, GREEN RL. Suprachoroidal haemorrhage[J]. Surv Ophthalmol, 1999, 43: 471-486.

第六章
眼睑外伤

第一节　眼睑的解剖

眼睑解剖学知识对于眼外伤的正确评估、诊断和治疗至关重要。眼睑通过保护和润滑眼表，在维持眼的健康方面发挥重要作用。管理眼睑创伤的目的是最大化地恢复解剖结构并恢复眼睑的外观和功能。

一、眉毛

眉毛是额肌和眼轮匝肌相遇的浅表肌肉平面区域。皮肤和皮下组织层在该区域比在眼睑中更厚。皮肤包含以特定方式排列的大毛囊，在重建该区域中的缺陷时应该考虑到这些毛囊。中间部分的眉毛是倾向颞上方的，其他区域的眉毛偏上或偏下一些，但它们倾斜的角度分别朝颞上或颞下[1]。

二、眼睑

在评估和管理创伤时，重要的是记住眼睑的表面结构关系。儿童上眼睑通常位于角膜的上边缘（角膜缘），成人位于上方角膜缘下约 2 mm 处[1]。在上眼睑和下眼睑的交界处形成的角度称为内侧和外侧褶皱，横向 C 角比内侧 C 角高约 2 mm（图 6-1）。

三、眼睑缘

眼睑缘分为眼睑前缘、灰线旁边的后叶、眼轮匝肌的末端延伸。前层薄片由皮肤、眼轮匝肌和睫毛组成。后部薄层包括跗骨和结膜（图 6-2）。泪腺引流系统的小管位于上眼睑和下眼睑的中间部分，泪点位于内侧眼睑边缘。

眼睑皮肤是身体最薄的皮肤。仔细修复眼睑皮肤撕裂通常会产生最小的瘢痕，达到美容的效果。这个区域松弛的皮下组织皮下脂肪最少。

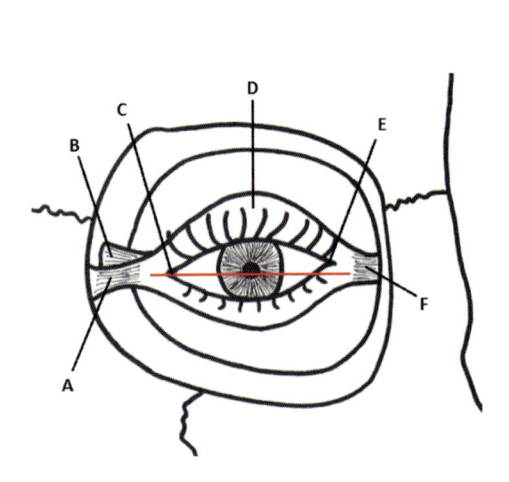

图 6-1 左眼周区域的正面图（其中去除了浅层，包括眼睑皮肤和眼轮匝肌）

注 内眦韧带和外眦韧带将眼睑附着在眼眶壁上。外眦角比内眦角高约 2 mm。成年人上眼睑覆盖上缘约 2 mm。A：内眦韧带的浅表支；B：内眦韧带的深支；C：内眦角；D：上跗节；E：外眦角；F：外眦韧带。

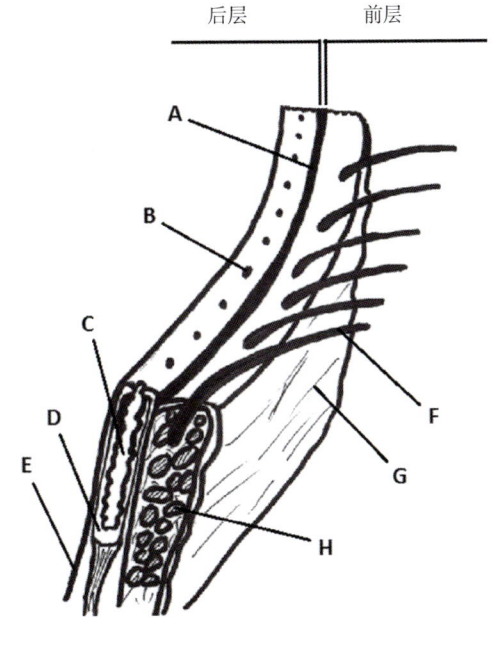

图 6-2 眼睑缘的结构

注 眼睑前板、后板边缘被灰线分开，前板包括眼睑皮肤、眼轮匝肌，后板包括跗骨、眼睑结膜。A：灰线；B：睑板腺；C：睑板腺；D：跗骨；E：眼睑结膜；F：眼睫毛；G：眼睑皮肤；H：眼轮匝肌。

四、眼睑肌肉

（一）眼轮匝肌

眼轮匝肌是覆盖眼眶的浅表肌肉，位于眼睑后方。它受到面神经的支配，其主要作用是不自主眨眼和强迫眼睑闭合。泪小管周围的部分肌肉参与泪液泵机制，允许泪液自泪小管出口泪腺流出系统。

眼轮匝肌的后部是眼眶隔膜，这是一种薄膜，由眼眶边缘的骨膜产生，标志着眼眶的前缘。在上眼睑，它与跗骨上缘边缘上方 2~5 mm 下面的提肌腱膜融合。在下眼睑，它与下眼睑牵开器一起插入跗骨的下缘[1]。在隔膜前蜂窝织炎或出血的情况下，隔膜是保护重要眼眶隔室及其结构免受感染或血液扩散的重要屏障。眼眶脂肪，包括前腱膜和下眼睑脂肪垫，直接位于隔膜后面。

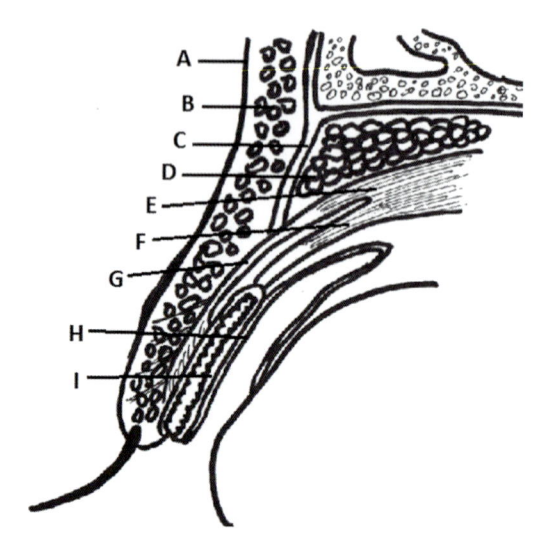

图 6-3　上眼睑的横截面

注　A：眼睑皮肤；B：眼轮匝肌；C：眼眶隔膜；D：腱膜前脂肪；E：上睑提肌；F：Müller 肌；G：上睑提肌腱膜；H：睑结膜；I：跗骨。

（二）上睑提肌

提升上眼睑并压下下眼睑的肌肉称为眼睑牵开器（图 6-3）。它们位于眼眶脂肪的深处，包括上眼睑的上睑提肌和 Müller 肌以及下眼睑的下眼睑牵开器。上眼睑的牵开器比下眼睑更发达，因为上眼睑需要更大的运动范围。

上睑提肌由动眼神经支配，是上眼睑的主要升降肌。它出现在轨道顶点的后轨道上并向前穿过上轨道。在上眶缘附近，纤维性肌腱、Whitnall 韧带横向连接到提肌肌鞘，并在下方重新定向肌肉的路径。在 Whitnall 韧带上，提肌的肌肉组织变为纤维性提肌腱膜。提肌腱膜插入跗骨的前表面，其他远端附着于上面的眼轮匝肌和皮肤形成上眼睑褶皱。在内侧和外侧，提肌腱膜附着于骨性轨道。腱膜的侧角将泪腺分成泪腺、眼眶和睑叶，通过眶侧壁。

Müller 肌受交感神经的支配并从内部颈动脉向其上端提供眼睑 2 mm 的高度。它起源于上轨道中提肌的下侧，并插入跗骨的上缘。下眼睑牵开器来自上、下睑板筋膜并插入下睑跗骨的下边缘。在上盖的 Müller 肌后面，下眼睑的下眼睑牵开器是睑结膜。

（三）睑板

睑板和睑结膜包括眼睑的后部薄片。睑板有助于眼睑的形成和支撑。在中央，上部跗骨的高度为 10 mm，而下部的跗骨是 3～5 mm[1]。它由致密结缔组织组成，含有皮脂腺睑板腺。腺体分泌泪膜的油性成分，其位于眼睑边缘。睑结膜黏附于后跗骨表面，并在眼睑边缘上延伸至黏膜皮肤交界处，恰好位于睑板腺孔后方。结膜是一种平滑的黏膜，在眨眼周期和眼球运动期间，眼睑和眼球之间，对于舒适的接触很重要。

睑板通过称为内侧和外眦韧带的纤维连接附着于骨性轨道（图 6-1）。内眦韧带由浅表支和深支组成，分别附着于前泪腺和后泪腺。后部附件对于保持眼睑抵靠凸形球体并允许正常的泪液排出是重要的。通过创伤破坏这种解剖关系可能导致慢性撕裂（溢泪）。来自上、下睑板的横向纤维束交汇后延伸形成外眦韧带，其恰好位于眶外结节的外侧眶缘内侧。重要的是在横向眦韧带撕脱伤后重建期间这种后部插入。

眼睑具有丰富的血管供应，促进愈合。这包括来自外颈动脉和颈内动脉的分支之间的广泛吻合网络。来自上、下颈外动脉和眼动脉的颞浅动脉和颞动脉参与这个血管网络。它们形成上眼睑的边缘和外围拱环。边缘拱环比眼睑边缘高出2～4 mm，而外围拱环位于提肌腱膜和Müller肌之间的上跗骨边界[1]。下眼睑通常有一个拱环。

眼睑的感觉神经为三叉神经的眼支和上颌支。感觉传入通过眼支从上眼睑行进，通过三叉神经的上颌支从下眼睑行进。

第二节　眼睑外伤评估

在可能的情况下，获得详细的创伤史非常重要。损伤的机制和时间可以提供更深层次的线索，无论是眼球损伤还是眼眶损伤，或怀疑存在眼内异物。长而尖锐物体的穿透性伤害可能表现为表面上的小刺伤，但实际已深入泪道或球体，造成严重损坏。咬伤引起的撕裂比其他原因导致的泪小管受累的患病率更高[2-4]。对于眶周区域的钝性损伤，应考虑眼眶骨折。

对眼及其附属器进行仔细和系统的检查，以确定受伤程度。首先进行眼检查，以排除严重眼部损伤的存在，如破裂的眼球，可通过检查操作周围软组织加剧。眼睑损伤通常与严重眼外伤共存，需要首先解决，以降低潜在视力丧失的风险[5]。接下来，应检查眼睑。用生理盐水和纱布仔细清洁创伤区域，通常会发现比最初粗略检查时怀疑的更复杂的伤害。因为伤口可能会张开，暴露出真实的面目。仔细检查眼睑边缘对于评估涉及全层撕裂的边缘至关重要。要特别注意，泪小点内侧的眼睑边缘，以确定泪小管是否受伤。如果有任何怀疑，应使用泪道探针检查泪小管裂伤。伤口中眼眶脂肪的存在证实眼眶隔膜已被侵犯，创伤延伸至眼眶结构。使用棉签仔细检查任何深度的伤口，以评估是否存在异物。在垂直方向上评估上眼睑的运动以评估提肌功能。根据病史和体格检查，可能需要进行泪道成像。

第三节　眼睑外伤的治疗

一、治疗原则

如果损伤很大或出现伤口，应静脉注射抗生素预防感染。了解破伤风疫苗接种史。应给予人破伤风免疫球蛋白 250 U，除非患者对该疫苗接种进行了更新。如果患者的免疫接种时间超过 5 年，则应给予 0.5 mL 破伤风类毒素预防[2]。

眼睑伤口的初步修复可以产生最佳的功能和美容效果。建议在创伤后 12 ～ 24 h 内修复眼睑撕裂，但是，应首先解决生命和视力威胁的问题。如果发生延迟，则应进行所有尝试以执行延迟的初次闭合，而不是允许伤口通过次要意图愈合。眼睑撕裂可在 24 ～ 72 h 后修复，没有明显的负面结果，尽管在修复过程中伤口边缘可能需要更新[2]。在等待修复期间，将组织重新定位到其解剖位置，并在伤口上放置强大的眼用抗生素软膏。还应考虑全身使用抗生素。

对于大多数轻伤，可以在床边或小手术室进行局部麻醉修复。在镇静或全身麻醉下，可在手术室修复更广泛的损伤。通过注射 1% 利多卡因和 1 : 100 000 肾上腺素可以实现局部麻醉。作者将利多卡因与 50% 布比卡因和肾上腺素的 50 : 50 混合物联合使用，以达到更持久的效果和术后疼痛控制。应该使用 Betadine 来准备手术区域。要考虑药物过敏。

手术修复的第一步是彻底清洁和探查伤口。为避免慢性感染和脓肿形成，必须去除异物。除非明显失活，否则应避免切除任何组织。使用高压无菌盐水冲洗对伤口进行净化可将伤口感染率降低 90%[2]。如果伤口明显受到污染，也应该用抗生素溶液冲洗。

在计划手术修复时，应首先处理泪器、泪小管韧带或上睑提肌腱膜的损伤，然后进行眼睑缘和皮肤的修复。伤口似乎缺失了组织，但这在眼睑撕裂伤中并不常见，实际上可能是由于伤口边缘的肿胀和收缩所致。应该仔细地重新估计伤口边缘，展开所有卷曲的组织边缘。识别标志，如眉毛线，可以帮助在适当的组织重新排列。重要的是，在伤口关闭过程中不要错误地抓住隔膜，以避免继发性眼睑收缩和眼球突出。

二、闭合性损伤

1. 钝性外伤

钝性外伤通常是由于机动车事故、伤害和外伤造成的。它可以导致眼周挫伤或血肿（图 6-4），皮肤擦伤，以及不规则形状的撕裂。眼周挫伤和皮肤擦伤不需要手术治疗，可以通过彻底清洁、抗生素软膏预防感染和冰敷来减少肿胀。修复不规则形状的撕裂伤遵循相同的原则，即使是简单的撕裂伤，也需要耐心、仔细地识别和缝合伤口相对的边缘，小心地放置间断缝线。

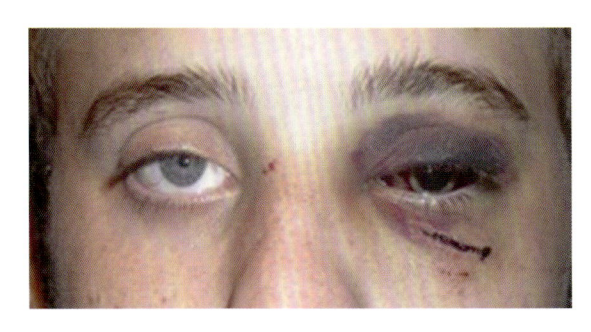

图 6-4　16 岁男性患者左眼周挫伤

2. 内眦韧带和外眦韧带的撕脱

撕裂是由于组织撕裂引起的，这种伤害通常会在路面受伤时发生。伤口边缘经常分开，这可能看起来好像有组织损失。然而，组织损失是非常罕见的，因此在确定损伤程度时，仔细检查并重新评估伤口边缘是必不可少的[6]。

当在眼睑上横向牵引发生泪点横向移位时，怀疑内侧眦腱的撕脱。内眦韧带损伤通常与泪小管撕裂有关，应首先解决。在评估内眦韧带损伤的时候，重要的是确定内眦韧带的后肢是否已从其骨性附件中脱离。适当地重新定位后肢是重建足够的眼睑并置于眼球并维持正常泪道功能的关键。未能执行此关键步骤可能导致长期溢泪、瞳距不对称和面部不对称。

将撕裂的内眦韧带固定到后泪腺的骨膜可以用不可吸收的方法进行，骨膜完全脱离骨骼，钛微孔板和钻孔可用于固定内眦韧带[7]。如果内侧眶壁骨折无法稳定，可能需要经鼻接线重新定位眦韧带[7]。

修复撕裂的外眦韧带也需要后路固定，以保持适当的眼睑—眼球并置，并避免横向 C 角的畸形[8]。这可以通过使用聚丙烯缝线并将韧带的远端切断端或下睑跗骨的外侧边缘附接到外侧眶缘的内侧面上的骨膜来实现。缝线应略高于眶外结节外眦韧带的正常解剖位置，以避免角度因伤口挛缩而向下拉[2]。这将有助于保持横向 C 角的正确解剖学方向，其比内侧 C 角高 2 mm。如果骨膜已从骨头上剥离，缝合线可穿过眶侧缘钻孔。

三、穿透性损伤

穿透性创伤是由尖锐物体引起的，并且导致简单或复杂的撕裂和穿刺伤口，这取决于受伤的机制。长而尖锐的物体可以在皮肤上形成一个小的入口伤口，但可以深入泪道。简单的撕裂是线性的，涉及皮肤和下面的眼轮匝肌，并且具有最小的组织损失。复杂的撕裂可以是放射状的，对更深的眼睑结构造成损伤并且具有显著的组织损失。重要的是区分涉及眼睑边缘的撕裂与不戴眼睑边缘的撕裂，因为边缘撕裂修复涉及恢复适当的眼睑解剖结构的特定手术技术。

1. 简单的边缘外撕裂伤

修复简单的边缘外撕裂伤（图 6-5）可以在急诊室的床边或办公室的小型手术室进行。注射局部麻醉药后，进行彻底检查以确认损伤是否是表面的。伤口闭合的关键是消除皮肤紧张。如果皮肤边缘没有很好地贴合，这通常发生在通过眼轮匝肌的垂直撕裂处，肌肉应该用深度持久的可吸收缝线（如 5-0 或 6-0 聚乳酸缝线）重新接近以消除皮肤的张力。然后用可吸收的（6-0 普通或快速吸收的肠线）或不可吸收的（6-0 聚丙烯，丝或尼龙）缝线封闭皮肤。如果撕裂涉及较厚的眉毛皮肤，可以使用较大的 5-0 缝线。不可吸收的缝线可在 5～7 d 内拆除。在创伤的情况下，患者随访如果发现可疑情况，有可能是可吸收缝线引起的。

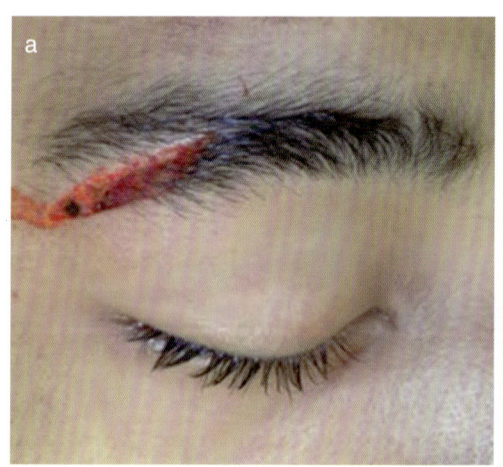

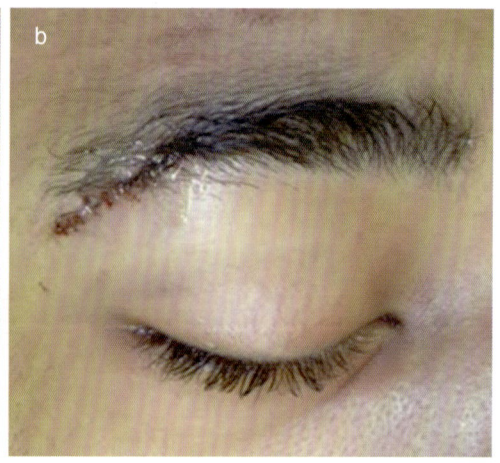

图 6-5 简单的眼睑边缘外撕裂伤及处理

注 图 a，10 岁男孩的右眉毛和右上眼睑呈浅色线状裂伤。图 b，立即在撕裂后使用可吸收的缝线进行缝合。

为了最大限度地提高美容效果，缝合过程中应延长伤口边缘。这将最大限度地减少由于愈合过程中组织收缩引起的瘢痕凹陷的风险。线性伤口可以通过连续缝线闭合，而中断缝线可被用于任何非线性伤口。

局部皮肤黏合剂或胶水是修复小浅表撕裂的选择，在撕裂部位几乎没有张力。它们特别适用于儿科患者的撕裂伤，避免在手术室中进行镇静或修复[9-11]。但是，胶水不应用于需要缝合以进行适当重建的张开伤口。它也不足以修复边缘撕裂伤。

胶水的应用快速简单，美容效果类似于用缝线封闭的伤口[9-11]。此外，皮肤黏合剂可防止感染性生物进入伤口，从而消除了对抗生素软膏的需求[9]。组织胶应该涂在皮肤上，而不是涂在伤口内，因为它可以延缓愈合。应注意防止胶水与眼球接触，因为它可以导致睫毛粘在一起，干扰视力并刺激眼表[12]。

2. 复杂的边缘外撕裂伤

复杂的眼睑撕裂伤包括不规则形状的撕裂伤（图6-6）和眼轮匝肌深处或有明显组织损失的伤口。如果存在组织损失，在计划手术修复时，缺陷的大小和位置是重要的考虑因素。手术修复的选择包括，如果伤口张力允许则直接闭合或可能需要局部皮瓣。在创伤情况下的初始闭合期间，通常可以避免皮肤移植[2]。

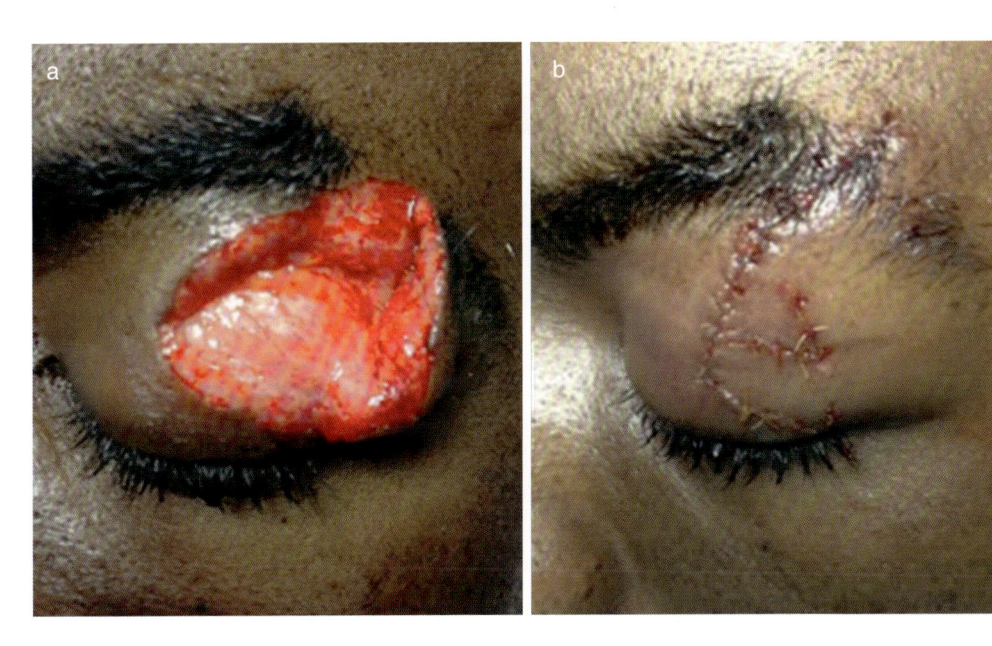

图 6-6　不规则形状的眼睑边缘外撕裂伤

注　图 a，19岁男性患者形状不规则的左上眼睑和额头撕裂伤，带刺铁丝网造成的创伤伤口很深，进入眼轮匝肌，而不损伤深层结构或眼睑缘。图 b，立即用深层可吸收缝线和浅层间断连续可吸收缝线缝合撕裂修复。

只要不扭曲眼睑边缘，可以选择直接关闭较小的缺损。在修复过程中应尽量减少垂直张力，以避免眼睑退缩、眼睑外翻和眼球突出的风险。广泛的组织破坏有助于减少皮肤张力[2]。一般来说，老年患者皮肤松弛较多，而简单的拉伸可以帮助关闭伤口，而对于年轻人则相对于难一些。较大的缺损可用肌皮瓣修复。有时当组织严重缺损或缺乏良好的局部组织用于皮瓣修复时，需要皮肤移植来封闭伤口（图 6-7）。

3. 简单的边缘撕裂伤

正确修复涉及眼睑边缘的撕裂伤（图 6-8）对恢复正常的眼睑解剖和预防并发症至关重要，包括不规则的眼睑轮廓，边缘开槽，角膜暴露的眼球突出，以及错误放置的缝线引起的角膜刺激。重要的是仔细检查裂伤并翻转眼睑以确定后部薄片的损伤程度。组织损失最小的伤口可以在床边或小手术室修复。不规则或有角度的伤口边缘应通过垂直切除跗骨来清除，通常形成五角形全厚度伤口，以避免伤口裂开和凹陷[2]。

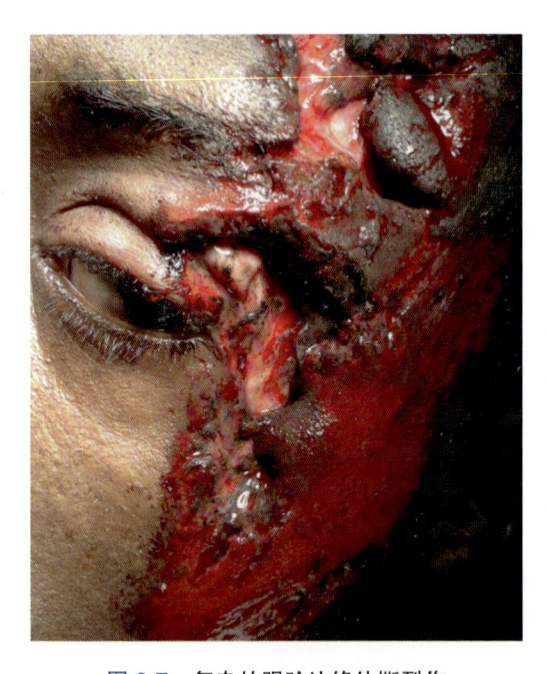

图 6-7　复杂的眼睑边缘外撕裂伤
注　34 岁男性患者被汽车撞击后左上眼睑外侧、外眦及眉部受伤。采用耳后全厚皮片移植修复眼睑缺损，缺乏足够的局部组织修复眼睑缺损。

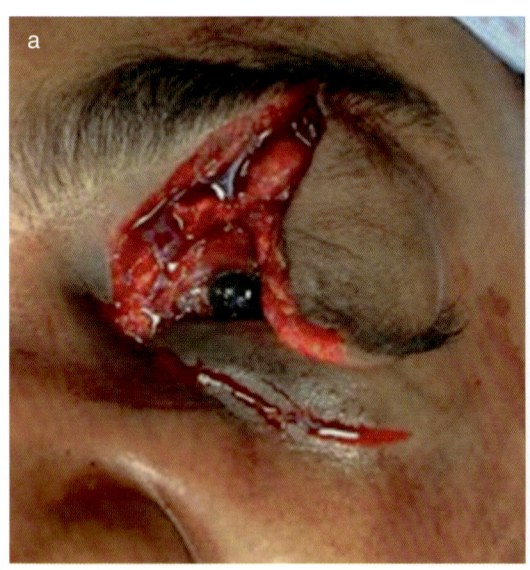

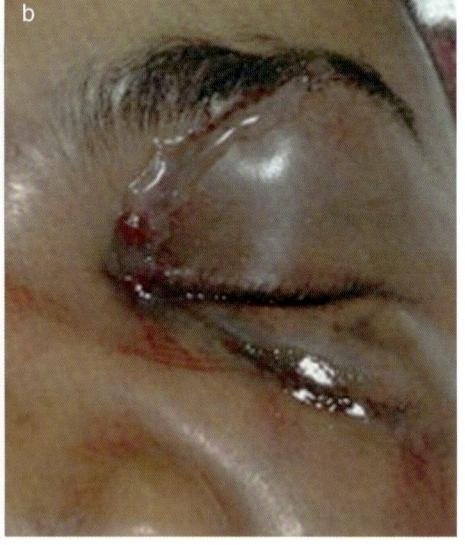

图 6-8　简单的边缘撕裂伤
注　图 a，31 岁男性患者左上眼睑全层撕裂及左下眼睑表面撕裂伤。图 b，立即修复撕裂伤。

前文介绍了修复边缘撕裂伤的许多技术，笔者首选的技术如下。首先，眼睑软骨切口边缘采用多个对齐间断的 6-0 聚乳酸缝线缝合。这是为眼睑提供结构完整性最重要的一步。缝线应穿过睑板部分厚度，前方打结，避免睑结膜损伤，保护角膜表面免受缝线的刺激。上眼睑撕裂伤可用 3 条缝线缝合，下眼睑撕裂伤可用两条缝线缝合。另用 6-0 丝状边缘缝线重新排列睫毛线。然后应考虑第三边缘丝线穿过跗骨，但笔者认为通常不需要。

然后可以用 6-0 丝线缝合眼睑皮肤。在最后的皮肤缝线内固定长边缘丝尾，防止它们刺激眼表面。笔者在修复后 10 d 取出边缘缝线，以使边缘组织有足够的时间愈合。在幼儿和有可疑顺应随访的患者中，可吸收的 6-0 聚乳酸缝线可用于重新调整边缘[2]。

4. 复杂的边缘撕裂伤

根据患者的年龄和皮肤松弛程度，当组织损失在 25%～33% 时，眼睑缘撕裂可以选择一次性闭合。当缺损太大而无法进行一期缝合时，通过泪小管切开术和泪小管分离术进行水平组织再生，可以在没有明显张力的情况下进行缝合。当缺损累及 33%～50% 的眼睑边缘时，建议使用推进皮瓣，如邻近侧眼睑的 Tenzel 半环形皮瓣。对于累及眼睑边缘 50% 以上的大面积缺损，通常需要同时使用睑板结膜瓣或大面积转动颊瓣修复下眼睑。

5. 创伤性提肌裂开

提肌腱膜可以脱离其与钝性和穿透性创伤之间的跗骨的附着。最初在创伤后，眼睑肿胀会产生机械性上睑下垂，这可能使提肌已经受损。在穿透的情况下，伤口脂肪的存在表明隔膜破裂和潜在的提肌损伤的可能性增加。在这种情况下，应彻底探查伤口和提肌腱膜，并进行良好的组织回缩。在初始闭合期间应通过使用不可吸收的缝线（如 6-0 丝线）将提肌腱膜重新连接到跗骨来修复提肌开裂。可以使用 6-0 聚乳酸缝线来缝合，不破坏其与跗骨的附着的提肌裂伤，以恢复正常的解剖结构。最初未修复提肌撕裂伤的患者或创伤后出现上睑下垂的患者应在手术前考虑至少 6 个月，因为可能会自发改善[2]。在考虑手术时，应测量并记录提肌功能。如果有足够的提肌功能，可以将腱膜重新附着到跗骨上。提肌功能差可能需要使用额肌吊带术来进行上睑下垂修复[13]。

四、咬伤

对被动物或人咬后继发伤口的患者的评估与其他创伤性伤害相似，但有几个特殊考虑因素。重要的是要注意免疫抑制的病史，因为最常见的叮咬并发症是感染，这在免疫功能低下的患者中往往更严重。应确定动物的狂犬病免疫状况，并依据此来考虑对患者进行被动还是主动的狂犬病免疫。为了提高美容效果，建议对面部撕裂进行初步修复。感染在该区域不太常见，可能继发于丰富的面部血液供应[2]。为了进一步降低感染风险，建议使用口服抗生素治疗以弥补此类损伤中常见的多种微生物菌群。阿莫西林—克拉维酸盐是一种效果良好的一线抗生素，对青霉素过敏的患者可以用克林霉素和氟喹诺酮的组合替代[2]。免疫功能低下的患者可能需要接受静脉注射抗生素，因为他们有危及生命的感染风险。在被人类咬伤的情况下，应该获得伤害者和受害者的艾滋病病毒和乙型肝炎病毒携带状况。一般不建议进行艾滋病病毒预防，而乙型肝炎疫苗接种和免疫球蛋白应给没有抗体的人使用[2]。

五、烧伤

眼附属器烧伤可能继发于热烧伤、化学烧伤或电烧伤。其中，热烧伤最常见于火焰或火焰爆炸[14]。这些烧伤通常比其他烧伤部位更浅，并且眼表面通常受到保护。化学烧伤往往会导致更多的眼表损伤。碱烧伤导致组织坏死并导致眼和附属器的深度伤害。电烧伤可能会出现在表面局部，同时造成严重的深部组织损伤[15]。

与任何创伤一样，管理的最初目标是稳定患者。面部烧伤有较高的气道阻塞可能性，应首先解决[14]。在检查眼睑前应检查眼球。即刻治疗附属器的热烧伤包括温和清洁，去除所有碎屑和应用凉爽、湿润的敷料。对于化学烧伤的处理，第一步是冲洗和去除化学品，以防止进一步的损害。初始冲洗后应使用 pH 条，以确保冲洗液的 pH 达到生理中性。然后将广谱的局部抗生素应用于所有伤口。与愈合相关的伤口挛缩可能导致眼球突出，需要频繁润滑眼表。

随着时间的推移，前部薄片的瘢痕将眼睑边缘拉离眼球，导致瘢痕性外翻和角膜暴露。发生这种情况的风险取决于初始损伤的穿透深度[14]。酸烧伤通常会导致表面损伤并且很少导致瘢痕形成，而碱烧伤往往会深入组织中并导致严重的瘢痕形成[6]。对此的治疗通常需要瘢痕裂解和皮肤移植，应延迟 3～12 个月[6]。

典型病例

病例：眼睑外伤

患者男，87 岁，右眼和眼周区域受到金属钩创伤后进入急诊室。眼附属器的检查对于眼周血肿和从内侧眦部区域横向延伸的全厚度下眼睑裂伤是显著的，产生下睑的撕裂瓣而不损害内眦韧带（图 6-9a）。在急诊室给患者服用全身性抗生素，以及进行破伤风预防。患者在全身麻醉下被带到手术室进行修复。用 5-0 缝线间断重新缝合眼轮匝肌。然后用6-0普通肠线缝合皮肤伤口。修复后伤口看起来很正常，下眼睑位置正常（图6-9b, c）。

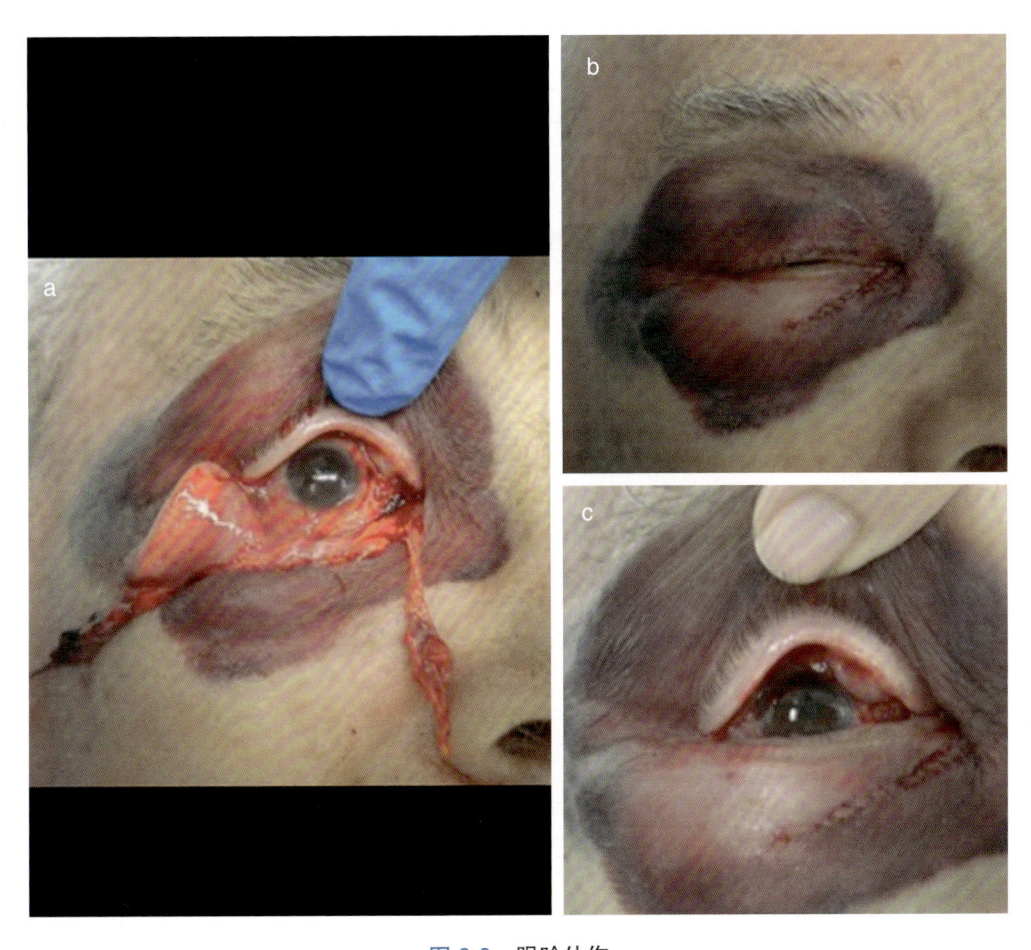

图6-9 眼睑外伤

注 图a，撕裂的全层右下睑裂伤。图b和图c，术后第1天重建后。

（Jenny Temnogorod，Roman Shinder）

参考文献

[1] LEMKE BN, LUCARELLI MJ. Anatomy of the ocular adnexa, orbit, and related facial structures[M]//BLACK EH, NESI FA, CALVANO CJ, et al. Smithand Nesi's ophthalmic plastic and reconstructive surgery. 3rd ed. New York: Springer, 2012: 3-58.

[2] RATTAN GH. Management of ocular adnexal trauma[M]//BLACK EH, NESI FA, CALVANO CJ, et

al. Smith and Nesi's ophthalmic plastic and reconstructive surgery. 3rd ed. New York: Springer, 2012: 207-227.

[3] SADIQ MA, CORKIN F, MANTAGOS IS. Eyelid lacerations due to dog bite in children[J]. J Pediatr Ophthalmol Strabismus, 2015, 52(6): 360-363.

[4] WLADIS EJ, DEWAN MA. Periorbital trauma from pit bull terrier attacks[J]. Orbit, 2012, 31(3): 200-202.

[5] MISHRA A, BARANWAL VK, PARIHAR JKS, et al. Simple laceration wound of the eyelid? Always remember to look under the lids! [J]. Med J Armed Forces India, 2013, 69(3): 301-304.

[6] PARGAMENT JM, ARMENIA J, NERAD JA. Physical and chemical injuries to eyes and eyelids[J]. Clin Dermatol, 2015, 33(2): 234-237.

[7] HOWARD GR, NERAD JA, KERSTEN RC. Medial canthoplasty with microplate fixation[J]. Arch Ophthalmol, 1992, 110(12): 1793-1797.

[8] MATHIJSSEN IM, VAN DER MEULEN JC. Guidelines for reconstruction of the eyelids and canthal regions[J]. J Plast Reconstr Aesthet Surg, 2010, 63(9): 1420-1433.

[9] DEVRUKHKAR VN, HEDGE RJ, KHARE SS, et al. Evaluation of isoamyl 2-cyanoacrylate tissue adhesive in management of pediatric lacerations: an alternative to suturing[J]. Ann Maxillofac Surg, 2015, 5(1): 49-54.

[10] FARION KJ, OSMOND MH, HARTLING L, et al. Tissue adhesives for traumatic lacerations: a systematic review of randomized controlled trials[J]. Acad Emerg Med, 2003, 10(2): 110-118.

[11] ONG TK, DUDLEY M. Craniofacial trauma presenting at an adult accident and emergency department with an emphasis on soft tissue injuries[J]. Injury, 1999, 30(5): 357-363.

[12] COUTTS SJ, SANDHU R, GEH VS. Tissue glue and iatrogenic eyelid gluing in children[J]. Pediatr Emerg Care, 2012, 28(8): 810-811.

[13] SRINATH N, BALAJI R, BASHA MS. Ptosis correction: a challenge following complex orbital injuries[J]. J Maxillofac Oral Surg, 2012, 11(2): 195-199.

[14] CABALAG MS, WASIAK J, SYED Q, et al. Early and late complications of ocular burn injuries[J]. J Plast Reconstr Aesthet Surg, 2015, 68(3): 356-361.

[15] RATNARAJAN G, CALLADINE D, BIRD KJ. Delayed presentation of severe ocular injury from a button battery[J]. BMJ Case Rep, 2013:2013.

第七章

泪　器

第一节　泪器的解剖和功能

泪器由泪液分泌部（主泪腺、副泪腺）和泪液排出部（泪小点、泪小管、泪囊、鼻泪管）组成。主要功能是保持眼球表面的润滑和排出多余的泪液。泪腺位于眼眶颞上额骨泪窝，分泌泪液散布在眼球表面。副泪腺位于眼睑结膜间质内，也分泌泪液，并通过细小的导管将泪液输送到眼球表面，对眼球提供润滑作用[1]。泪液沿着眼睑边缘汇聚成泪湖。泪小点位于内侧上眼睑和下眼睑的边缘后唇 0.3 mm 的凹陷处，以便更好地接收泪液。上、下泪小管壶腹与泪小点相连，长 2 mm，垂直于每个泪小点。泪小管壶腹到上、下方的泪囊窝有 8 mm 长的小管汇合成为一个泪总管。泪总管开口进入泪囊，泪囊的长为 10～12 mm，位于泪囊窝。泪囊窝是一个骨性凹陷，其前部是坚厚的上颌骨额突，后部是较薄的泪骨。泪囊与鼻泪管相连接，鼻泪管长 12～18 mm，开口于下鼻道，再往下进入鼻腔（图 7-1）。

泪液排出的机制为毛细虹吸现象和依赖于眼轮匝肌的"泪液泵"的作用。在瞬目开始时，泪器系统容纳的上一次瞬目留下的泪液随着眼睑闭合，睑板轮匝肌收缩挤压泪小管，并使泪小点向内侧移动。眼轮匝肌泪器部分的联合收缩，使泪液向下经鼻

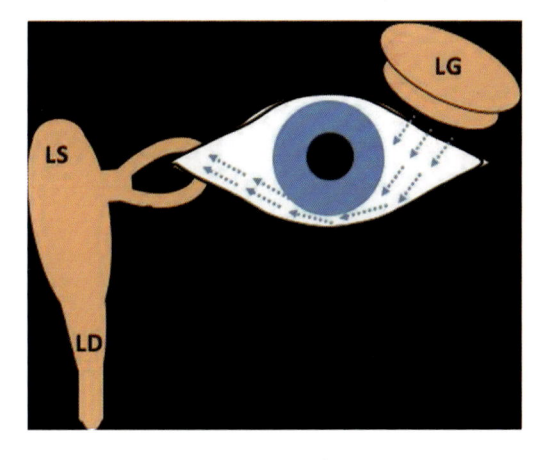

图 7-1　泪腺系统的解剖

注　泪液在泪腺（LG）产生，并扩散到眼球表面。泪液沿着眼睑边缘积聚在泪湖，并流进上泪点（SP）和下泪点（IP）。然后眼泪进入上泪小管（SC）和下泪小管（IC），这两条泪小管汇合在一起流入泪囊（LS）。然后泪液经鼻泪管（LD），流入鼻腔。

泪道进入鼻腔。一旦瞬目完成，泪器泵的部分就会打开，因而在泪囊中产生负压，将泪液向下引入泪囊。这个系统任何一个环节的异常都会导致慢性流泪（溢泪）。

第二节　泪器外伤

眼眶穿透性损伤需要仔细评估眼睑和及其下的软组织的损伤程度。在最初的损伤评估中，穿透性损伤的程度和确定异物是否存在是至关重要的。尖锐的物体如玻璃碎片或刀具，是导致眼睑严重撕裂的常见原因。被狗咬伤也是导致眼睑撕裂的常见原因，尤其是儿童，在他们中更容易伤及泪小管系统。在一项对10年来眼睑撕裂伤病例的回顾性研究中，Savar等[2]发现66%的被狗咬伤患者合并泪小管损伤。其中大部分的损伤累及下泪小管[2]。因此，不仅要排除是否损伤到眼球，视力有无下降和是否存在复视，还需要仔细的询问病史，甚至细化到受伤的时间点和受伤的经过。普通CT成像就可以显示眼眶损伤的程度。

初次接触患者时，应询问患者是否有破伤风相关症状和破伤风疫苗接种史。所有患者在伤口探查前都应接受广谱抗生素和疼痛治疗[3]。软组织撕裂伤应仔细评估以确定损伤程度。如果没有伤及泪小管，眼睑裂伤通常可以在床旁手术修复。如果累及睑缘的穿透性损伤贯通全层眼睑组织且位于泪小点内侧，则可以推定为泪小管损伤[4,5]。这些患者也可以表现为泪小点向侧方移位[5]。有直接由穿透性创伤所致的撕裂伤，也有施加在眼睑上的张力所致的撕脱伤。撕脱伤更难修复，因为受剪切力的影响，撕裂损伤部位更加隐匿和不易暴露[4]。泪器系统探查需要确认泪小管有无撕裂伤。如果没有修复泪器损伤，瘢痕形成后会继发泪小管系统的阻塞和瘘道的出现。这将导致溢泪，因为每个泪小管提供大约50%的泪液引流[4]。

在眼睑撕裂的情况下，如果内眦韧带撕脱，则需要将其重新连接到其原来的解剖位点上（图7-2）。这个内眦韧带前附着于前泪腺嵴（上颌骨），后至后泪腺嵴（在泪骨内）。内眦韧带前方附着于上颌骨的前泪嵴（上颌骨的额突），后方附着于泪骨的后泪嵴（位于泪骨内）。内眦韧带前后束支包绕泪囊并分别与骨性附着处连接。内眦韧带后方的深层纤维对于正常眼睑眼球的相对位置至关重要，内眦韧带与前泪嵴的连接确保了下睑正常的解剖弧度。眼睑与眼球需要连接后部内眦韧带，正常解剖下盖成圆，连接韧带到前泪腺嵴。这样的结构组成有助于确保泪小点位于泪湖中最恰当的位置。

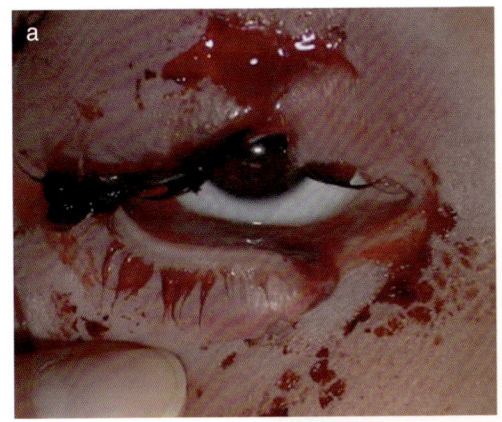

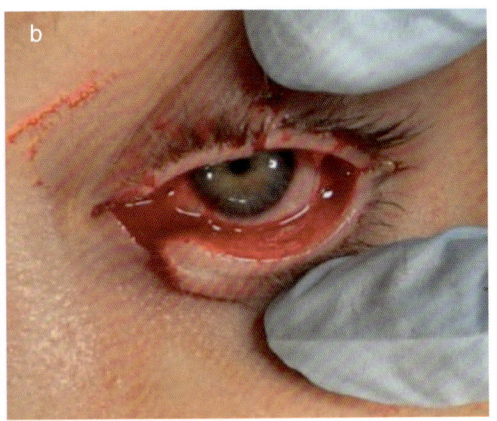

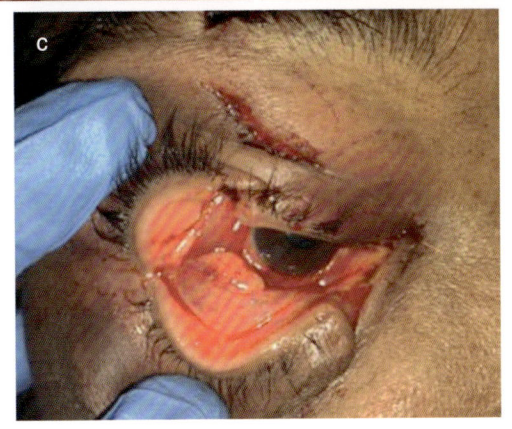

图 7-2　眼睑撕脱伤

注　眼睑撕裂伤。在撕裂伤中，内眦韧带的分支撕脱，导致下泪小管撕裂（图 a，图 b，图 c）。

一、泪小管损伤的诊断

泪小管损伤时常会因为检查粗略而被遗漏，所以在评估完眼球是否受损伤后要仔细探查所有可能累及泪小管的眼睑撕裂伤，这已经被认为是安全地评估眼睑和泪器的方法。流行病学调查表明，泪小管损伤更常见于年轻男性患者。一项研究[6]显示，近 70% 的泪小管撕裂伤发生在 30 岁以下的患者。另一项研究[7]发现，在遭受泪小管撕裂伤的年轻患者中，83% 是男性。为了诊断泪小管损伤，应该进行泪道探查。如果泪小点狭小，可以使用泪点扩张器，这样就能更容易进入泪小点。一旦泪道探针进入泪小点，临床医生应该尽可能地沿着泪道的解剖路径进行探查。探针首先应垂直于睑缘进入泪小点约 2 mm，然后旋转 90°，使探针与眼睑平行。自此探针沿着泪小管向前进针 8 mm，如果在任何一个位点看到了探针的金属端，则可以明确泪小管撕裂（图 7-2）。泪道冲洗也可用于确定泪小管裂伤。

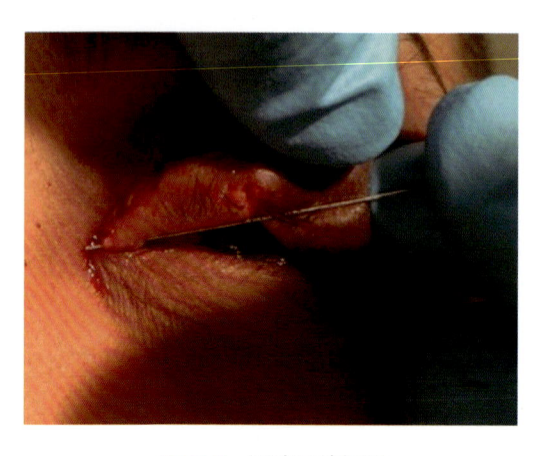

图 7-3 泪腺系统探测

注 泪器探查。泪道探针自上泪点进入，从泪小管裂伤口断端冒出。

在表面麻醉后，将一个钝性的泪道穿刺针连接装有生理盐水的 1 mL 或 3 mL 注射器，将针头插入泪小点和近端泪小管，缓慢注射生理盐水，对于泪器完好的患者，生理盐水将进入鼻咽部，患者会感觉并尝到液体的味道。在泪小管撕裂的情况下，注入的生理盐水将从泪小管撕裂处冒出来，并可被观察到。如果无法进行泪小点探查或泪道冲洗，可使用裂隙灯或手术显微镜（手术放大镜）放大倍数仔细检查，以帮助识别泪小管裂伤（图 7-3）。

二、泪小管损伤的重建

有几种方法可以用来修复泪小管裂伤，但本书仅介绍使用硅胶管的两种技术插管。这种插管的优点是重建正常的解剖结构[8]。依据损伤的复杂程度和损伤部位，泪小管断裂可以在局部麻醉或全身麻醉下修复。首先仔细地清理伤口，这样可以更好地观察受伤程度。同时，彻底探查以明确在伤口内是否存有异物。泪小管修复最理想是在受伤后 24 ～ 48 h 内进行，这样可以有效预防因为伤口纤维化和狭窄而导致的溢泪[9,10]。

第一种技术是使用单管支架（Mini Monoko 支架）进行修复，第二种技术是使用 Crawford 支架进行双管插管。双管插管更耗时、更复杂，本书将重点介绍单管插管。单管支架的好处是它直接作用于受损的泪小管；而双管支架也会穿过未损伤的泪小管，因而有医源性损伤泪小管的风险[10]。插管的第一步先要找出泪小管的断端、通常表现为黏膜衬里的小孔[11]。如前所述，在撕扯性损伤中这一步更具有挑战性。在放大倍数的情况下，用显微镜或手术放大镜可以提供帮助[11]。其他有助于找到泪小管远端断端的方法包括使用去氧肾上腺素或向泪器注射空气、生理盐水或荧光素。在组织上涂抹 2.5% 的去氧肾上腺素会使泪小管的断端的边缘翘起来。将空气、生理盐水或荧光素溶液注入未损伤的泪小管，可以看到从远端断端冒出气泡或液体[10-12]。

一旦确定了泪小管撕裂伤的远端断端，就可以将 Mini Monoka 支架切割成合适的尺寸，留出足够的长度，让它自泪小点进入，桥接断裂处，直到泪囊。最明智的切法是切割支架并保留比预期需要的长度长一些，因为如果切短了就不得不更换一根新的支架。笔者喜欢切割支架时造一个尖锐的远端，以便更容易穿过泪器系统。用泪小点扩张器扩张泪小点，将 Mini Monoka 支架自泪小点穿过泪小管的近端的断端。这一步骤应使用无齿镊操作，以防止损坏硅胶管。将硅胶管拉出继续向前推进直到硅胶管的近端边缘"锁定"并与泪小点的开口齐平。接下来，将硅胶管的远端经泪小管裂伤的远端断端进入泪囊。

笔者喜欢一手拿一把钳子，轻柔地将支架送进泪小管的远端断端，因为管子在泪囊里有卷曲并反折的倾向。连接 Mini Monoka 支架系统的两个切割端是手术中具有挑战性的一步。围绕在支架周围的泪小管周围组织采用 5-0 聚乳酸羟基乙酸缝线必须准确对位缝合。缝线要贯穿裂伤近端断端和远端断端部分的泪小管周围组织。在管子就位、缝线结扎之后，泪小管的两个断端吻合在一起，重建了泪液引流系统。建议在泪小管周围预置缝线，直到后续将支架放置好再将缝线系牢。这样做有利于将支架固定在合适位置。一旦缝线打结，伴随的皮肤撕裂伤就可以用经典的方式进行修复了，可能需要分层缝合。里面眼睑组织特有的层间对合修复。完成后，支架的近端应紧密贴合眼球并位于泪湖内。

如果使用双管状支架，相对的泪小管重复上述过程，这使得上泪小点和下泪小点之间有小部分管子会暴露在外。两个末端被收回至鼻腔，此时需要一个固定的步骤以帮助维持其在术后位置稳定不变[4]。如果患者遭受双泪小管裂伤，就需要使用双管状支架。

如果内眦韧带已从其骨性附着点上撕脱下来，可以使用缝线将其重新复位，或者使用更复杂的方法如钻孔将其重新连接到骨性附着点上（见眼睑撕裂部分）。

在修复所有泪小管撕裂伤后，患者需遵医嘱使用抗生素眼膏，每天 3 次，至少 1 周。硅胶管通常在手术修复后 3~10 个月将其移除，以使机体有足够的时间在支架周围形成新的泪小管系统[8,10]。在眼内滴一滴表面麻醉药后，用有齿镊夹住 Mini Monoka 支架的近端并很简单地将其自泪下点拉出即可。这个操作可以在办公室环境中轻松完成[10]。双管状支架的移除比较复杂，通常导管被发现并切断都要在鼻腔内完成。初次修复泪小管的成功率被认为超过了 92%，在没有区分是上泪小管还是下泪小管的前提下[8]（图 7-4~图 7-6）。

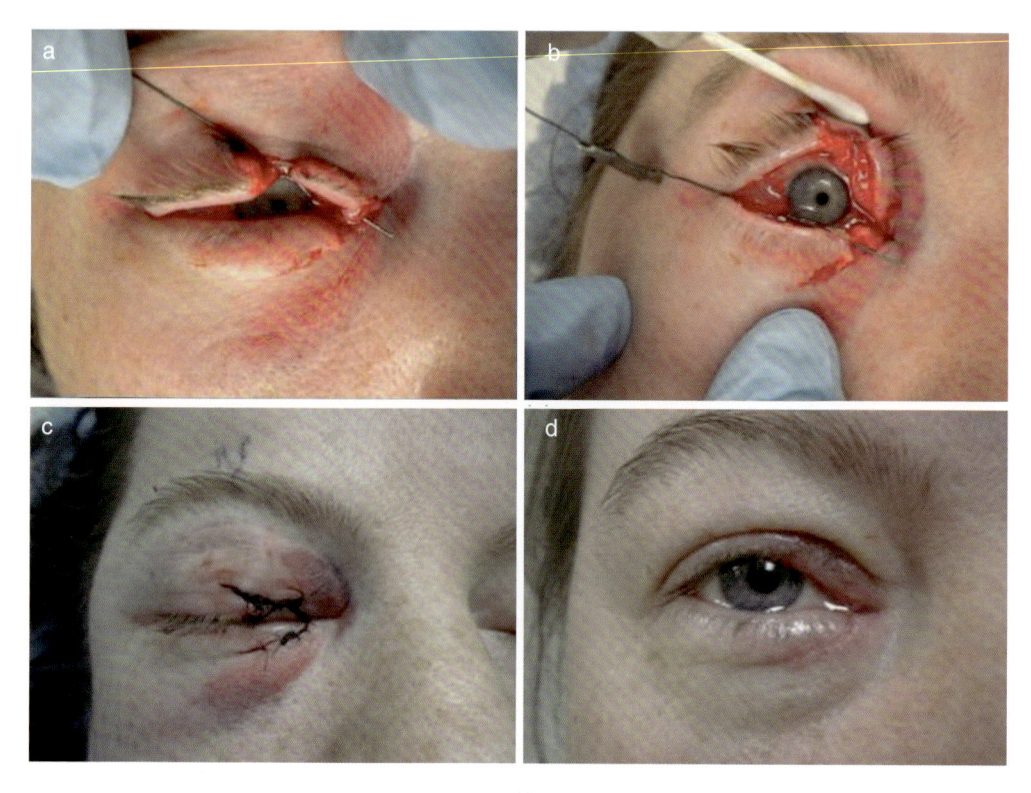

图 7-4 双泪管支架修复术

注 图 a 和图 b，泪小点探查显示双泪小管断裂。图 c，双泪管支架修复术毕照片。图 d，术后 2 周，可见睑缘位置和泪小点内支架位置均可。

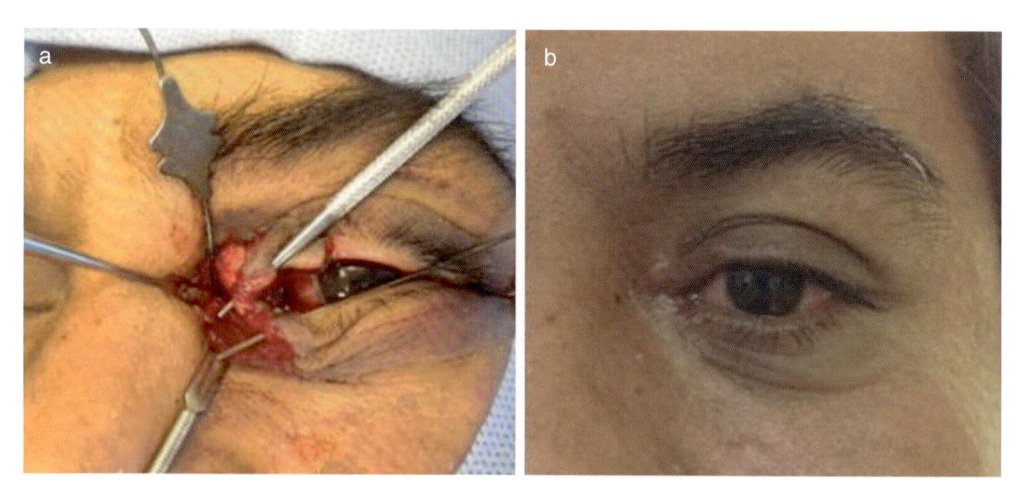

图 7-5 经双泪管状支架置入和撕裂修补术

注 图 a，泪小点探查显示双泪小管断裂合并内眦韧带撕脱，第 3 个泪道探针显示出上泪小管断端的位置。图 b，术后 3 个月，经双管状支架置入和撕裂修补术后，泪小点位于泪湖内，美容效果良好。

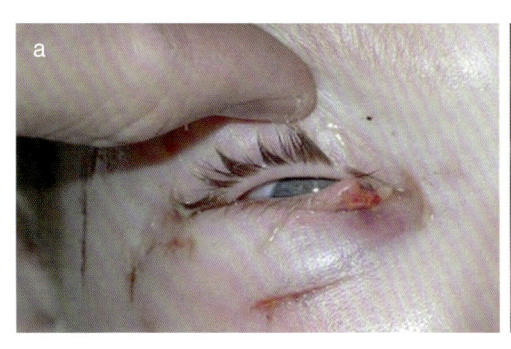

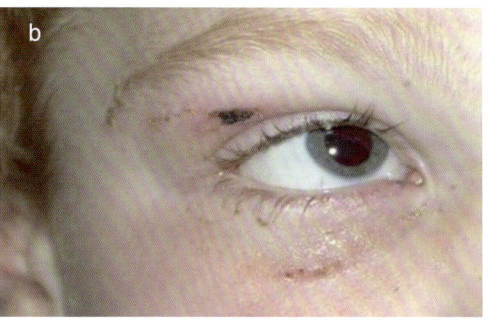

图 7-6　泪小管撕裂后的修复

注　图 a，一名 8 岁男孩因被狗咬伤而导致右下泪小管断裂。评估狂犬病状况，对伤口进行了修复。图 b，术后 1 周随访，眼睑与眼球的相对位置合适，Mini Monoka 支架位于泪湖内。

（Nora Silverman，Roman Shinder）

参考文献

[1] RECORDS RE. The conjunctiva and lacrimal system[M]//TASMAN W, JAEGER EA. Duane's clinical ophthalmology (2005 Ed [CD ROM]). Philadelphia: Lippincott, Williams & Wilkins, 2010.

[2] SAVAR A, KIRSZROT J, RUBIN PA. Canalicular involvement in dog bite related eyelid lacerations[J]. Ophthal Plast Reconstr Surg, 2008, 24(4): 296-298.

[3] KATOWITZ JA. Pediatric orbital trauma[M]//KATOWITZ JA. Pediatric oculoplastic surgery. 2nd ed. New York: Springer, 2002: 648.

[4] NERAD JA. Eyelid and orbital trauma[M]//NERAD JA. Techniques in ophthalmic plastic surgery. New York: Saunders Elsevier, 2010: 356-367.

[5] RATTAN GH, KULWIN DR, LEVINE M, et al. Management of ocular adnexal trauma[M]//BLACK EH, NESI FA, CALVANO CJ, et al. Smith and Nesi's ophthalmic plastic and reconstructive surgery. 3rd ed. New York: Springer, 2012: 207-229.

[6] KENNEDY RH, MAY J, DAILEY J, et al. Canalicular laceration: an 11-year epidemiologic and clinical study[J]. Ophthal Plast Reconstr Surg, 1990, 6(1): 46-53.

[7] NAIK M, KELAPURE A, RATH S, et al. Management of canalicular lacerations: epidemiological aspects and experience with mini-monoka monocanalicular stent[J]. Am J Ophthalmol, 2008, 145(2): 375-380.

[8] LIANG X, LIN Y, WANG Z, et al. A modified bicanalicular intubation procedure to repair canalicular laceration using silicone tubes[J]. Eye, 2012, 26 (12): 1542-1547.

[9] JORDAN DR. To reconstruct or not[J]. Ophthalmology, 2000, 107(6): 1022-1023.

[10] KALIN-HAJDU E, CADET N, BOULOS P. Controversies of the lacrimal system[J]. Surv Ophthalmol, 2015.

[11] EO S, PARK J, CHO S, et al. Microsugrical reconstruction for canalicular laceration using monostent and mini-monoka[J]. Ann Plast Surg, 2010, 64(4): 421-427.

[12] CHO SH, HYUN DW, KANG HJ, et al. A simple new method for identifying the proximal cut end in lower canalicular laceration[J]. Korean J Ophthalmol, 2008, 22 (2): 73-76.

第八章
眼球摘除术

第一节 概 述

眼外伤导致双目视觉和深度知觉的丧失，可以导致患者自卑引起心理伤害。眼球摘除是指切除整个眼球同时保留眼的附属器和眼眶组织[1]。急性创伤患者精神状态不好或不同意行眼球摘除术时，笔者强烈建议在手术可行的情况下，不管术前视力或眼外伤的严重程度如何，均应首先闭合破裂的眼球，不建议行一期眼球摘除术。这种处理方法可以给患者充足的时间考虑，允许患者在最初的创伤和异常的精神状态得到缓解后做选择。在特殊情况下，如果眼球破损已经没有视觉功能，并且眼科医生无法修复破裂的眼球，即严重的伤害导致眼球破裂失去视功能并且无法修复的的眼球严重创伤，可以考虑行眼球摘除术治疗[2]（图8-1）。在外伤环境下摘除眼球需要眼科医生的体谅和同情。眼科医生也有责任告知患者术后护理和对患者外观的期望。这些步骤做得有条不紊，可以帮助患者恢复生活。

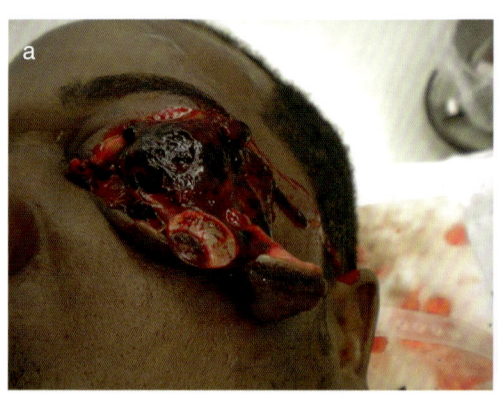

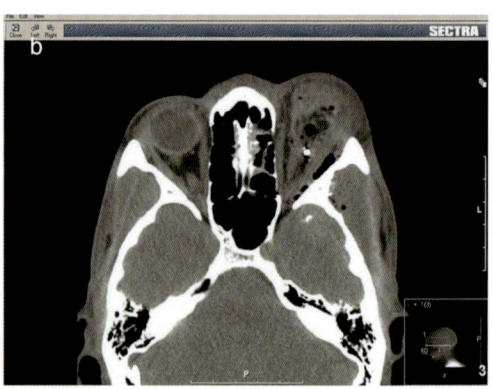

图 8-1 无法修复的眼球严重创伤

注 图a，穿透性眼周创伤后左眼球不可挽救破裂，角膜和巩膜残留沿下眼睑可见的大体外部照片。图b，眼眶轴位CT显示左眼球紊乱，无法辨别眼内结构。

无眼眼窝指的是已经移除眼球的眶壁。Gougelman 等[3] 概述了理想无眼眼窝的特征，具体如下。

（1）一个中心良好的埋置式眼眶植入物将最小化迁移和挤压。

（2）健康的结膜和深凹允许义眼偏移。

（3）眼睑位置、色调正常。

（4）对称的上眼睑折痕对侧眼睑。

（5）睫毛和眼睑的正常位置边缘。

（6）上覆义眼运动良好。

（7）舒适的义眼类似于对侧球体。

无眼球手术的目标是达到无痛、无烧伤的眼眶，带义眼，看起来和移动时尽可能靠近未受影响的眼。图 8-2 说明了无眼眼窝、眶内植入和上覆义眼的关系。

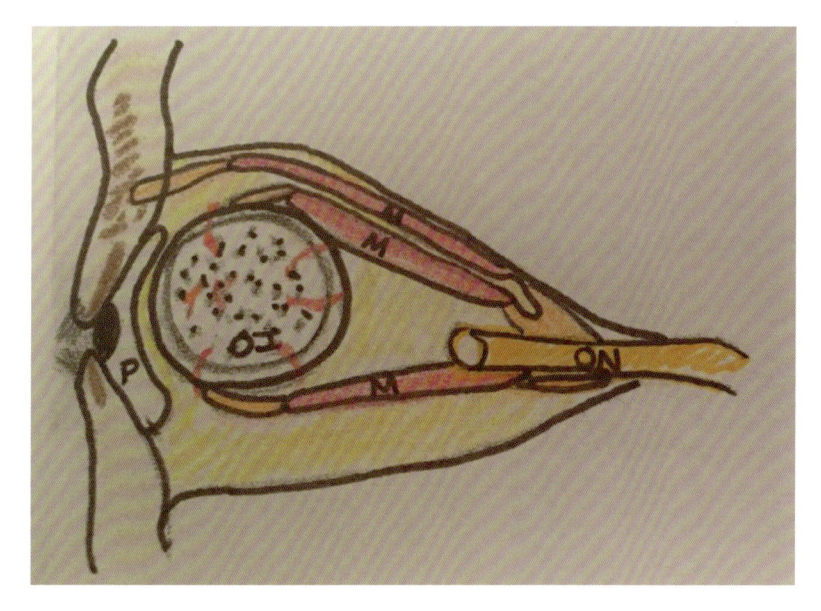

图 8-2　无眼眼窝、眶内植入与义眼座的关系示意图

注　P：人工眼；OI：眶内植入；M：眼外肌；ON：视神经。

第二节　术前计划和评估

眼科医生应该详细说明眼科病史，并对眼球和周围软组织进行仔细的检查评估，尤其是对钝挫伤、穿透伤、可能存在的异物等损伤的机制作出判断。穿透伤损害的程度取决于物体的大小、速度及其构成。尖锐的物体如碎玻璃或刀具在眼球上有明确的撕裂伤口；空气枪弹伤具有很高的动能能量，可以造成严重的眼损伤。Esmaeli 等[4]研究了穿透性眼外伤包括尖锐伤害机制、钝伤或导弹损伤与视力预后不良有关。

眼内异物可能导致机械损伤、感染或对眼内结构有毒害作用，因为它们可以寄宿在眼前段或眼后段的任何地方。机械损伤包括白内障形成、玻璃体液化、视网膜撕裂。石头和有机异物感染率较高，其他物质如玻璃、塑料、金和银是惰性的，感染率不那么令人担忧。CT 薄层扫描检测定位金属异物，MRI 检查金属异物。Patel 等[5]报道了 74 例经过手术证实眼内异物的创伤性开放性眼球外伤患者，临床眼科检查确定了 74 例中有 34 例（46%）异物患者，CT 扫描确定了 59 例中有 56 例（95%）异物患者。

创伤患者的初始管理包括通过临床检查和寻找更严重威胁身体生命的体征。头部受伤和胸部创伤最为重要，可能需要紧急手术探查。眼球手术的目标应与患者及其家属讨论，包括眼球摘除术，恢复带有植入物的眼眶容积以及后期假体的美学效果等[6]。告知患者及其家属在手术部位上先放置一块贴片 5 d，使用丙烯酸构象，手术 6 周后给患者定制眼部假体配件。还应告知患者手术后眼疼痛、休息以及所需的后续随访问题。眼科医生还要告知手术并发症的风险，如植入物的感染、暴露或迁移，可能需要额外的手术[1,6]。最后，需要选择多孔或非多孔眼眶植入物。多孔植入物是指植入大量相互连接的孔或整个结构中允许手术后纤维血管向内植入生长，包括羟基磷灰石、铝氧化物和多孔聚乙烯等。非多孔植入物是实心的，不允许纤维血管长入，包括聚甲基丙烯酸甲酯及硅酮材料。多孔植入物的优势在于允许宿主纤维血管进入互连孔，可能降低迁移、感染风险，但多孔植入物表面粗糙会刺激筋膜、结膜变薄产生不适。更光滑的非多孔植入物暴露率更低，但迁移率更高。非多孔植入物最大的的优点是比多孔材料便宜得多。多孔聚乙烯植入物比羟基磷灰石表面更光滑而便于植入，减少刺激放置后覆盖的组织[7,8]。

第三节　眼球摘除与交感性眼炎

交感性眼炎是一种双侧肉芽肿性后发性全葡萄膜炎，多发生在穿透性创伤。受伤的一只眼称为诱发眼，而没有受伤的另一只眼称为交感眼。最初外伤破裂的眼球，眼内葡萄膜脱出通常是一个特征，对交感性眼炎的发病至关重要。可能的发病机制：葡萄膜色素被认为是抗原刺激。视网膜 S 抗原、光受体间视黄醇结合蛋白、黑色素相关抗原，它提供了眼内通道使抗原到达局部淋巴结，这个眼内腔没有淋巴引流，穿透伤口将葡萄膜视网膜抗原暴露于结膜淋巴管，从而诱导免疫病理反应[9]。虽然精确的自身抗原仍不确定，组织学上，弥漫性肉芽肿性非坏死性炎症反应出现在由淋巴细胞和含吞噬细胞的上皮样组织细胞黑色素[9]。免疫组化技术证明疾病早期有 CD4$^+$T 淋巴细胞和 CD8$^+$T 淋巴细胞的出现[9]。

有在创伤最初 2 周至 3 个月引起典型的全葡萄膜炎病例，也有创伤后 50 年引起交感性眼炎的报道[9]。眼外伤后交感性眼炎的发生率为 0.2%～0.5%。但这些估计是基于回顾性研究[10]，前瞻性研究估计 1 000 万例穿透性损伤或手术导致交感性眼炎[10]。传统眼球摘除术是一种减少交感性眼炎发生的治疗方法，而眼球内容物剜除术不能消除交感性眼炎，因为葡萄膜组织不能完全离开巩膜外壳。原发性眼球摘除术应在发生外伤的 2 周内进行，最好是在判断眼球不可挽救后尽快进行[1,2]。本书第十一章详细介绍了交感性眼炎的内容。

第四节　眼球摘除术的手术技巧

一、手术前准备

整个手术室团队核查患者身份及确认手术眼之后，眼球摘除手术通常在全身麻醉下作为门诊手术进行，如果有全身麻醉禁忌证，可以选择静脉镇静与局部球后阻滞麻醉。手术期给以静脉用抗生素和静脉注射类固醇以减少术后眼眶水肿和眼眶肿胀。

二、手术步骤

整个手术室团队核查患者身份及确认手术眼之后，患者取仰卧位，手术眼行无菌消毒、铺无菌辅料。开睑器开睑，用 Wescott 剪刀沿角膜缘行球结膜切除术 360°剪开（图 8-3a）。然后钝性分离结膜囊及眼外肌；识别每条直肌，将每一条直肌用肌肉钩固定分离，用 6-0 聚乳酸缝线预置缝合固定，然后间断直肌。垂直直肌在插入球体时被切断，而水平直肌在距球体几毫米处剪断，留下一个短的肌腱残端附着在球体上（图 8-3b）。

在切断肌腱之前，应用双极电灼有助于止血。每根直肌的缝线末端都可以在 Bulldog 夹钳或小夹钳的帮助下保持在手术区域之外。上下斜肌以类似的方式分离，以类似的方式切断，无缝合叠瓦，允许缩入眼眶。在手术中处理眼外肌时，必须注意生理性眼心反射。当牵引眼外肌时，患者可能会出现心动过缓。麻醉医生应该在术前和刺激直肌前再次提示这种可能性，一旦发生眼心反射，需要静脉注射毒蕈碱性乙酰胆碱拮抗剂，如阿托品、甘吡咯酸盐。立即停止刺激，心脏窦性心律恢复正常，继续完成手术。水平直肌腱残端用齿钳夹持，球体旋转，帮助分离软组织附着物，直到能够自由旋转。将内侧直肌残端侧向旋转时确认视神经，用视神经长剪刀切断，在切断前用长手术夹进入眼眶内侧，以促进止血（图 8-3c）。然后将眼球从眶腔内提起，仔细切割最后的软组织附着物，不要切割到先前放置的缝线。眼球送组织病理检查。然后用冷盐水浸泡的纱布直接按压眼眶眶腔内，再进行几分钟的止血，直到视神经内视网膜中央动脉的切口平静下来。值得注意的是，在一个不可挽救的破裂眼球的设置，眼内内容物可能无法识别，解剖结构可能会扭曲，导致没有形成的眼球来执行所有提到的标准步骤，使手术更具挑战性。

将眼眶植入物置于眶内空间，通过施加温和的后压力"固定"（图 8-3d）。成人选择 20 mm 大小植入物放置，保持足够眼眶体积。选择固定直肌缝线缝

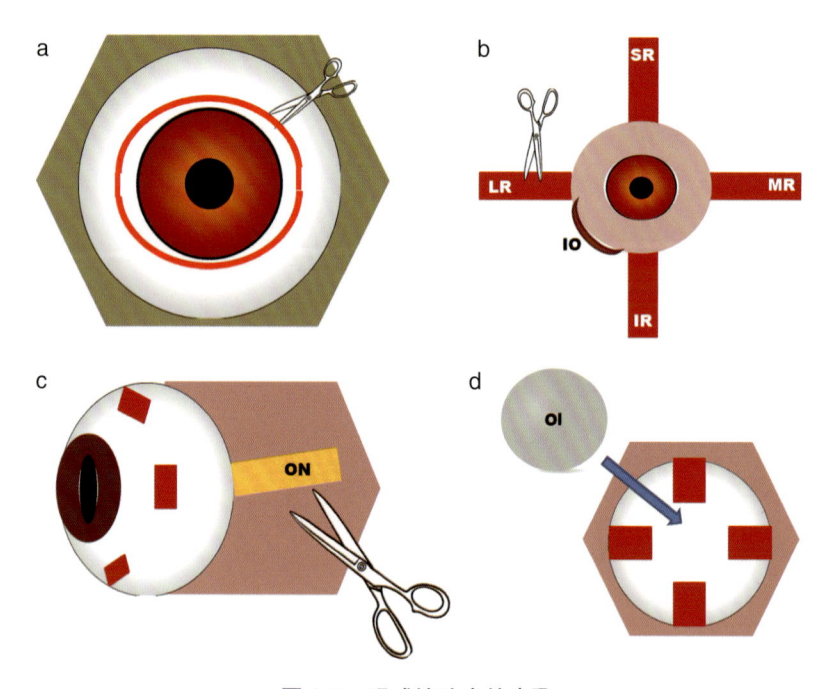

图 8-3　眼球摘除术的步骤

注　图 a，角膜缘结膜切开 360°。图 b，每一条直肌识别分离后，切断四条直肌和上、下斜肌。图 c，用长剪刀切断视神经前，对视神经进行识别、梳理和夹持。图 d，眶内植入物放置于眶内，后压较轻。LR：外直肌；SR：上直肌；MR：内直肌；IR：下直肌；IO：下斜；ON：视神经；OI：眶内植入物。

合腱膜和结膜。更传统的方法是把它们固定在植入物的前部，就在它们的正常解剖插入点的前面。然后，眼球筋膜被 5-0 聚乳酸缝线以间断的方式精心封闭，以防止植入物暴露。很重要的一点是，眼球筋膜不能在紧张状态下闭合。如果存在张力，则植入物应更靠后放置在眼眶内，如果已经靠后放置，则表明所选植入物过大，应更换为较小的植入物，以防止植入物暴露和挤压。结膜用 6-0 缝线缝合。布比卡因球后阻滞加肾上腺素有助于减轻术后疼痛。抗生素软膏涂在结膜上。在结膜上方的眼睑穹隆内放置一个丙烯酸树脂排气孔。然后在插座上放置一个压力贴片，并在面颊和前额皮肤上涂抹安息香或乳香醇，使贴片保持几天的安全。

第五节　眼球摘除术的术后护理

一、术后疼痛的处理

术后疼痛用止痛药物治疗，可给予对乙酰氨基酚加或不加可待因和氢可待因。严重的疼痛可以用更有效的口服麻醉药治疗。约 1/3 的无眼手术患者术后出现恶心症状，可以通过术中和康复室的止吐疗法来治疗[1]。

二、药物治疗

短期口服抗生素和类固醇激素可以减轻组织水肿，增加患者的舒适度。患者在术后 5 d 取出眼内贴片，局部联合使用抗生素、类固醇眼膏，每天 3 次，持续数周。如果患者的眼内贴片在愈合阶段脱落，可以由患者或外科医生将其替换到睑缘中。如果出现大量水肿和化学反应，则眼内贴片可能无法留在体内，并且可以移除，直到可以放回原位。一旦取下贴片，患者就会得到一张含有聚碳酸酯镜片的眼镜处方，以保护另一只眼，直到患者生命的剩余时间。

三、安装义眼座

患者术后 6 周需要眼科医生进行评估和制作义眼座，义眼座位于结膜和眼睑穹隆内，并替换成形器。术后 3 个月，检查患者是否佩戴义眼座，以确保舒适、美观，并检查下睑组织是否健康。假体安装不当可能会引起眼窝刺激、不适和慢性眼窝放电。每 5 年对假体进行 1 次检查或用新的假体重新固定球窝，可能有助于防止黏液生成、化脓性肉芽肿形成或植入物暴露。上、下眼睑及上沟在术后随时间变化。上睑下垂，下眼睑松弛伴回缩或外翻，以及上深沟可能需要人工调整或手术干预。此后建议每年随访 1 次，继续监测假体的舒适度以及每次访视时检查植入物暴露的潜在眼组织。轻微的暴露可以用局部抗生素保守治疗，严重的暴露需要修补暴露区域或更换眼眶植入物。深上沟畸形可以用透明质酸填充物或骨膜下植入物来增加眼眶容积。图 8-4 是一例摘除眼球和假体植入术后的患者。

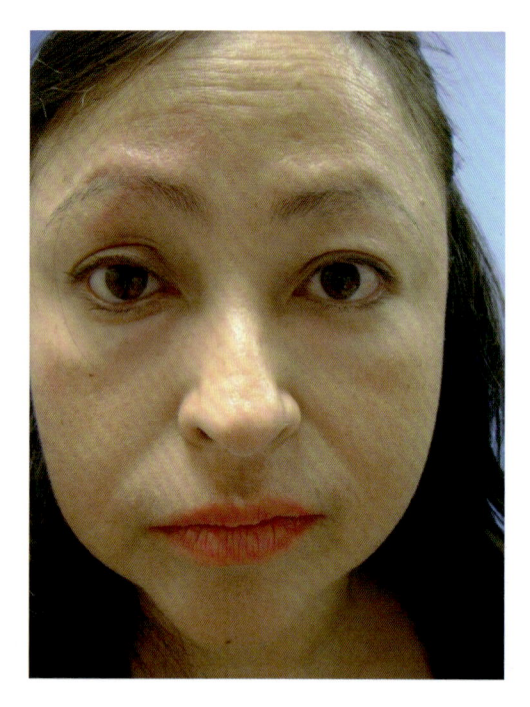

图 8-4　右眼球摘除后安装义眼的患者

典型病例

患者男，21 岁，因枪伤到右眼球和面部入急诊室。检查显示，患者右眼球发生无法挽救的严重破裂，并有其他眼周损伤（图 8-5a）。眼眶 CT 检查显示右眼球严重破裂伴眼球功能紊乱（图 8-5b）。给予患者一期右眼球摘除术和眼周重建进行治疗。经检查，摘除的眼球破裂非常严重（图 8-5c）。

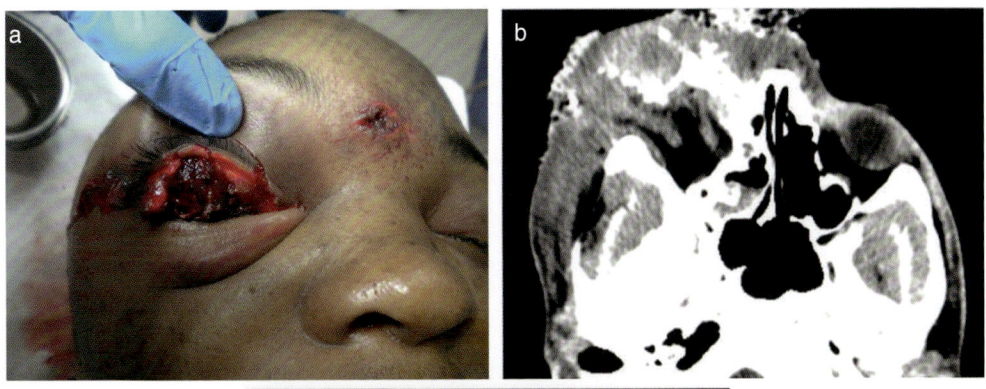

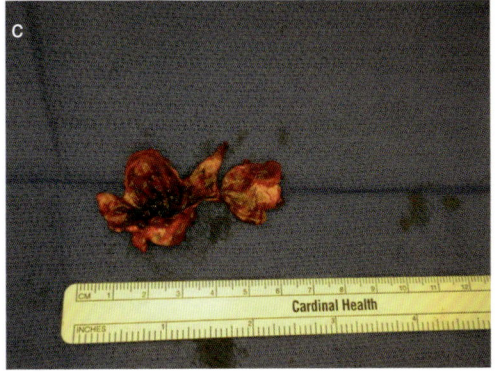

图 8-5 右眼球严重破裂患者

注 图 a，患者右眼球严重破裂。图 b，轴位 CT 检查显示右眼球功能紊乱。图 c，摘除的眼球标本，显示破裂非常严重。

（Mamta Shah，Roman Shinder）

参考文献

[1] RATTAN GH, KULWIN DR, LEVINE M, et al. Management of ocular adnexal trauma[M]// BLACK EH, NESI FA, CALVANO CJ, et al. Smith and Nesi's ophthalmic plastic and reconstructive surgery. 3rd ed. New York: Springer, 2012: 207-229.

[2] MOSHFEGHI DM, MOSHFEGHI AA, FINGER PT. Enucleation[J]. Surv Ophthalmol, 2000, 44(4): 277-301.

[3] TIMOTHY NH, FREILICH DE, LINBERG JV. Evisceration versus enucleation from the ocularist's perspective[J]. Ophthal Plast Reconstr Surg, 2003, 19(6): 417-420.

[4] ESMAELI B, ELNER SG, SCHORK A, et al. Visual outcome and ocular survival after penetrating trauma: a clinicopathologic study[J]. Ophthalmology, 1995, 102: 393-400.

[5] PATEL SN, LANGER PD, ZARBIN MA, et al. Diagnostic value of clinical examination and radiographic imaging in identification of intraocular foreign bodies in open globe injury[J]. Eur J

Ophthalml, 2012, 22 (2): 259-268.
[6] CUSTER PL. Enucleation: past, present, and future[J]. Ophthal Plast Reconstr Surg, 2000, 16(5): 316-321.
[7] PERRY AC. Advances in enucleation[J]. Ophthal Plast Reconstr Surg, 1991, 4: 173-182.
[8] BLAYDON SM, SHEPLER TR, NEUHAUS RW, et al. The porous polyethylene (Medpor) spherical orbital implant: a retrospective study of 136 cases[J]. Ophthal Plast Reconstr Surg, 2003, 19: 364-371.
[9] RAMADAN A, NUSSENBLAT R. Visual prognosis and sympathetic ophthalmia[J]. Curr Opin Ophthal, 1996, 7: 39-45.
[10] KILMARTIN D, DICK A, FORRESTER J. Prospective surveillance of sympathetic ophthalmia in the UK and Republic of Ireland[J]. Br J Ophthal, 2000, 84: 259-263.

第九章
眼眶外伤

第一节　眼眶的解剖

眼眶是颅骨内的一个骨性空腔，眶内有眼球及其附属器。眼眶有许多重要的解剖标志，了解它们与周围结构的关系对于创伤的准确诊断有重要作用。

眼眶容积为 30 mL，其中眼球占 6.5 mL，呈锥形。眼眶由 7 块骨组成（图 9-1）。眶顶由额骨和蝶骨小翼构成，有泪腺窝、滑车窝和眶上切迹。颅前窝和额窦分别在眶顶的后面和上面。颧骨、额骨、蝶骨大翼形成眼眶的外侧壁。外侧壁的重要解剖标志有眶结节，它是上睑提肌腱膜外侧端、睑外眦韧带、眼球悬韧带、外直肌节制韧带的联合附着处。颅中窝在外侧壁的后方，颞窝在其外侧。外侧壁是眶骨最强的骨壁。筛窦、泪腺、上颌骨和蝶骨小翼形成内侧壁。筛骨（纸样板）是眼眶最薄的骨质，是眼眶内侧壁骨折的常见部位。筛窦和蝶窦位于眶内侧壁。上颌骨、颧骨、腭骨形成眶底（眶下壁）。上颌骨是眶底第二薄骨，是眶底骨折的常见部位。眶底有眶下沟和眶下管，是眶下动脉和三叉神经上颌支（Ⅴ2）出眶的径路。眶底和上颌窦顶部的解剖位置相同。眼眶内有视神经（Ⅱ）、眼球、眶脂肪、眼外肌和其相应的支配神经动眼神经（Ⅲ）、滑车神经（Ⅳ）、展神经（Ⅵ）、三叉神经（Ⅴ2）、血管和神经以及泪腺。蝶窦的大翼和小翼形成眶上裂。眶上裂传递动眼神经（Ⅲ）、滑车神经（Ⅳ）、展神经（Ⅵ）以及三叉神经（Ⅴ）的眼分支、眶上静脉和交感神经纤维。眶下裂位于眶外侧壁和眶底之间，有眶下神经（Ⅴ2）和眼下静脉通过。视神经管位于蝶骨小翼，长 8～10 mm，有视神经、眼动脉和交感神经通过。外伤性视神经管骨折可导致视神经损伤和视力丧失。鼻旁窦位于眼眶（图 9-2）。

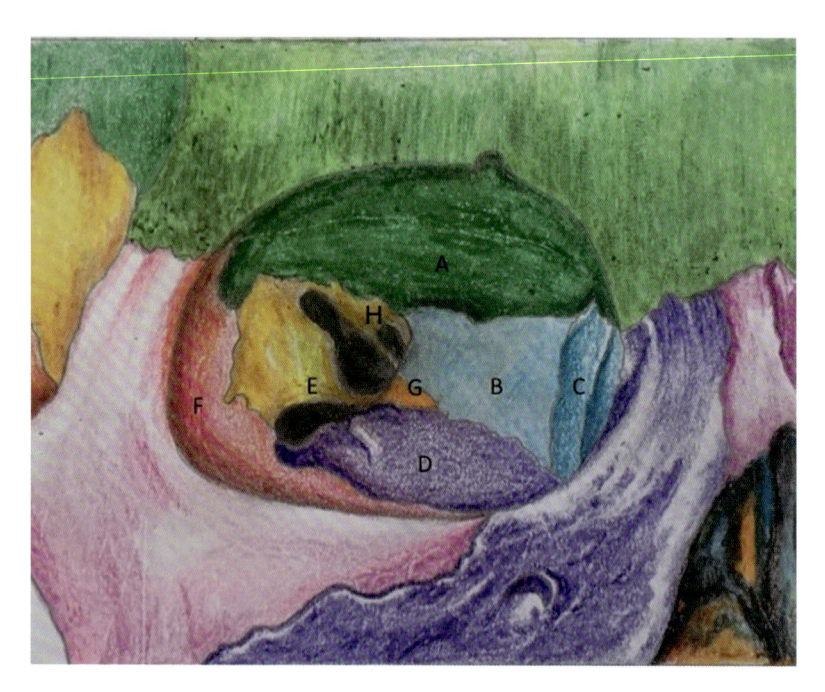

图 9-1 右眼眶骨

注 A：额骨；B：筛骨；C：泪骨；D：上颌骨；E：蝶骨大翼；F：额颧弓；G：腭骨；H：蝶骨小翼。

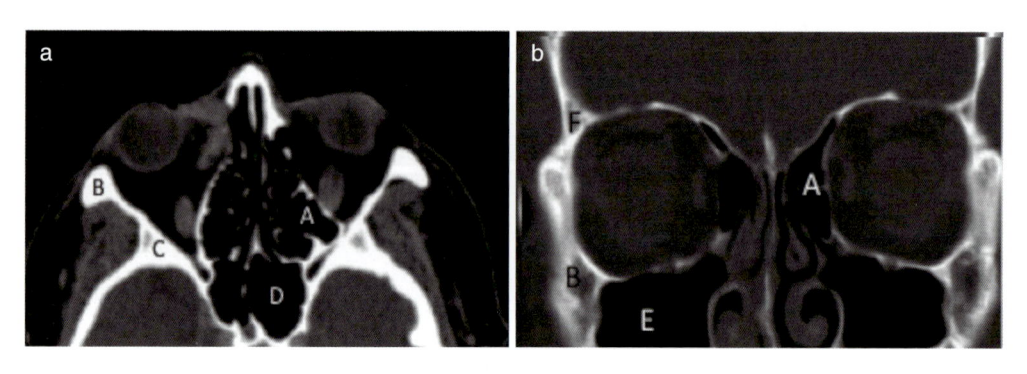

图 9-2 CT 显示眼眶的窦腔与眶骨位置

注 图 a，水平位。图 b，冠状位。A：筛窦；B：颧骨；C：蝶骨大翼；D：蝶窦；E：上颌窦；F：额骨。

Zinn 环是上直肌、下直肌、内直肌和外直肌共同起源于眶的重要解剖标志。视神经孔和眶上裂的中央部分被包围在环内。眶尖的这一部分称为动眼神经孔。动眼神经（Ⅲ）的上下分支、展神经（Ⅵ）和三叉神经（Ⅴ）的分支鼻睫神经通过此孔（图 9-3）。泪神经、额神经、滑车神经和眼上静脉从环外间隙的上部穿过。

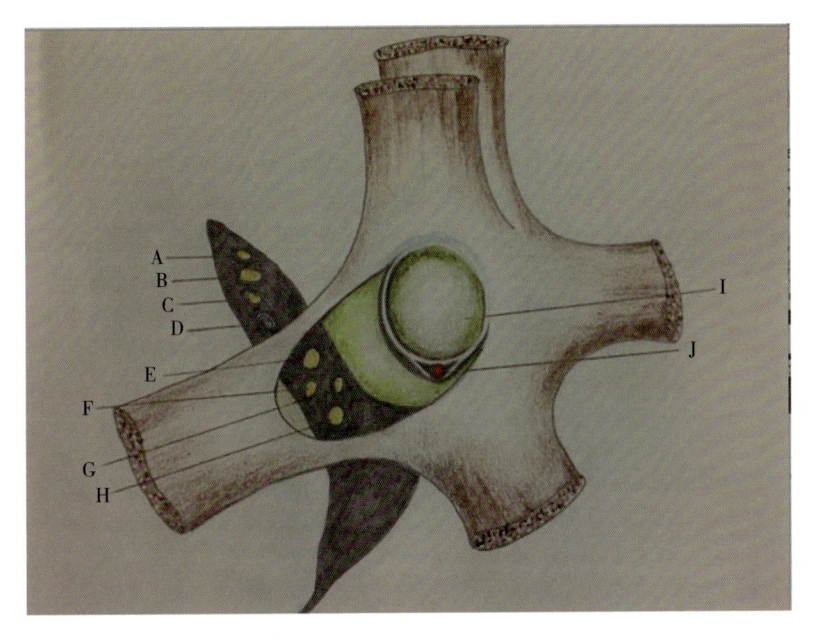

图 9-3　通过右眶顶和眶上裂的结构

注　A：泪腺神经；B：额神经；C：滑车神经；D：眼上静脉；E：动眼神经上支；F：展神经；G：鼻睫神经；H：动眼神经下支；I：视神经；J：眼动脉。

眼眶根据眼外肌、眶骨骨膜和腱筋膜的位置被分成不同的区域，在眶内形成 5 个手术间隙。肌锥外间隙位于眶周和直肌圆锥之间。肌锥内间隙位于直肌圆锥内。骨膜下间隙位于骨与眶周之间。巩膜外隙位于 Tenon 囊和眼球之间。蛛网膜下腔位于视神经和视神经鞘之间（图 9-4）。视神经位于肌锥内间隙。任何导致筋膜间隙综合征的外伤，由于空气或血液积聚在肌锥内间隙，都有造成视神经压迫及远期视力下降的风险。总腱环与前部的直肌相连，把眼眶分成肌锥内和肌锥外两个部分。眼眶血供主要来自眼动脉，眼动脉是颈内动脉的分支。一小部分血供也来自上颌动脉和面部动脉，这些动脉是颈外动脉的分支。眼眶静脉引流主要由眼上静脉提供，此静脉从眼眶鼻上象限流出，穿过眶上裂，排入海绵窦。

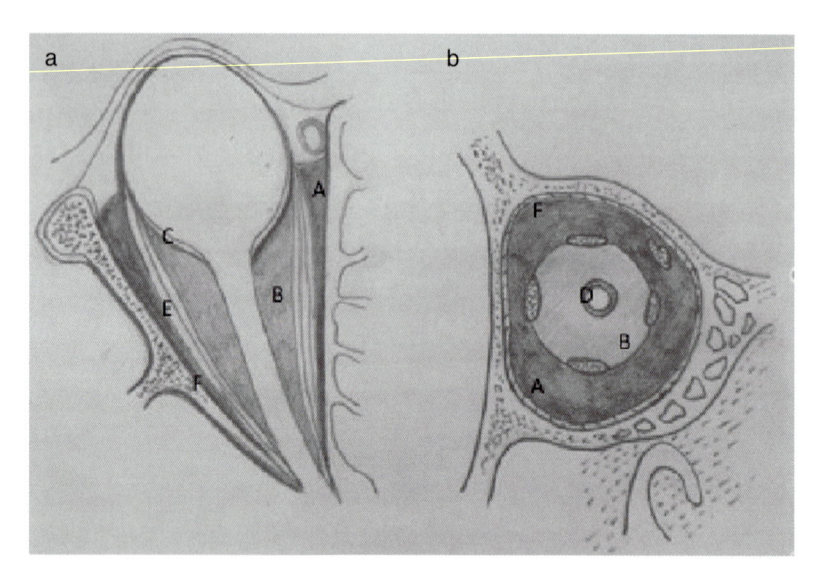

图 9-4　眼眶间隙

注　图 a，水平位。图 b，冠状位。A：肌锥外间隙；B：肌锥内间隙；C：巩膜外隙；D：蛛网膜下腔；E：眼外肌；F：骨膜下间隙。

第二节　眼眶创伤管理

详细的病史和检查对指导临床医生确定创伤的范围、制订急诊治疗方案、预防后期并发症包括永久性视力丧失非常重要[1]。要确定外伤的时间、原因，是钝挫伤还是穿透伤。如果存在视力改变或复视，提示可能有病情严重，伤及眼球及眼眶。如果不存在这种改变，也不能排除严重创伤。恶心或呕吐提示可能有眶壁骨折、肌肉嵌顿。眼眶外伤患者的检查包括视力和各方位的眼球运动。视野检查有利于确定是否存在视神经创伤。无眼球穿透伤患者，应该检查眼压。

眼眶 CT 是一项有效、快速评价病情的检查。患者接受低剂量（1～14 mSv）辐射[2]。冠状切面最适于评价眼眶骨折。CT 也可用于评价眼眶或眼内异物[3]。MRI 可更好地显示眼眶软组织，不涉及辐射暴露，但禁用于金属异物，很少用于急性创伤的患者。

第三节 眼眶外伤的类型

一、眼眶挫伤

眼眶挫伤继发于钝挫伤，可表现为不同程度的疼痛、视物模糊、眼球突出、眶周水肿和瘀斑。摄片显示眶膈前水肿，无骨折及其他严重改变。治疗方法是抬高床头、冷敷、镇痛。建议部分患者使用口服类固醇来缓解肿胀和炎症。在大多数情况下体征和症状具有自限性，数天至数周内消退。

二、眼眶骨折

眼眶爆裂性骨折在颌面部外伤中发生率为18%～50%[4]。常见体征包括眼周水肿和瘀斑、复视，伴减少眼外运动和感觉减退。严重的眼眶骨折在眶周水肿消退后有时可导致一过性眼球内陷（＞2 mm）。薄片眼眶CT，尤其是冠状切面扫描，对了解骨折范围是十分必要的。

1. 眶底骨折

眶底骨折占全部眼眶骨折的65%～80%，分为单纯性和非单纯性骨折。单纯性骨折多见，眶缘完整，是因眼球受到钝器撞击导致继发性眶底骨折。非单纯性骨折较少见，是由外力直接撞击眶缘，导致眶底骨折。目前主要有两种理论解释眼眶爆裂性骨折的病理生理学：液压转移理论和坍塌理论。液压转移理论认为，创伤作用于眼球之后的反冲力导致骨折[5-7]。坍塌理论认为，创伤力沿着眶缘传导至眶骨导致骨折[5-7]。眼眶骨折患者可能伴有水肿、瘀斑、眼球内陷和复视。如果存在移位性骨折，触诊该区域很重要，可能出现捻发音或眶缘骨质移位[8]。眼外的球结膜水肿，眼眶出血或炎症，肌肉或神经损伤可限制眼球运动。眶底骨折累及眶下裂可导致三叉神经上颌支（Ⅴ2）分布区的感觉麻木（包括受影响侧的脸颊，下眼睑，上唇、上牙龈和牙），这通常需要数周到数月的观察才能解决。患者可表现为眼球上转和下转功能的限制以及上下注视时出现复视。如果骨折范围很大，超过50%眶底，尤其是伴有较大的内侧壁骨折，可能引起眶软组织进入邻近的窦致眼球内陷。大多数眶底骨折不需要手术干预。

嵌顿（entrapment）更常见于儿童的trapdoor眶底骨折，原因是儿童人群的骨骼弹性更高。儿童眶骨更有弹性，容易立即折回创伤后的正常位置，因此会出现眼眶软组织在骨折面的嵌顿。患者可出现恶心、呕吐、复视、心动过缓。这可能是眼球上下运动受限时，眼球不能越过中线。急性创伤时，眼球运动可能由于肌肉创伤、血肿、水肿或疼痛而受限。假象可以通过临床检查、放射线检测来鉴别。根据笔者的经验，放射科医生有时可能会遗漏骨折，并且报告模糊。因此，外科医生仔细分析所有眼眶外伤患者 CT 结果至关重要。如果怀疑嵌顿性骨折（entrapped fracture），患者必须进行心脏监测和指导患者放松，切勿过度眼球运动，否则可能触发眼心反射同时做好紧急手术的准备。眼心反射来源于三叉神经和迷走神经反射弧，可导致患者心动过缓或心律失常[3, 9–12]。

图 9-5 描绘了眶底骨折，眶内组织嵌顿时反应图及与下直肌的密切关系。需要注意，眼眶骨折，眼眶内组织嵌顿可由任何眼眶软组织的嵌顿包括脂肪，并不需要下直肌位于或低于骨折平面。正是这个筋膜网络使眼眶软组织成为一个单独的功能单位。

上颌骨位于眶底后内侧，是眶底最薄的部分，所以是骨折的好发部位（图 9-6）。少部分眼眶骨折可表现为"白眼"爆裂性眼眶骨折（"white-eyed blowout"），尤其见于 16 岁儿童[13]。此类骨折患者软组织损伤体征少，眼球内陷少，CT 扫描脱出组织或骨折区少。但是，它们有明显的肌肉上转和下转受限，伴有眼球运动时心动过缓。具备上述征象时，一旦确诊了嵌顿，要迅速行手术治疗。

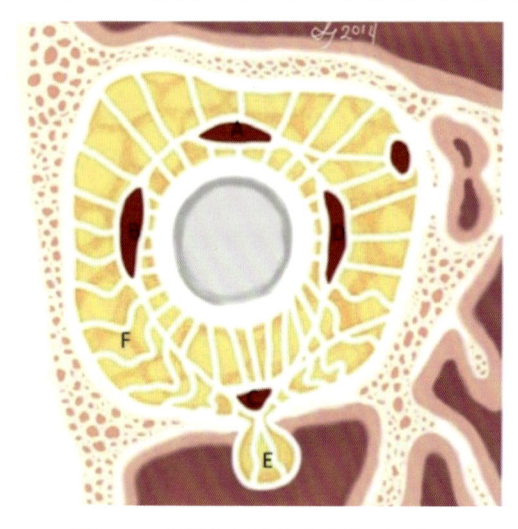

图 9-5　右眶底断裂带内陷的原理图
注　E：软组织嵌顿；F：筋膜。感谢 Sunny Tang。

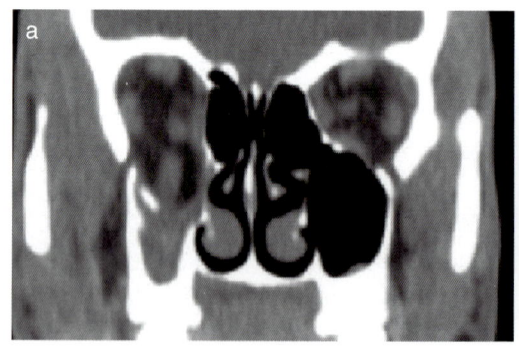

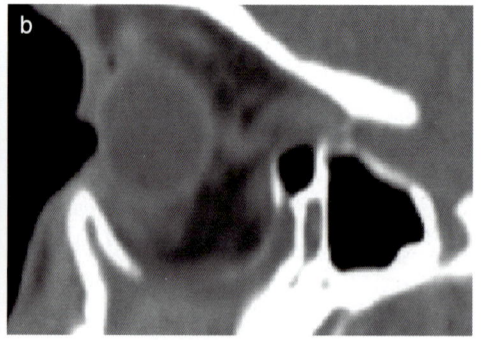

图 9-6　眼眶 CT 扫描显示右眶底大移位骨折伴眶软组织脱出至上颌窦
注　图 a，冠状位。图 b，矢状位。

2. 内侧壁骨折

内侧壁骨折（图 9-7）最常累及筛骨（纸板），大部分可保守治疗。少数情况下会出现内直肌嵌顿，患者需要急诊手术修复。患者可能表现出眼球外转受限和水平复视。由于内侧壁邻近筛窦，骨折可导致眼眶气肿，严重时引起筋膜间隙综合征

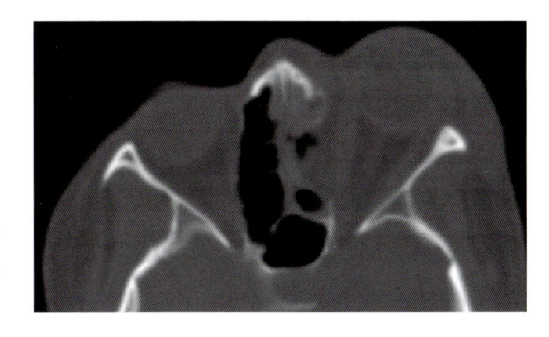

图 9-7 水平位 CT 扫描显示左内侧壁骨折

（compartment syndrome）。如果内壁和眶底骨折同时存在，眼球进行性内陷的风险极大增加，需 Hertel 眼球突出度测量及其他临床密切监测。

3. 眶顶骨折

眶顶骨折通常是由于钝伤或弹击伤所致，在儿童中更常见，因为儿童尚未形成气化的额窦来缓冲创伤的影响。大多数眶顶骨折不需要手术修复。如果存在眶顶骨折，需要神经外科医生会诊，评估并排除颅内损伤。如果需要手术，同时存在严重的颅内损伤或血肿，需与神经外科医生联合手术。搏动性眼球突出可作为严重粉碎性骨折的迟发性并发症发生，是脑脊液搏动通过眶顶骨缺区传导至眼球引起。

4. 眶尖骨折

眶尖骨折累及视神经管、眶上下裂，可引起外伤性视神经病变、多发性脑神经病变和长期视力障碍。

5. 眶外侧壁骨折

侧壁骨折很少见，因为有颧骨和蝶骨大翼的较强保护。一种特殊类型的累及外侧壁的骨折称为眶—颧—上颌复合体骨折（zygomaticomaxillary complex，ZMC）或三角部骨折，是包括颧骨、眶下缘和上颌窦壁的复合骨折（图 9-8）。重度 ZMC 骨折可引起眼球异位、牙关紧闭和颧部变平。大面积移位性骨折，尤其是有伴有症状时需要手术修复，通常切开复位，使用钛板和螺钉固定。移位的颧骨骨折未经手术修复，如果附着在颧骨上的外眦韧带移位，则可能导致眼睑出现睑裂倾斜。

6. LeFort 骨折

LeFort 骨折为面中部骨折，包括

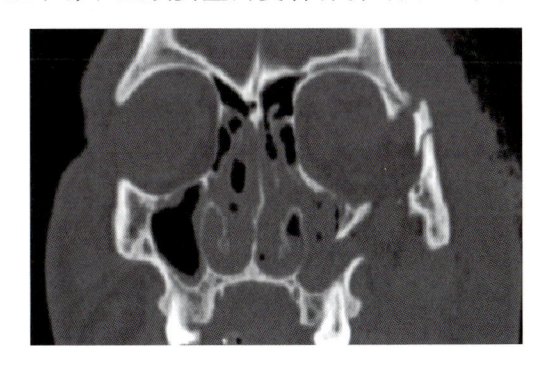

图 9-8 左侧眶—颧—上颌复合体（包括两处颧骨、眶下缘和上颌窦壁）骨折冠状位 CT 扫描

3 种类型。LeFort 1 型骨折（上颌骨低位骨折或水平骨折），骨折线突破牙槽嵴、上颌窦下壁、鼻侧壁，将上面部与牙齿分开。LeFort 2 型骨折（上颌骨中位骨折或锥形骨折），骨折区域包括上颌窦侧壁、眼眶下缘、鼻骨和后牙槽区。LeFort 3 型骨折（上颌骨高位骨折或额弓上骨折）涉及突破鼻额缝、颌额缝、眶外侧壁和眶内侧壁以及颧弓。LeFort 3 型骨折为颅面分离。

7. 鼻眶筛骨骨折（NOE）

骨折部位包括鼻，眼眶，筛窦、额窦和内眦的嵌顿。此种骨折需泪道冲洗来评估泪道系统损伤。内眦肌腱附着处内侧移位的鼻眶筛骨折未修复，可导致内眦距过宽。

第四节 眼眶骨折的治疗

一、药物治疗

一旦确诊患者有眼眶骨折，先需要药物治疗，不一定要马上手术治疗。大多数情况下，无嵌顿存在的爆裂性骨折可以使用药物治疗。内侧壁骨折的患者要避免擤鼻涕，并且打喷嚏时要张嘴，以避免眼眶气肿，否则可能会导致筋膜间隙综合征和视力丧失。软组织肿胀在眼眶损伤中常见，冷敷应至伤后 48～72 h 持续进行，每 20 min 1 次，每次持续 20 min，以减轻组织肿胀。有研究者[14]探讨了给眼眶或面部骨折患者预防性地使用抗生素的好处，但并没有证据支持。笔者通常不会给眼眶骨折患者全身应用抗生素。早期每天口服类固醇激素 1 mg/kg，持续几天；或给予甲基强的松龙，有助于减轻肿胀及瘢痕形成。类固醇激素可以更快速地改善眶周和眼眶水肿，有利于在伤后 1 周更准确地评估眼球运动、复视和眼球内陷程度，以及制订手术计划。颅内损伤患者禁用口服类固醇[15]。笔者在排除禁用患者后常规给予口服类固醇激素。早期可辅助使用镇痛药和鼻腔减充血剂。减充血剂，例如由于去氧肾上腺素喷鼻剂直接激动鼻黏膜上的 α 肾上腺素能受体引起血管收缩，从而降低了患者擤鼻时眼眶气肿和筋膜间隙综合征的发生。

二、手术治疗

眼眶骨折手术干预的适应证包括组织嵌顿，30° 以内的第一眼位存在复视症状而保守治疗不改善，眼球内陷＞2 mm，对患者造成困扰，较大眶底骨折或超过 50% 区域的多发骨折或者眼眶组织疝入邻近窦腔。笔者不把单独骨折＞50% 作为一种手术指征，因为许多仅有此影像学表现的患者不会出现明显的眼球内陷。某些职业的患者，如卡车或校车司机，可能更被复视困扰，所以评估复视程度和手术指征时患者的职业和爱好应当被考虑。外伤患者在水肿和炎症消退后，复视通常会随着时间的推移而改善，而眼球内陷会变得更加明显。非急诊骨折修复的时机存在争议，提倡快速修复和延迟修复的观点并存。对于具有手术指征患者笔者建议在受伤后2周内进行修复，因为2周后眼眶瘢痕组织增加[16-18]。这2周时间可以改善眶周及眼眶的水肿、炎症和血肿，更好地暴露手术区域和更直接地进行手术。术中眼眶射线检查对手术有重要价值。某些治疗中心应用图像导航系统在内镜下进行骨折修复。手术入路与手术医生和骨折位置相关。对于眶底骨折，首选经结膜入路，此入路与经下睑皮肤切口相比不会留下皮肤瘢痕，导致下眼睑错位发生率低。修复内壁骨折的方法包括经泪阜、经皮或内镜。笔者更倾向于采用经泪阜、经皮途径的方法，因为无面部瘢痕，所以美容效果好，并且在大多数情况下，手术野暴露是足够的。笔者在下面的病例描述了眶底骨折修复术，这是最常见的需要手术干预的眼眶骨折，并且是典型的门诊手术。该患者接受全身麻醉，无菌消毒，铺巾，局麻药含50：50的利多卡因和布比卡因，加入部分肾上腺素，注入眼眶外下方进行止血镇痛。静脉注射糖皮质激素用于对抗眼眶炎症和水肿。下睑用Desmarres牵开器向下牵开，眼球用有弹性的牵开器牵开。下结膜切口采用单极电凝从外侧至内侧切割结膜、下睑缩肌和眶下缘骨膜。必须注意的是内侧眶缘的前部是下斜肌起点。外眦切开术和下眦切开术可能有助于暴露非常大的骨折，但笔者发现，如果助手暴露好的话，通常不需要做外眦切开和下眦切开。运用骨膜剥离器打开骨膜下结构，钝性剥离复位脱出或嵌顿于窦腔内的组织。如果能看到包含上颌神经的眶下神经血管束，必须注意保护，以避免术后感觉减退。对于有嵌顿的病例，有时有必要将骨折部位扩大并移至上颌窦，使嵌顿的组织得以释放并复位。操作眼眶组织时，可刺激眼心反射，麻醉医师必须在牵引前意识到术前和术中出现眼心反射导致心动过缓的可能性。如果心率确实下降，手术医生应该停止并移除所有的眼眶器械，麻醉师监护或给药使心率恢复。一旦所有的组织复位，手术医生应该能够看到整个骨折面。如果整个骨折面未被修复，后续的眼球内陷及复视将持续存在。观察骨折的大小，并测量所需的植入物，并对其进行适当的切割，使其能完全封闭骨折缺损区。植入物包括异体（多孔聚乙烯、钛、超聚酰胺、聚四氟乙烯、特氟隆或硅）或自体（骨、软骨或筋膜）材料[19-21]。髂嵴和颅盖骨是最常用的骨骼供区[19-21]，而耳廓和鼻中隔可用于采集软骨。骨具有良好的强度，射线不能穿透，但不能灵活地形成波形的眶底面。骨也会发生再吸收，可能导致一段时间后矫正不足。软骨具有一定的灵活性，但提供的结构支撑有限，随着时间延长也会吸收。自体移植物也需要另外的供体部位进行手术，日后有潜在致病性。多孔聚乙烯和钛加强多孔聚乙烯片有良好的生物相容性、高度的柔韧性和长期的稳定性、高的抗张强度和低感染率，所以广泛用于骨折修复。这些片材可以被大的手术剪切割成适当的大小和形状。钛强化片材具有射线不透性，能够精确显示术后放置位置，利于术后评估移植物有无移位及感染情况。笔者赞成使用不同厚度的钛嵌入多孔聚乙烯板（图9-9）。一旦植入物修剪合适，使用薄夹钳覆盖整个骨折面，并用镊子调整至最合适位置。必须小心避免任何眶软组织被困在植入物和眶底部之间。植入物植入后进行牵拉试验，以确定眼球可以自由移动，不受任何限制。这一点在嵌顿性骨折（entrapped fracture）中尤为重要。植入物使用螺钉固定到眶缘是一种选择，但笔者选择让眶内软组织填塞入植入物内，形成延迟固定，直至最终组织纤维化形成永久稳定。植入物放置后，结膜切口入路对位后可自行

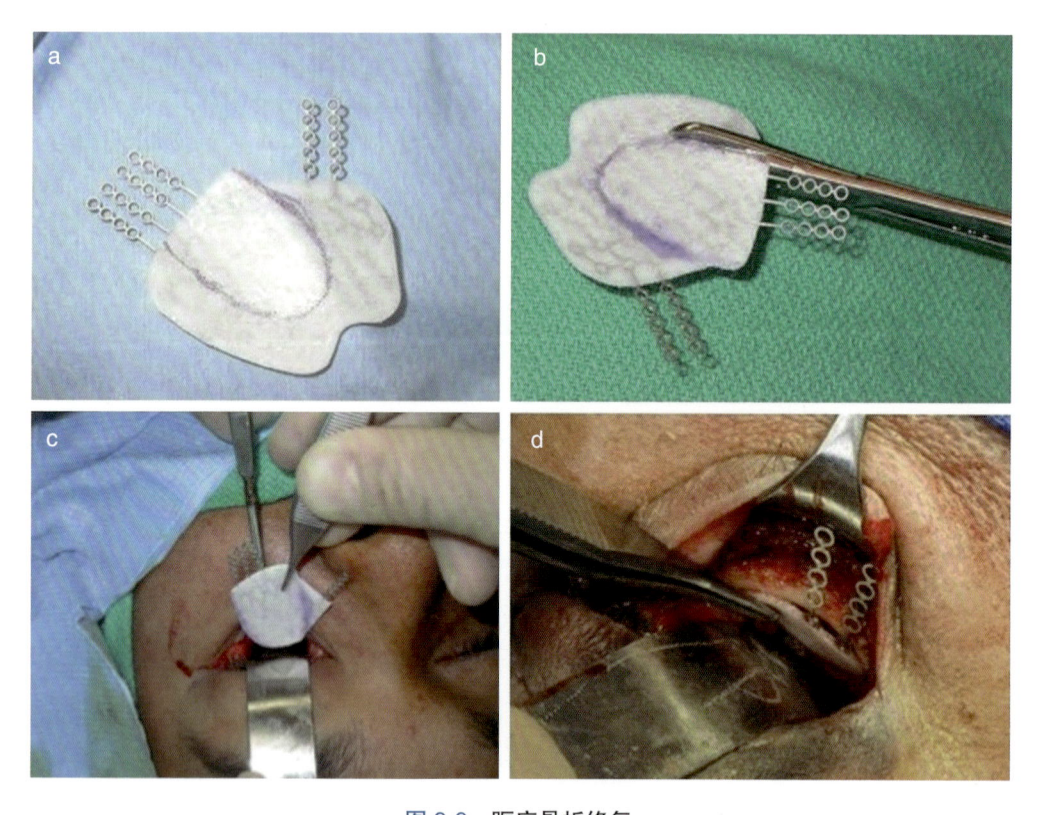

图 9-9　眶底骨折修复

注　图 a，和骨折尺寸相符的钛嵌埋多孔聚乙烯植入物。图 b，植入物用大剪刀剪开。图 c，小心暴露伤处放入植入物。图 d，植入物放于骨折部位上方。

愈合。一些手术医生会用 6-0 可吸收肠线缝合结膜切口。将抗生素眼膏置于结膜上伤口。整个病例止血是使用 7 French 吸引头，暴露是使用 Desmarres 和可延展拉钩。本例不适用于手术修复内侧壁、侧壁和眶顶断裂，ZMC、NOE 和 LeFort 骨折。

眼眶手术后的护理推荐通过以下方式减轻软组织水肿：床头抬高，使用冰袋，口服类固醇激素。术后给予镇痛药，但避免使用非甾体类抗炎药，以减少出血机会。抗生素眼药膏对结膜伤口是每天 3 次，持续 1 周。有些手术医生会给口服抗生素，笔者未选择。有些感觉减退和复视可伴随骨折修复术出现，多为暂时性。患者通常在手术后 1 周复诊并术后随访眼球运动、复视、眼球内陷情况（图 9-10）。

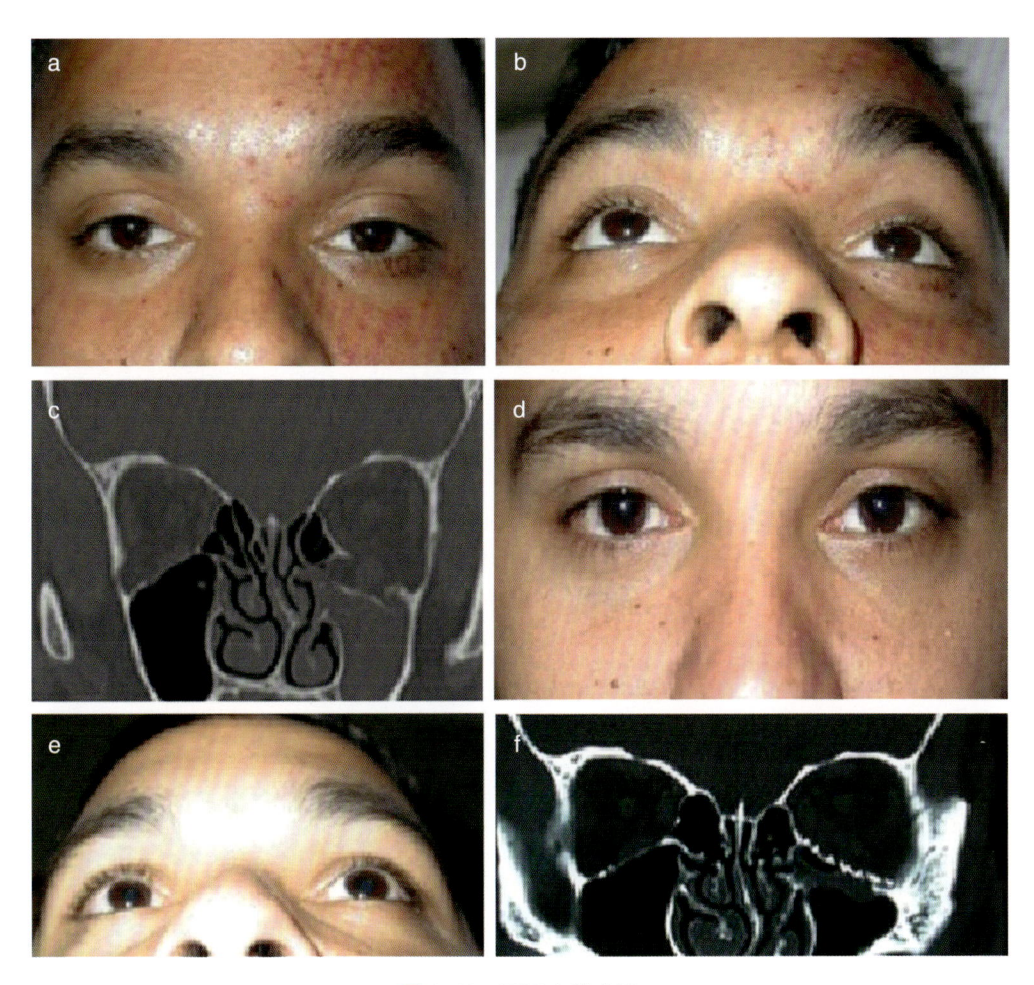

图 9-10　严重左眼内陷

注　图 a 和图 b，严重左眼内陷患者术前正视及仰视照片。图 c，冠状位 CT 证实左侧眶底大移位骨折合并眼眶软组织脱出至上颌窦。图 d 和图 e，术后 1 个月正视及仰视照片显示眼球位置的改善。图 f，冠状位 CT 显示眼眶植入物放置正确。

第五节　眼眶间隔综合征

眼眶间隔综合征（orbital compartment syndrome）是在创伤中血液或空气滞留在密闭眼眶间隙内产生的一种少见但非常重要的并发症。外伤后（钝挫伤或穿透伤）伴或不伴眼眶骨折时，血液可导致眼眶间隔综合征。如果患者的眼眶内侧壁骨折，闭口用力地擤鼻涕或打喷嚏，空气可以从筛窦逆行通过骨折部位，并滞留于眼眶。眼眶间隔综合征是一种外科紧急情况，如果未及时干预，压迫性视神经病变或视网膜血管堵塞可导致永久性视力丧失。眼眶间隔综合征在以下眼眶外伤患者中应高度怀疑：患者表现为疼痛、视力下降，RAPD（+），眼球突出，眼压升高，眼睑及眼球附属器肿胀，球结膜水肿，眼球运动减少（图 9-11）。眼眶 CT 将发现球后出血或气肿。如果临床高度怀疑眼眶间隔综合征，可推迟影像检查，紧急启动手术干预，以改善或保护视觉功能。眼眶间隔综合征患者所需的手术是外眦切开术（canthotomy）和眦松解术（cantholysis）。最初的步骤需要消毒手术部位，清除任何血液，表面麻醉眼球，外眦区域皮下注射含有肾上腺素的麻醉药。薄夹子夹住外眦，以实现进一步止血。然后将外眦剪开至颧骨 1～2 cm（图 9-12a）。使用有齿镊，向下方牵拉下睑，从后、下方向切开外眦韧带腱膜，直到外眦韧带完全从其骨附着处切断。牵拉组织有助于找到外眦韧带并确认是否正确切割，可以使下睑自由移动（图 9-12b）。手术结束时，检查视力、瞳孔和眼压有无改善迹象。如果未达到充分减压，检查时组织仍然紧张，可采用类似的方式进行进一步的眦松解术（cantholysis）。眦切开术和眦松解术可降低眶内压 30～40 mmHg，增加眶内组织包括视神经的再灌注。必要时，辅助治疗包括大剂量静脉注射类固醇激素、甘露醇或乙酰唑胺有助于减少眼眶水肿和眼压，但不宜作为

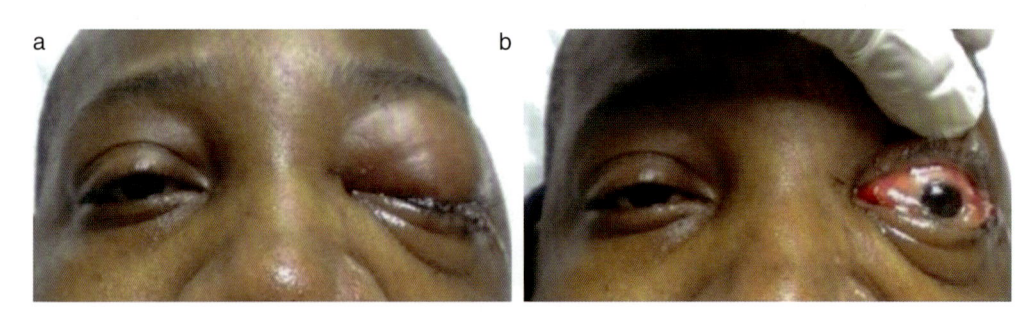

图 9-11　机动车事故致左眼眼眶间隔综合征

注　图 a，正视照片显示明显的眶周水肿和眼睑紧张。图 b，拉开上睑后显示眼球突出和球结膜水肿。

单一方式治疗。术后，伤口用敷料引流可能的出血，涂抗生素软膏，给予类固醇以降低压力和水肿。皮肤伤口通常会愈合，少部分需要手术重建。如果早期诊断出这种综合征并及时进行手术干预，视力就有可能得到改善。

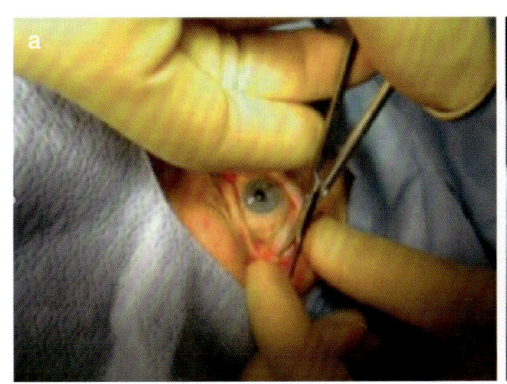

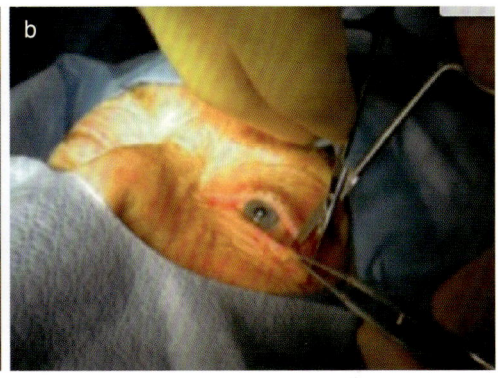

图 9-12　外眦切开术

注　图 a，侧面外眦切开术。图 b，下部外眦切开术。

第六节　眶内异物

眶内异物可能没有明显的外伤外部证据，如果不警惕，临床医生可能会错过。异物为铁质、铜质、木质、植物材质，或造成邻近组织穿透性损伤的需要手术移除。由惰性材料如玻璃、金、银、铂、瓷器、塑料、沙子、纤毛或橡胶制成的异物保守地进行观察，尤其当无症状及无法确定在眼眶位置时。眼眶 X 线摄片可确诊异物，但是异物的性质会影响准确性。眶内木质异物（IOWFB）的诊断对医生来说是一个重要挑战。如果根据外伤史，IOWFB 存在可能性大，一定要提示放射科医生，因为常规 CT 检查可能会把 IOWFB 识别成空气或脂肪[22-25]。IOWFB 的并发症可能在伤后 1 d 至 1 年出现[24]。延迟识别和治疗可能导致严重并发症如眼眶脓肿或蜂窝织炎。沿着入路伤口轨迹追踪进行眶前切开术是眶内异物手术取出首选的方法，不会对邻近眼眶结构造成额外创伤（图 9-13）。所有患者均应接受全身抗生素治疗，取出的异物应送细菌培养和进行药敏试验，尤其是有感染时。

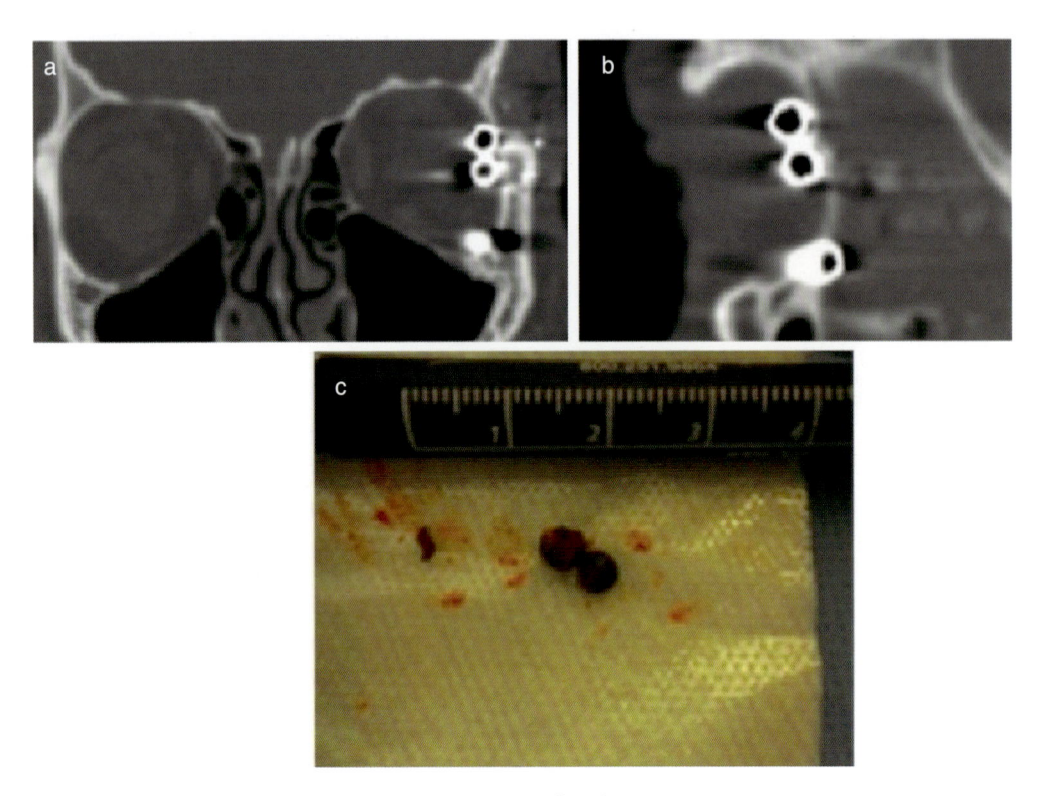

图 9-13　眶内异物

注　图 a，冠状位。图 b，矢状位。图 c，眼眶 CT 扫描显示子弹壳滞留在眶外侧，造成眶外侧壁骨折。异物通过眶切开术取出。

典型病例

患者女，9 岁，于数小时前因打篮球意外伤及右眼。主诉双眼视力下降及恶心。经检查，右眼上下活动受限，伴疼痛和双眼复视。眼眶 CT 扫描证实活板门样眶底骨折并发嵌顿（图 9-14a、图 9-14b、图 9-14c）。患者被紧急送往手术室里进行嵌顿组织的游离复位，并用移植物修复眼眶骨折处。术后，患者的所有体征和症状完全消失，并且恢复至正常状态（图 9-14d、图 9-14e）

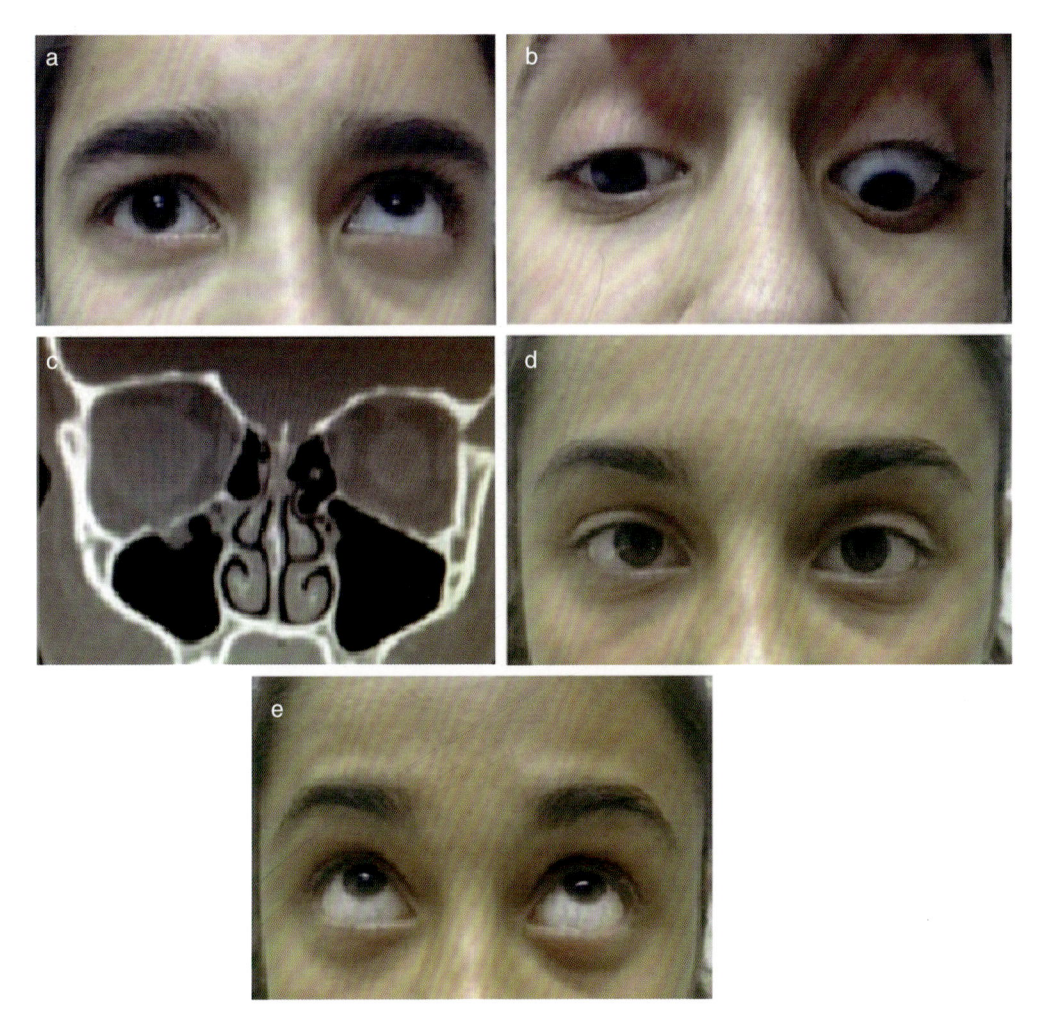

图 9-14 一名 9 岁女孩右眼周遭受钝性外伤

注 图 a, 右眼上转受限。图 b, 右眼下转受限。图 c, 冠状位眼眶 CT 扫描显示右侧 trapdoor 眶底骨折。图 d, 骨折修复 1 周后眼球位置正常。图 e, 上转恢复。

（Reshma Mehendale, Roman Shinder）

参考文献

[1] BABINEAU MR, SANCHEZ LD. Ophthalmologic procedures in the emergency department[J]. Emerg Med Clin North Am, 2008, 26(1): 17-34, v-vi.

[2] MCCOLLOUGH CH, PRIMAK AN, BRAUN N, et al. Strategies for reducing radiation dose in CT[J]. Radiol Clin North Am, 2009, 47(1): 27-40.

[3] MERALI FI, GRANT MP, MAHONEY NR. Orbital floor fracture with atypical extraocular muscle

entrapment pattern and intraoperative asystole in an adult[J]. Craniomaxillofac Trauma Reconstr, 2015, 8(4): 370-374.

[4] JOSEPH JM, GLAVAS IP. Orbital fractures: a review[J]. Clin Ophthalmol, 2011, 5: 95-100.

[5] NAGASAO T, MIYAMOTO J, NAGASAO M, et al. The effect of striking angle on the buckling mechanism in blowout fracture[J]. Plast Reconstr Surg, 2006, 117 (7): 2373-2380.

[6] ADEYEMO WL, ARIBABA OT, LADEHINDE AL, et al. Mechanisms of orbital blowout fracture: a critical review of the literature[J]. Niger Postgrad Med J, 2008, 15(4): 251-254.

[7] BULLOCK JD, WARWAR RE, BALLAL DR, et al. Mechanisms of orbital floor fractures: a clinical, experimental, and theoretical study[J]. Trans Am Ophthalmol Soc, 1999, 97: 87-110.

[8] HUEMPFNER-HIERL H, BOHNE A, WOLLNY G, et al. Blunt forehead trauma and optic canal involvement: finite element analysis of anterior skull base and orbit on causes of vision impairment[J]. Br J Ophthalmol, 2015, 99(10): 1430-1434.

[9] REDDY SS, LANDRY JP, DOUGLASS K, et al. A case of ocular cardiac reflex in a child with blunt ocular trauma[J]. BMJ Case Rep, 2014.

[10] KASI SK, GOROVOY IR, VAGEFIFI MR, et al. The oculocardiac reflex in an adult with a non-displaced orbital floor fracture[J]. Orbit, 2014, 33(4): 286-288.

[11] WARTAK SA, MEHENDALE RA, LOTFIFI A. A unique case of asystole secondary to facial injury[J]. Case Rep Med, 2012, 2012: 382605.

[12] BAGHERI A, TAVAKOLI M, KHOSRAVIFARD K, et al. Clinical and radiologic characteristics of inferior rectus muscle sheath entrapment in orbital blowout fracture[J]. J Craniofac Surg, 2015, 26(7): e633-635.

[13] JORDAN DR, ALLEN LH, WHITE J, et al. Intervention within days for some orbital floor fractures: the white-eyed blowout[J]. Ophthal Plast Reconstr Surg, 1998, 14(6): 379-390.

[14] ZIX J, SCHALLER B, IIZUKA T, et al. The role of postoperative prophylactic antibiotics in the treatment of facial fractures: a randomised, double-blind, placebo-controlled pilot clinical study. Part 1: orbital fractures in 62 patients[J]. Br J Oral Maxillofac Surg, 2013, 51(4): 332-336.

[15] MILLMAN AL, DELLA ROCCA RC, SPECTOR S, et al. Steroids and orbital blowout fractures—a new systematic concept in medical management and surgical decision-making[J]. Adv Ophthalmic Plast Reconstruct Surg, 1987, 6: 291-300.

[16] BRUCOLI M, ARCURI F, CAVENAGHI R, et al. Analysis of complications after surgical repair of orbital fractures[J]. J Craniof Surg, 2011, 22(4): 1387-1390.

[17] BURNSTINE MA. Clinical recommendations for repair of isolated orbital floor fractures: an evidence-based analysis[J]. Ophthalmology, 2002, 109(7): 1207-1210.

[18] YU DY, CHEN CH, TSAY PK, et al. Surgical timing and fracture type on the outcome of diplopia after orbital fracture repair[J]. Ann Plast Surg, 2016, 76 (Suppl 1): S91-95.

[19] BAINO F. Biomaterials and implants for orbital floor repair[J]. Acta Biomater, 2011, 7(9): 3248-3266.

[20] BANICA B, ENE P, VRANCEANU D, et al. Titanium preformed implants in orbital floor reconstruction—case presentation, review of literature[J]. Maedica, 2013, 8(1): 34-39.

[21] BRATTON EM, DURAIRAJ VD. Orbital implants for fracture repair[J]. Curr Opin Ophthalmol, 2011, 22(5): 400-406.

[22] ADESANYA OO, DAWKINS DM. Intraorbital wooden foreign body (IOFB): mimicking air on CT[J]. Emerg Radiol, 2007, 14(1): 45-49.

[23] HANSEN JE, GUDEMAN SK, HOLGATE RC, et al. Penetrating intracranial wood wounds: clinical limitations of computerized tomography[J]. J Neurosurg, 1988, 68(5): 752-756.
[24] SHELSTA HN, BILYK JR, RUBIN PA, et al. Wooden intraorbital foreign body injuries: clinical characteristics and outcomes of 23 patients[J]. Ophthal Plast Reconstr Surg, 2010, 26(4): 238-244.
[25] DALLEY RW. Intraorbital wood foreign bodies on CT: use of wide bone window settings to distinguish wood from air[J]. AJR Am J Roentgenol, 1995, 164(2): 434-435.

第十章
视网膜和眼后段损伤

第一节 概 述

眼后段的创伤可以极大地影响视敏度并导致残疾和永久性视力丧失。在美国急诊室，每年眼外伤的发生率约为 3.2‰[1,2]，这相当于每年纽约市医生会遇到大约 6.5 万名眼外伤患者。考虑到这些数字，以及几乎所有由于眼外伤导致的不可逆视力丧失是由于眼后段或视网膜损伤造成的，早期识别这些迹象就非常重要。同时获得准确的病史记录对患者的分类至关重要，确定创伤的性质和病因、撞击速度、撞击物体的大小和材料成分有助于确定转移到眼的创伤力的大小。创伤受害者是否戴着护目镜应该被明确并记录在案，事件的具体情况，加上重要的症状，如新发病的漂浮物，闪光感，或"窗帘下降"感对患者视力的丧失效应，是严重视网膜损伤的危险信号，应该进行专业评估和适当参考。

第二节 视网膜和眼后段的解剖与生理

视网膜是一种多层的层状结构，具有明确的中心，黄斑是大部分视觉主要集中的地方。黄斑损伤经常导致永久的"法定失明"（20/200 最佳矫正视力或更差）。黄斑和周边视网膜中视觉信号转导的产物最终通过神经纤维层传递到视神经乳头，并通过轴突投射向前传递到大脑。当描述影响眼球的各种病理过程和伤害时，眼常被比作照相机，即"胶片相机"。在这种简化的比喻中，视网膜是"照相机"中的一部分。与精密而精确的仪器（如老式相机）一样，各种部件都非常精致和复杂。它们也容易受到突然和意外的创伤。就像照相机中的"胶片"一样，视网膜很薄，很容易受到永久性损坏。此外，视网膜需要来自视网膜自身的内在血管（视网膜的动脉和静脉血管循环）和更深的包封脉络膜血管层的营养。视网膜的内部 2/3 由视网膜血管供应，而外部 1/3 由脉络膜血管供应。脉络膜血管环绕视网膜外感觉层，并且与其色素和色素细胞层一起称为后葡萄膜层。该葡萄膜组织的前部形成睫状体，其产生房水并且含有改变镜片形状的肌肉以便近视物（调节）。眼球外围相对较厚、耐用的纤维膜，称为巩膜，覆盖并保护葡萄膜血管层。白色巩膜层具有明显的韧性、可变形性和弹性。然而，它不能为视网膜和脉络膜提供完全的保护，使其免受震动伤害和强烈穿透。眼球后部填充着玻璃体凝胶，玻璃体凝胶是一种复杂的、厚厚的胶状结构，主要由液体（90%）和组织松散的胶原纤维组成。直到中年，玻璃体结构相对密集（类似于透明水母的身体），并且牢固地黏附于视网膜、视神经和视网膜血管。玻璃体通常完全黏附于视网膜的所有区域，直到四五十岁时视网膜分离的过程开始发生。受伤时视网膜上的附着点是作为创伤力量作用的靶点。这可能导致后面将描述的各种后果。

第三节　眼后段损伤的评估

与眼前段的创伤性损伤不同，可视化眼后段损伤总是比较麻烦，并且损伤的程度远不如前段损伤那么明显。急诊室和急症护理的主治医师往往不习惯使用直接检眼镜对常规患者行视网膜检查，对于急性眼外伤患者甚至更少。因此，最好有条不紊地处理眼外伤并进行评估。在严重的创伤中，随着患者的医疗状况稳定下来，眼的情况可以同时稳定下来并能正确成像。在不太严重的创伤病例中，应该注意考虑正确的诊断，并通过紧急视网膜服务咨询进行管理。眼部创伤可出现多种症状。根据受伤部位的不同，可能会出现剧烈疼痛或根本没有疼痛。重要的是，视网膜本身没有躯体疼痛纤维，因此该区域的创伤和损伤可能完全无痛。相反，眼的前部受到体细胞纤维的密集神经支配，受到非常轻微损伤的患者可能会有难以忍受的疼痛（如角膜磨损）。当对眼外伤的患者进行分类时，重要的是参考眼科学，因为创伤可能是多种多样和复杂的。然而，可以采取多种方法来减轻患者的痛苦。在检查患者时，如果眼完好无损，并且比较确定患者没有开放性眼球损伤，医生可以使用多种药物来减轻患者的痛苦。由睫状肌麻痹剂和类固醇组成的眼外伤"鸡尾酒"，可用于创伤后有葡萄膜炎或眼炎症的患者。创伤性损伤和葡萄膜炎或葡萄膜炎导致的虹膜和睫状肌痉挛，引发疼痛的光敏性和组织损伤，这可能产生粘连，或肌肉黏附到晶状体囊。散瞳（瞳孔扩张）剂如1%托吡卡胺、2.5%去氧肾上腺素和1%环戊酸滴剂可用于帮助检查眼并减少虹膜和睫状肌的痉挛（睫状肌麻痹）。这可以使患者暂时缓解症状，也有助于检查眼后极；但是，在进行神经学检查之前，不应该使用药物性散瞳，因为瞳孔过大、不能活动或大小不对称可能是中枢神经系统（CNS）受损的信号。此外，局部类固醇滴剂（醋酸泼尼松龙1%）可以减少或防止眼发生炎症反应。类固醇滴剂相对禁忌证是角膜大面积磨损，尤其是鉴别诊断考虑急性或复发性疱疹性角膜炎时。单纯疱疹病毒（HSV）在裂隙灯下具有钴蓝光照射下的荧光素染色的特征，可以评估是否考虑使用类固醇激素。也许，治疗中最关键的一步是让患者了解随时可能接受外科手术，因为眼科团队可能决定对患者进行紧急手术。对患者进行分诊的简单指标，包括患者的生命体征，实验室检查结果，静脉输液量，以及患者禁食禁饮（NPO）的状态。如果可能的话，这是一个合乎逻辑的步骤，并且有可能减轻手术中恶心和呕吐的程度。

第四节 眼后段的检查

前面的章节详细介绍了眼前段的检查。本节将讨论如何进行眼后段的检查。在初始分诊中，最重要的是全身和眼部的生命体征。检查视力、瞳孔反应和眼压3种眼部体征。检查这3种眼部体征是评估患者的关键。在评估视网膜状态时，确定视力与患者基线视力的差异非常重要。Penlight测试是一项简单、非侵入性的试验，提供有关眼神经功能的信息。当光照射到眼中时，不活动的瞳孔或扩张表明视神经、中枢神经系统（CNS）或严重虹膜括约肌损伤的急性或之前损伤。

一、眼部检查

（1）通过每次遮挡一只眼，独立检查左眼和右眼的视力。
（2）使用手电筒或其他光源检查瞳孔的反应性和对称性。
（3）眼压：使用眼压计或Goldmann压平眼压计测量每只眼的压力。如果怀疑有开放性的眼球外伤，应避免这一步骤。

二、裂隙灯显微镜检查

在仔细检查眼后，如果没有发现明显的穿透性创伤，则下一步是使用裂隙灯生物显微镜进行详细检查。裂隙灯检查对于寻找穿透性创伤或侵入性创伤至关重要。应注意结膜的化脓（肿胀）以及结膜下出血的存在。通常，患者不会抱怨任何进入眼内的东西，但可能会出现局灶性结膜反应，如大的结膜裂伤或虹膜扭曲。非常小的穿透物可以急剧地造成最小的刺激，但是可以长期造成严重的伤害，所以在检查时应该仔细搜索。详细介绍请参见第二章角膜外伤。

三、眼底检查

1. 扩瞳剂

继续进行从前往后的系统检查，检查要详细、彻底。如果没有角膜穿透伤，需要扩大瞳孔检查视网膜的状态。常用的扩瞳剂有 1% 托吡卡胺、2.5% 去氧肾上腺素（4 h）和 1% 环戊烯酸盐，其药效将持续约 8 h。1% 阿托品滴眼液扩瞳效果可持续 1~2 周，不应用于一线检查。扩瞳药物使瞳孔散大会持续数小时，难以进行视力评估，所以在首诊案例医生要进行详细记录和评估。监测 ICU 患者头部外伤和颅内压变化时，神经外科工作人员必须了解瞳孔放大的原因，因为药物性散瞳的存在会混淆他们的判断。

2. 检查眼底的常用方法

眼科有两种常用方法用来检查眼底。手持 78 D 或 90 D 玻璃透镜用于在裂隙灯生物显微镜下观察后极到视网膜赤道部。间接检眼镜（在观察者头部佩戴照明和观察源）配合使用 20 D 或 28 D 镜片进行检查将有助于详细观察视网膜赤道部、视网膜周边及视网膜。直接检眼镜是初级保健和急诊医师使用的基本检查手段。

（1）红光反射：首先观察红光反射，不对称或不存在红光反射可能有创伤性晶状体损伤、视网膜脱离、玻璃体积血或眼后段其他形式的损伤，红光反射提供了关于眼后段状态的重要信息。屈光介质清晰是眼底检查的关键，来自眼前段的障碍可能有角膜水肿或创伤造成的晶状体浑浊（白内障）、虹膜可能脱出或瞳孔可能不规则或者瞳孔反射不存在、钝性创伤撕裂血管并造成前房积血、血液可能渗入玻璃体腔等，导致眼底看不清[3]。

（2）前房积血：如果前房积血完全填充前房，称为"八球前房积血"（Ⅳ级前房积血），这种情况很麻烦，它完全阻碍了眼底观察。

黄斑位于视网膜的中心部位，聚集了大部分的感光细胞（视锥细胞），损伤累及黄斑时，会危及患者的中心视力。如果周边视网膜撕裂和（或）脱离尚未累及黄斑，需要在 48 h 内进行急诊手术修复视网膜。这同样也适用于最近黄斑脱离的非外伤所致的视网膜脱离。这将在一定程度上降低，由于黄斑下积液而导致的黄斑区光感受器的氧化损伤和细胞凋亡所造成的损伤[4]。

四、眼部超声检查

当发生玻璃体或眼前段出血时，应进行超声检查（眼部 B 超检查），以便更好地确定后极的状态[5]。超声可以帮助确定视网膜的完整性（如果视网膜是分离的话），并且相对容易地识别声学固体（radio-dense）眼内异物。在超声检查观察到的急性视网膜脱离或眼内异物将需要紧急外科手术。

眼科超声装置是首选设备，但"紧要关头"，传统的腹部/产科超声装置也可用于急诊室，特别是在工作人员经验丰富并且操作熟练的情况下。放置B超探头会对眼球施加一定的压力，所以对于缺乏经验的操作员来说是相对禁忌。如果有任何怀疑开放性眼球损伤，要注意眼的压力可能会导致眼内容物通过开放性伤口脱出。穿透性或穿孔性创伤可能会影响眼结构的完整性，应注意使用护目镜对眼进行保护。防护罩将防止检查者或患者对眼不必要的接触而进一步损伤眼。目标是不给眼施加任何的压力，因此不应在眼上施加修补或过度的力。防护罩必须放置在眶缘骨骼上，以防止眼球和软组织与防护罩接触。在这些情况下，可以使用CT等其他成像技术来观察眼的状态，如果出现恶心，可以使用止吐药，因为在较大的眼球破裂的情况下呕吐可导致眼内容物的排出。

五、CT、MRI 成像检查

CT成像可以帮助确定骨折和眼内异物[6]。这是一种快速且高度灵敏的检查方法，通常是眼部成像首选。CT对于确定前房的完整性、视网膜脱离以及眼球破裂非常有用。但是，CT对眼眶软组织损伤的敏感性较低。尽管存在这种缺陷，CT仍然是眼眶和眼成像的最佳工具。此外，MRI可以提供软组织的更多细节，但是由于扫描所需的时间较长，不是最优选。另外，眼中任何金属异物的存在都是使用MRI的禁忌证，因为它可能通过MRI磁铁诱导引起金属异物的运动而导致二次损伤。如果考虑体内有金属异物，则应避免使用MRI。在这种情况下，使用普通的眼眶X线扫描检查能显示金属异物。

六、眼底影像学检查

1. 眼底彩色摄影

眼底的彩色摄影可以提供良好的眼后极部二维（2D）成像。虽然与三维视角下的结构相比，可能某些细节不能看清，但眼底照相在长期的随访过程观察眼结构变化非常有效。较新的成像系统可通过未扩张的瞳孔提供眼后极的视图，而其他的成像技术通过扩张瞳孔来提供较宽的检查范围。需要具有专业知识的医生来分析这些数据，将其与临床检查相结合并提供治疗建议。

2. 荧光素血管造影

荧光素血管造影是眼科医生用于密切观察后极血管系统的另一种工具。它可明确显示血管渗漏或闭塞,并且可以精确确定眼中可能需要治疗的区域。但是荧光血管造影不能在急性创伤环境中进行。

3. 光学相干断层扫描(OCT)

眼科医生还可以使用光学相干断层扫描(OCT)。该项技术使视网膜的各个层次可视化,包括黄斑、视神经乳头的状态,并且在指导治疗和评估预后方面能提供重要的细节。手持式 OCT 装置目前已经商业化,但是该装备不易于被眼科医生使用。

第五节　外伤性视网膜脱离

本节将讨论在急症护理机构中可能看到的各种形式的视网膜创伤,还将概述各种可能导致严重视网膜损伤和不良后果的医学知识和眼部疾病。视网膜感觉层的薄膜附着于视网膜色素上皮(RPE)的营养层。这些薄层仅约 400 μm 厚,可以与增加的视网膜下液彼此分离,表现为视网膜脱离。一旦发生这种情况,视网膜就会切断它的血液供应和营养来源,并迅速开始死亡,除此之外,还有一些重要的其他影响视网膜死亡的因素需要考虑在内。任何眼外伤都可能影响玻璃体凝胶,并会在一定程度上使视网膜受到牵拉。这在年轻人中更常见,因为玻璃体凝胶较少液化并与视网膜分离,这一过程也称为脱水收缩作用(液化)和玻璃体后脱离(PVD)。正常人的玻璃体基底部附着在眼前部附近(锯齿缘处)并且玻璃体的牵拉会在其插入的后方引起视网膜撕裂。在年轻人中,创伤性 PVD 通常诱发视网膜、视神经乳头有时是视网膜下的视网膜血管破裂出血,玻璃体对视网膜的这种创伤性牵拉还可以诱发撕裂、孔洞并随后发生孔源性视网膜脱离(RRD)。

一、孔源性视网膜脱离的危险因素

预先存在的病变使视网膜更容易出现孔洞、撕裂和脱离。了解病史并确定患者是否曾有过眼外伤或被诊断为视网膜变薄或穿孔至关重要。另外,重要的是辨别患者先前是否有过视网膜脱离、眼前段手术或有视网膜脱离病史的家庭成员。患有眼部症状(如新的漂浮物,闪烁的光感,或窗帘/面纱落在眼上的感觉)的患者与视网膜脱离一样,应做紧急处理。

(1)第一个危险因素是近视,这是一种极为常见的疾病。高度近视的眼非常脆弱(图10-1)。由于长形(细长的轴向长度)眼球,导致光聚焦在视网膜前方,看远处物体时模糊。视网膜像纸一样薄,眼的解剖学拉伸导致其变薄。在高度近视(>

8.0 D）的情况下眼轴很长，它不仅会导致看远物时模糊，还会拉伸眼内的内容物，从而在视网膜上产生张力，所以这会使视网膜脱离的风险很高。低度近视（≤3.0 D）具有格子样变性较高的发生率。中度近视（≥6.0 D）的眼也是发生视网膜脱离的主要风险因素[7]。对于高度近视（＞8.0 D）的患者，患者视力改变或视力丧失时应高度怀疑视网膜脱离。

（2）糖尿病视网膜病变：显著或活跃的增生性糖尿病视网膜病变（PDR）的患者有沿着后眼的异常和不受控制的血管生长（图10-2），创伤后出血的风险高，如图10-3所示。这些患者的视力可能非常好，所以在彻底检查眼底之前无法确定患者是否患有PDR，如果有与视网膜脱离一致的症状在糖尿病患者中发现，医生应高度怀疑视网膜脱离。

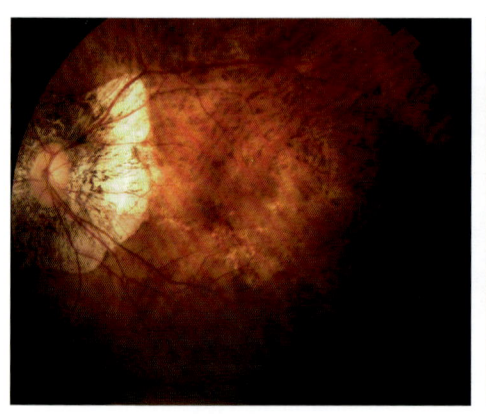

图 10-1　高度近视个体的后极
注　视盘稍微倾斜。有广泛的视乳头周围萎缩和黄斑色素斑点。

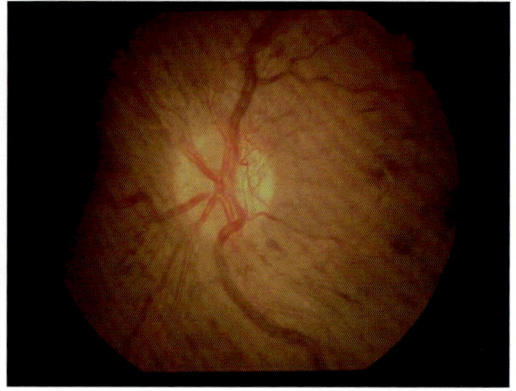

图 10-2　新血管（新血管形成）在视盘上增生
注　这些细小的血管经常在检查中遗漏。

（3）视网膜格子样变性（图10-4）：是另一种常见的情况，患者发生视网膜脱离的风险更高。格子样变性是一种常见病症，是周边视网膜变薄形成类似晶格状结构的疾病，具有多种形式。在眼后部张力增加后，这些薄的区域易出现孔洞、撕裂和脱离[8]。由于格子样变性无症状，创伤患者可能不易被诊断患有该疾病。详细收集病史和进行细致的眼底检查将有助于确定视网膜的状态。许多视网膜脱离是由于格子样变性导致，但并非所有格子样变性的患者都会发生视网膜脱离。在创伤的背景下，创伤本身导致视网膜脱离常发生在先前就存在的薄弱区域（lesestencia脆弱区域的概念）。

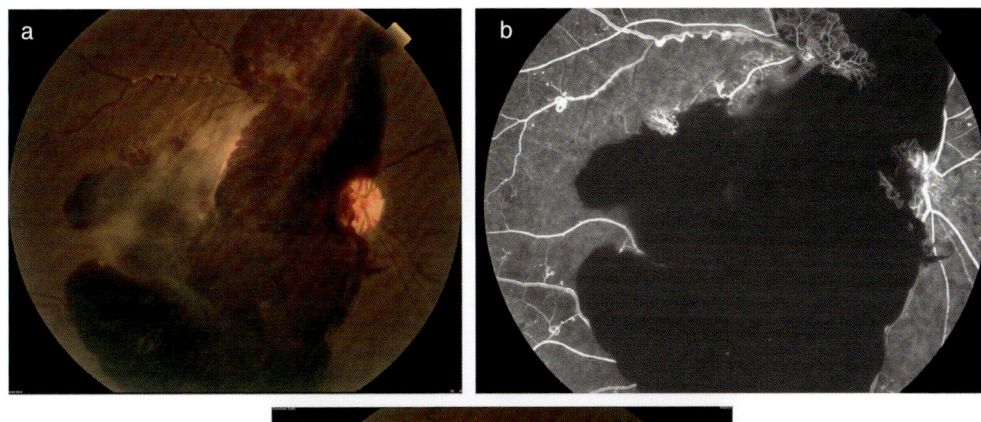

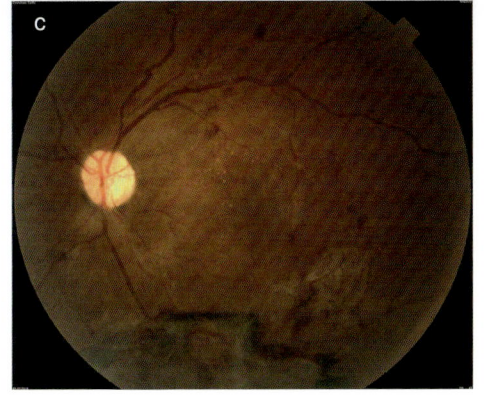

图 10-3　糖尿病视网膜病变引起出血

注　图 a，严重的糖尿病视网膜新生血管形成导致大量的视网膜前出血。白色区域是后部玻璃体的浑浊。还要注意由于缺氧引起的视网膜脉管系统的曲折性。图 b，眼底的早期荧光血管造影图像。由于血液阻塞，中央有低荧光。由于其他地方的新血管形成（NVE），优先出现超荧光。图 c，患者的对侧眼显示视神经纤维血管增生和视神经纤维的稀疏新血管形成。

二、视网膜非压迫变白

"视网膜非压迫变白"（图 10-5）是指来自带状玻璃体基底部的牵拉力对视网膜的撕裂并伴有钝性眼外伤。这是一种普遍的现象，在近视中更常见[9]。这种情况之所以如此命名，是因为它与视网膜的相邻区域的外观形成对比，看起来是白色的。主要理论是来自周边玻璃体基底部的牵拉力，形成了这样的视网膜外观。这些患者可以通过视网膜专家转诊

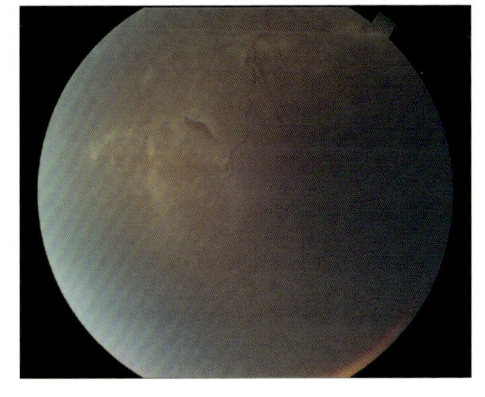

图 10-4　视网膜格子样变性

注　在狭缝状视网膜裂孔的左侧可以看到晶格区域，结果视网膜脱落。

进行监测。视网膜非压迫变白一般会导致视网膜撕裂,并且在中度近视和创伤中更常见。

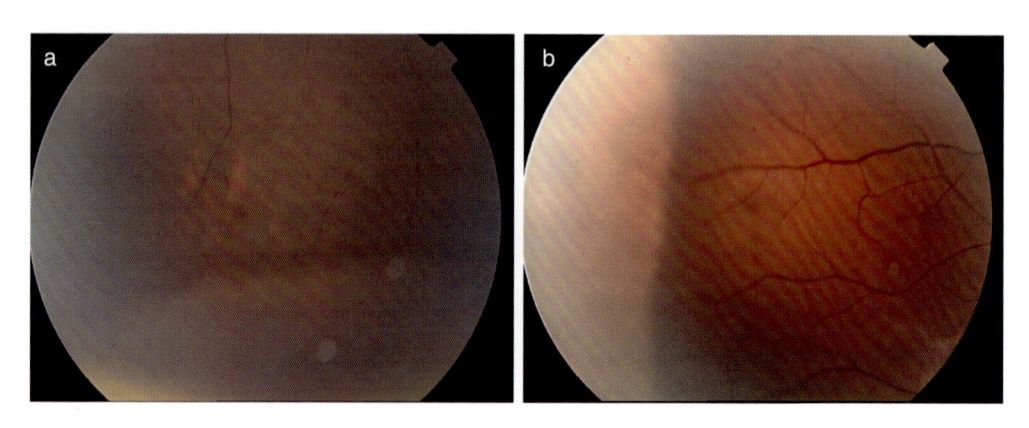

图 10-5 视网膜非压迫变白

注 图 a,下方显示了视网膜非压迫变白。图 b,左侧显示了视网膜非压迫变白。

三、视网膜出血

在检查眼后部时,重要的是要观察玻璃体的空间。眼创伤史,眼内碎片的存在是一种紧急情况,可能需要手术干预。碎片或异物的类型将决定眼内二次损伤的严重程度,这将在后面的章节中阐述。评估眼后段创伤的下一步应该是寻找眼后部出血。有 4 个主要区域可能出现出血,每个区域都有其独特的外观和含义。识别出血形式有助于对患者分类。小的圆形点状出血通常位于视网膜深处,单独观察时,通常不伴有创伤(图 10-6)。由于浅层视网膜纤维层中的血管损伤而产生火焰状出血更令人担忧。舟形视网膜前出血的大出血(图 10-3a)是尚未进入玻璃体腔的出血。玻璃体积血很麻烦的一点是阴暗的血液妨碍眼后段状态的检查,如图 10-7a 所示,图 10-7b 应考虑玻璃体积血。

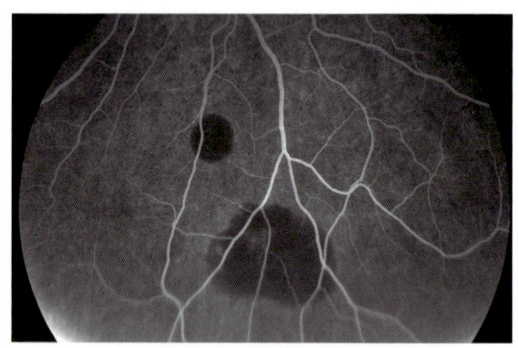

图 10-6 深部视网膜出血在血管造影图像中表现为低荧光

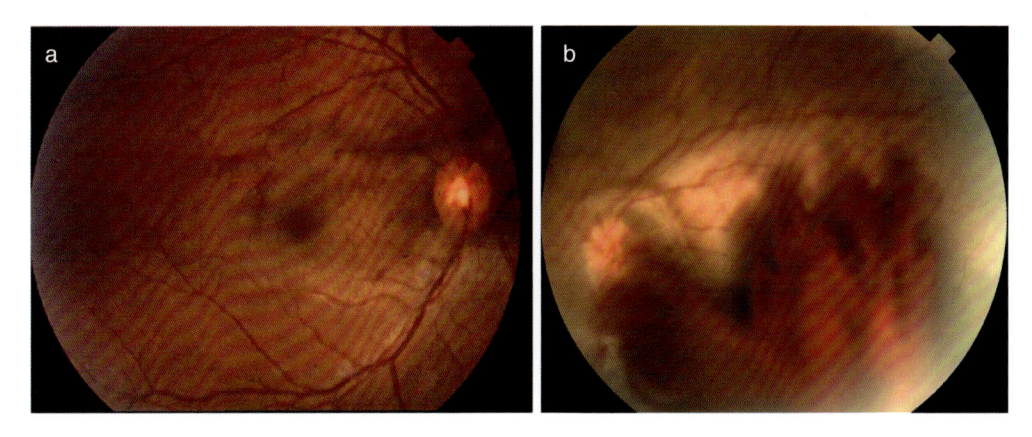

图 10-7 玻璃体积血

注 图 a，轻度玻璃体积血和视网膜萎缩。图 b，视网膜前出血已进入玻璃体腔，并成为玻璃体积血。

四、视网膜撕裂

如何确诊视网膜撕裂（它不能简单地归咎于全身状况，如糖尿病或其他相关的视网膜病变）。通过熟悉这些出血形式，医生可以更好地了解创伤波及的范围并进一步检查和治疗。在检查时视网膜脱离是否存在新的视力损失非常令人担忧，这有时能被确诊，但不能仅仅通过眼前 4 个象限的指数来明确。如果使用 Amsler 网格（直线网格）（图 10-8a）对患者检查，患者描述这些线条是扭曲或弯曲的（图 10-8b），可以提示黄斑区域存在问题。此外，了解导致视网膜脱离的过程是非常重要的。在眼后部，玻璃体牢固地附着在视网膜上，并且在存在创伤性张力的情况下，玻璃体拉动视网膜，可能引起裂孔或撕裂并导致急性视网膜脱离（图 10-9，图 10-10）。这称为孔源性视网膜脱离（rhegmatogenous retinal detachment，RRD）。局灶性玻璃体牵拉区域会引起撕裂。视网膜的碎片会脱落，留下一些小的圆孔，称为有盖孔。视网膜远缘也可能有小裂口，通常发生在以前做过白内障手术的老年人。皮瓣撕裂或马蹄状撕裂会导致 RRD。这是因为玻璃体凝胶仍然附着在皮瓣上，发挥前后牵拉的作用，使玻璃体液从视网膜下面通过，以分离视网膜神经感觉层。图 10-11 所示为大皮瓣撕裂，伴有视网膜下积液和低位泡状视网膜脱离。这些裂口通常位于视网膜赤道部，或在玻璃体基底部的后部，在直接检眼镜或裂隙灯下看不到。超声检查可以帮助识别周围的撕裂，但一般经验丰富的超声检查操作员才能识别。

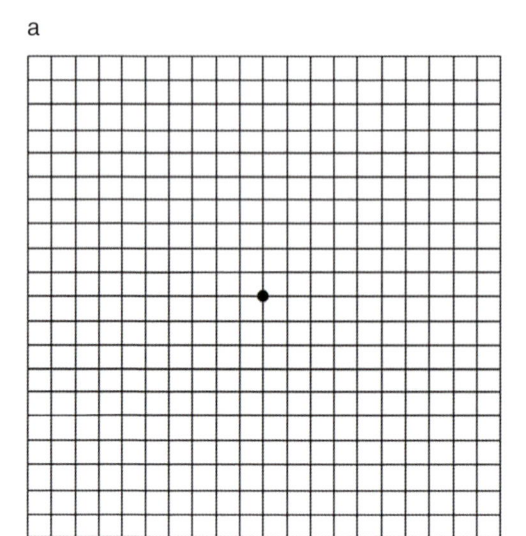

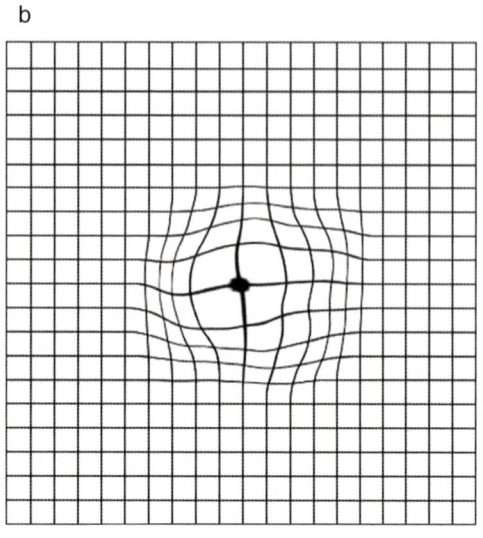

图 10-8　使用 Amsler 网格（直线网格）对患者检查
注　图 a，用于黄斑测试的 Amsler 网格。图 b，异常阿姆斯勒网格测试显示变形（变形）。

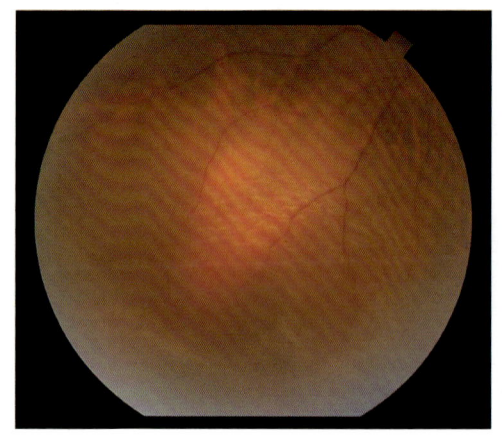

图 10-9　孔源性视网膜脱离（RRD）
注　右侧可以看到一个细致的小圆孔。

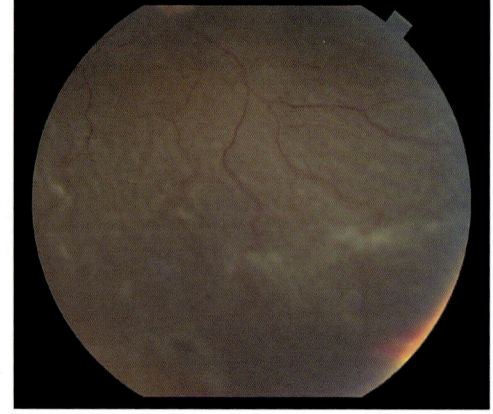

图 10-10　孔源性视网膜脱离（RRD）
注　从低处可以看到双马蹄形断裂。

巨大的撕裂可能至少会经历 3 h（图 10-12）。手术治疗尤其棘手，需要玻璃体切割术并使用全氟化碳液体，通常是经睫状平坦部的玻璃体切割术，以便成功修复。

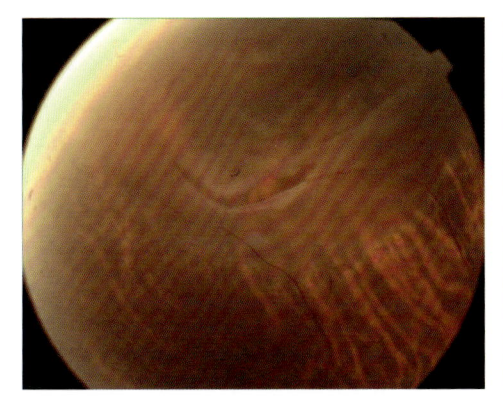

图 10-11 大型马蹄形撕裂导致脱落
注 在分离下方可以看到激光标记。

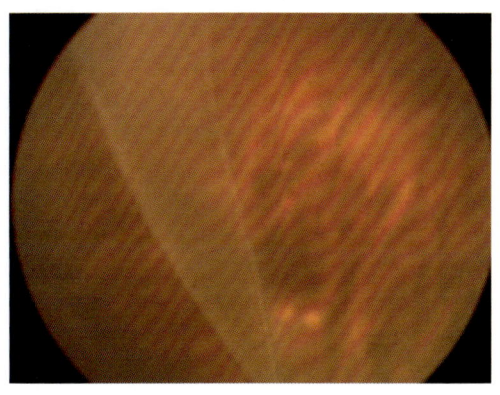

图 10-12 巨大的视网膜撕裂

五、锯齿缘撕裂

锯齿缘撕裂（图 10-13）是径向前切口撕裂，通常可见下方撕裂。常发生在较年轻的患者中，与锯齿缘同轴心。如果伴有明显的脱离，通常通过巩膜扣带术进行治疗，如果病变更靠前段，仅用观察、激光（如本例所示）和（或）冷冻疗法治疗。

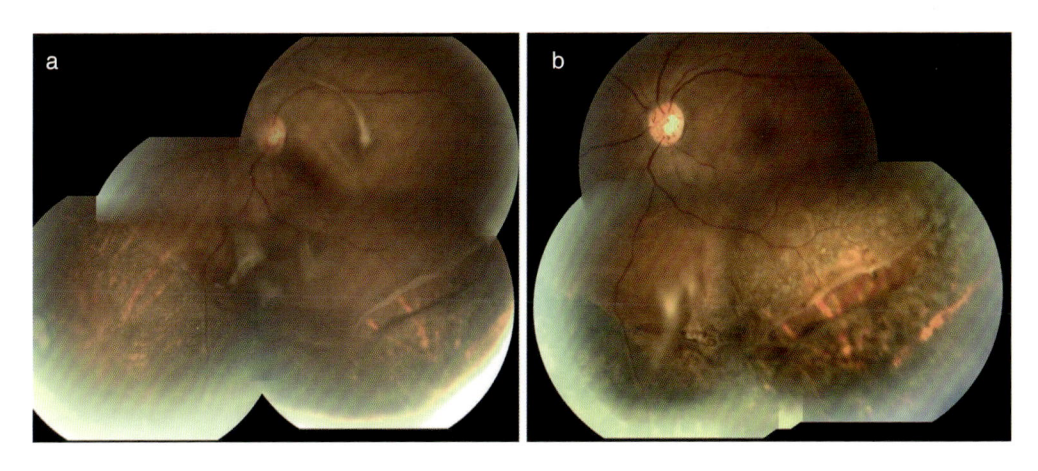

图 10-13 锯齿缘撕裂

注 图 a，锯齿缘撕裂。脉络膜视网膜瘢痕形成前面的图像。玻璃体内的一些视网膜前赭色浑浊是先前的玻璃体积血。图 b，激光治疗后，观察到的锯齿缘撕裂在后方。

六、视网膜脱离的治疗

1. 视网膜激光光凝术

视网膜的创伤治疗也可以根据眼的状态而有显著的不同，周边视网膜小的撕裂或脱离可采用视网膜激光光凝术治疗，在眼科诊室用激光或冷冻治疗撕裂部位和最小的分离点，以密封该区域并防止进一步损伤，这将会在后文介绍。

2. 巩膜扣带术

在有创伤性脱离的年轻患者中，巩膜扣带术是另外一种常用技术（图 10-14）。通过在巩膜、腱膜和结膜下插入硅胶带并将其缝合，眼的外层结构被叠瓦化推向视网膜，使神经视网膜组织与色素上皮细胞重新接触，从而恢复整体结构的完整性，并产生适当的血管灌注。可使用各种手段同时对视网膜下液进行外部引流，在巩膜扣带术时进行冷冻疗法或激光治疗对于密封脱离区域是必要的，也可以防止复发。在视网膜复位后的急性手术期可使用激光治疗，但注意激光治疗不能在视网膜脱离的区域进行。它的密封效果更直接，并且激光治疗比冷冻治疗更不易引起炎症。

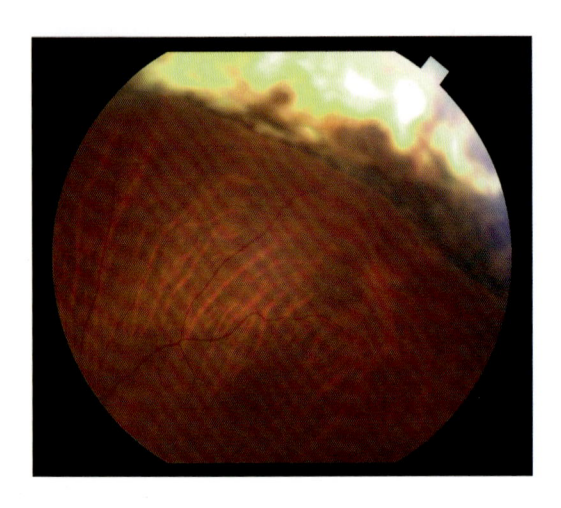

图 10-14 巩膜扣的外观

注 外观模糊，因为它相对于它后面的正常视网膜升高。扣带区域有冷冻疗法的 sclopteric 外观。

3. 眼内填充物

严重的视网膜撕裂或脱离可能需要注射长效气体，如六氟化硫（SF_6）或全氟丙烷（C_3F_8），以填塞视网膜并将使神经纤维层和色素上皮层重新贴附。这些气体在激光治疗和冷冻治疗的同时保持视网膜的位置，从而增强治疗效果。需要按照严格的手术后体位要求，确保气体在合适的位置和进行良好的填塞。体位要从仰卧位改为所需要的侧卧位，或者根据病变的位置保持直立几天。甚至为了保持气体的位置，患者不能乘坐飞机，也不能前往高海拔地区。因为较高的海拔高度（较低的大气压力）和由此产生的眼压升高将导致严重疼痛和视网膜中央动脉阻塞。无法正确保持体位的患者可能不适合进行冷冻 / 气体治疗（以及气动视网膜固定术）。

对于可能不耐受气体治疗的患者，硅油是严重创伤性脱离或广泛的视网膜下脱离的替代疗法。硅油的作用类似于填塞物，将视网膜推压到位，并且对体位要求所需的时间缩短。相比之下，由于气体固有的表面张力，气体是比硅油更好的填充物。然而，使用硅油，患者可能只需要 1 d 时间固定体位帮助视网膜下液的重新吸收,但此后的时间内可以正常活动。最后,硅油可能需要在之后抽出,并且第二次手术将具有手术固有的风险,而气体会自发地重吸收。

4. 玻璃体切割术

创伤经常引起炎症,因此它可以引发严重的纤维组织增生和玻璃体的瘢痕形成以及进一步的继发性损伤。同时发生的玻璃体积血、眼前段损伤、晶状体损伤和视网膜损伤几乎总是引发一系列的炎症反应,通常会导致失明。出于这个原因,视网膜手术医生经常进行玻璃体切割术(pars plana vitrectomy,PPV),即从眼内取出部分或大部分玻璃体。这样做是为了切除并移走牵拉视网膜的张力源,之后手术医生就可以将视网膜重新定位到它原本的位置上。在大多数情况下,PPV 优于巩膜扣带术。幸运的是,人们不需要玻璃体就可以看到。在从眼后段移除玻璃体液后,房水将继续填充该空间。前面提到的许多手术都需要术后一定的时间来维持特定的体位,这对老年患者来说可能是无法忍受的。

重要的是告知患者视网膜的任何损伤都会导致预后不良。患者可能会留下永久性视力缺陷。如果这些缺陷位于黄斑的远侧,患者的视力可能改变不大,并且他们能够轻松应对。然而,如果损害接近或波及黄斑,中央视力的缺陷可能会严重致残,并可能需要大量的应对技巧和康复训练。

第六节 黄斑损伤

黄斑具有眼中最高密度的视觉感觉神经元(视锥细胞),并且位于视网膜的中心区域,这些神经元聚集并形成中心视敏度和色觉视觉的关键。因此,黄斑损害对患者的视力影响极大。黄斑位于眼后部非常薄的神经元膜,易以多种方式受到损伤。显著的、持续的、明显的解剖学上的视觉缺陷通常发生在眼受到严重创伤时。黄斑对神经元的损伤和继发于钝性创伤造成的出血非常敏感。中央凹和黄斑光感受器及 RPE 层的损伤是不可修复的,甚至轻微的创伤,或者是手指、铅笔、汽车安全气囊、彩弹、足球或网球都可导致严重的伤害并永久致盲和致残。损伤后,脉络膜层中 Bruch's 膜的薄弱或断裂可引发黄斑下出血[10]。这称为创伤性黄斑下出血,患者会有严重的突然失明。不幸的是,这种情况预后不良,由于血液中的血红蛋白所含的铁对组织有毒。黄斑下出血还可导致脉络膜的新生血管形成,使视力恶化。视网膜的创伤和黄斑区的损伤也可导致纤维化[11]。

眼底检查显示黄斑区下方有一个红色的隆起,颜色随时间而变化。还可以进行光学相干断层扫描(OCT)检查以显现黄斑区域下方的血液汇集。然后,视网膜专家可以决定患者是否需要立即手术。黄斑下出血的患者可以联合玻璃体切割术，用气体填塞和组织纤溶酶原激活剂（t-PA）直接注射入玻璃体腔[12]。这种处理效果的实例见图10-15。重组 t-PA（rt-PA）在清除黄斑下出血方面具有良好的效果，并且已经作为可行的治疗形式。

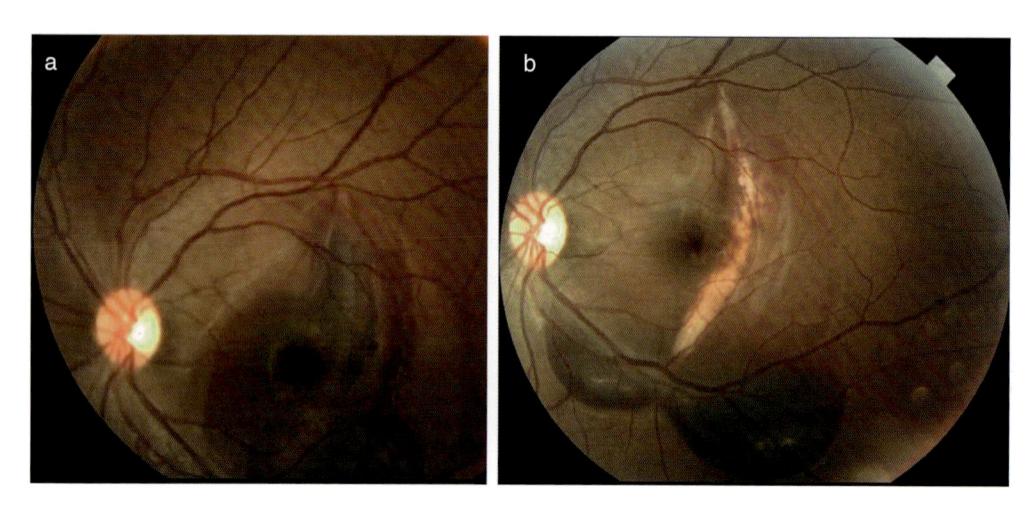

图 10-15　黄斑下出血的治疗

注　图 a，黄斑下出血。图 b，血液吸收后的图像。损伤后 1 d 选择玻璃体内注射 t-PA、PPV 和 SF_6 气体填塞物治疗眼。

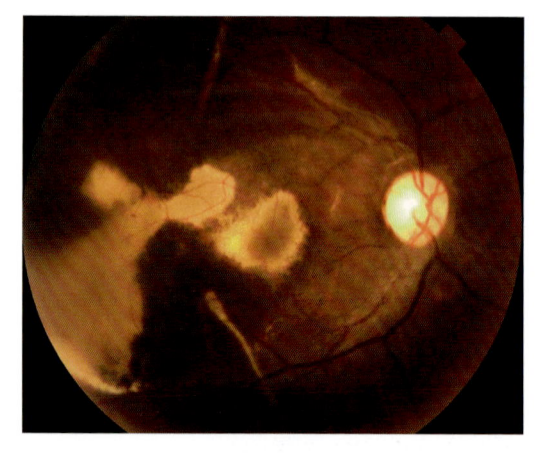

图 10-16　亚急性黄斑下出血，有一个赭黄色的外观

这种视网膜下出血非常严重，因为视网膜下血液积聚是有毒的并且会杀死光感受器细胞。然而，由于它不在中央视觉区域，如果存在小面积的视网膜下出血，患者可能不会注意到其中心视力的变化，这种伤害对时间敏感。随着凝块的组织形成，它呈现出赭黄色（图10-16）[13]。急性视网膜下出血的治疗方法与黄斑下出血相同，长期关注这些患者至关重要。

Bruch's 膜组织中导致出血的裂缝如果扩张，可导致视力缓慢退化。这些裂缝可以在视网膜下空间或视网膜下呈斑点状色素沉着（近视称为弧形斑）的线状条纹（图10-17）[14]。

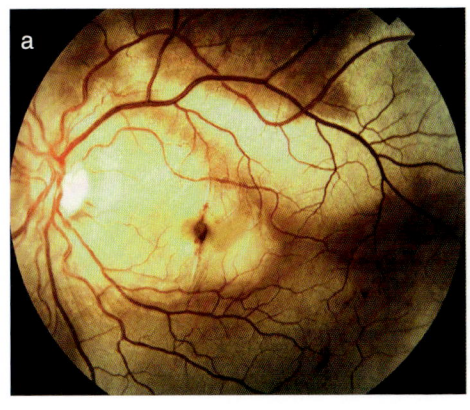

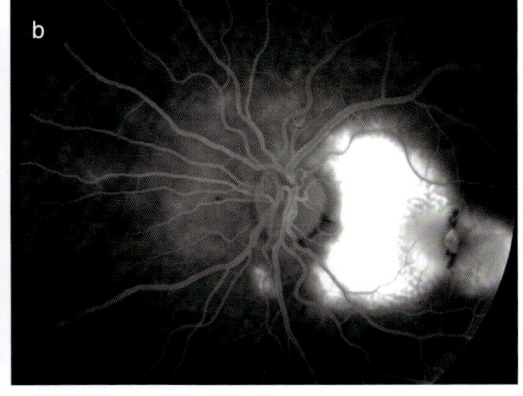

图 10-17 Bruch's 膜组织中导致出血的裂缝

注 图 a，创伤导致的类似 Fuch 的斑点。严重的萎缩和视网膜水肿突出了这一点。图 b，晚期血管造影外观显示，由于广泛的染料渗漏和染料外渗造成的汇集而导致的超荧光。

如果在检查中发现这些迹象，患者的预后往往较差。通常表现出一定程度的视网膜下纤维化和瘢痕形成（图 10-18）；产生视网膜下新生血管膜，后者也会在视网膜下引起明显的出血（图 10-19）。脉络膜破裂往往是环形的，可以是多个，并且通常与视盘同心（图 10-20）。黄斑中的孔可以继发于急性玻璃体牵拉的创伤，在神经元层中形成孔从而影响中心视觉，可以预测患者会有中心视物的扭曲。

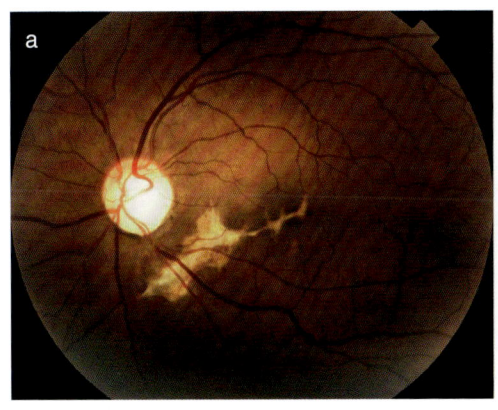

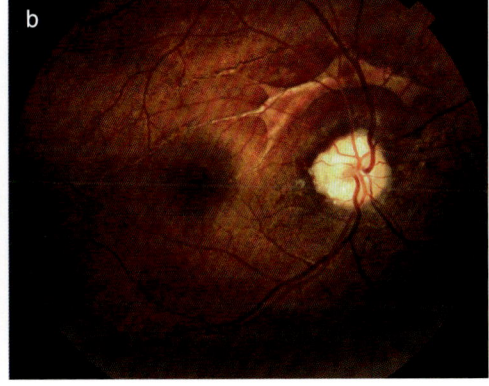

图 10-18 Bruch's 膜裂缝伴视网膜下纤维化和瘢痕形成

注 图 a，Bruch's 膜（漆）裂缝伴轻度视网膜下纤维化。图 b，Bruch's 膜裂缝（漆）伴广泛的视网膜下纤维化瘢痕形成。视盘的外观是典型的视盘下玻璃膜疣。

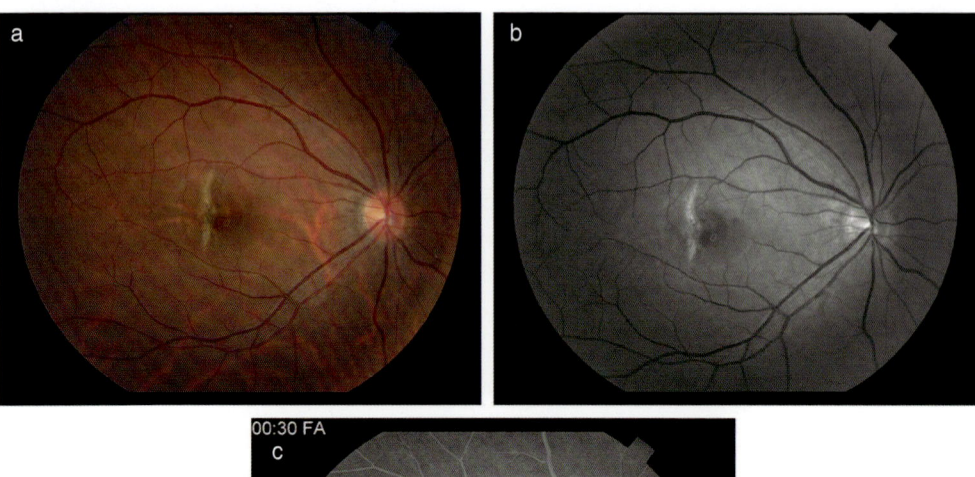

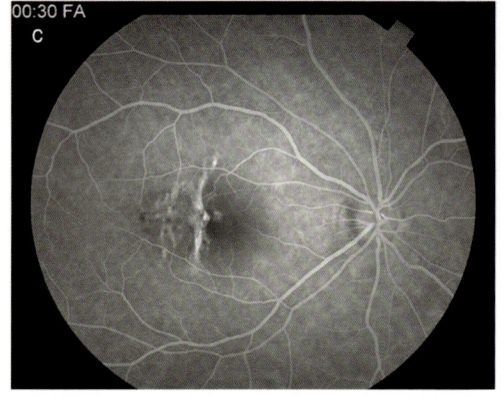

图 10-19　脉络膜破裂伴视网膜下新生血管膜

注　图 a，脉络膜破裂伴视网膜下新生血管膜，最近用玻璃体内注射贝伐单抗（阿瓦斯汀）治疗，现在已经静止。图 b，无红色照片（左眼）。图 c，再循环（中期）血管造影图像。由于 Bruch's 膜 / RPE 缺陷区域中的窗口缺陷，存在超荧光。晚期染料渗漏（未显示）或出血的出现将表明视网膜下新生血管膜的存在。

不太严重的孔可能会引起简单的视物变形或视物扭曲，患者可能会抱怨看到的物象变形。黄斑裂孔的诊断可以通过眼底检查确认。在图 10-21 中可以看到黄斑中较大的创伤孔。小孔更难检测（图 10-22）。对于可以使用光学相干断层扫描（OCT）的医生来说，组织病理学显微镜检查证实了孔的存在和诊断（图 10-23）。幸运的是，像这样的黄斑小裂孔，特别是如果上层玻璃体（后玻璃体）分离，可以通过密切的门诊观察来治愈。最终，黄斑将重新封闭并且患者的视力将有一定程度的恢复。然而，如果在一段时间内孔没有自行消退，视网膜手术医生可以考虑手术并施行玻璃体切割术和内部限制膜剥离用气体填塞来密封孔。

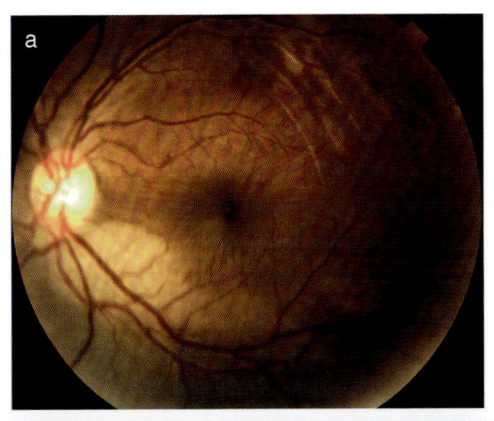

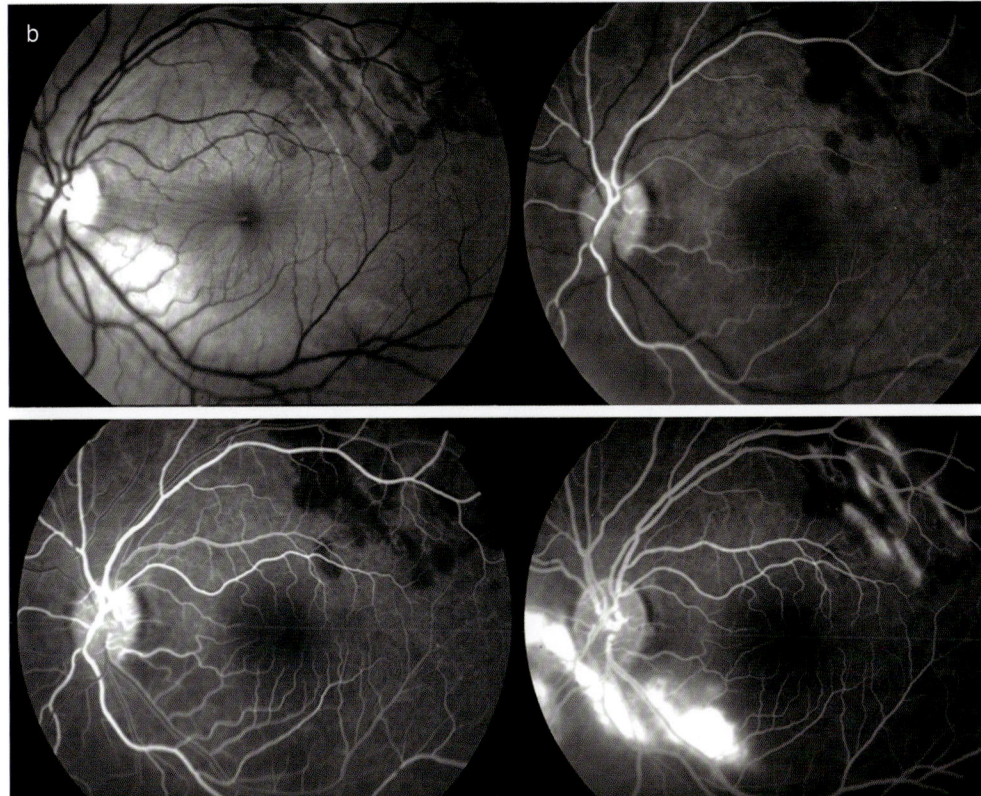

图 10-20　脉络膜破裂呈环形

注　图 a，右上方的多个环形脉络膜破裂，相关的深层视网膜出血，视神经下颞侧视网膜水肿和由于低眼压引起的星状黄斑病变。图 b，患者的血管造影框架。左上方是红色的；右上方是早期动脉期，由于血液阻塞染料传播而显示出低荧光；左下方是血管造影的层流静脉期；右下方是血管造影片的中间阶段，显示由于脉络膜破裂导致的高度荧光。光盘下方显示由于隐匿性破裂导致染料外渗导致的大量泄漏。

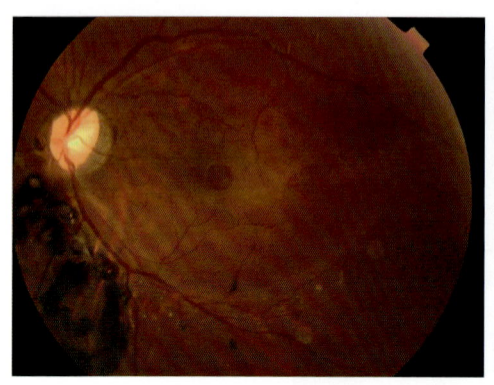

图 10-21　老年创伤性全层黄斑看到了裂孔，有脉络膜视网膜肥厚性瘢痕

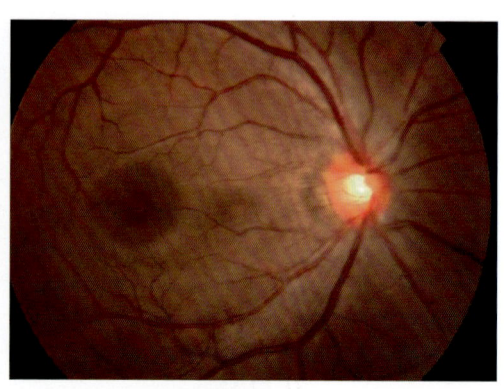

图 10-22　小的创伤性黄斑裂孔，患者中度近视，存在眼周乳头状萎缩和视盘的轻度倾斜

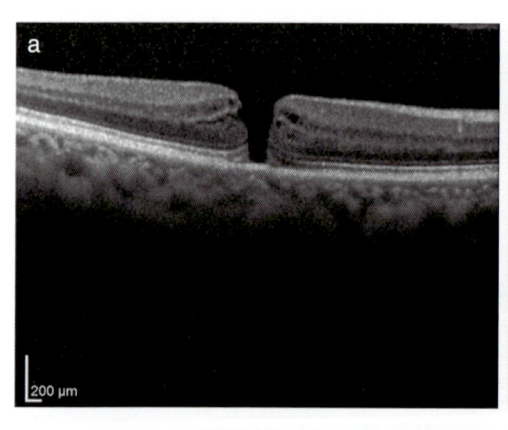

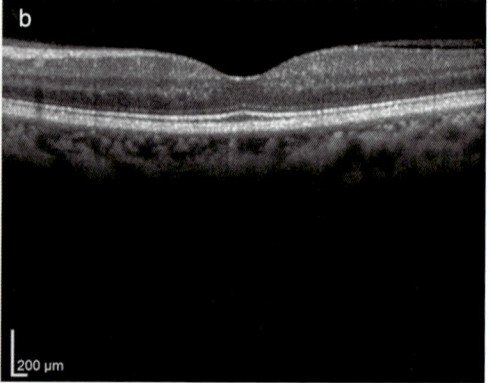

图 10-23　右眼全层及小的黄斑裂孔的 OCT 图像，图 b 显示正常的对侧眼以供参考

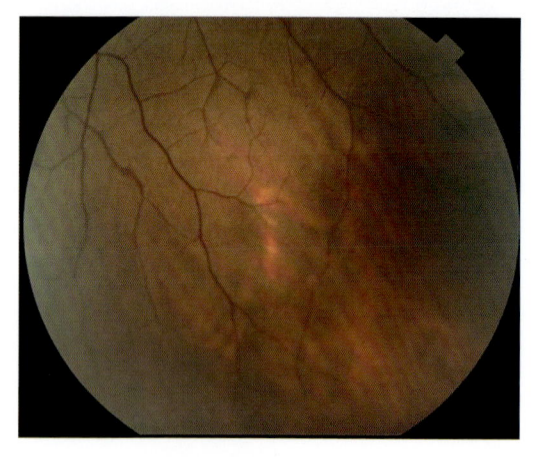

图 10-24　轻度的中间及周边视网膜变白，提示视网膜水肿（柏林水肿）

另一种常见的视网膜损伤是由眼钝性损伤引起的冲击波损伤，又称视网膜震荡或柏林水肿（图 10-24）。黄斑的震荡（解剖学上的震荡）通常仅发生在尚未存在玻璃体后脱离的年轻个体中。来自创伤引起的冲击波是从玻璃体的附着处传递到黄斑，从神经纤维层（柏林水肿）一直到视网膜的光感受器层刺激神经元层[16]。较温和的冲击波可能会导致视力不佳，

并且可能只有部分被解决。视网膜震荡可以永久性地损伤黄斑，影响椭圆体（内—外部）的交界处，以及光感受器和下面的色素上皮（图10-25）。更严重的黄斑晚期（外部视网膜）损伤如图10-26所示。在后一种情况下，由于没有良好的治疗选择，视觉往往非常差。眼科医生使用OCT来观察视网膜层的状态并指导随访。幸运的是，许多患有视网膜震荡的患者会随着时间的推移而恢复。监测黄斑椭圆形交界区的变化和萎缩以及RPE层色素沉着过度的迹象有助于医生确定预后。

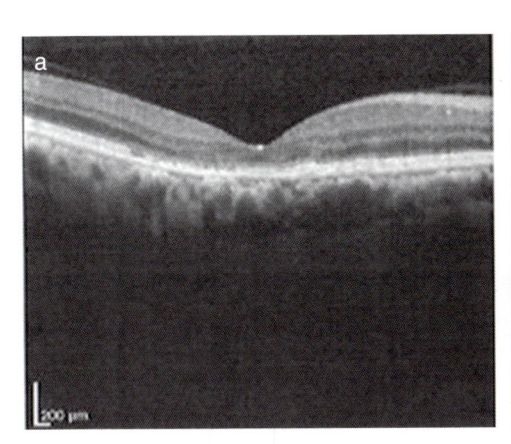

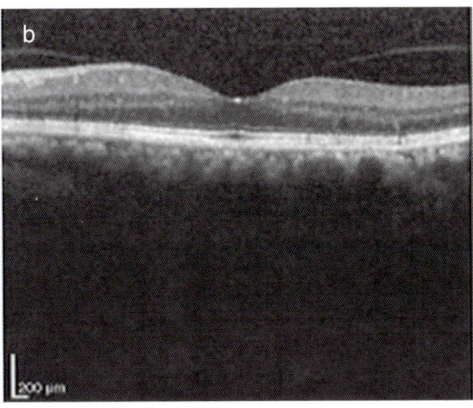

图10-25　严重的黄斑变性后的晚期OCT图像

注　图a，患者椭圆体（IS-OS）层和外核层破裂。视力是20/40，眼受损，有明显的变形。图b，正常人眼，供参考。

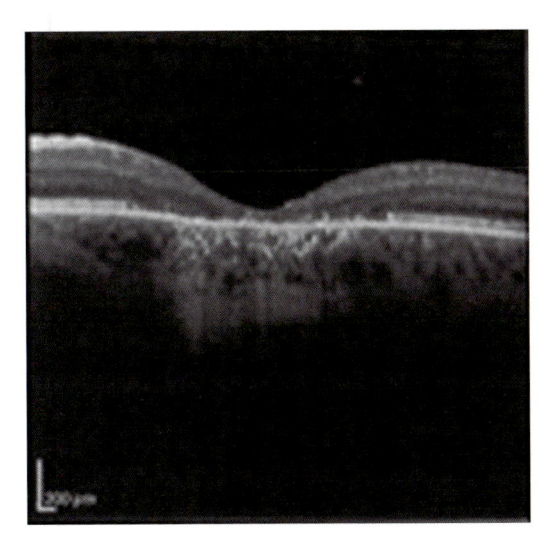

图10-26　OCT上可见严重的视网膜外损伤和RPE肥厚性瘢痕

注　患者也患有自行封闭的创伤性黄斑裂孔，视力只是CF。

第七节　玻璃体损伤

在详细说明可能发生的各种类型的玻璃体损伤之前，了解眼钝性损伤的基本概念很重要。眼是一个包裹在组织层中的球状结构，每个组织都具有独特的功能。在眼的核心，玻璃体保持了眼的形状和结构。然而，这些组织是不可压缩的液体，因此，在受到撞击时不会变形和吸收撞击力量。眼位于封闭且狭窄的空间中，能量被周围的眼眶脂肪或软组织吸收，因此眼球几乎不会受到什么影响，这对于保护眼非常重要。

眼钝性损伤可通过3种机制造成伤害。眼受到钝性撞击后，可能会出现突发性损伤、挫伤性损伤和压迫性损伤。

突发性损伤会导致眼的直接伤害，这通常会影响眼前段，因为眼前段在受到冲击时是直接接触暴力的。挫伤性损伤是由于受到撞击后的瞬间，来自眼后段的冲击波造成的。因为这些伤害通过后极蔓延，可能会导致撕裂、出血、裂孔、附近结构破裂和震荡[17]。最后，压迫性损伤是由于眼的变形而发生的，而这种变形是为了适应冲击的力量。就像在地面上弹跳橡皮球一样，眼会压缩并变形为椭圆形，然后反弹并过度矫正。这将重复并循环直到整个冲击能量被分散。不幸的是，这意味着眼在整个过程中可能遭受严重损害。压迫损伤造成的损害可以影响眼的每个组织，从眼表面到眼的肌肉、软组织和血管。本章将在相应的组织切片中详细讨论钝性损伤对眼后段的各种影响。

玻璃体位于眼的中心，以其厚的凝胶成分提供结构支撑，这种凝胶称为玻璃体液，与周围的视网膜紧密相连。随着年龄的增长，这种凝胶开始液化，形成囊袋结构，导致支撑力下降，称为玻璃体脱水收缩，可以从人很小的时候开始。玻璃体内的囊袋结构通常可以引起眼中漂浮物的感觉，但是是良性状态。然而，在老年人中，这种玻璃体液化会导致玻璃体从视网膜上脱落。在创伤情况下，来自玻璃体上的力可引起牵拉并导致视网膜薄膜受损。液化后形成的玻璃体囊袋可以拉开并增加发生创伤性玻璃体脱离的风险，从而最终导致出血。玻璃体积血往往来自钝性创伤的剪切力导致眼后段血管破裂。这些机械力破坏视网膜中的血管或毛细血管，血液扩散到玻璃体凝胶中，与所有出血一样，发生出血的可能性随着创伤的严重性而增加，严重到足以穿透眼的伤害也可能在玻璃体引起积血。由于受伤导致玻璃体积血，患者可出现一系列症状。

仅有玻璃体积血且无前段眼损伤的患者通常会出现无痛性视力丧失。由于后眼不具有躯体疼痛纤维，无痛视觉缺陷的表现应该考虑到从后眼到大脑视觉皮质的任何地方可能存在损伤。严重的视力丧失通常源于眼部原因。玻璃体积血与各种视觉变化有关，患者可能会在视野中看到漂浮物、蜘蛛网、阴影或红色色调。最初没有受到这些症状困扰的患者可能在一夜之间症状恶化，并在第二天早晨醒来，伴有严重的视力丧失。当患者仰卧时，血液倾向于聚集在视轴内光在视网膜上的投射处，阻挡人的视力。因此，如果早期诊断为玻璃体积血，要强调睡觉时头部抬高至少 30°，甚至可以整夜坐着睡觉。因为由于重力的影响，将使血液汇集到视轴外的眼底部。这也将帮助视网膜医生进行更有效的后续检查。

为了诊断玻璃体积血，眼底检查将发现血液的存在，但不会暗示出血对眼的影响或指导合适的治疗。在检查玻璃体时，玻璃体内结构可能会损害视野。一个常见的原因是星形玻璃体变性，这是由退行性病变的浑浊引起，在图 10-27 中可以看到，这种浑浊反射光线，看起来像夜空中的小行星。旧的玻璃体积血产生类似的外观，称为闪辉性玻璃体液化，这使得检查眼底很困难，需要技巧跨越玻璃体沉积物才可检查眼底（图 10-28）。然而，直接眼底检查看不到周边视网膜，需要间接检眼镜检查外周视网膜。B 超检查眼可以帮助做初次检查。如果患者有严重的开放性眼球创伤，那么之前提到的检查方法可能会放弃，需要使用眼眶和全眼球 CT 扫描。根据调查结果，患者可以接受门诊治疗或紧急手术治疗。

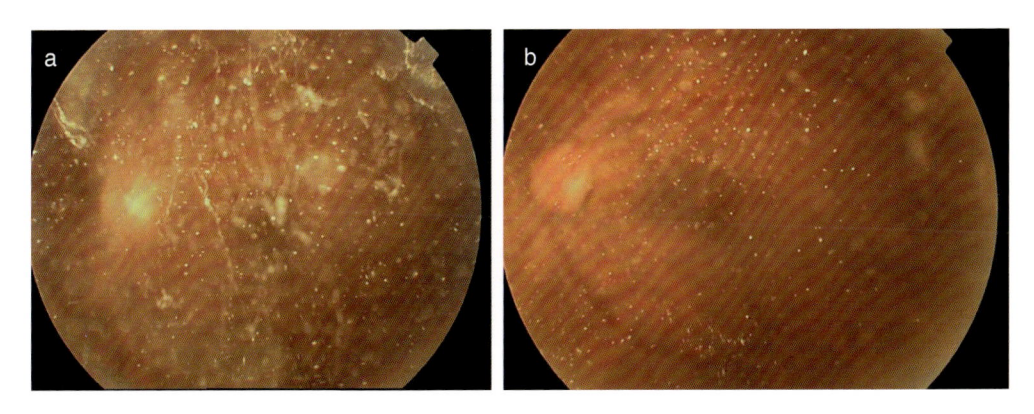

图 10-27　玻璃体中的星形玻璃体变性

对于导致开放性眼球严重损伤的患者，应将其置于手术方案中，并应紧急咨询眼科以进行紧急手术干预。在结构完整的眼球和血液遮挡视野的患者中，B 超检查可用于帮助排除视网膜脱离，并应及时（< 24 h）转诊给视网膜专家进行评估。玻璃体积血较少且存在视网膜撕裂的患者应转诊进行视网膜手术。最后，所有玻

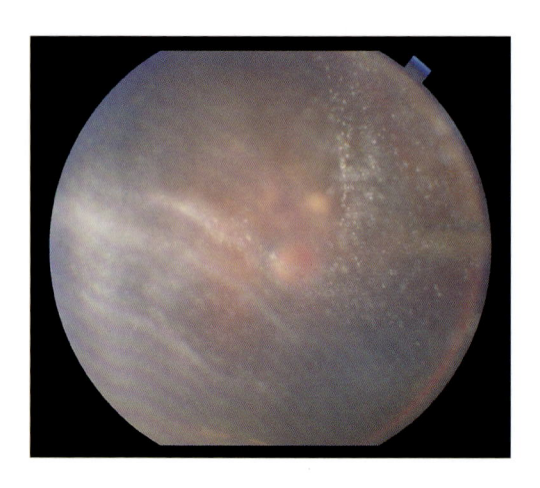

图 10-28　玻璃体中陈旧性玻璃体积血导致的闪辉性玻璃体液化

璃体小出血、视网膜可视度有 360°、巩膜压低、眼底检查无撕裂的患者均可顺利送视网膜专科门诊进行治疗。

对于眼的创伤，患者偶尔会发生玻璃体炎，这是玻璃体内的炎症反应，其严重程度足以引起葡萄膜巩膜渗出或肿胀。在这种情况下，炎症细胞和蛋白质迁移到玻璃体内并凝结，降低透明度。玻璃体变得模糊，并在炎性蛋白质聚集体区域引发视物模糊或视力不稳定。眼部的炎症可导致血管扩张和伴有畏光的红眼现象。患有这些症状的患者可能有多种潜在病症，因此需要检查眼底。玻璃体内任何超过微量的细胞都是紧急暗示，因为它可能代表急性感染[18]。检查时，玻璃体内可能会有可移动的团块或碎片。此外，前眼检查可能会揭示存在前房积脓。这会增加对创伤后眼内炎的怀疑（图 10-29），并且是一种眼部紧急情况。

还有一些与玻璃体液有关的创伤性疾病。但是，它们很难在检查中诊断出来。这种情况都需要进行巩膜压陷眼底检查，这比常规的眼底检查困难得多。此外，为了进行巩膜压陷眼底检查，必须完全确定眼球在结构上是完整的。否则，会存在眼内组织在压力下脱出的风险。如果确定眼球完好无损并且检查员擅长进行巩膜压陷眼底检查，那么检查所有眼外伤患者的周边视网膜是很重要的。由于会引起患者不适，这种类型的确定性检查不能在创伤后很快进行，但必须在随后的检查中进行。

视网膜 / 玻璃体基底部撕裂（图 10-30）是一种罕见的创伤病症。撕裂的前缘发生在锯齿缘，即周边视网膜与睫状体的交界处；后方撕裂的边缘发生在玻璃体基底部[18]。由于这个区域位于虹膜的前方和后方，这些撕裂很容易被遗漏。这些撕裂有时可以引起视网膜脱离。视网膜 / 玻璃体基底部撕裂患者需要视网膜专家进行评估是否有必要做手术。具有视网膜下液分离的视网膜 / 玻璃体基底部撕裂通常是次要分离，冷冻疗法和巩膜扣带术治疗效果最佳。

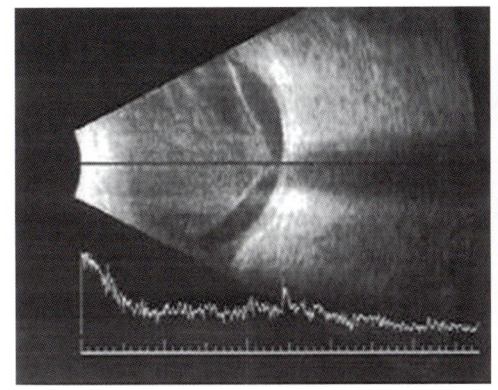

图 10-29　创伤性眼内炎的 B 超扫描图像

注　伴有致密的玻璃体浑浊和视网膜脱离。视网膜仍然附着在视神经分离的视盘上。

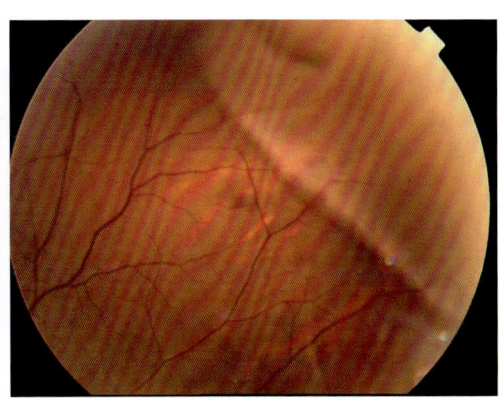

图 10-30　相对后部的视网膜/玻璃体基底部撕裂

第八节　脉络膜损伤

脉络膜层是眼整体和后极的主要血管成分。血管是视网膜营养和氧气的主要来源，因此脉络膜损伤会影响视网膜的完整性和视力。

对眼的直接创伤或其内的低压（低眼压）可引起浆液性脉络膜渗出和（或）液体流入脉络膜上腔和视网膜下方。它们通常被称为"脉络膜"或"脉络膜脱离"，其被认为是由浆液流入潜在空间或撕裂脉络膜血管引起，其性质取决于液体的性质，其外观可因颜色不同（由上覆的视网膜发出）及密度而异，甚至相当暗而稠密。如果有两个组成部分出现在"脉络膜"，它可以表现为夹层的外观。如果它具有"脉络膜"内的两个成分，B 超和 X 线检查将会根据各自的密度在这一血流频谱上有不同表现。根据它们各自的密度，可以预测这种流体在血液谱中的状态。脉络膜通常是多个同心/对称的（基于物理和几何），局限于外围，同心，平行于锯齿缘的圆顶形。如果很大，它会向前弯挡住视线和对后极的观察。如果它非常大几乎可以彼此接触，甚至可以在相隔 180°的玻璃体腔中相遇。如果有接触，就被称为"接吻状脉络膜"（图 10-31）。在这种情况

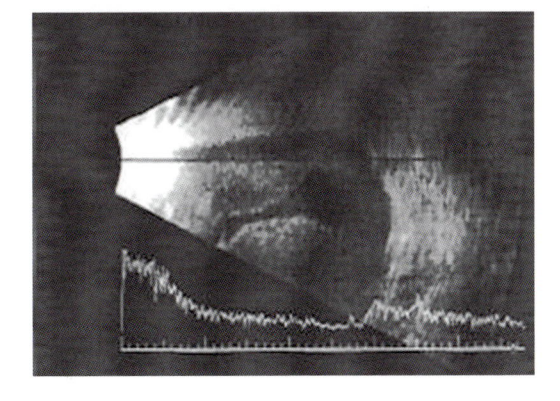

图 10-31　大量浆液性出血性脉络膜的 B 超扫描图像

下，视网膜手术医生进行非紧急的视网膜手术引流是必要的，因为当脉络膜消退时，脉络膜直接接触可导致视网膜撕裂。如果这种脉络膜由低眼压引起，它们可能在手术停止后复发。伴随的脉络膜破裂可能会使脉络膜血液泄漏到神经感觉视网膜中，由于血液的细胞氧化损伤而导致视觉预后不良。

在光亮的一侧，大的脉络膜对视网膜产生"屈曲效应"，除了全眼球和视网膜穿透的情况外，通常不会发生视网膜脱离。

脉络膜破裂是由严重钝性损伤后的变形引起的。在钝器创伤中，周围巩膜的胶原结构可以压缩和拉伸。这个发现在后极之外并不常见。

第九节 睫状体损伤

一、睫状体脱离

睫状体是脉络膜血管层的前部。睫状体是分开眼的前段和后段的分界线。它包含血管以及能使晶状体改变形状的结缔组织和肌肉。它也是充满前房的房水来源。因此，睫状体的创伤可能导致严重的后遗症。

当睫状体与下面的巩膜分离时，重要的后果是睫状体脱离裂隙。患者通常伴有疼痛和畏光。由于睫状体的严重破坏，虹膜的形状通常有明显的畸形。由于葡萄膜巩膜流出途径的紊乱（通过睫状体裂隙流出途径增强），通常会出现明显的低眼压[19]。裂缝可以在以后自行闭合，或者通过外科手术使其闭合，但这将导致非常高的眼压。

眼球穿孔将导致不规则瞳孔，并且对于判断是否存在高速伤害是一个有用的标志。患者可能发展为瞳孔移位，是一种位置改变或异常形状的瞳孔。在其他情况下，虹膜可以变形，导致眼中存在多个瞳孔，称为伪多瞳症。在严重的情况下，睫状体脱离可导致房水过量引流，导致低眼压。这可能导致视网膜脉络膜皱襞（图 10-32）。

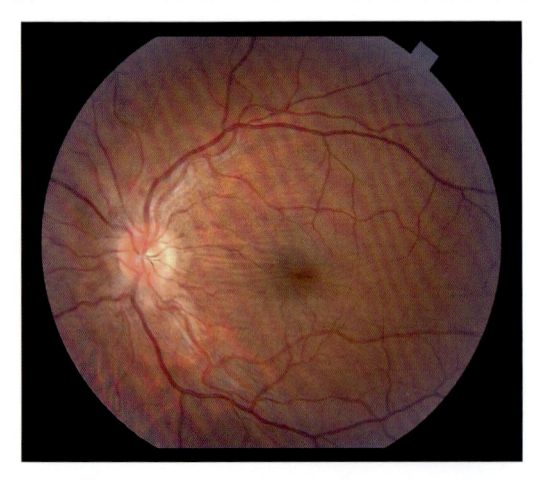

图 10-32 低眼压眼可见视网膜脉络膜皱襞

二、睫状体破裂

睫状体破裂程度较轻的患者需要更多的诊断技巧。在轻度睫状体破裂的病例中，患者可出现房角后退，继而导致晚期继发性青光眼。可以用前房角镜检查观察眼的引流系统进行诊断。然而，这需要专门的培训，并且不易操作，在早期也不是最重要的。超声生物显微镜（UBM）成像可用于确定性诊断。UBM 使用高频声波利用高分辨率来对睫状体和前房成像[20]。它是目前寻找睫状体破裂的最佳工具，并且比前房角镜检查更敏感。但是，UBM 是一种非常专业的工具，通常不会在急诊医院设置。

药物治疗上，患者可以用睫状肌麻痹剂和局部类固醇治疗，减轻疼痛和畏光。患者需要更紧急的干预时，可以使用手术方案。根据受伤的严重程度，当眼愈合时，患者可以在视网膜专家门诊进行监测。然而，有明显睫状体脱离的患者有时需要手术闭合和密切随访，防止创伤引起的继发性并发症。

第十节 巩膜损伤

巩膜是强大的结缔组织外壳，构成了眼的白色部分。因此，它可以承受一定程度的钝性创伤。然而，若巩膜撕裂或破裂，将对眼造成严重创伤。

巩膜最常见的创伤是裂伤。患者通常会出现眼痛和畏光。大多数患者会有明显的结膜水肿。结膜水肿是结膜存在肿胀或水肿。在大多数巩膜破裂的情况下，患者的瞳孔会因为眼内容物经裂伤部位流出拉动葡萄膜发生变化。

疑似巩膜撕裂的患者应在裂隙灯下检查以寻找受伤部位。然而，患者应立即接受眼眶非增强 CT 检查以确定小撕裂伤的区域，以排除眼内异物的可能性。有时尽管确实存在低眼压和角膜皱褶，但在裂隙灯下后部破裂并不容易发现。这些裂口可以自行封闭，但这是一种破坏性的损伤，预后极差。此外，眼科医生可以进行 Seidel 测试，即使用荧光素条在伤口上涂抹之后在裂隙灯下确定眼内容物从巩膜裂口流出的部位，若有液体流出说明眼球是开放的，需要立即修复。然而，没有形成裂口的裂伤需要排除是否有脱出的组织密封伤口的可能性。这些损伤还需要在手术室进行紧急修复。

当怀疑这种类型的损伤时，特别是如果患者被诊断为患有巩膜撕裂伤，立即进行局部抗生素治疗是非常迫切的。患者应开始每小时局部使用第三代或第四代氟喹诺酮类广谱抗生素如环丙沙星或莫西沙星。重要的是，患者还应静脉注射一定剂量的抗生素（第三代或第四代氟喹诺酮类药物）。口服的抗生素也可以用水送服，但效果并不是最好的。眼内容物挤压的存在将使病情严重程度从紧急转变为超紧急。然而，所有患者都应该接受手术治疗并开始使用止吐药。此外，除了可以使用眼科仪器评估眼的稳定性和是否需要手术干预外，这些患者的病眼应该使用眼罩保护起来。开始治疗的时间对巩膜撕裂的预后和视力至关重要，关闭延迟将影响预后和最终视力[21]。简单的角膜撕裂，仅涉及眼前段，通常可由普通眼科医师修复。视网膜开始于角膜缘解剖处后约 5 mm 处，因此此点后面的撕裂和穿孔必然涉及视网膜（图 10-33、图 10-34）。

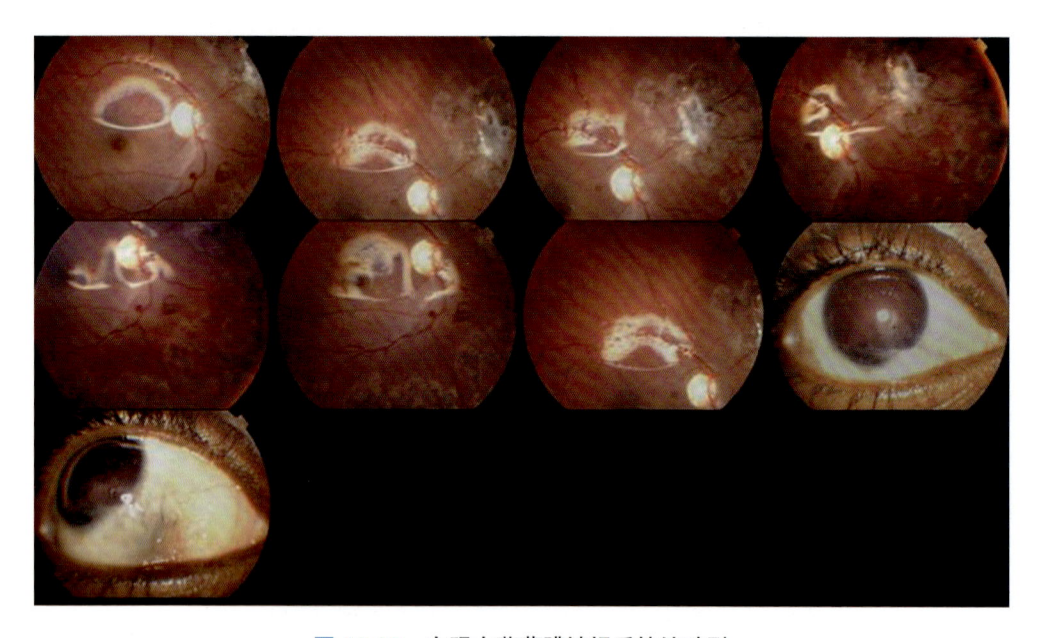

图 10-33　右眼在葡萄膜缺损后持续破裂

注　角膜和巩膜撕裂主要是闭合的。几天后，白内障摘除，玻璃体切割术后进行眼内激光光凝术和硅油填充来进行视网膜脱离修复。

若患者眼球裂伤涉及眼后段，则预后较差，修复手术非常困难和具有挑战性。这些非常靠后的眼球撕裂可能由于葡萄膜和视网膜组织嵌入而自己封闭，但重要的是告知患者这种情况对有用视力的预后非常差。在这些病例里，利用眼内容物剜除术可以预期保住眼球。替代了最初的被认为是合理的眼球摘除术，较多用于无光感视力。

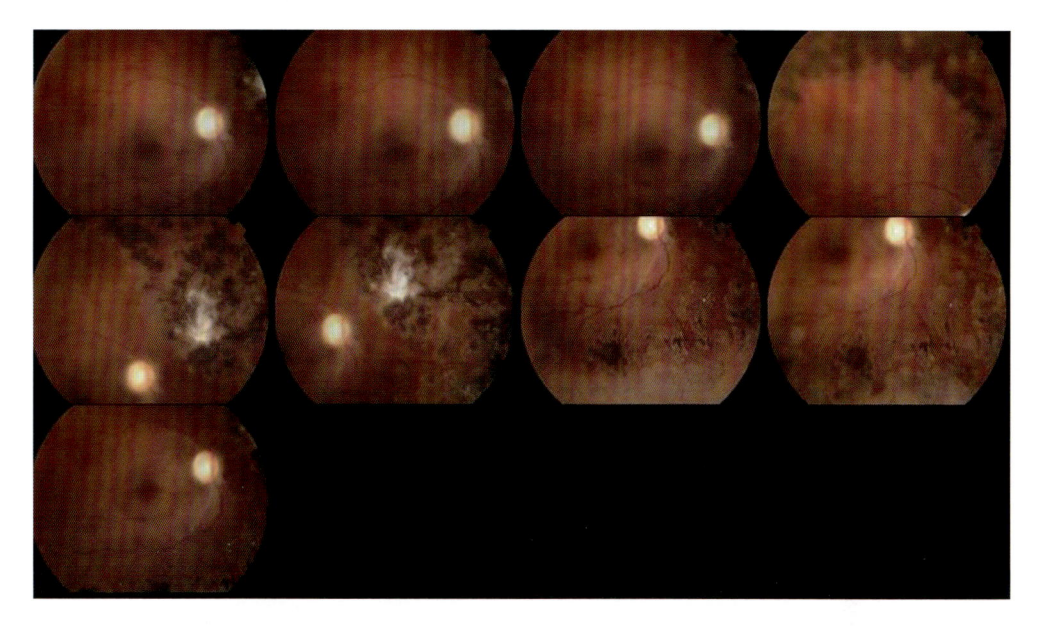

图 10-34 事件发生后约 10 年，图 10-33 中的患者

注 患者在创伤后 6 个月取出硅油，病眼内无晶状体。用隐形眼镜矫正视力为 20/80，在这种情况下这是一个很好的结果。

高能量创伤患者可能发生严重的巩膜破坏。通过钝挫力量伤将能量转移到眼中，可以导致眼球壁的全层裂伤。患者会出现严重疼痛，应该立即进行评估，以排除可能的巩膜破裂。患者还应紧急进行头部 CT 检查，以排除眼眶内、颅内或眼内异物和穿透伤。确诊巩膜破裂的患者不应该对眼进行任何操作。

即使是轻柔的操作，如打开眼睑，也可以产生足够的压力将眼内容物挤出。这些患者应立即戴眼罩并进行手术咨询。然后应准备手术，期间应在床上保持放松。此外，应避免 Valsalva 动作，如果患者出现恶心或呕吐，应服用止吐药。呕吐压力增加会对开放性伤口产生强大的压力，导致进一步脱出和重要的眼内组织丢失。这些伤害非常严重，立即干预是挽救患眼的最佳选择。

第十一节 眼后段异物

在区分眼内伤的类型时，术语变得很重要。眼表面损伤或眼球壁结构可以是打开或关闭的。眼球闭合性损伤指伤口没有涉及眼球壁的全层。开放性眼球损伤是指产生开放性伤口将眼的内部暴露于外部环境。这与眼球破裂伤不同，后者是由于钝器创伤造成的。钝力的冲击可以在撞击时切断眼内最弱的结构连接并产生开放性伤口。穿透性损伤指物体进入眼内，这些物体通常是能够嵌入眼的尖锐物体。这不同于眼球穿孔，物体在一次撞击中进入和离开眼。这些物体有足够的力量穿透眼，继续沿路线前行，然后离开眼壁[22]。正确描述伤害可以帮助多专业团队确定所需的进一步检查以及如何正确协调患者的干预措施。

眼球损伤时异物在进入眼后段通常需要更高的能量冲击或非常锋利的边缘，这在战争、爆炸伤害中非常常见。当前，中东地区的战争增加了这些伤害的发生率，因为使用简易爆炸装置增加了爆炸伤的发生率。在平民环境中，异物穿透伤通常与使用电动工具有关[23]。在这些具有高风险并乱投炸弹的情况下，缺乏眼保护是发生眼内异物损伤的主要风险因素。因此，患者病史是确定异物损伤的范围、严重程度和结果的关键因素。

眼内异物的患者可能具有非常广泛的症状，也可能会绝对无症状。相反，他们可能会有严重的疼痛、畏光和严重的视力丧失。然而，随着时间的推移，症状可能会进展，并且在眼中异物的继发性并发症有时会迅速发展。受伤机制非常重要（如使用电动工具或除草机时没有保护眼）。因此，使用射线照相成像检查进行即时评估并寻找异物是相对谨慎的（图10-35）。裂隙灯和眼底检查也可以确认是否存在异物，如图10-36所示。在裂隙灯看起来眼完整的患者可以进行B超检查。异物穿通可引起视网膜前、视网膜下和轻度玻璃体积血。

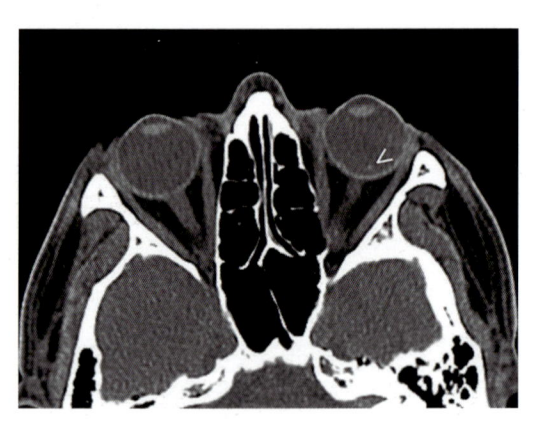

图10-35 眼球和眼眶的CT扫描显示可疑眼球破裂区域和左眼残留的眼内异物

但是，任何不确定的穿孔或眼周有损伤的痕迹，都应该做眼球和眼眶的CT检查，也可以用它来确定眼内是否存在异物（图10-37），但它不是诊断眼内异物的一线工具。没有什么比存在眼内异物有更大的潜在危险了。这种损伤是限定于异物快速地导致眼部组织受损。疼痛和视力改变的初始症状取决于眼受损的结构。之后，由于异物留在眼内，对眼组织可能存在直接的感染或毒性风险。传染性生物或严重炎症的发展可能是非常有害的[24]。确定影响病情的3个主要因素对于患者的管理可能很重要。这些因素是投射物的大小、形状、速度和材料类型。

投射物的大小是眼内异物的重要变量。更大的尺寸可以更容易识别，但质量较大的物体，会在受损的路径上造成更大的伤害。较小尺寸的投射物由于有漏诊的风险，可能非常危险。较小的异物可能引起的急性损伤较小，因此病史和检查结果对发现微小碎片至关重要。随着眼内异物停留的时间增加，发展的炎症将导致继发性眼损伤，这取决于材料，并且使异物取出变得更加困难[25]。

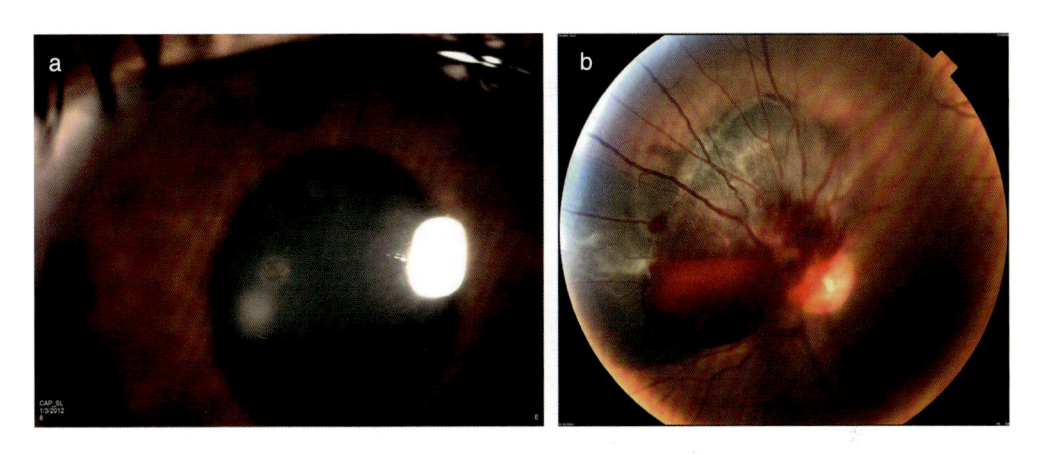

图 10-36　眼内异物的裂隙灯和眼底检查

注　图 a，裂缝灯照片显示异物穿透引起的角膜损伤。图 b，眼底检查显示视网膜。

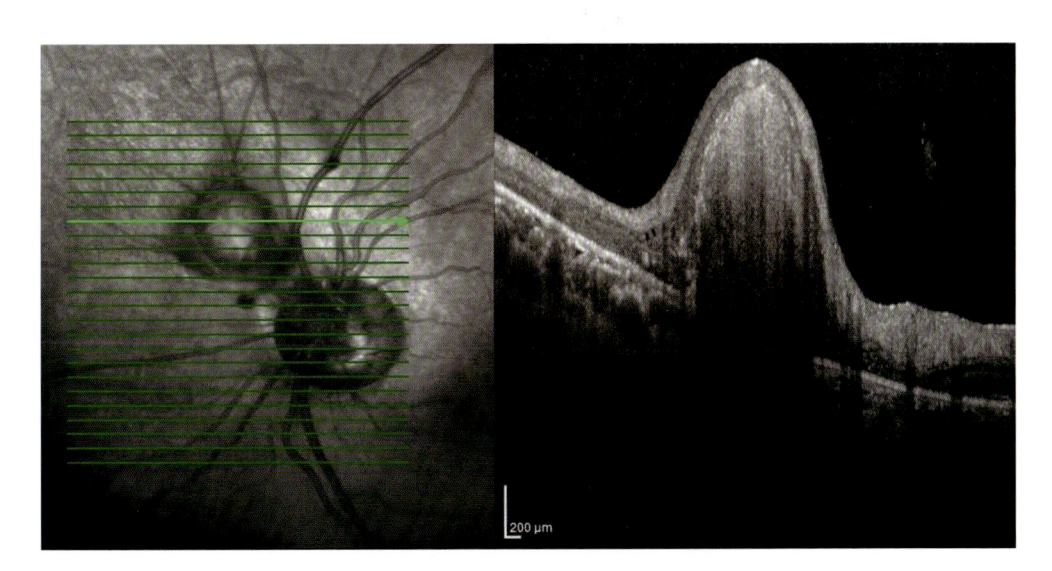

图 10-37　异物存在区域的 OCT 图像

注　病史中玻璃纤维碎片可能是其损伤机制。

投射物的形状是第二个重要的变量，通过表面和结构来区分异物。平滑和更均匀的结构具有更多线性和可预测的损伤轨道。不规则物体的运动和轨迹不太好预测，并且可能会在眼中反弹。除了初始穿透之外，这些物体增加了导致组织撕裂的可能性。此外，当眼移动时，更尖锐的物体还可能导致眼部的组织切割伤。易于触及的导致穿透伤害的物品包括工作场所环境中的刀具、凿子和玻璃材料。铅笔、刺针或飞镖等是穿透眼的常见物体，在获得病史时应考虑上述因素存在[26]。应该避免受伤后施加在眼上的压力使眼变形和扭曲，从而引发进一步的损伤。

滚珠轴承（BB）枪在美国文化中流行了一个多世纪。这意味着与 BB 相关的眼部损伤长期困扰儿童和年轻人。BB 的危险在于两个主要因素。它们通常作为玩具销售，因此不像标准枪械那样严格管制[27]。然而，这些球形子弹可以以每秒 45～300 m 的速度发射。由于大约每秒 76 m 是穿透眼的阈值，市场上的许多枪应该被标记为武器。然而，一旦进入眼内，BB 的存在使视网膜相关外科医生感到困难。BB 进入眼内对眼有毒，因为它们通常是涂在铜壳中的钢球（铜的毒性将在本书后面的部分讨论）。这些子弹，直径通常为 4.5 mm，很难通过镊子取出[28]。此外，铜不是强磁性金属，因此使用磁性工具也无助于取出。在取出期间不能牢牢抓住子弹会增加手术切除造成的继发性损伤的风险。因此，最好的选择是使用防护眼镜进行预防，不要在有其他人的附近使用 BB 枪。

撞击速度对异物是否穿透眼具有重要影响。平均而言，物体需要达到每秒 75 m 的速度才能穿透人眼[29]。在这个速度下，在动能超过眼能承受的能量时，形状将起到较小的作用。因此，应密切评估高速伤害发生在家庭还是工作场所。在木工、砖石建筑或管道工程中使用的机械化打磨或切割工具可能会产生容易穿透眼的高速的颗粒物质。另外，在没有足够的保护眼的情况下锤击任何东西会导致眼穿透异物。与直觉相反，较低速度的外来物可能会导致更多的组织损伤，因为它们在穿过眼时会随之拖动组织；不像高速异物穿透组织更干净，但位置更深。

有些金属异物可以长时间残留在眼内而不会引起毒性或炎症（图 10-38）。有些异物则导致严重的有机毒性或金属毒性相关的视网膜损伤和严重的视力丧失（图 10-39）。在恢复期间可用视网膜电图（ERG）以基线进行连续检查是否有视网膜毒性的证据。然而，由于 ERG 很少使用，需要熟练的操作及昂贵的设备而很难推广。ERG 示踪的电振幅将减小并最终无金属毒性，如铁中毒（铁沉着病）。

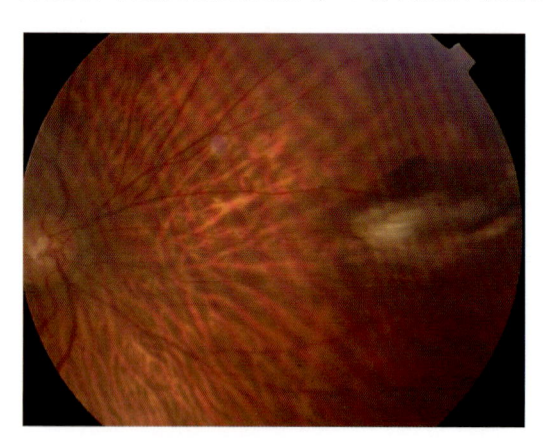

图 10-38　1968 年因受伤而发生的鼻侧基底部眼内金属异物残留（视力为 20/25）

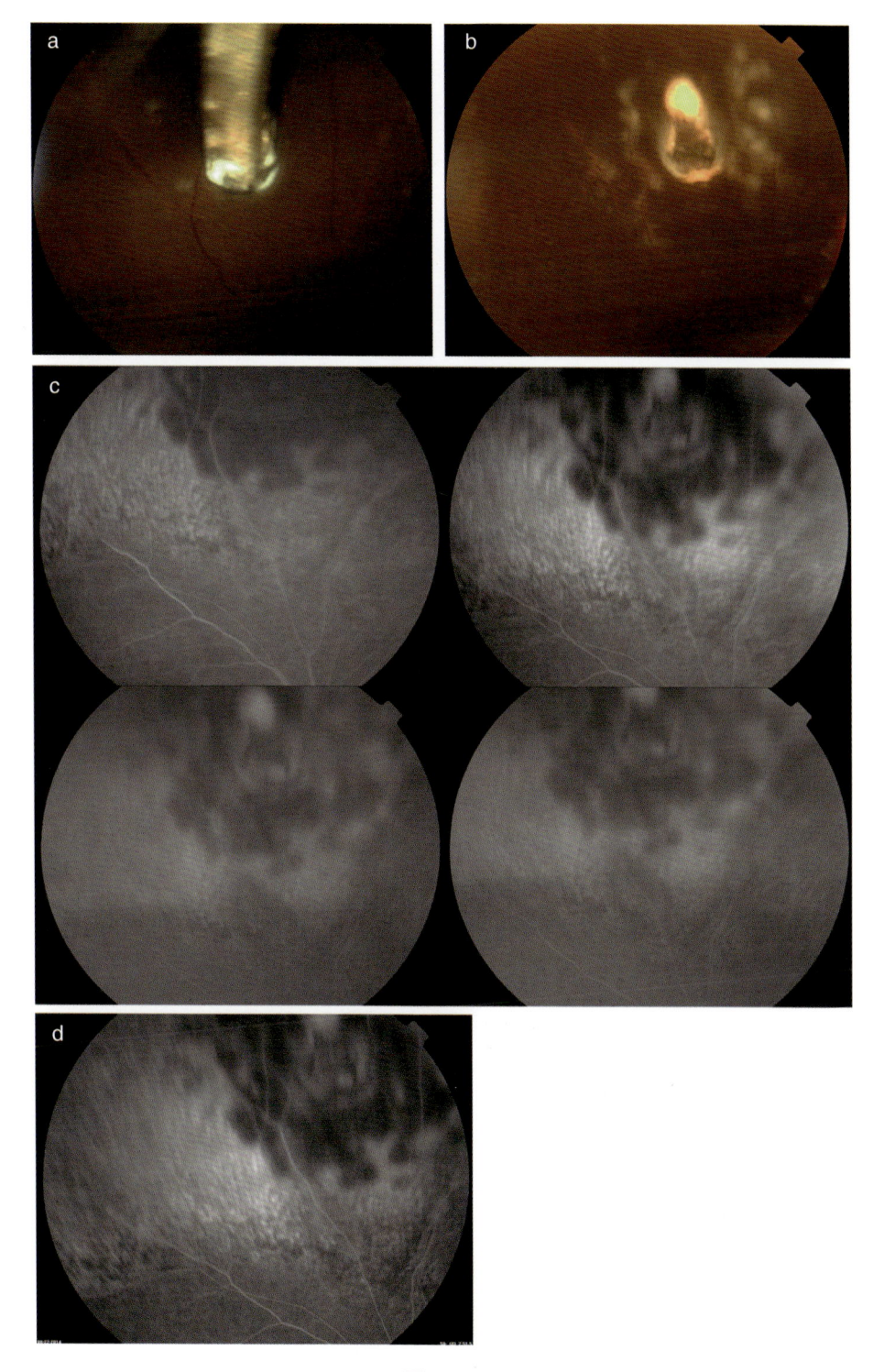

第十章 视网膜和眼后段损伤 163

图 10-39

眼外伤：评估与治疗

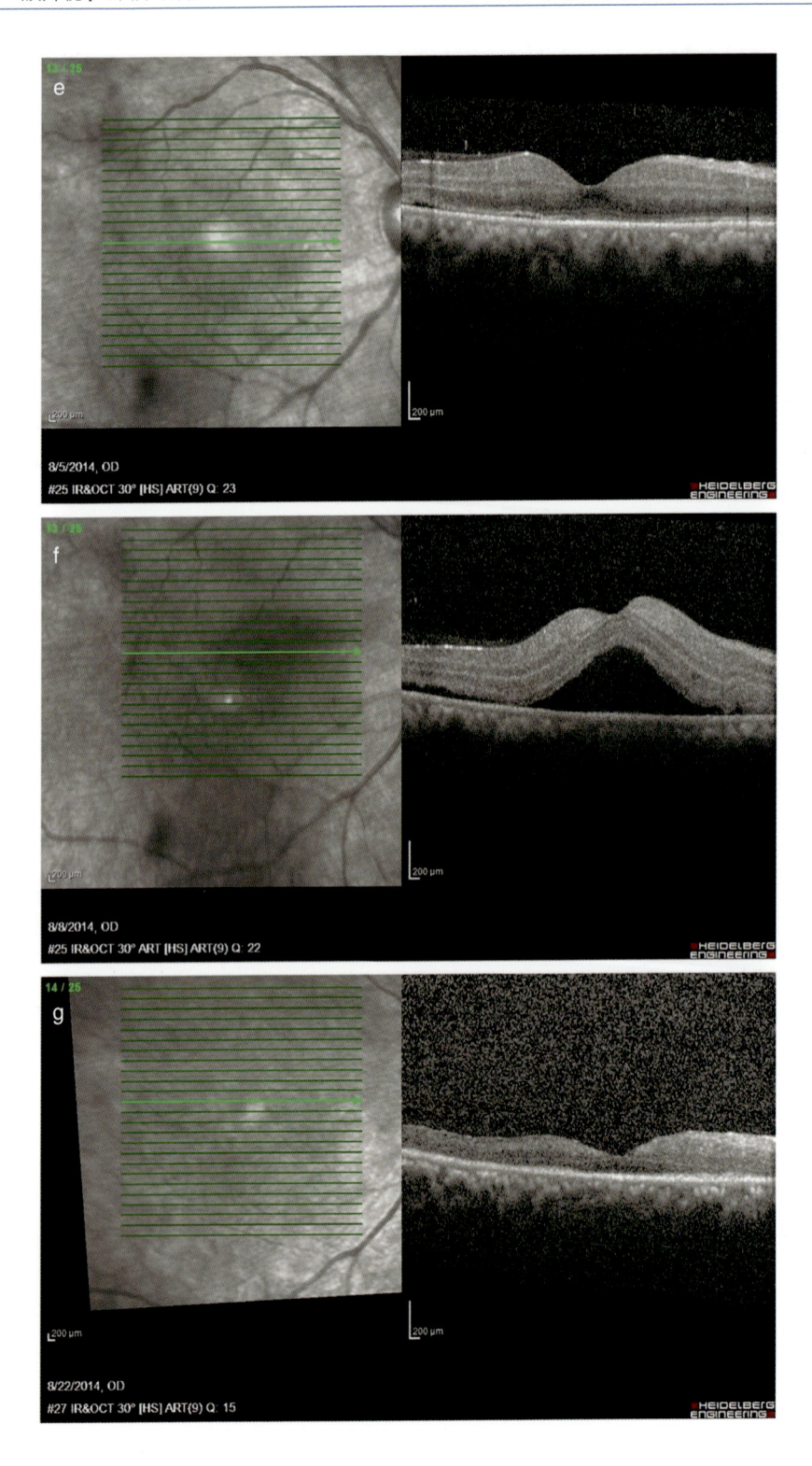

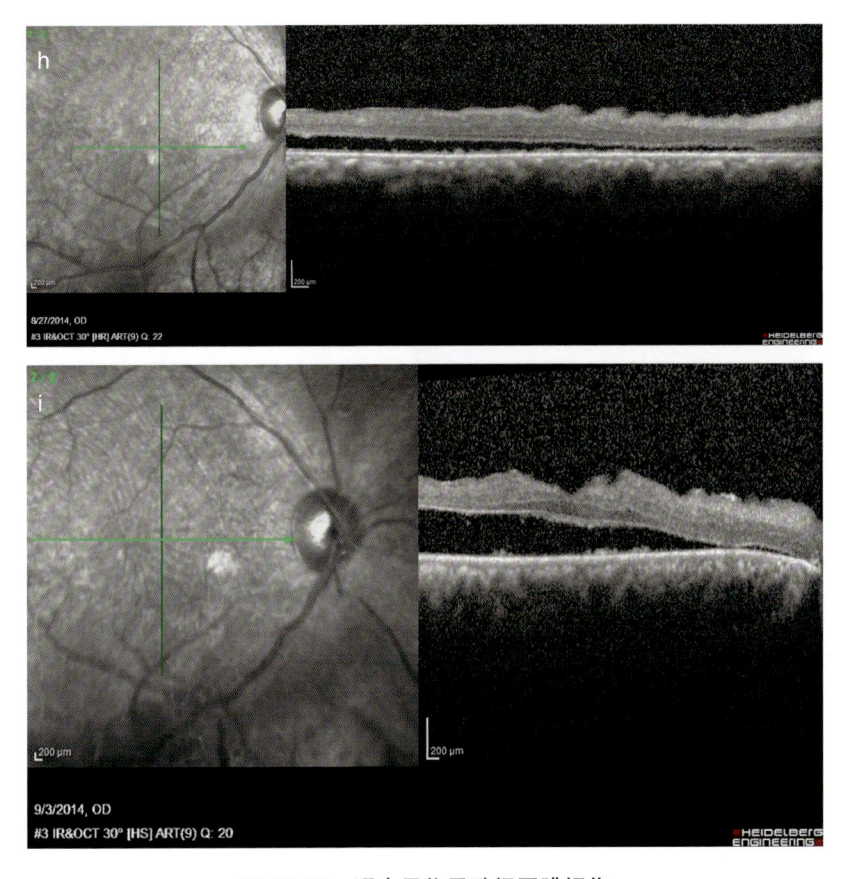

图 10-39　眼内异物导致视网膜损伤

注　这一系列照片显示的是一名男子的眼被花岗岩样的异物穿透性损伤（图 a）。患者已进行初次闭合修复（角膜修复），7 d 后进行白内障摘除（图 b～图 d）。患者当时拒绝 PPV 去除嵌入的视网膜的眼内异物，而是选择观察。3 周后，患者出现了瞳孔传入阻滞。伤后 1 个月黄斑 OCT 显示 8/8 /14- 轻度玻璃体炎。视网膜下积液在 3 d 后急剧增多（图 e、图 f）。由于检测到视网膜毒性，患者选择进行 PPV 并去除眼内异物。尽管完全去除眼内异物（损伤后 5 周）（视网膜下积液消失），但是视网膜变性仍然存在。PPV 后 2 周和 3 周，视网膜呈现恶化趋势（图 g～图 i）。视力只能感觉到手动。异物沉积在虹膜色素中，引起异色症或不同颜色的虹膜，这本身不是问题。然而，铁沉积到晶状体中会导致白内障形成和视力下降。更重要的是，铁也可沉积在视网膜色素上皮细胞，对细胞产生毒性，导致严重的视力丧失。

穿透性创伤的另一种形式的损伤称为眼球震荡伤（图 10-40）。Sclopetaria's root 的根本意义源于古英语，指的是"爪子"，可以在眼底检查中看到[30]。这种创伤不同，因为它不是直接对眼造成的伤害。眼球震荡伤是由撞击物体引起的眼附近组织损伤，没有穿透眼。

从周围组织传递到眼的冲击波能量导致脉络膜视网膜层破裂，使巩膜暴露可

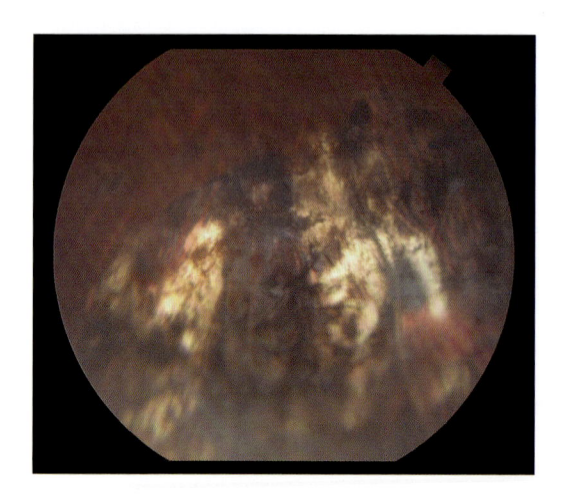

图 10-40 视网膜的铜质沉着症的外观

见。这可能导致视网膜严重撕裂，而在视网膜损伤浅的小的区域就能引起视力丧失。在视网膜和玻璃体中发生的多种形式的出血将引发纤维化。与冷激光治疗后外观非常相似（图10-14）。

眼底的急性外观显示爪状撕裂和下方巩膜白色区域的孔可以确认诊断。这种冲击波损伤在治疗和干预的时候会有许多问题，因此可以通过门诊观察进行管理。幸运的是，组织的瘢痕通常会密封视网膜裂孔，在此之后视网膜脱离的风险非常低[31]。这些患者的最终视力将取决于原始损伤的严重程度和位置。

异物的物质成分是其管理的重要因素。进入眼内异物的组成成分、物体的无菌性都会影响损伤的严重程度[25]。过热（来自物理摩擦）的材料，例如在金属研磨期间，由于在进入眼或周围组织之前对物体进行热处理，实际上可能是无菌的。还有其他具有惰性化学性质的物体，如塑料和玻璃器皿，不会引发眼的反应或引发炎症。由于这一特性，眼科医生能够在眼中植入塑料和硅胶镜片。还有其他惰性物体，如石头、沙子和其他矿物质，通常也可以很好地耐受。从眼表接种菌群仍可能发生感染。有时，这些物体是无害的，并且取出异物本身可能会增加损害。如果物体对眼的完整性没有任何风险并且不妨碍视力，那么玻璃体视网膜手术医生可能会建议将物体留在眼内并且密切监测。

然而，对于其他有机植物材料而言并非如此。一种经常会遇见的有害损伤物，如木材是非常危险的，且对眼很敏感。木材产品和植物材料的细胞组成经常导致眼中的严重炎症反应并且可导致眼内炎。活木材和营养材料通常含有细菌和（或）真菌，这些细菌和（或）真菌可以停留在眼内，从而引发感染。这些异物需要立即关注和干预。识别这些木材和营养产品可能非常困难，因为它们很容易在射线照相成像中被遗漏[31]。木材产品的密度范围很大，具体取决于木材的类型和产品的加工。木材密度的变化可以模仿眼中的气泡、脂肪或肌肉[32]。在眼中保留植物性或木质材料通常会导致眼丧失。

具有氧化性质的金属对眼具有高毒性。铁会在眼中氧化并沉积到眼细胞中，这个过程称为铁质沉着症，可引发许多后遗症。

眼中的铜沉积称为铜质沉着症，对眼具有极大的毒性。铜引发严重炎症，称为暴发性全眼炎，可导致眼球丢失[33]。眼中的铜也可以散布并扩散到邻近组织。角膜的后弹力膜中的铜残留物可以产生Kayser-Fleischer环。铜可沉积在晶状体中，形成具有向日葵样外观的独特白内障。铜也可能在玻璃体和视网膜中更深地沉积，使组织变色并导致视力改变或丧失。

决定对开放性眼球损伤进行成像以及描述眼内异物存在的一个重要变量是物体是金属的还是可以被磁化的。这对于接受成像以确定外伤范围的患者而言是需要关注的主要问题。

如果金属是磁性的，那么MRI将导致继发性组织损伤并且是禁忌证。因此，如果怀疑有眼内异物，只需避免MRI。然而，当需要做手术时，眼科医生可以使用专门的磁体来帮助在手术中取出异物。

关于疑似眼内异物的治疗是立即给予口服或静脉注射抗生素，优先选择使用第三代或第四代局部氟喹诺酮类药物，并且咨询可能的紧急手术[34]。患者应立即进行系统性和频繁局部滴注广谱抗生素，以降低眼内炎的风险。如果有必要，可能使用玻璃体腔内注射抗生素治疗。眼球发生超急性炎症前的缓冲期通常为6～12 h，一旦发生之后病情严重恶化[35]。炎症增加了异物取出的难度，并且增加了内毒素中毒的风险。这些后遗症，以及异物取出手术引起的继发性创伤等任何眼内异物损伤，都是医生需要考虑的重要问题。

重要的是要记住，创伤严重到足以让异物进入眼内产生一系列后果。在记录病史时，询问患者是否靠近具有化学或热性质的物品，若有则可能会对眼造成额外伤害。散热会对附近的结构造成热损伤。溅入眼内的酸性或碱性物质会产生严重损害，且不易中和。血管的撕裂会导致出血。如果创伤已经穿透全眼，则球后出血尤其令人担忧，因为增加的压力可能引发眼眶间隔综合征，压迫视神经，导致永久性视力丧失[35]。眼底检查可以发现由眼后面的血液积聚导致的压力增加引起的视盘水肿。在查看眼眶检查结果时应牢记这一重要因素。最后，随着时间的推移，创伤可能会导致严重的弥散性肉芽中性葡萄膜炎，又称交感性眼炎，对侧眼在生命后期也可能发生。

在眼内异物后，眼后段恢复主要有3个阶段：第一阶段是主动愈合，可能需要3周的时间。在这个阶段视力不佳并不表示完全康复后的最终视力。第二阶段是4～12周，其恢复情况决定了与患者相关的特定后遗症。这可能涉及密切的门诊监测，甚至可能的眼科手术。此时，视力取决于脉络膜视网膜层和黄斑的损伤量。

这些结构非常脆弱，因此在这个阶段的视力与恢复时的最终视力密切相关。第三阶段是延迟恢复，视力可能出现一些改善，但这可能是许多年中仅有的微小变化[36]。

一、太阳能／热／激光创伤

人类利用可见光谱中的光来观察世界并与之互动。但是，要记住额外的光谱中的光会损害眼。具体地说，来自太阳的紫外线辐射可以对眼有光毒性作用。患有此类创伤的患者通常发生在日食期间长时间地直接注视太阳[37]。视力丧失是短暂的，并且通常会在几个月内改善，但是伴有一些永久性的视觉后遗症。例如，有些精神病患者盯着太阳，导致了视力丧失。这些患者可以在门诊就诊。

目前市场上较新的激光器有更聚焦的光束、更短的波长和更高的功率。这些可以引起眼的光毒性作用，也可以直接将热能传递到视网膜的敏感结构中。激光被视网膜色素上皮中的黑色素吸收，并可损伤视网膜组织。根据视网膜损伤的严重程度，可能会导致短暂的视力改变或永久性视力丧失。激光导致的视网膜损伤的位置也很重要，因为周边瘢痕可能不会影响视力。然而，中央凹的直接激光损伤将导致永久性的中心视觉变化，这可能是这些创伤事件通常是由于激光照射或工伤引起的意外创伤，如图 10-41 所示[38]。通常，低功率激光器和市售激光笔由于其较低的激光能量是安全的。然而，随着高功率激光器的不受管制，通过互联网市场销量增长，意外损伤的病例也随之增长[39]。通常激光笔损伤会在视网膜上造成类似蛇形的萎缩性线状束痕，也可能同时伴有虹膜基质损伤。

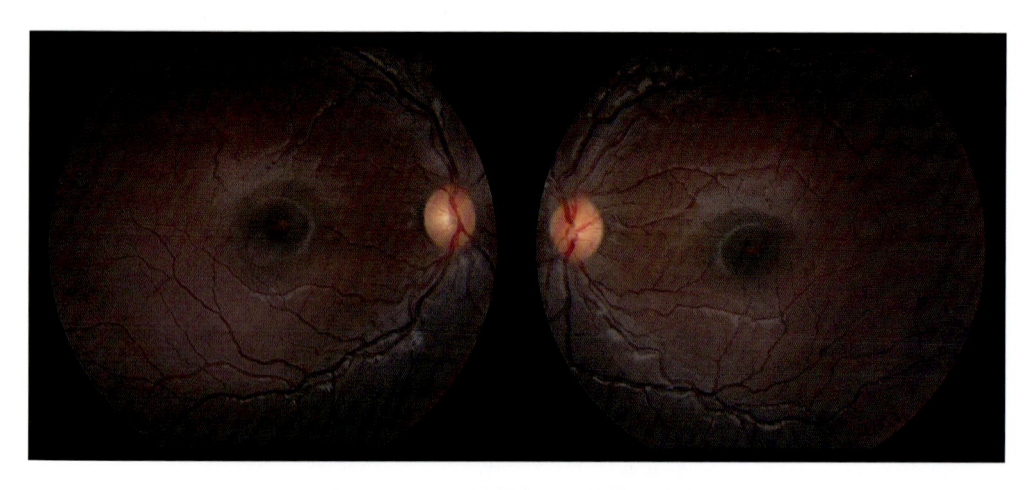

图 10-41 双侧激光诱导的黄斑病变

注　这名 11 岁的儿童故意将激光束连续照射每只眼几秒钟。当时的双眼视力大约是 20/30，在随后的 3 个月内双眼提高到了 20/20。

二、感染性眼内炎

在后眼内感染中，外伤导致的眼内炎总是具有破坏性。这是由于在一个免疫赦免区域（玻璃体腔）直接接种微生物，激活了该处的免疫系统，通常会导致眼被摘除。一种较强势的免疫炎症反应本身对视网膜就非常有害，和接种物表达的毒素一样。如前所述，非过热的有机材料极有可能导致感染性眼内炎，尽管"热"的眼内异物通常因消毒而不会携带感染性生物。任何眼内异物都应推定为有诱发感染的可能，并引起眼内炎。如果仅进行病情观察，那应该在非常频繁（每小时）的基础上，由熟练的眼科检查人员进行并评估周期变化，患者的病情变化是非常迅速的。

感染性眼内炎可由任何类型的生物引起，但到目前为止最常见的是革兰阳性细菌（约占70%）。这是因为皮肤菌群多为革兰阳性菌，并且任何眼穿孔/穿透都有间接感染眼的可能。这是在创伤后立即给予局部和全身第四代氟喹诺酮类药物的理由，因为感染可以通过开放性伤口随时发生。与任何感染一样，严重程度与微生物的毒力直接相关。超急性感染可能是由于侵袭性细菌或大量接种所致。由于表达的毒素不同，革兰阴性菌感染通常比革兰阳性菌感染更严重。真菌感染通常较晚才能显示出来，因此如果受伤怀疑和接种了植物性的物质，需要特别制订治疗方案。有机物质有时与芽孢杆菌感染（蜡状芽孢杆菌）有关，芽孢杆菌感染是非常普遍的，特别是毒性革兰阳性杆菌。

因此，在怀疑眼内炎的情况下，需要进行前房抽吸或睫状体切除术，来获得革兰染色和培养样本，从而进行玻璃体活检，以确定根本原因并指导治疗[40]。应强制地同时在玻璃体内和结膜下注射特殊复合的抗生素和（或）抗真菌药物。受过玻璃体视网膜相关专业训练的眼科医生必须做这些外科手术，并且必须进行适当的紧急咨询。开放的眼球不能进行眼球内/玻璃体内注射，因为必然会发生挤压和眼内容物的损失。玻璃体内注射抗生素必须由药房专门配制使用。这是因为药物的无菌和浓度是非常关键的，常用药物：万古霉素 0.5 mg/0.1 mL；头孢他啶 2.25~2.5 mg/0.1 mL（根据药剂师的偏好而定）；阿米卡星 0.4 mg/0.1 mL。眼球破裂修复时，给予的药物也是如此。

因为万古霉素和头孢他啶对所有革兰阳性菌（最常见）和大多数革兰阴性菌都有效，所以是常见的选择。阿米卡星在理论上对视网膜毒性最大，因此它可用于疑似革兰阴性菌感染。最终的选择应由玻璃体视网膜方面的专家决定。因为花费较长时间（即 1 h）来制订，上述提到的药物配方也是可用的。口服或静脉注射抗真菌药物（伏立康唑）可以用于营养物质保留在眼内的情况，它能渗透到玻璃体腔中防止真菌性眼内炎的发生。抗真菌玻璃体内给药如下：两性霉素 B 5 mg / 0.1 mL；伏立康唑 50～100 mg / 0.1 mL。

由于体积和压力的原因，腔内注射同时必须从眼内释放部分液体，如上所述，如果存在开放性伤口，则会发生伤口液体流出和眼内容物的损失。前房抽吸和（或）玻璃体穿刺活检由治疗医师决定，并直接送至微生物实验室进行革兰染色和培养。前房抽吸比玻璃体穿刺活检更安全，因为它不会引起玻璃体牵拉，导致医源性视网膜撕裂。在存在眼内异物的情况下，玻璃体内注射不是一个很好的选择。如果发生感染是由接种物引起的，接种物太大而不能通过玻璃体内注射单独治愈。而且，有亚急性感染和视网膜变性的可能性。几乎在所有眼内异物病例中都需要玻璃体切割术、去除眼内异物以及玻璃体内和结膜下注射抗生素，更不用说存在眼内炎的情况了。一旦发生了眼内炎，预后很差。

三、交感性眼炎

参见第十一章交感性眼炎。

四、眼后段手术

有几种完善的手术干预措施和程序可用于治疗眼后段的问题。大多数是范围很广和技术性很强的，需要在手术室进行，而其他可以在门诊进行。

当创伤涉及眼后段时，应考虑如何加快伤口闭合并最终完全封闭。当巩膜损伤涉及角膜缘后 5 mm 以上的区域时，视网膜和玻璃体必然受累。医生应该根据临床敏锐的洞察力和成像情况对受伤程度有一个清晰的认识。需要时常考虑异物是否存在。创伤的程度将决定是否应该进行眼球后部的修复手术。仅有光感或无光感视力常常无法恢复，也不会有视力的波动。然而，需要进行探查（相对于初次眼球剜除术）和闭合常预示着预后不良。与任何手术一样，暴露是非常关键的。然而，有研究者尝试同时尽量减少眼内容物的挤出。一种较好的方法是在 90°～180°（1～2 个象限）的受累部位内完全暴露受伤部位附近的巩膜和结膜囊从角膜缘处游离，并根据创伤和检查图像结果的位置延伸至 270° 或 360°。眼球备好和铺巾后，结膜环状切开，按需要在角膜缘处将结膜和 Tenon's 囊分开。之后，识别并使用带孔的肌钩上的 0- 丝带钩住直肌插入是非常有用的。在暴露和修复的技术性操作时，丝线可在通过肌肉插入有效地帮助旋转眼。Tenon's 下的空间可通过弯曲的史蒂文剪刀进入。检查过程中 Schepen 眼睑拉钩可用于暴露巩膜象限，有助于检查。应移除异物和碎片。该区域可以用氟喹诺酮滴眼液灌洗。应在伤口闭合前将葡萄膜组织（或视网膜）放回原位。只要它没有污染物和异物，就应该用尼龙缝线（7-0）缝合伤口。暴露的葡萄膜应该从伤口切除。非常后部的破裂通常是自密封的，不能暴露或被发现，通常会被遗留。当存在眼内异物时需同时进行玻璃体切割术，但不是强制性的。有可能计划在随后的几天内伤口愈合，多学科（前段和整形）参与进一步手术的计划。在诸如此类的严重病例中，适当的计划和知情同意很重要。最常进行的视网膜和玻璃体手术是三孔睫状体扁平部玻璃体切割术。睫状体扁平部位是虹膜管状结构与葡萄膜在巩膜的插入处相交附近。它本质上只是一个结构，并没有可见的作用。它实际上是无血管的，并且相对有弹性。这些特性使睫状环平坦成为插入用于玻璃体和视网膜手术工具的理想位置。在玻璃体切割术中，部分或几乎所有的玻璃体将被永久地移除并用液体代替。

为了进行玻璃体切割术，视网膜手术医生用几个（通常是3个）小套管针插管穿透结膜和巩膜。然后，使用其中一个插管注入平衡盐溶液，其他人则使用照明装置（光管）和各种切割和抽吸仪器。视网膜手术医生然后通过玻璃体切割手柄去除部分或整个玻璃体。玻璃体在吸入时必须切除，因为单独抽吸会对视网膜造成牵拉和牵引损伤。在创伤中，怀疑有视网膜裂孔时，为了能够使视网膜可见，需进行血液清除来诊断。如果脱离，玻璃体切割术也用于将附着脱离的视网膜重新复位（图10-42）。在穿透性损伤中，视网膜和玻璃体通常嵌顿在入口和出口处，这种牵引力可以通过切割操作（视网膜切除术）来释放。它还可用于预防创伤性炎症后的纤维血管生长，降低未来视网膜脱离的风险。这种疗法加上眼部许多特殊的工具和技术操作是视网膜修复的主要支柱。

在严重创伤和角膜浑浊的情况下，可偶尔使用二维内窥镜和玻璃体切割术器械。如果晶状体囊被损伤或晶状体半脱位（图10-43）或脱位，则可能影响玻璃体切割术的安全性和有效性。外伤性悬韧带损伤可能导致晶状体移位。通常在玻璃体切割术时进行晶状体摘除术，此时它显著浑浊或半脱位/脱位。玻璃体切割器用于在年轻患者中进行囊切开术并取出晶状体，因为晶状体在年轻时更柔软。在年龄较大的患者中，最好使用通过20-号的睫状体切口的碎片手柄（碎片）来摘除晶状体。

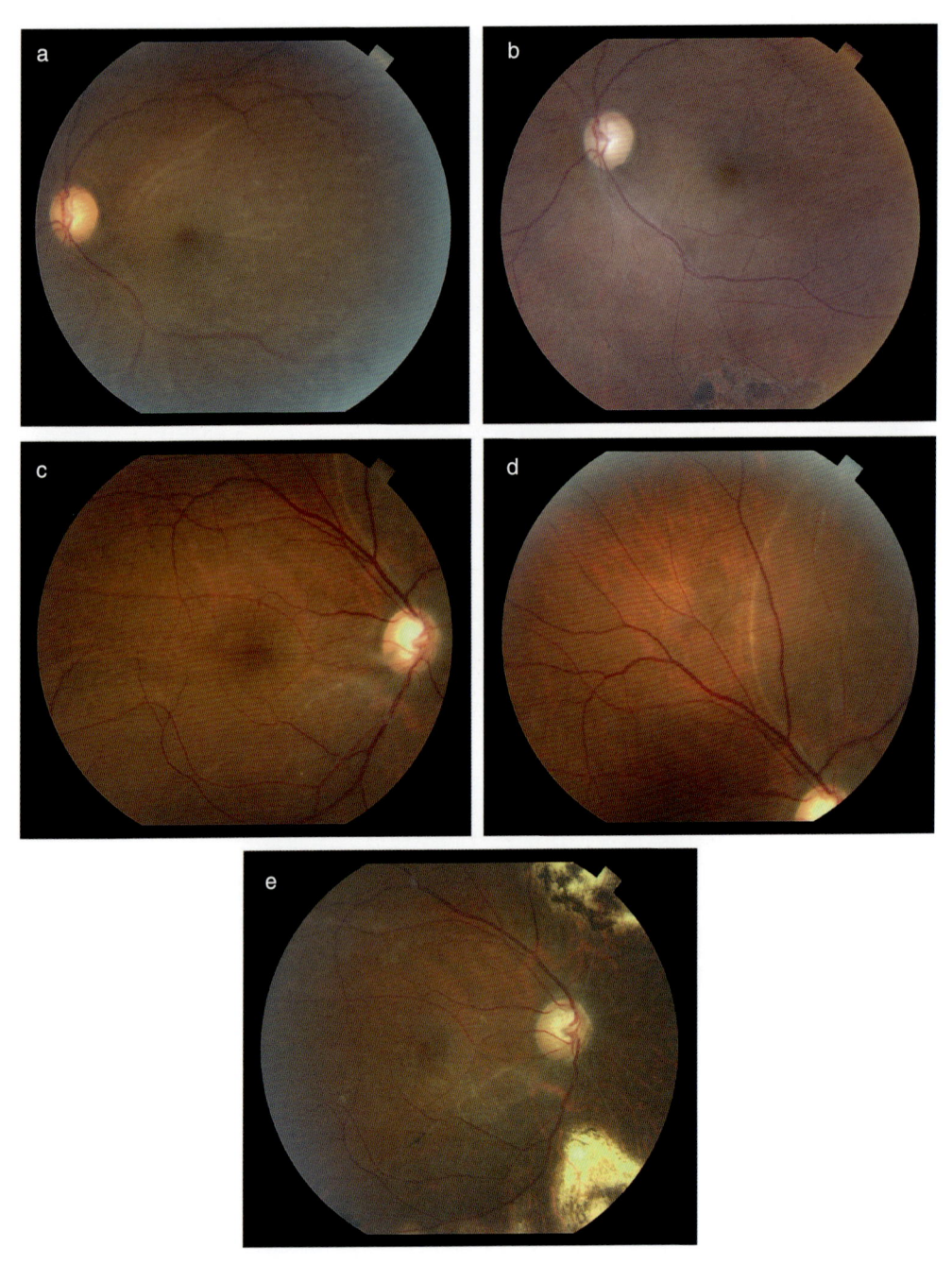

图 10-42 通过玻璃体切割术、眼内激光光凝术和 SF$_6$ 注入成功治疗 2 例视网膜次全脱位

在不太严重的创伤中，可常规使用超声乳化仪器的白内障手术，此器械是通过巩膜通道或透明角膜切口插入，如果合适，可以有利于人工晶状体的插入。合并有严重的后段创伤或视网膜脱落时在一期修复时禁忌植入人工晶状体，因为晶状体复合体可形成最不希望发生的前祥增生性玻璃体视网膜病变（PVR）的"支架"。巩膜扣带术是用于修复创伤性视网膜脱离的另一种技术。虽然在涉及视网膜下脱离和明

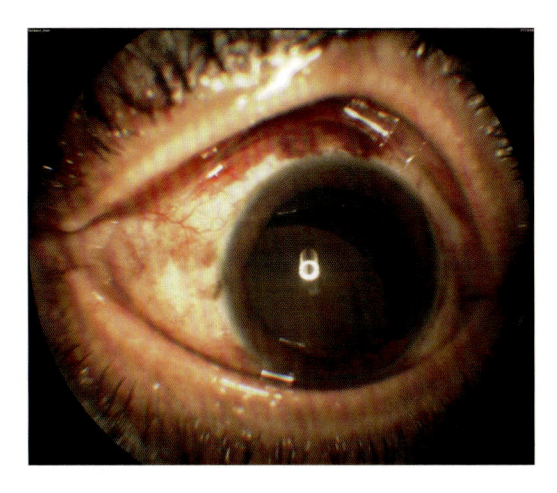

图 10-43　急性钝伤所致的晶状体部分半脱位

显的视网膜离断的情况下，它可以是独立的一种技术，但是该技术有时也与严重创伤病例中的睫状体玻璃体切割术一起使用。巩膜扣带元件的形状、轮廓和尺寸各不相同。其由硅树脂组成，可以是致密的多孔海绵形式，也可以是坚固但柔韧的物质。它就像一个薄薄的紧身胸衣，环绕眼，放在 4 条直肌下，通过巩膜巩固（图 10-14）保持视网膜正确相贴，而不是通过外力。视网膜手术医生先剪开并分离球结膜及 Tenon's 囊，然后分离 4 条直肌。4 条直肌都标有缝线，扣环就会通过肌肉下方并被不可吸收的缝线固定。这就将巩膜推到神经感觉视网膜上，并有助于在恢复期间保持细胞层完整。当瘢痕形成时，它还克服了视网膜的缩短，并加强了附着。视网膜色素上皮细胞（RPE）在裂口周围形成增生性瘢痕，并且通常抑制裂孔的重新开放和随后的视网膜再脱离。

在断裂或撕裂后使用热（冷/冻）能量来封闭视网膜是另一种常见手术方法。不过这增加了损伤部位的 RPE 瘢痕形成的可能性。当视网膜下撕裂后视网膜下积液形成，流体的压力将导致手术后较大的视网膜脱离或反复脱离。激光或冷冻疗法是封闭裂口并保持视网膜结构完整的主要治疗方法。当存在视网膜下积液时，必须明智地使用冷冻疗法。激光可以用于门诊患者的小型撕裂或在手术室配合需要额外手术的较大撕裂伤。它也可以在视网膜变平后用来防止术后再次视网膜脱位，无论是巩膜扣带术后还是充气性视网膜固定术后。然而，如果视网膜的视野被血液遮挡，则激光的使用受到一定限制。在这种情况下，可以通过玻璃体切割术清除血液。另外，如果在血液后面可见撕裂，可以专业地使用冷冻疗法或红色激光来促进视网膜黏附到色素上皮。在该过程中，将冷冻疗法探针置于眼内，并

且在断裂处周围放置超冷液氮金属探针以将视网膜固定回眼球的后表面。或者，当存在非常少的或没有视网膜下液时，在断裂周围放置激光标记。这些治疗通常在门诊患者中进行，采用局部麻醉（冷冻疗法）。在许多广泛视网膜脱离患者中，使用激光或冷冻疗法作为辅助治疗的手术结果都是成功的[41]。

五、系统性创伤综合征

视神经撕脱罕见，是钝性创伤引起视神经从眼球上撕裂和脱离。这种情况较少见，因为损伤的力量使眼球和巩膜保持完整，而前面的视神经鞘完好无损[42]。这种损伤是非常特殊的，因为钝器创伤可以在眼上产生旋转力，从而刺激视神经。临床已经发现了很多这种情况。眶管骨折可以切断视神经，但这不是真正的撕脱伤。在其他罕见的情况下，眼眶内侧的外来物质穿透性创伤可直接切断巩膜插入附近的视神经[43]。

视神经撕脱的患者会突然完全丧失视力。经检查，他们没有光线感知，并且伴随继发性脑神经撕脱伤。当神经通路被切断时，随着反射的输入被切断，它们也表现出传入性的瞳孔缺陷。由于继发于眼部外伤引起的出血，可能无法进行可见的眼底检查。然而，如果视神经是可见的，当神经从眼脱离时，将会发生视盘的挖空[44]。对于没有明显可见的基底部的患者，可以使用许多成像方法来辅助诊断。不幸的是，目前大多数的成像方法不能很好地检测视神经撕脱。然而，确认存在撕脱伤是至关重要的，因为它将决定患者的治疗方式。可以使用眼眶 CT 扫描，但是它识别和显示损伤的能力有限[45]。眼眶薄层 MRI 扫描同样受到限制，因为它也无法识别病变。B 超扫描是另一种可用于识别撕脱伤的工具，尽管结果可能不确定[44]。如果可行，OCT 可以帮助识别视神经乳头的部分和全部病变，OCT 还可用于监测撕脱伤后发生的神经纤维层变化[42]。

视神经撕脱的治疗是有限的，因为组织不能有功能地重新连接。然而，确定视神经撕脱的诊断对于决定患者是否需要外科手术是至关重要的。因此，从病史、临床表现和影像学结果确定诊断非常重要。如果患者的表现仅仅是损伤引起的创伤性视神经病变，那么患者的视力可能会因高剂量类固醇或眼眶减压手术而改善[46]。不幸的是，如果神经被切断，这些治疗方法就没有实际意义了。这些患者应该不用侵入性治疗和药物治疗，因为不会改变最终结果，视力是非常差的（通常是无光感视力）。

Purtcher 综合征是一种罕见的视网膜病变，每百万人群中不到 1 例，通常发生在全身性创伤后，与头部或胸部的撞击有关[47]。患者可能突然失明或可能有一个延迟期，一般可发生在创伤后 48 h[48]。这些损害可以在单侧或双侧视野损失下发生，但是具有完整的周边视力。目前提出的理论是头部或胸部创伤传递使血管闭塞的力到达眼并损伤内皮。然后认为这种损伤会导致血管炎，进一步导致视力丧失。Purtcher 视网膜病变可以通过眼底检查进行诊断。该检查显示浅层视网膜变白和出血斑块（图 10-44）。此外，视神经乳头显示苍白或水肿。OCT 成像可以显示视网膜的高反射内皮层。荧光血管造影可以显示脉络膜血管受累，毛细血管灌注减少，视网膜受损毛细血管晚期渗漏。在鉴别诊断中应考虑急性胰腺炎、长骨骨折脂肪栓塞、高血压急症、晚期艾滋病和败血症。

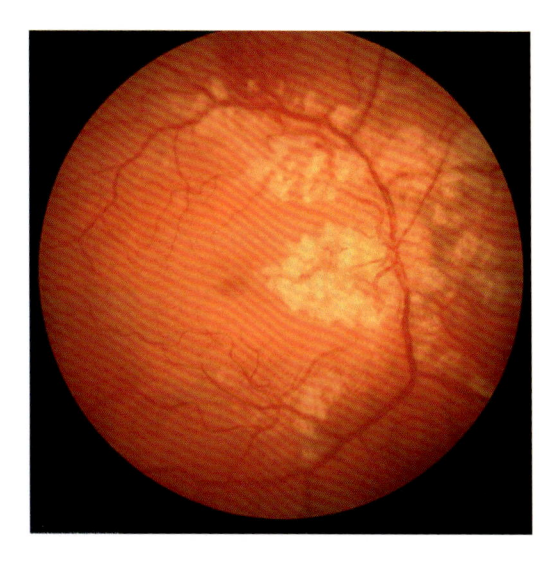

图 10-44　Purtscher 的视网膜病变
注　图片来源：ASRS 图像库。

　　针对潜在病因是 Purtcher 综合征治疗的最佳初始步骤。高剂量静脉注射皮质类固醇可能对患者有益，但尚未得到证实对所有患者都有价值[49]。最后，最佳管理方式是门诊观察和患者监测恢复。

　　Terson 综合征是一种罕见的与脉络膜下腔出血相关的玻璃体积血。然而，它不是由血液延伸到眼中引起的。这两种出血是两个独立的出血，通过颅内压（ICP）增加导致蛛网膜下腔出血增加相关联。这种增加的压力作用于视网膜小静脉，引发出血[50]。该综合征的治疗紧迫性仅次于脉络膜下腔出血的治疗。因此，进行眼底检查可能会被延迟，因为用于进行全眼底检查的药物性扩瞳将干扰继续对患者进行神经系统监测的能力。但是，如果需要紧急地检查眼，可以使用 B 超检查来寻找玻璃体积血。未扩张的眼底检查也可能显示玻璃体积血致红色反光的消失，妨碍观察视网膜。Terson 综合征建议保守治疗，因为玻璃体积血可以自行消退。这也是谨慎的，因为应优先监测患者的神经状态。一旦患者稳定下来，如果玻璃体积血继续影响患者，则睫状体玻璃体切割术是治愈性的手术。

　　摇晃婴儿综合征，又称"非意外创伤"，是虐待儿童的结果。每年，许多儿童因受虐待而丧生，更多儿童因终身残疾而遭受更多苦难。在美国，每年约有 1 400 名儿童患有摇晃婴儿综合征的并发症[51]。这些儿童可能会出现许多非特异性症状，并且可能经常错过诊断。典型的儿童表现为迟钝状态。疾病和脱水是有缺陷的诊断。然而，一旦怀疑非意外创伤，需要进行详细的眼科检查，并记录图片和其与摇晃相关的眼部发现。

摇晃婴儿综合征通常是双侧视网膜出血，如图 10-45 所示[52]。这些出血可发生在眼的所有区域，伴有视网膜下、视网膜内、视网膜前和玻璃体出血，可从后极部延伸到眼球外围。

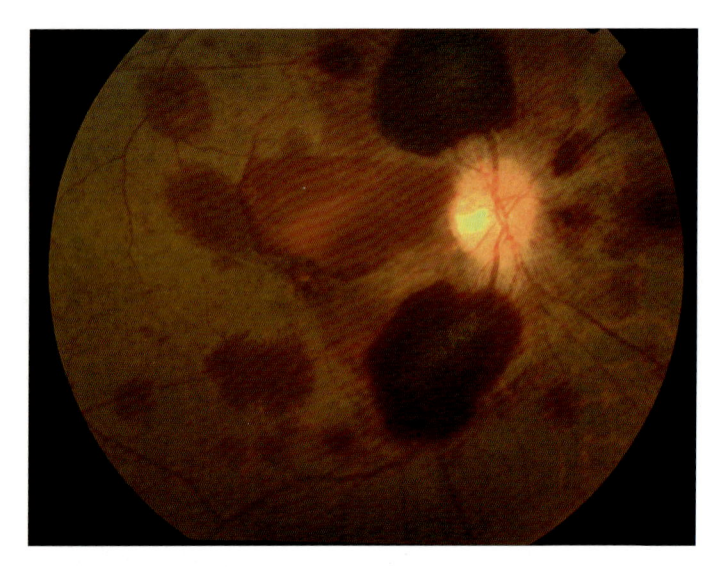

图 10-45　摇晃婴儿综合征，在视网膜的所有层都可见出血

注　图片来源：ASRS 图像库。

这是由于儿童在震动创伤期间遇到的反复加速—减速力导致的。从施加的力中剪切敏感的神经元结构导致血管和视网膜轴突/神经纤维层的破裂。出现由摇晃婴儿综合征引起的眼内出血迹象的儿童视力较差，同时神经系统预后不良。这也可能是由震动创伤造成的显著的脑损伤的继发性引起的。尽管双侧视网膜出血在诊断摇晃婴儿综合征方面具有非常高的敏感性和特异性，但诊断只能通过多种体征和症状来进行综合判断。

眼损伤、全身损伤的迹象，以及有关成像的资料对作出摇晃婴儿综合征的诊断有所帮助。由于发生严重后果，临床医生难以为儿童作出诊断。这可能导致他们丧失生命和未来的诉讼失败。若被证明作出了不正确的诊断，为了使父母与子女团聚将导致长期的法律斗争。但是，为了保护儿童的安全作出诊断是必要的。此外，幼儿视网膜出血与虐待的高度相关性使良好的眼底检查成为确诊摇晃婴儿综合征的重要工具。婴儿的视网膜和玻璃体积血通常是由于摇晃引起的，尽管急性髓性白血病和 X 连锁的青少年视网膜劈裂偶尔也会出现类似的表现。

不幸的是，良好视力的预后对摇晃婴儿综合征来说是非常渺茫的。由创伤引起的剪切性神经元损伤是不可修复的。它还表明已经发生了大脑中的剪切神经元损伤。最终良好的视力与良好的初始神经学检查结果、视觉反应和瞳孔反射相关。但是，如果这些反射都不明显，视力恢复的可能性很低。眼科医生或视网膜专家在对犯罪者进行刑事起诉时必须帮助提供文件。为了防止未来的儿童遭受身体创伤，积极的教育和预防在父母教育中发挥着重要作用。

典型病例

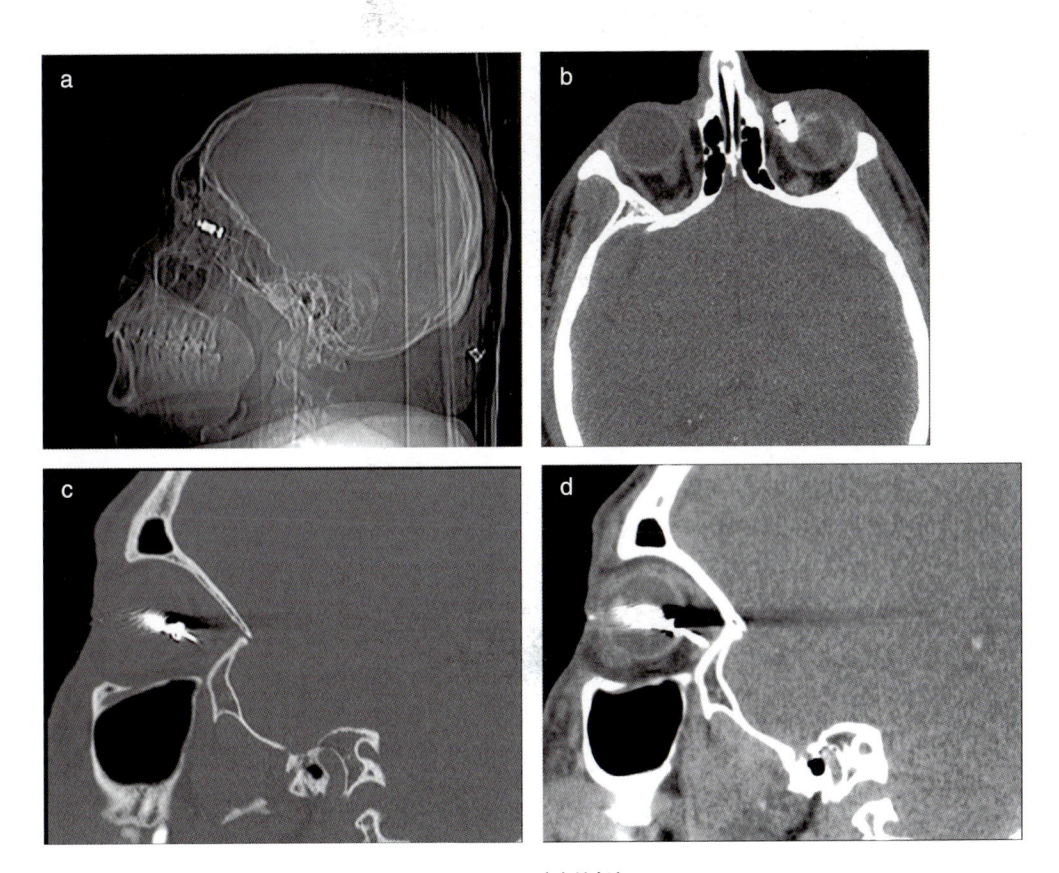

病例讨论见图 10-46 ～图 10-48。

图 10-46　病例讨论 1

注　20 岁男性，左眼被泰瑟枪刺伤。视觉为光感。管理方面有哪些考虑？即玻璃体视网膜和（或）取出或整形程序。神经外科是否需要参与？

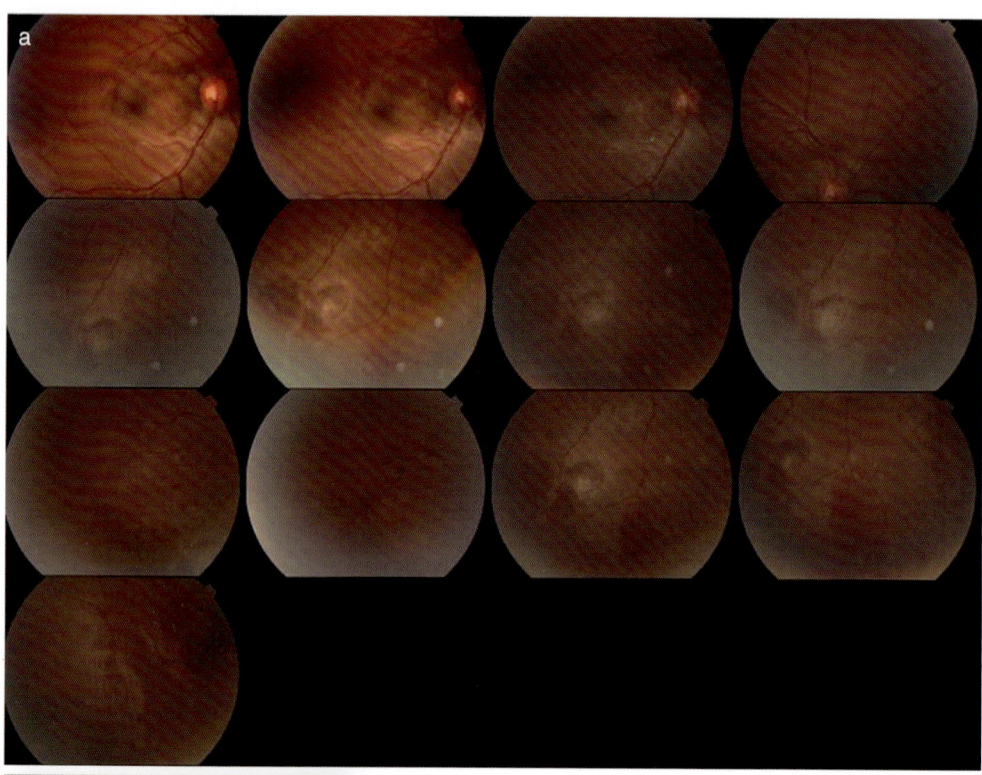

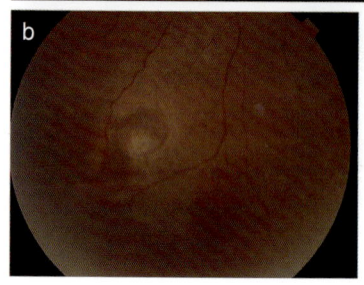

图 10-47 病例讨论 2

注 28 岁男性,被拳头打致急性创伤。IOP 为 18,视力在 20/100 左右。有严重的畏光,无结膜水肿。管理是什么?玻璃体积血、震荡,巩膜无压力变化。评估视网膜的紧迫性?

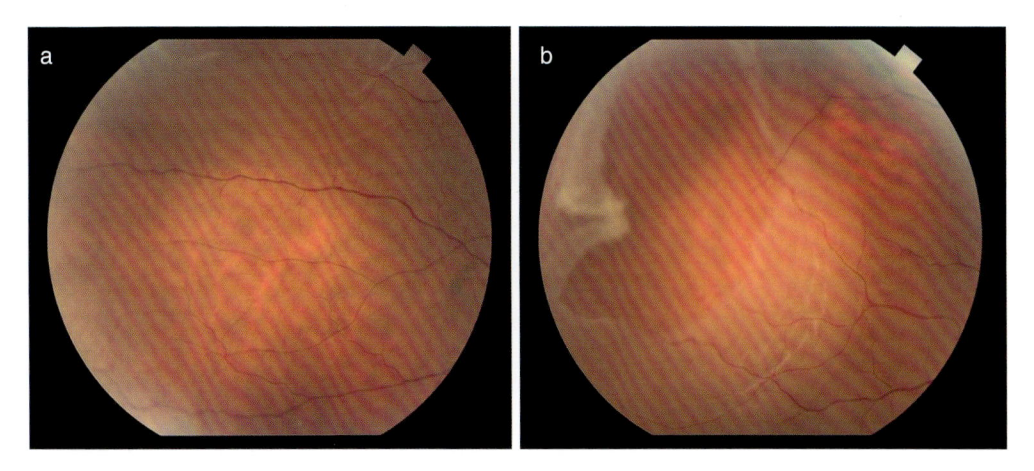

图 10-48　病例讨论 3

注　48 岁男性，视力是 20/25。不确定眼是否受到创伤。这是孔源性视网膜脱离吗？它看起来与大多数 RRD 不同，因为视网膜血管的过程初看是一个大的裂口。这是老年视网膜劈裂全层脱离的情况，由于创伤性玻璃体后脱离导致内层断裂，需要手术治疗。

（Andrew Hou，Eric M. Shrier）

参考文献

[1] "Eye Safety." Centers for Disease Control and Prevention. Centers for Disease Control and Prevention, 25 Feb 2015[EB/OL]. http://www.cdc.gov/niosh/topics/eye.

[2] MCGWIN G, XIE A, OWSLEY C. Rate of eye injury in the United States[J]. Arch Ophthalmol, 2005, 123 (7): 970-976.

[3] SHIUEY Y, LUCARELLI MJ. Traumatic hyphema: outcomes of outpatient management[J]. Ophthalmology, 1998, 105(5): 851-855.

[4] DI LAURO S, CASTREJÓN M, FERNÁNDEZ I, et al. Loss of visual acuity after successful surgery for macula-on rhegmatogenous retinal detachment in a prospective multicentre study[J]. J Ophthalmol, 2015:821864.

[5] AIRONI V, GANDAGE S. Pictorial essay: B-scan ultrasonography in ocular abnormalities[J]. Indian J Radiol Imaging, 2009, 19(2): 109-115.

[6] KUBAL WS. Imaging of orbital trauma[EB/J]. Radiographics, 2008, 28(6): 1729-1739. Doi: 10.1148/rg.286085523 Review.

[7] SMITH MJ, WALLINE JJ. Controlling myopia progression in children and adolescents[EB/J]. Adolesc Health Med Ther, 2015, 13(6): 133-140. Doi:10.2147/AHMT. S55834 eCollection 2015. Review.

[8] WILKINSON CP. Interventions for asymptomatic retinal breaks and lattice degeneration for preventing retinal detachment[J]. Cochrane Database Syst Rev, 2014, 9: CD003170.

[9] DIAZ RI, SIGLER EJ, RANDOLPH JC, et al. Spectral domain optical coherence tomography

characteristics of white-without-pressure[J]. Retina, 2014, 34(5): 1020-1021.

[10] KUBOTA M, HAYASHI T, ARAI K, et al. Choroidal neovascularization after blunt ocular trauma in angioid streaks[J]. Clin Ophthalmol, 2013, 7: 1347-1351.

[11] DOI S, KIMURA S, MORIZANE Y, et al. Successful displacement of a traumatic submacular hemorrhage in a 13-year-old boy treated by vitrectomy, subretinal injection of tissue plasminogen activator and intravitreal air tamponade: a case report[J]. BMC Ophthalmol, 2015, 7(15): 94.

[12] RISHI E, GOPAL L, RISHI P, et al. Submacular hemorrhage: a study amongst Indian eyes[J]. Indian J Ophthalmol, 2012, 60(6): 521-525.

[13] TOTH CA, BENNER JD, HJELMELAND LM, et al. Ultramicrosurgical removal of subretinal hemorrhage in cats[J]. Am J Ophthalmol, 1992, 113(2): 175-182.

[14] GUPTA A, MAZUMDAR S, CHOUDHRY S. Practical approach to ophthalmoscopic retinal diagnosis[M]. New Delhi: Jaypee Brothers Pvt. Ltd., 2009.

[15] MILLER JB, YONEKAWA Y, ELIOTT D, et al. Long-term follow-up and outcomes in traumatic macular holes[J]. Am J Ophthalmol, 2015, 160(6): 1255-1258.e1.

[16] AHN SJ, WOO SJ, KIM KE, et al. Optical coherence tomography morphologic grading of macular commotio retinae and its association with anatomic and visual outcomes[J]. Am J Ophthalmol, 2013, 156(5): 994-1001.e1.

[17] KIEL J, CHEN S. Contusion injuries and their ocular effects[J]. Clin Exp Optom, 2001, 84(1): 19-25.

[18] VOTE BJ, CASSWELL AG. Retinal dialysis: are we missing diagnostic opportunities? [J]. Eye (Lond), 2004, 18(7): 709-713.

[19] WANG M, HU S, ZHAO Z, et al. A novel method for the localization and management of traumatic cyclodialysis cleft[J]. J Ophthalmol, 2014:761851.

[20] GENTILE R, PAVLIN C, LIEBMANN J, et al. Diagnosis of traumatic cyclodialysis by ultrasound biomicroscopy[J]. Ophthalmic Surg, Lasers, 1996, 27(2): 97.

[21] GEORGE CW, SLACK WJ. Corneal and scleral lacerations. A five-year review[J]. Am J Ophthalmol, 1962, 54:119-123.

[22] Birmingham Eye Trauma Terminology System (BETTS); International Society of Ocular Trauma[EB/OL]. http://isotonline.org/betts/.

[23] EHLERS JP, KUNIMOTO DY, ITTOOP S, et al. Metallic intraocular foreign bodies: characteristics, interventions, and prognostic factors for visual outcome and globe survival[J]. Am J Ophthalmol, 2008, 146(3): 427-433.

[24] NAPORA KJ, OBUCHOWSKA I, SIDOROWICZ A, et al. Intraocular and intraorbital foreign bodies characteristics in patients with penetrating ocular injury[J]. Kliniki Oczna, 2009, 111(10): 307-312.

[25] BABAR TF, KHAN MT, MARWAT MZ, et al. Patterns of ocular trauma[J]. J Coll Physicians Surg Pak, 2007, 17(3): 148-153.

[26] KHAW PT, SHAH P, ELKINGTON AR. Injury to the eye(Review) [J]. BMJ, 2004, 328(7430): 36-38.

[27] LARAQUE D. American Academy of pediatrics committee on injury, violence, and poison prevention. Injury risk of nonpowder guns[J]. Pediatrics, 2004, 114(5): 1357-1361.

[28] JOSEPH DP, MEREDITH TA. A new BB forceps[J]. Arch Ophthalmol, 2000, 118(11): 1574-1575.

[29] POWLEY KD, DAHLSTROM DB, ATKINS VJ, et al. Velocity necessary for a BB to penetrate the

eye: an experimental study using pig eyes[J]. Am J Forensic Med Pathol, 2004, 25(4): 273-275.
[30] AHMADABADI MN, KARKHANEH R, ROOHIPOOR R, et al. Clinical presentation and outcome of chorioretinitis sclopetaria: a case series study[J]. Injury, 2010, 41(1): 82-85.
[31] DESAI A, PARIHAR R, MATHEWS J, et al. Occult wooden posterior segment intraocular foreign body[J]. Ophthalmic Surg Lasers Imaging Retina, 2014, 45 (1): 58-61.
[32] JOHN SS, REHMAN TA, JOHN D, et al. Missed diagnosis of a wooden intra-orbital foreign body[J]. Indian J Ophthalmol, 2008, 56(4): 322-324.
[33] RATHOD R, MIELER W. An update on the management of intraocular foreignbodies. 2011[EB/OL]. http://www.retinalphysician.com/articleviewer.aspx?articleid=105554.
[34] KERNT M, KAMPIK A. Endophthalmitis: pathogenesis, clinical presentation, management, and perspectives[J]. Clin Ophthalmol, 2010, 24(4): 121-135.
[35] KNOX FA, BEST RM, KINSELLA F, et al. Management of endophthalmitis with retained intraocular foreign body[J]. Eye (Lond), 2004, 18: 179-182.
[36] YEH S, COLYER MH, WEICHEL ED. Current trends in the management of intraocular foreign bodies[J]. Curr Opin Ophthalmol, 2008, 19(3): 225-233. Doi:10.1097/ICU.0b013e3282fa75f1 Review.
[37] GREGORY-ROBERTS E, CHEN Y, et al. Solar retinopa thy in children[J]. J AAPOS, 2015, 19(4): 349-351.
[38] TURAKA K, BRYAN JS, GORDON AJ, et al. Laser pointer induced macular damage: case report and mini review[J]. Int Ophthalmol, 2012, 32(3): 293-297.
[39] Consumer health information: illuminating the hazards of powerful laser products. Silver Spring, MD: Food and Drug Administration, 2009. http://www.fda.gov/downloads/ForConsumers/ConsumerUpdates/UCM167564.pdf.
[40] AHMED Y, SCHIMEL AM, PATHENGAY A, et al. Endophthalmitis following open-globe injuries[J]. Eye (Lond), 2012, 26(2): 212-217.
[41] LIRA RP, TAKASAKA I, ARIETA CE, et al. Cryotherapy vs laser photocoagulation in sclera buckle surgery: a randomized clinical trial[J]. Arch Ophthalmol, 2010, 128(12): 1519-1522.
[42] CHAUDHRY IA, SHAMSI FA, AL-SHARIF A, et al. Optic nerve avulsion from door-handle trauma in children[J]. Br J Ophthalmol, 2006, 90(7): 844-846.
[43] MUMCUOGLU T, DURUKAN HA, ERDURMAN C, et al. Functional and structural analysis of partial optic nerve avulsion due to blunt trauma: case report[J]. Indian J Ophthalmol, 2010, 58(6): 524-526.
[44] SAWHNEY R, KOCHHAR S, GUPTA R, et al. Traumatic optic nerve avulsion: role of ultrasonography[J]. Eye (2003). (n.d.), 17:667–670. Doi:10.1038/sj.eye.6700411.
[45] FOSTER BS, MARCH GA, LUCARELLI MJ, et al. Optic nerve avulsion[J]. Arch Ophthalmol, 1997, 115(5): 623-630. Erratum in Arch Ophthalmol, 1997, 115(8): 1070.
[46] SOSIN M, DE LA CRUZ C, MUNDINGER GS, et al. Treatment outcomes following traumatic optic neuropathy[J]. Plast Reconstr Surg, 2016, 137(1): 231-238.
[47] AGRAWAL A, MCKIBBIN M. Purtscher's retinopathy: epidemiology, clinical features and outcome[J]. Br J Ophthalmol, 2007, 91(11): 1456-1459.
[48] BEHRENS-BAUMANN W, SCHEURER G, SCHROER H. Pathogenesis of Purtscher's retinopathy[J]. Graefes Arch Clin Exp Ophthalmol, 1992, 230(3): 286-291.
[49] GIL P, PIRES J, COSTA E, et al. Purtscher retinopathy: to treat or not to treat? [J]. Eur J

Ophthalmol, 2015, 25(6): e112-115.
[50] MAZUREK M, KRZYSTOLIK K, LACHOWICZ E, et al. Terson syndrome–a literature review[J]. Klin Oczna, 2014, 116(1): 59-63.
[51] All About SBS/AHT. The National Center on Shaken Baby Syndrome[EB/OL]. http://www.dontshake.org/sbs.php?topnavid=3&subnavid=27.
[52] KIVLIN JD, SIMONS KB, LAZORITZ S, et al. Shaken baby syndrome[J]. Ophthalmology, 2000, 107 (7): 1246-1254.

第十一章
交感性眼炎

第一节 概 述

交感性眼炎（sympathetic ophthalmia，SO）是指一眼发生穿透伤或内眼手术后，引起的一种罕见的双眼非坏死性、肉芽肿性葡萄膜炎疾病。交感性眼炎一旦发生难以治疗，导致最严重的视力损害。双眼发病，受伤眼或手术眼称为诱发眼，另一只眼则称为交感眼。由19世纪眼科学家威廉·麦肯齐（William Mackenzie）报道并命名[1]，1904年达伦和1905年傅氏[2]对其病理学进行了描述，意外伤害、袭击和战争导致的眼外伤是导致其发病的主要因素。眼内手术引发的交感性眼炎，是否已经取代了眼球创伤作为头号原因存在争议。

1970年笔者当时是第二年的眼科住院医师，接诊一名5岁的男孩，他因左眼疼痛、视力下降被送到布鲁克林耳眼医院急诊室。既往于1年前，该患儿右眼因铅笔伤导致眼球穿孔被摘除，右眼病理显示：眼球穿孔伴色素和手术修复后眼内内容物中断。经过详细检查，患儿表现出肉芽肿性全葡萄膜炎的症状。病理学医生分析了右眼病理片，并将病理片发给AFIP的洛伦兹·齐默尔曼博士，他证实了诊断结果。采取局部和全身皮质类固醇治疗数月[3]，左眼葡萄膜炎稳定下来，然后逐渐减少类固醇激素的剂量。患儿恢复得很好，偶尔行类固醇激素再灌注治疗。未发现结节病、结核病、弓形虫病、Vogt-Koyanagi-Harada（VKH）综合征、疱疹和梅毒的证据。

现在是2015年，我已经成为一名75岁的高龄眼科医生，即将从纽约州立大学的一个学术职位上退休。一名来自加勒比海的40岁男性来到纽约布鲁克林的金斯县医院中心的眼科诊所。眼部检查显示该患者有双侧肉芽肿性全葡萄膜炎。患者在4周前左眼有外伤史。检查显示在上直肌肌腱插入前结膜下有脱出的葡萄膜组织。前房左眼比右眼稍深。没有前房积血。出现了晶状体震颤。无白内障或晶状体囊损伤。出现肉芽肿性全葡萄膜炎，右眼（诱发眼）比左眼（交感眼）更严重[4]。未发现 VKH 综合征、结节病、结核病、疱疹、弓形虫病和梅毒的症状。诊断为交感性眼炎，开始接受类固醇激素治疗。眼科医师在评估结膜下出血患者时必须非常谨慎。除了眼眶破裂外，还必须排除球体的隐性破裂。当怀疑眼球破裂时，特别是在眼压低、眼睑裂伤和（或）眼内出血的情况下，应仔细地进行眼球探查手术。

由哪个科室医师来修复眼眶骨折很重要。虽然耳鼻喉科和口腔上颌外科医师[5]可能知道如何修复眼眶骨折，但他们是否能够识别眼球穿透或穿孔呢？如果这项手术不是由眼科整形外科医师来做的，另一个专业的同事进行修复之前，是否能仔细地进行眼科评估呢？

第二节　交感性眼炎的诊断及鉴别诊断

交感性眼炎（sympathetic ophthalmia，SO）是一种继发于外伤性或手术性葡萄膜损伤的双侧肉芽肿性全葡萄膜炎。眼球穿透伤与 SO 发病的时间间隔，最短 5 d，最长 66 年[6]。自身免疫反应由葡萄膜组织中的淋巴细胞、巨噬细胞和巨细胞介导[7]，SO 的发病与免疫遗传基因 HLA 相关，即 *HLA-DR4*、*HLA-DQW3* 和 *HLA-DRW53* 可能会增加发病的易感性[8]。

一、诊断

SO 患者的临床检查显示：角膜后羊脂状沉淀物（KP）、前房耀斑和细胞、后粘连、虹膜睫状体炎、玻璃体浑浊、脉络膜炎伴不同程度的脉络膜增厚、Dalen-Fuchs 结节、视神经乳头炎、渗出性视网膜脱离，偶尔出现脉络膜毛细血管炎症和视网膜血管炎、白内障和青光眼。约 25% 的 SO 患者可发现 Dalen-Fuchs 结节。Dalen-Fuchs 结节非特异性，也可见于 VKH 和肉瘤患者。Dalen-Fuchs 结节[9]呈黄白色斑点，直径 60～70 μm，位于赤道附近。组织学上，这些结节由组织细胞和色素上皮细胞组成。

二、鉴别诊断

在诊断 SO 时，还必须与其他几种全葡萄膜炎疾病相鉴别，包括 VKH 综合征、结节病、肺结核、弓形虫病、梅毒、单纯疱疹和带状疱疹、白塞病和眼内淋巴瘤。"葡萄膜炎"发生前无意外或手术创伤的病史通常涉及这些疾病。

1. VKH 综合征

SO 偶与 VKH 综合征患者有类似的眼外表现：头痛、脑膜刺激征、声带困难、脊髓灰质炎、脱发和白癜风等，多见于亚洲人、中东人、印第安人和拉美裔人群。VKH 综合征患者主要表现为双侧渗出性视网膜脱离，脉络膜毛细血管受累。

2. 肉瘤

肉瘤可出现特有的泪腺、腮腺和（或）唾液腺肿大、发热，腮腺肿大和发热称为 Heerfordt 综合征。有时也会出现结节性红斑、狼疮。肺门淋巴结病在胸部 X 线和其他肺部表现常见。结膜的非干酪性肉芽肿可表现为霰粒肿。结节样肉芽肿甚至可能出现在心包而引起心动过缓，发现血管紧张素转换酶水平升高。眼部检查可见肉芽肿性全葡萄膜炎伴多灶性脉络膜炎。静脉附近的滴蜡样改变会勾勒出外周静脉炎的轮廓。

3. 肺结核

肺结核患者过去可能有活动性肺结核或结核。PPD 测试通常阳性，甚至可能引发葡萄膜炎。干扰素金试验阳性。可能存在肺吸入和瘢痕形成的证据，尤其是肺上叶。痰中可能存在抗酸杆菌。可出现孤立性脉络膜肉芽肿或多灶性脉络膜炎。视网膜静脉周围炎是另一个特征。

4. 弓形虫病

弓形虫病患者可能有接触猫的病史，患者的母亲也可能接触过猫。食用未煮熟的肉类和不干净的蔬菜也是病因。表现为双侧性脉络膜视网膜炎或者前葡萄膜炎。透过浑浊的玻璃体，在新的黄色脉络膜视网膜病变周围见到陈旧色素性脉络膜视网膜瘢痕。

5. 梅毒

梅毒可以出现非肉芽肿和肉芽肿性葡萄膜炎。眼部病变最常出现在第二阶段，可以 3 个阶段都出现。在诊断眼部梅毒时应排除艾滋病病毒，反之亦然，因为可能存在重叠的危险因素。继发性梅毒患者出现全身性斑丘疹，包括手掌和脚底。早期 VDR 检测阳性，晚期 FTA-ABS 测试阳性，包括莱姆病在内的许多疾病都能对梅毒进行假阳性检测。如果对患有继发性梅毒的虹膜炎患者抽取前房房水检测，可通过显微镜观察到梅毒螺旋体。临床表现为前葡萄膜炎、神经性视网膜炎、视网膜动脉阻塞和静脉阻塞。治疗时必须治疗神经性梅毒。

6. 带状疱疹

累及眼的带状疱疹（HZV）患者会表现出典型的单侧疼痛性水泡疹。皮肤病可能伴有全葡萄膜炎、视神经炎、眼外肌等问题，偶尔会出现急性视网膜坏死。

角膜可能出现树突状角膜炎，角膜感光度降低，患者通常只出现一次 HZV。Ⅰ型和Ⅱ型单纯疱疹可导致虹膜睫状体炎，有时会伴有全葡萄膜炎。如果葡萄膜炎之前没有角膜炎，那么复发性疱疹性葡萄膜炎的正确诊断可能要等到疾病晚期才能作出。典型的表现是，单纯疱疹患者出现树突状角膜炎（树突状角膜炎伴末梢鳞片），角膜敏感度降低。前葡萄膜炎可伴有眼压升高。全葡萄膜炎偶尔伴有急性视网膜坏死。病毒检测角膜刮片，培养，甚至聚合酶链反应测试可以证实。

7. 白塞病

白塞病患者会有 HLAB51 遗传倾向。这种年轻患者罕见的疾病是由广泛性血管炎引起。可能存在肺动脉瘤，以及胃肠道、心脏和神经系统问题。可以看到前房积脓、视网膜动脉阻塞和静脉阻塞。经常出现口腔溃疡、生殖器溃疡和结节性红斑。这种疾病在中东、地中海和亚洲人群中更为常见。

8. 淋巴瘤

眼内淋巴瘤可表现为双侧后（和前）葡萄膜炎。青光眼、葡萄膜炎和眼神经症状有时是诊断图的一部分。虽然类固醇激素在开始是有帮助的，但其帮助并不会持续很长时间。应进行玻璃体活检[10]（通过适当的细胞研究、细胞因子分析和显示肿瘤性 B 细胞的 PCR）。脑部核磁共振将显示眼内淋巴瘤。原发性眼内淋巴瘤比脑实质原发性中枢神经系统淋巴瘤更不常见。这种疾病不仅威胁视力，而且威胁生命。

在过去 SO 的患病在年轻男性和老年人比接受眼内手术的患者多；现如今我们采取了更多的事故防护措施，减少了年轻男性患病。目前，老年人玻璃体视网膜手术手术是 SO 的主要病因[11]，包括扁平部玻璃体切割术、同一只眼的多个眼部手术、白内障和青光眼手术等。虽然 0.2%～0.5% 的眼外伤导致了 SO，而只有 0.01% 的计划内眼手术病例发生了 SO，但在计划的眼内手术后出现 SO 的患者总数超过了外伤后出现 SO 的患者总数。有计划的眼内手术比眼外伤的患者更多。

第三节　交感性眼炎的发病机制

一、SO 与细胞免疫反应

SO 的组织学表现：整个葡萄膜组织有淋巴细胞、巨噬细胞[11]和巨细胞浸润。这种自身免疫反应属于Ⅳ型变态反应，早期以辅助性 CD4 T 淋巴细胞浸润为主，晚期以抑制性/细胞毒性 CD8 T 淋巴细胞为主；仅有 5%～15% 有 B 淋巴细胞浸润。

在"鸡尾酒"疗法免疫状态恢复之前，HIV 患者可能不会出现这种情况[12]。

二、自身免疫相关眼组织抗原及免疫复合物

迟发的 SO（一种Ⅳ级免疫反应），与 S 抗原[13]、光敏素[14]、光感受器间维生素 A 类结合蛋白[15]、回收蛋白[16]和黑色素抗原[17]等刺激有关。在完整的眼中，这些抗原和其他抗原被隔离在眼的特殊内部隔间中[18]。这些抗原可能通过血流到达脾，形成阻断抗体，但一切都很平静。一旦出现眼球穿透伤，葡萄膜和（或）视网膜组织抗原从眼中排出，这些抗原到达结膜淋巴管时，它们被运输到区域淋巴结，并在那里启动免疫反应。Chan 等[17]在实验动物的结膜下注射黑色素，产生了实验性自身免疫性葡萄膜炎。明胶酶 B[19]和金属蛋白酶参与白细胞募集和 T、B 细胞活化。肿瘤坏死因子[20]上调（连同其受体、一氧化氮合酶）可能导致线粒体细胞产物硝化，如位于光感受器内段的细胞色素 C，导致光感受器凋亡；M1 巨噬细胞及其细胞因子构成 SO 并增加了这种双边疾病造成的破坏。这 3 个研究领域可能会产生新的治疗方法。据报道，这些病例大多数发生在眼部受伤后 2～3 个月，90% 发生在眼外伤 1 年内。还有些病例在受伤 1 年后被报道。

第四节　交感性眼炎的治疗

一、手术治疗方式的选择

眼外伤完全失明的眼球建议在受伤后 10～14 d 内进行眼球摘除手术治疗。有文献报道，交感性眼炎发生的最早时间是 5 d 内，最迟是在受伤后 66 年[21]。受不同的基因组成、不同数量的葡萄膜炎抗原溢出到结膜上、不同的损伤后一次修复时间等影响的因素，是否有一个宽限期可以满足所有条件？

经典的教科书建议是，相比于眼球内容物剜除术，交感性眼炎很少与眼球摘除术有关。甚至有关于眼球摘除术是否能阻止交感性眼炎发展的争论。毕竟，患者在受伤 5 d 之后，进行了眼球摘除术，仍然出现了交感性眼炎[22]。那 5 d 的宽限期是否太长？有报道称，在进行了 500 多例眼球内容物剜除术后无一例交感性眼炎[23]。另外，也有确切的报道称，实施预防交感性眼炎的眼球摘除术之后，仍然出现了交感性眼炎，但是相对于眼内容物剜除术，笔者更推荐眼球摘除术。因为外科医生并不能确保在每一次眼球内容物剜除术的时候，都能够把巩膜壳里的葡萄膜层和视网膜层彻底地清除干净。然而有许多眼科美容医生，出于美观的原因，

相对于眼球摘除术，更喜欢选择眼内容物剜除术。目前，在预防交感性眼炎的手术选择上，有一个从眼球摘除术向眼球内容物剜除术转变的趋势，因为眼球摘除术在预防交感性眼炎的优势，尚存在争议。

如果眼球破裂的患者接受了早期细致的修复手术后，仍然发生了交感性眼炎，眼球摘除术和眼球内容物剜除术并未显示可以减轻交感性眼炎的病情或带来更好的预后。1980 年 Lubins[24] 报道，发生交感性眼炎后，在 2 周内行眼球摘除术可以获得更好的视觉结果。Chu 和 Foster[25] 在 2002 年发现，交感性眼炎发生后的眼球摘除术，对预后并没有任何改善。Bylik[26] 发现，交感性眼炎后进行的眼球摘除术，并未能提高视力。事实上，外伤眼（刺激眼）最终会获得更好的视力。

二、SO 的药物治疗

SO 的药物治疗包括皮质类固醇、氯霉素[26]、环孢霉素[27]，具有肾和肝毒性的 T 细胞抑制剂抗白细胞介素 2 疗法[28]。类固醇可与细胞毒性剂或环孢菌素结合，允许保留类固醇。由于类固醇会导致高血压、糖尿病、骨质疏松症、股骨头坏死和易感染性，眼科医生需要风湿病医生、内科医生或肿瘤学家来监测 SO 患者。类固醇植入物[29] 玻璃体内注射能控制葡萄膜炎 2.5 年，从而减少控制 SO 所需的类固醇和其他全身药物的剂量。

在评估 SO 患者对所用药物的疗效时，笔者依赖于裂隙灯检查、直接检眼镜、间接检眼镜以及 B 超、OCT、FFA/ICG 等检查和辅助研究。眼部 B 超扫描[30] 将有助于脉络膜增厚的研究；OCT[31] 可用于渗出性视网膜脱离的治疗；ICG 和 FFA 研究可以描绘视网膜染色区域和视网膜脱离区域的液体聚集。根据以上综合治疗反应得出的临床结论，可增加或补充不同的药剂。

综上所述，笔者认为眼科医生应该注意以下几项。①对破裂眼球进行早期细致的修复，以减少淋巴管可能携带到局部淋巴结的葡萄膜组织和（或）视网膜抗原的数量。②只有在没有视力或有用视力的情况下才进行早期眼球摘除术或眼内容物剜除术，以防止发生交感性眼炎。③一旦发生交感性眼炎，不要进行眼球摘除或眼内容物剜除术。④大剂量使用局部和全身皮质类固醇，必要时添加细胞毒性剂、环孢菌素和（或）生物制剂。建议与内科学家、肿瘤学家或风湿病学家共同合作。⑤与希望使用玻璃体腔类固醇植入物的视网膜专业组合作。

（E. Clifford Lazzaro）

参考文献

[1] SERPELL G. Sir William Mackenzie: sympathetic ophthalmia and glaucoma before ophthalmoscopy[J]. ANZ J Surg, 2009, 79: 926–929 (Royal Australian College of Surgeons, Monash Medical Center Melbourne, Victoria, Australian).

[2] CHIN C, WHITCUPS S, NUSSENBLATT R. Sympathetic Ophthalmia and Vogt-Koyanagi-Harada Syndrome Chapter 51 in Duane's textbook of ophthalmology, 2010.

[3] CHIN C, WHITCUPS S, NUSSENBLATT R. Thirty two cases of sympathetic ophthalmia retrospective study at notional eye institute from 1982–1992[J]. Arch Ophthalmol, 1995, 113(5): 579-600.

[4] ALBERT DM, DIAZ-ROHENA R. A historical review of sympathetic ophthalmia and its epidemiology[J]. Surv Ophthalmol, 1989, 34: 1-14.

[5] CHAITHANYAA N, DEVIREDDY S, KUMAR K, et al. Sympathetic ophthalmia: a review of the literation[J]. Oral Surg Oral Med Oral Pathol Oral Radiol, 2012, 113(2): 172-176.

[6] O'KEEFE S, LENG T. Sympathetic ophthalmia[R]. American Academy Ophthalmology, 2014 Eye Wiki.

[7] CHAN CC, BENEZRA D, RODRIGUEZ M, et al. Immunohistochemistry and microscopy of choroidal infiltration and Dalen-Fuchs nodules in sympathetic Ophthalmia[J]. Ophthalmology, 1985, 92(4): 580-590.

[8] DAVIS J, MITTAL K, FREIDLIN V, et al. HLA association and ancestry in VKH disease and sympathetic ophthalmia[J]. Ophthalmology, 1990, 97(9): 1137-1142.

[9] REYNARD M, RIFFENBURGH R, MINKLER D. Morphologic variations of Dalen-Fuchs nodules in sympathetic ophthalmia[J]. Br J Ophthalmol, 1985, 69(3): 197-201.

[10] GONZALEZ J, CHAN C. Biopsy techniques ad yields in diagnosing primary intraocular lymphoma[J]. Int Ophthalmol, 2007, 27(4): 241-250.

[11] CHIN C, NUSSENBLATT RB, FUJIKAWA LS, et al. Immunohistochemistry and election microscopy of choroidal infiltration and Dalen Fuchs nodules in sympathetic ophthalmia[J]. Ophthalmology, 1985, 92(4): 580-590.

[12] DE LA FUENTE MA, ALEJANDRA N, FERNER P, et al. Sympathetic ophthalmia in HIV injection, a clinicopathologic case report[J]. J Ophthalmia Inflammation Injection, 2012, 2 (3): 161-164.

[13] KOZAK Y, SAKAI J, THILLAYE B, et al. Santigen-induced experimental autoimmune neuroretinitis in rats[J]. Current Eye Res, 1981, 1(6): 327-337.

[14] SCHALKENM J, WINKENS H, VANVUGT H, et al. Rhodopsin induced experimental autoimmune uveoretinitis in monkeys[J]. Br J Ophthalmol, 1989, 73(3): 168-172.

[15] GREY I, WIGGERT B, REDMOND TM, et al. Uveoretinitis and pinealitis induced by immunization with interphotoreceptor retinoid-binding protein[J]. Invest Ophthalmol Vis Sci, 1986, 27(8): 1296-1300.

[16] CHU X, CHAN C. Sympathetic ophthalmia: to the twenty first century and beyond[J]. J Inflammation Infections, 2013, 3(1): 49.

[17] CHAN C, HAKITI N, DASTGHEIB K, et al. Experimental melanin—protein induced uveitis in the Lewis Rat[J]. Ophthalmology, 1994, 101(7): 1275-1280.

[18] BARKER C, BILLINGHANIC RE. Immunoloically privileged sites[J]. Adv Immunol, 1977, 25:1.

[19] STRUYF S, VAN DEN BROECK C, VAN DAMME J, et al. Expression of chemokines and gelatinase in sympathetic ophthalmia[J]. Eye, 2007, 3(5): 649-657.
[20] PARIKH J, SARASWATHY S, RAO N. Photoreceptor oxidative damage in sympathetic ophthalmia[J]. Am J Ophthalmol, 2008, 140(6): 866-875.
[21] FURUSATO E, SHINE D, CAO X, et al. Inflammatory cytokine and chemokine expression in SO: pathology study[J]. Histopathology, 2011, 3(9): 1145-1151.
[22] AREVALO J, GARCIA R, AL-DHIBI H, et al. Update on sympathetic ophthalmia[J]. Middle East Afr J Ophthalmol, 2012, 19(1): 13.
[23] PHAN L, HWANG T, MCCULLEY T. Evisceration in the modern age[J]. Middles East Afr J Ophthalmol, 2012, 19(1): 24.
[24] LUBINS J, ALBERT D, WEINSTEIN M. Sixty five years of SO: a clinicopathologic rev[J]. Ophthalmology, 1980, 87: 109-121.
[25] CHU D, FOSTER C. Sympathetic ophthalmia[J]. Int Ophthalmol Clin, 2002, 42(3): 179-185.
[26] BILYK J. Enucleation, evisceration, and sympathetic ophthalmia[J]. Curr Opin Ophthalmol, 2000, 11(5): 372-386.
[27] YANG C, LIU J. Chlorambucil therapy in sympathetic ophthalmia[J]. Am J Ophthalmol, 1995, 119(4): 482-488.
[28] DEMICO F, KISS S, YOUNG L. Sympathetic ophthalmia. Semin Ophthalmol[J]. Seminars in ophthalmology, 2005, 20: 191-197.
[29] PASADHIKA S, ROSENBAUM J. Update on the use of systemic biological agents in the treatment of noninfectious uveitis[J]. Biologics, 2014, 8: 67-81.
[30] MYOUNG J, ASKER G, KISS S. Treatment of noninfectious positive uveitis with dexamethasone—intraocular implant[J]. Clin Ophthalmol, 2010, 4: 1423-1426.
[31] CASTIBLANCO C, ADELMAN R. Imaging for SO: impact on diagnosis and management[J]. Int Ophthalmol Clin, 2012, 52(4): 173-181.

第十二章
颅脑创伤性损伤

第一节 眼眶及头部创伤影像学

神经—眼损伤的范围很广，包括视力下降、动眼神经损伤、视野缺损和（或）失明[1]。应仔细检查受高冲击性创伤，特别是存在头部损伤患者的神经—眼状态[2]。如果患者反应迟钝或昏迷，可能很难评估神经眼科相关症状，但早期治疗往往是预防严重发病率或死亡率的关键。本章描述视神经、视觉通路和动眼神经系统的创伤性损伤。影像学检查将使医生能够识别眼和头部创伤的神经眼科表现，能够及时诊断，并有效地管理这些患者。

一、眼眶的 CT 影像

CT 扫描仪从不同角度获取 X 射线以产生横断面图像。组织的放射性密度根据使用 Hounsfield 单位（HU）测量的衰减量表来分配。水的衰减值为 0 HU，空气的衰减值为 -1 000 HU，软组织的衰减值通常在 +10 ～ +60 HU，骨的衰减值根据骨密度的不同在 +700 ～ +1 000 HU，而金属的衰减值通常远高于 +1 000 HU。由于我们无法在一幅图像中分辨超过 1 000 种灰度，CT 图像通常只能在特定的窄范围内获得，又称开窗（如软组织窗或骨窗）。利用多维重建技术（MPR）和最大强度投射技术（MIP）获得同一区域的冠状面、矢状面和轴向切片，从而实现不同图像平面上周围结构的可视化。

CT 扫描可以用来观察眼眶的骨结构及包括眼外肌和神经在内的软组织。如图 12-1 所示，4 块直肌和上斜肌为各视神经周围排列的灰色区域，灰色标记为"o"。骨性眼眶显示为白色。如图 12-1 所示，眼眶和眶周骨的解剖结构在 CT 影像中易于显示，有助于判断是否存在骨折等骨性病理改变。虽然与 CT 相比，MRI 具有明显优势，但在铁磁性金属异物存在的情况下 CT 可能是唯一的选择。CT 的低成本及快速获取图像的能力使其在创伤的即时评估中更受欢迎，同时它的分辨率使其可充分显示眼动脉和动眼神经等重要组织结构[3]。

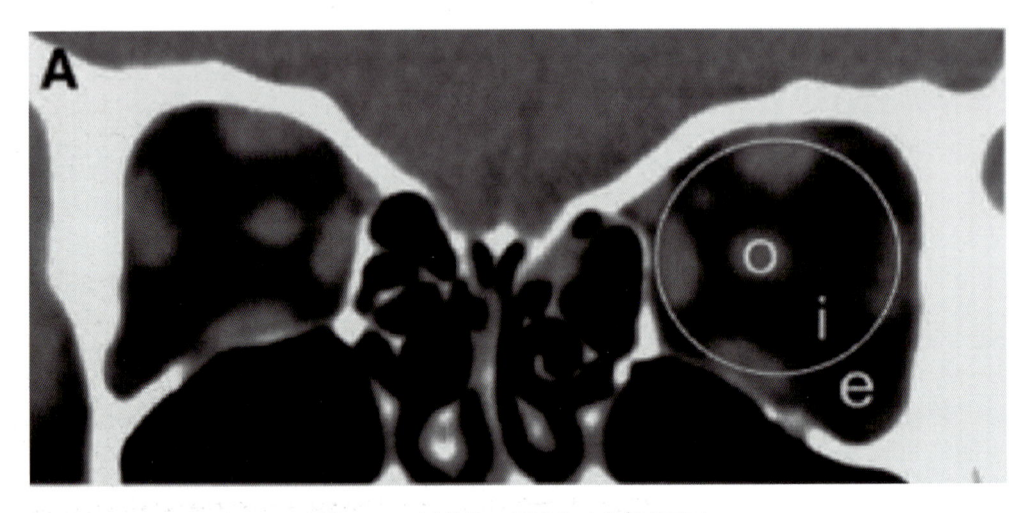

图 12-1　冠状位 CT 影像（软组织窗）

注　眼眶骨性解剖与眼外肌的关系：o 为视神经，i 为眶内间隙，e 为眶外间隙，由眼外肌连接形成的眼内外间隙间的圆形边界。

二、眼眶的磁共振成像

与 CT 相比，MRI 的优势在于它可以改善软组织的可视化，使其不会因周围的骨性结构而模糊，而且避免了将患者暴露于电离辐射中。磁共振成像的加权可以根据磁矩纵向和横向弛豫的时间来决定结构的表现 [白（高信号）或黑（低信号）]。在 T_1 加权像中，纵向弛豫时间越短的图像颜色越白，而纵向弛豫时间越长的图像颜色越黑。在 T_2 加权像中，同样的概念也适用于水平弛豫时间。表 12-1 详细说明了某些特定组织在 T_1 和 T_2 加权像上呈现白或黑。

表 12-1　各种组织类型在未增强 T_1 和 T_2 加权 MRI 影像中的表现

组织	T_1	T_2
空气	非常黑	非常黑
血液，急性	黑到灰	黑
血液，慢性	边缘黑色，中间颜色可变	边缘黑色，中间颜色可变
血液，超急性	灰	灰
血液，亚急性	边缘白色	白

续表

组织	T_1	T_2
骨，皮质	非常黑	非常黑
骨，髓质	白	灰
大脑皮质灰质	黑	白
脑脊液	非常黑	非常白
脂肪	非常白	灰到黑
肌肉	黑	黑
视神经	黑到灰	灰
蛋白质性液体	灰到白	灰
巩膜	黑到灰	灰
玻璃体	黑	白
水	非常黑	非常白
大脑白质	白	黑

眼外伤的首选影像是目前具有对比序列和脂肪抑制序列的脑和眼眶高分辨 T_1 MRI [4]。脂肪抑制可防止眶内、眶外脂肪自身高信号掩盖其他增强病灶，其通过使用化学位移成像或短 T_1 反转恢复序列（STIR）实现[5]。正常解剖结构的脂肪抑制益处见图 12-2。

图 12-2 显示，轴位影像可用于评估眼眶的许多结构，如视神经和眼上静脉。某个水平的轴位切片可将一些结构显示在同一个图像上，如视神经水平的轴位切片可看到外直肌、内直肌。轴位影像也可用来识别它们通过眶尖前和通过眶尖时的重要结构，如图 12-3 所示可以看到左侧眶尖的炎症变化。

在图 12-4 矢状位影像中，上直肌、下直肌和眼轮匝肌至眼球的走行过程中呈深灰色结构。外侧或内侧矢状位影像显示更多眼外肌解剖且遗漏视神经（未显示）。T_2 加权梯度再聚焦回波成像（GRE）对脑外伤弥漫性轴索损伤（DAI）的诊断有一定的指导意义[6]。T_2 与 T_2-GRE 成像相比，GRE 成像往往更能显示局灶性外伤性出血，如图 12-5 所示。

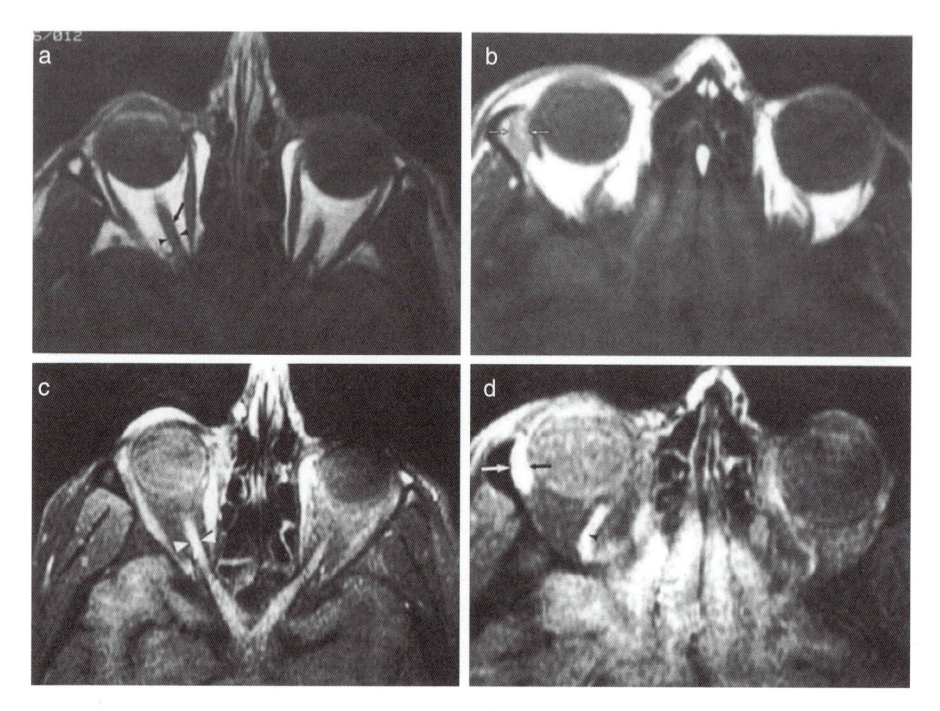

图 12-2　正常眼眶解剖影像的脂肪抑制效果

注　图 a 和图 b，轴位 T_1 加权 MRI。图 c 和图 d，脂肪抑制的轴位 T_1 加权 MRI。图 a 中正常结构周围的高信号脂肪产生伪影（箭头），使视神经表现为肿大（箭头）。图 b 中高信号脂肪使泪腺模糊不清（箭头之间）。图 c 中与低信号脑脊液作对比，脂肪抑制较好地显示了视神经（箭头）的位置。图 d 中脂肪抑制增强了泪腺（箭头之间）和周围结构间的对比，使眼上静脉（箭头）清晰可见，其与抑制的脂肪相比呈现高信号。

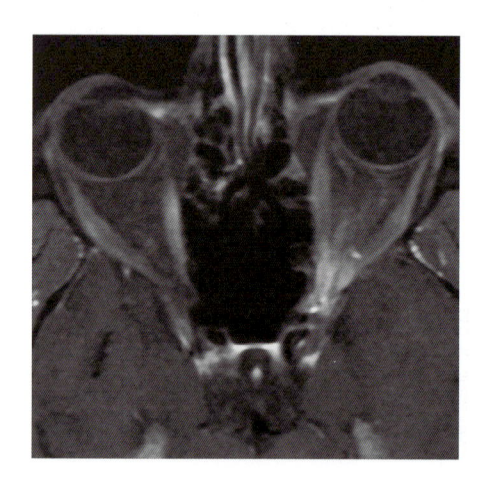

图 12-3　眼眶的钆和脂肪饱和轴位 T_1 影像

注　显示左侧眶尖软组织结构增强。患者表现为疼痛性眼麻痹和眼球突出。眶正中矢状位 MRI 影像显示出眼球、眼外肌、视神经及周围的脂肪和骨性结构。

图 12-4 眼眶外侧正中矢状位 T_1 MRI 影像

注 眶内容物：1 眼轮匝肌，2 眼球，3 下斜肌，4 球后（肌锥外）脂肪，5 下直肌，7 上直肌。S 眼上静脉，M 上颌窦，CN Ⅱ 视神经。

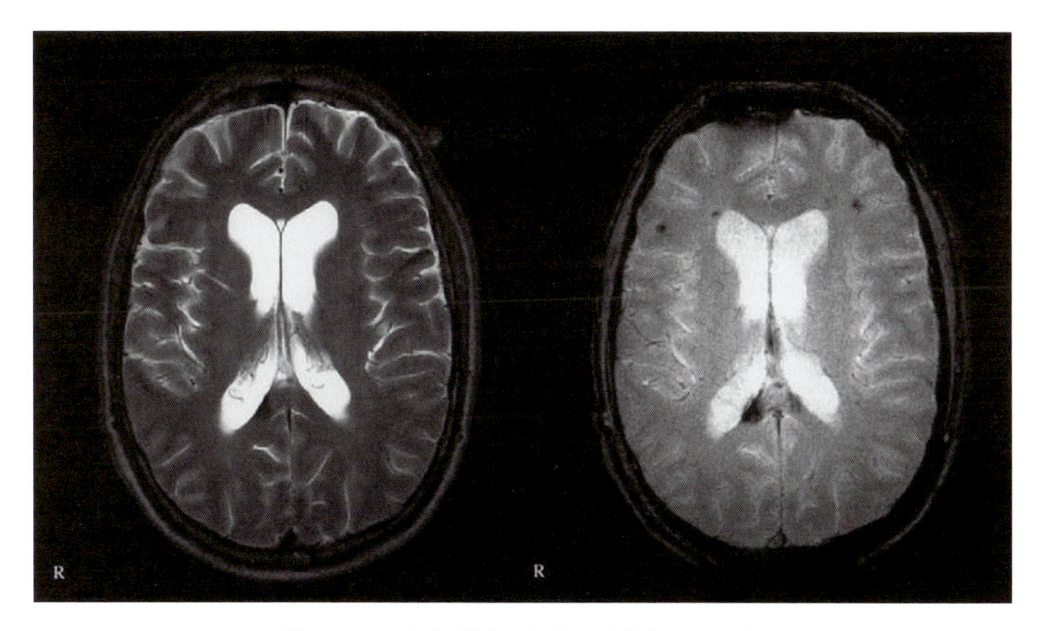

图 12-5 T_2 加权梯度再聚焦回波成像（GRE）

注 左侧为遭遇机动车事故的 42 岁女性患者的 T_2 加权像，其后胼胝体可见创伤性微出血；右侧 T_2-GRE 影像显示左侧胼胝体压部和额叶灰质—白质交界处有创伤性微出血。

第二节　外伤性视神经病变

视神经是第 2 对脑神经，传递来自视网膜的视觉输入，最终到达位于枕叶更高级的皮质处理中心。外伤性视神经病变（traumatic optic neuropathy，TON）中，由于眼眶或头部创伤所致视神经纤维损伤，导致视觉功能完全或部分受损[7,8]。直接或间接暴力都可能损伤视神经。头颅或眼眶顿挫伤是造成 TON 更常见的原因，称为间接 TON[9]。闭合性头部创伤中，力通过周围软组织和骨性视神经管传递至视神经，使视神经纤维断裂[10,11]。直接 TON 中，穿透伤对视神经造成直接损伤导致其断裂[9,10,12]。直接 TON 较间接 TON 少见，且视功能预后较差[7]。

一、视神经解剖

1. 视神经走行

视神经有 4 个解剖分区：眼内段（1 mm）、眶内段（24～28 mm）、视神经管内段（9 mm）、颅内段（16 mm），见图 12-6[11]。

（1）眼内段。眼内视神经病变包括视盘、板前区（筛板前）和筛板区。从视盘开始，约 120 万个视网膜神经节细胞（RGC）的轴突通过巩膜管穿出眼球形成视神经。RGC 的轴突在生理上由筛板支持，代谢上由交织的星形胶质细胞支持[9]。筛板由 10 个结缔组织板与巩膜整合而成，轴突成束通过筛孔穿行。

（2）眶内段。筛板后，视神经纤维由少突胶质细胞形成髓鞘，并被脑膜鞘（软脑膜、蛛网膜和硬脑膜）包裹。此时，视神经位于眼球肌锥内。眶内视神经段长于眼球后部至视神经孔的距离，该长度差异允许眶内的视神经处于松弛状态的轨道和方便无限制地眼球旋转。视神经进入视神经管前要通过津恩环。

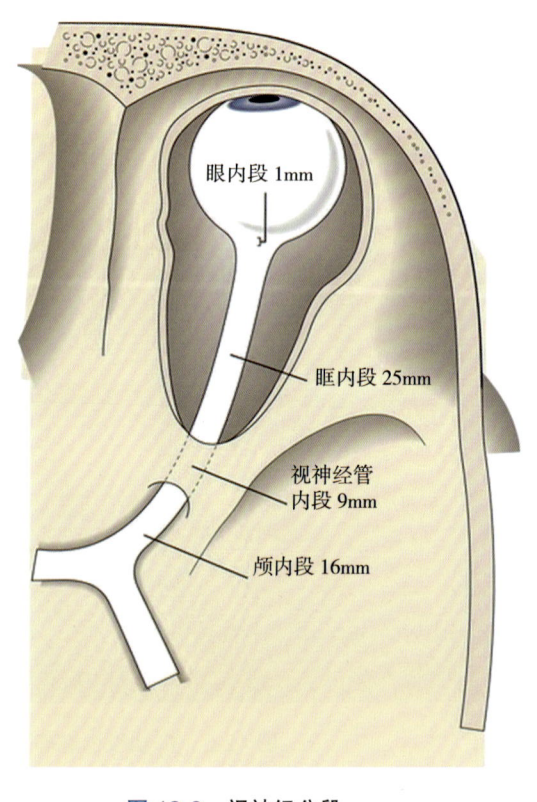

图 12-6　视神经分段

（3）视神经管内段。视神经管穿过蝶骨小翼。视神经管内，包裹视神经的硬膜鞘与骨膜融合使神经固定。

（4）颅内段。从管内段向颅内段过渡的过程中，视神经在名为镰状韧带的硬膜皱褶下走行。其最后的颅内部分没有硬膜鞘。视神经终止于视交叉，其神经纤维作为视束继续向后延伸。

2. 血液供应

睫状后短动脉为眼动脉的分支，为视盘提供血液供应。睫状后短动脉吻合少，灌注不良时视盘易缺血[13]。视神经的主要血液供应来自周围脑膜的软脑膜分支。这些分支由睫状后动脉供应，睫状后动脉是眼动脉的小分支。虽然视网膜中央动脉和静脉在视神经前 10～12 mm 内走行，但只有一小部分视神经血液供应来自视网膜中央动脉，见表 12-2 和图 12-7。

表 12-2 视神经血液供应的区域差异

分段	血液供应
眼内段	视网膜动脉
视盘	睫状后动脉分支
板前区	
筛板区	
眶内段	视网膜中央动脉硬膜下分支；视网膜中央动脉和脉络膜的软脑膜分支
视神经管内段	眼动脉
颅内段	颈内动脉和眼动脉分支

二、临床表现

TON 的临床表现因损伤部位的解剖而异。后段视神经损伤中，最常见的损伤发生在视网膜中央血管进入视神经之后[12]。前段视神经损伤一般不常见，损伤发生在视网膜中央动脉进入视神经之前。这种损伤中，视力丧失经常与视网膜循环的异常有关[8]。视神经损伤最常见的部位是视神经管内段。在一项对 42 例 TON 患者的研究中，71.4% 的损伤发生在此处[11,14]。视神经的硬膜鞘附着在视神经管的骨膜上，这些硬膜鞘附着区极易受到创伤[14,15]。钝性颅脑损伤中，冲击伤和对冲伤在神经的活动与固定节段间的过渡部位，造成的损伤最大[16]。创伤性压力破坏视神经管内的软脑膜血管，视神经血供的减少可能导致神经病变[16]。此外，导致额部损伤的钝性力量大部分传递至视神经孔[14,17]。由于力的直接作用和视神经管封闭、固定的空间，视神经受挤压、剪切、挫伤和拉伸损伤的风险较高。

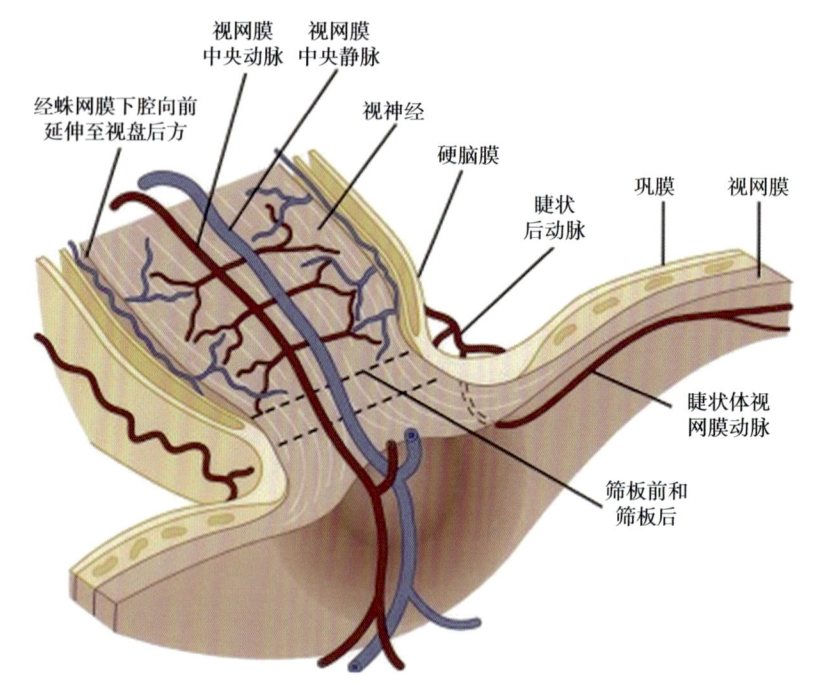

图 12-7 视神经血液供应

视神经颅内段在镰状硬膜皱褶下走行的部分也易受到创伤[8]。钝性外伤中，镰状硬膜皱褶可对视神经产生冲击，产生剪切力[18]。不过，视神经颅内段因周围软组织和骨的保护，相对来说不易受损伤。剪切力首先被视神经管内段吸收，通常不会到达颅内段[17]。相对而言，视神经眼内段的损伤较为少见。视神经眶内段由于在眶内较松弛，有周围脂肪和眼外肌的保护，通常不受损伤[17]。

三、病理生理

对 TON 病理生理的认识不断深入，TON 是多因素共同作用的结果[19,20]。间接 TON 包括原发性和继发性损伤。原发性损伤的直接结果是挫伤坏死[8]。有不可逆转的 RGC 轴突的断裂及其后发 RGC 变性[8,12,21]。骨性视神经管内的视神经水肿所产生的间隔综合征导致继发性损伤[9]，最初的损伤或继发缺血导致视神经水肿。视神经轴突转运系统易受缺血、炎症或压力的影响而出现水肿。间隔综合征通过进一步限制血液供应 RGC，导致许多 RGC 凋亡[12]。由于原发性损伤不可逆转，TON 治疗的重点是限制继发性损伤的进展。现阶段治疗方案包括神经保护和药物或外科减压以减轻水肿[21-23]。

四、流行病学与发病机制研究

2009 年英国的一项大型调查[24]显示，在英国每年每 100 万人中至少有 1 人患有 TON。TON 继发于颅脑损伤，见表 12-3。前瞻性研究[8,19,20]显示，继发于颅脑外伤的 TON 发病率占闭合性颅脑损伤的 0.5%～5%。成人患者中 TON 的主要发病机制包括跌倒、殴打和机动车事故（MVAs），见表 12-3。儿童群体中 TON 的发病机制与成人相似，主要包括从高处坠落、机动车事故和运动损伤[25,26]。TON 更常见于男性和年轻患者（平均年龄 30 岁）[7, 24, 27-29]。有 2.5% 面中部骨折的患者出现 TON[30]。颅脑损伤越严重发生 TON 的可能性越大。有 6%～10% 颧上颌骨复合型骨折患者发生 TON[19,31,32]，而鼻筛复合型骨折患者发生 TON 的概率更高，约为前者的 1.6 倍[27]。有少部分成人 TON 发生在运动期间的娱乐相关创伤或医源性损伤[24]。已知的医源性损伤包括继发于眼眶手术[33]、截骨术[34,35]、面部骨折修复术[36,37]和鼻内镜手术[32,38]。常同时存在其他严重损伤，包括眶壁骨折、闭合性眼球损伤（前、后段均有）、眼附属器损伤、眼外肌损伤、眼眶异物、颅骨骨折、颅内出血等[24,29]。我们无法根据创伤的严重程度判断 TON 有无发生[39]。

表 12-3 TON 的常见机制报道

作者 / 参考文献	例数	机动车事故 / 自行车事故	跌倒	殴打	其他
Pirouzmand[27]	50	32 (64%)	12 (24%)	5 (10%)	1 (2%)
Urolagin[32]	8	7 (88%)	–	–	1 (12%)
Roccia[37]	14	5 (36%)	4 (28%)	1	4 (28%)
Lee[24]	121	26 (22%)	31 (26%)	26 (20%)	38 (31%)
Lubben[40]	65	30 (46%)	–	7 (11%)	33 (51%)
Kountakis[41]	34	19 (54%)	9 (26%)	5 (15%)	–
Levin(IONTS)[28]	133	58 (46%)	27 (21%)	18 (14%)	24 (19%)
Joseph[42]	14	5 (35%)	4(29%)	3 (21.4%)	2 (14%)
Seiff[43]	36	15 (42%)	13 (36%)	4 (11%)	4 (11%)
Spoor[44]	21	10 (48%)	3 (14%)	8 (38%)	0 (0%)
Lessell[29]	33	22 (67%)	8 (24%)	2 (6%)	1 (3%)
Millesi[45]	29	18 (62%)	6 (21%)	5 (17%)	–
Nau et al[39]	18	9 (50%)	5 (28%)	1 (6%)	–
Anderson[14]	7	4 (57%)	2 (12%)	–	–

续表

作者 / 参考文献	例数	机动车事故 / 自行车事故	跌倒	殴打	其他
Matsuzaki [46]	33	20 (60%)	7 (21%)	4 (12%)	2 (6%)
Bodian [47]	6	4 (67%)	2 (33%)	—	—
合计	622	284 (46%)	133 (21%)	89 (14%)	110 (18%)

注　"其他"包括坠落物、医源性（FESS 术后）、园艺事故、爆炸事故和运动事故造成的伤害[24,37,40]。

五、临床诊断与检查

1. 病史

TON 的诊断以临床表现为主[9,10]。如果患者因多系统创伤而表现为意识受损或状态不稳定，那么将会延迟诊断[10,19,48]。详细采集病史，询问颅脑创伤发生的机制，若有眼球穿透伤询问是否存在眼内异物，是否伴有主观视力下降，明确视力出现变化的时间和受伤的时间[11]。还要调查患者既往眼部疾病史，包括患眼以往的任何外伤史或手术史。

2. 体格检查

对怀疑 TON 的所有患者，检查瞳孔反射、视力（VA）、视野、色觉，进行眼底检查。由于眼睑淤血、水肿或其他广泛的面部创伤，检查可能受到限制[49]。

（1）瞳孔检查。视神经功能障碍最可靠的早期征兆是存在相对性瞳孔传入障碍（RAPD）[20]。双侧和对称的 TON 不会出现 RAPD[10,11]。无论患者的意识状态如何，都可对其进行 RAPD 检查，对无意识患者的 TON 诊断非常有意义[39]。

（2）视力检查。TON 患者在受到创伤后常出现急性视力下降。偶尔视力的下降会因炎症、水肿或视神经鞘血肿的发展而延迟数周[8,20]。患眼视力通常为 20/400 或更低[10]，40%～60% 的患者视力为光感或更差[24,32,44]。

（3）视野检查。TON 患者会出现多种不同的视野缺损。采用面对面视野检查法，TBI 后常见的视野缺损表现为散在的视野缺损（58%）和同侧视野缺损（22%）[50,51]。如果存在局部视神经撕脱，视野缺失将与受损部位一致[15]。

（4）色觉检查。TON 患者常常出现色觉减退。在一项报道中，76% 的 TON 患者可看到 12/17 或更少的石原色盲检测图[24]。

（5）眼底检查。RAPD 和常规眼底检查提高了 TON 的检出率。早期后视神经损伤眼底表现正常[12,24]；前视神经损伤时，可出现视盘水肿、视网膜静脉扩张和弯曲、视网膜出血[11,15,24]，随后数周内出现视神经萎缩，且在伤后 4～6 周更明显[9,11,19]。因此，应当对闭合性颅脑损伤患者进行眼底检查监测病情变化。如果有眼内出血（IOH）会影响眼底检查，应在晚些时候重复眼底检查。

（6）其他体格检查。评估眼外伤的其他影响，包括眼眶骨折的骨擦音或后退[10]。评估动眼神经功能障碍，包括眼球运动能力、斜视、调节和集合缺陷[52]。明确有无眼球突出，与眶内出血有关，如果同时伴有眼眶周围肿胀则很难诊断。完善全面的眼科检查以明确颅脑损伤后有无额外的眼部创伤，如角膜擦伤、外伤性白内障、玻璃体膨出[53]。

3. 影像学检查

影像学检查可以发现视神经管骨折，视力丧失的严重程度和视力恢复的预后之间没有一致的相关性[17]。

（1）计算机断层扫描（CT）。CT是识别视神经管骨折、颅内占位性病变（如血肿）、晶状体半脱位或其他造成视神经损伤的特殊病理情况的最佳成像工具[11,19]。目前对TON的影像学诊断尚无明确标准。一些临床医生对所有病例都使用CT扫描，而另一些医生则根据临床严重程度或考虑需要治疗时进行影像学检查[20]。例如，CT成像是视神经减压手术计划的一部分[10,49]。

（2）磁共振成像（MRI）。MRI是评估颅内占位性病变的另一种成像方式。它用于具有明确外伤史、无金属异物的患者。对于严重损伤的患者可能很难进行MRI[19]。

（3）B超。超声是一种可用于闭合性眼眶损伤的成像方法[11]。对创伤性视神经撕脱伤的早期诊断具有一定的实用价值。视神经撕脱常伴有玻璃体积血，阻碍眼底检查，而B超可在眼内出血的情况下显示眼底的情况[54]。

（4）闪光视觉诱发电位（FVEP）。FVEP是一种有用的VEP形式，不受患者的意识状态、眼睑血肿、屈光异常的影响[39]。两眼均应行VEP测量，健眼作为对照[11]。VEP的形态和振幅可预测TON的视力结局[55]。异常的视觉诱发电位与视神经的形态学改变及瞳孔反应性降低有关[39]。

（5）荧光素血管造影（FA）。FA用于评价前视神经损伤，如了解视网膜血管在视神经撕脱伤中的累及程度[56,57]。

六、预后

在间接性TON患者中，初始视力和最终视力间存在相关性。无论采用何种药物、手术或保守治疗，初始视力为NLP的患者视力改善很少或没有改善[7,43,58]。如果48 h后未出现视力恢复，最终视力改善的预后较差[20,59]。此外，年轻患者视力恢复的可能性更大[60]。中性密度滤光片对 RAPD 的测量表明，初始 RAPD 为 2.1 log 单位或更小的患者视力可提高至 20/30 或更好，而初始 RAPD 为 2.1 log 单位或更大的患者视力几乎没有改善[17,61]。外伤后意识丧失患者的视力预后不良[20]，与其受到较高的冲击性损伤有关。眼眶骨折患者视力改善较小，与创伤冲击力大造成严重视神经损伤有关[7,62]。眶前部骨折患者视力恢复好于眶后部骨折患者[62]。视神经管骨折的患者视力恢复程度不同[19,20]。VEP 还可预测患者视力预后。FVEP 振幅为正常值的 50%，预测视力结果较好为 20/30 或更好（与未受伤眼相比）[20]。视觉诱发反应的初始缺失表示视力预后差，最终视力为 20/300 或更低[19,55]。直接 TON 预后均较间接 TON 差，直接 TON 往往出现急性、严重的视力丧失，临床干预对视力恢复无明显效果[17,20]。

七、直接 TON 的病例介绍

视神经的直接损伤可由于视神经管骨折、损伤或骨碎片压迫（图 12-8）以及异物穿透或扩大的血肿、肿瘤等占位病变所致[63]。直接视神经损伤的病因可通过体格检查和影像学检查明确诊断。一般情况下，CT 检查是最佳的诊断方法[63]。

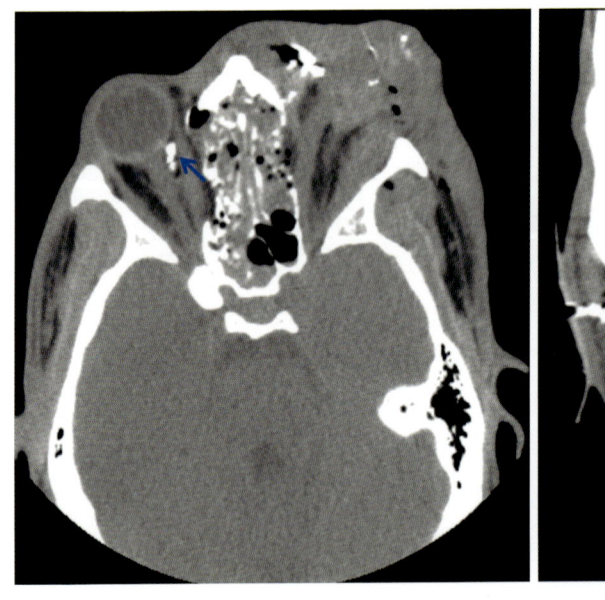

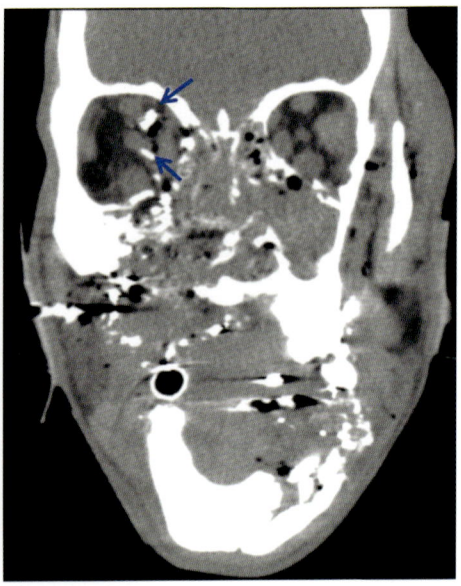

图 12-8 骨碎片压迫引起的视神经眶内段前内侧直接损伤

注 这是一例面部受枪伤的患者，VA NLP OU，可见右眼眶内骨折碎片（箭头）引起视神经眶内段前内侧的直接损伤。严重创伤的左眼球破裂需一期摘除植体。

TON 的治疗效果通常有限，然而，有文献[64]记载患者的视力得到恢复。直接视神经损伤可对受累神经的一个部分造成不可逆的损伤，但其他区域仍有视力恢复的可能[15,64]。

八、外伤性视神经撕脱

视神经撕脱是一种少见的前视神经损伤[54]。外伤过程中，眶内视神经在筛板处被强行与眼球分离，而视神经鞘和邻近巩膜原封不动[54,56,65]。撕脱可能是部分的，也可能是完全的。部分撕脱指视神经的节段性脱离。完全撕脱指视神经与视网膜、脉络膜、玻璃体完全分离，筛板从巩膜边缘回缩[56]。由于诊断困难，外伤性视神经撕脱的发病率可能被低估。

1. 发病机制

多种损伤均可以导致视神经撕脱，包括严重的面部创伤、眼眶钝挫伤和眼球震荡伤等[54,65]。视神经撕脱最常见机制是对眼球的直接损伤，小异物进入眶缘和眼球间使眼球移位[56,66,67]，例如，在打篮球或拳击等接触性运动中手指戳伤眼就会发生这种情况[66,68]。

2. 病理生理

视神经纤维穿过筛板时易受剪切力的影响，因为这个位置几乎没有起支持作用的结缔组织[69]。视神经在筛板处撕裂与暴力强迫眼球旋转和由此产生的剪切力有关，眼压突增迫使视神经从后方的巩膜管脱出，或眼球移位与视神经后退同时发生[9,57,69]。

3. 临床表现

（1）视力下降。眼眶外伤后立即出现急性、重度视力下降[9]。患者往往 NLP 伴有 RAPD。由于睫状前供血系统完好，眼球外观正常。

（2）眼底检查。最明确的诊断方法是眼底检查（图 12-9）。眼底检查可见视神经乳头水肿、出血，出血环绕明显受损的视盘[9,15,18]，部分撕脱时出现节段性凹陷或视盘呈孔穴状[56]。完全撕脱时视神经消失，遗留"空洞"[9,54,56]。眼底检查往往存在局

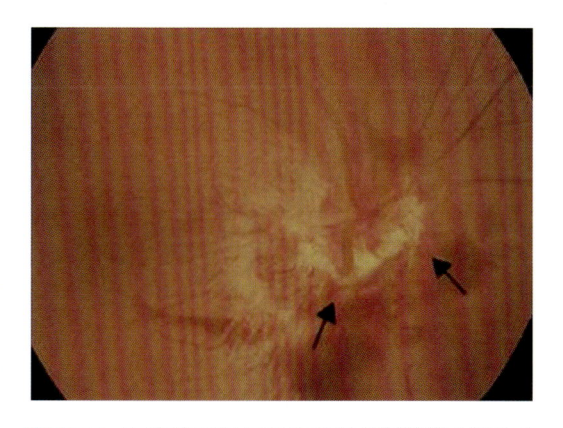

图 12-9　眼底检查显示外伤性视神经撕脱（箭头）
注　选自 Corrales 和 Curreri[66]，在 Elsevier 的许可下转载。

限性，早期的临床诊断可因大面积玻璃体积血、前房积血或视网膜出血致眼底窥不清而延迟[56,57,68]。

（3）超声检查。B超显示视神经未到达视盘、视神经前部低回声，视盘处球后壁缺损（图12-10）[54,65]。伤后4～6周，可看到视盘缺损和胶质瘢痕组织长入[70]。B超特别适用于玻璃体积血或其他眼底模糊不清的病例。然而，B超在视神经撕脱伤诊断中展示了多种成效。

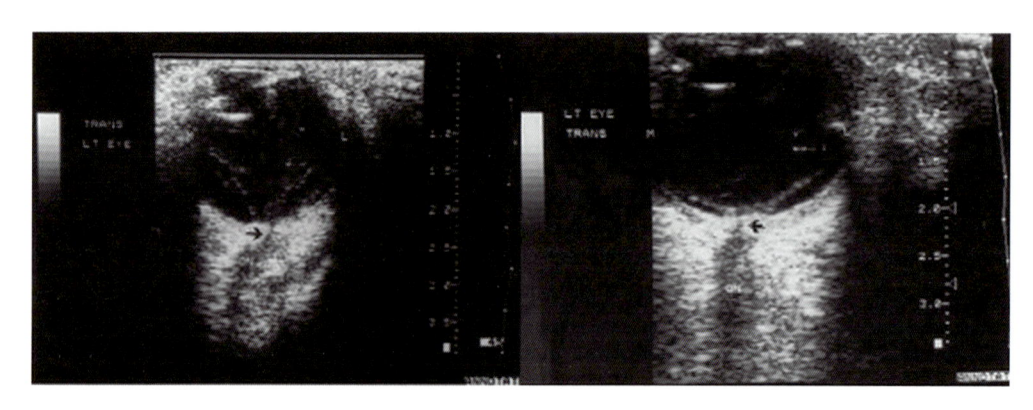

图12-10 B超检查显示视盘后部高回声（箭头）

注 摘自Sawhney等[54]，经Nature出版集团许可转载。

（4）荧光素血管造影（FA）。部分性或完全性视神经撕脱的视网膜供血系统可能完整，或存在不同程度的破坏。可能表现为正常充盈、延迟充盈、部分充盈或视网膜循环完全缺失[56]。

（5）CT/MRI检查。CT或MRI不作为首选检查，对于视神经撕脱伤的诊断结果不一致[54,65,67]。

4.治疗

尚未发现任何药物或手术治疗对视神经撕脱有帮助[9,67]。

第三节 视神经横断伤

一、发病机制

视神经横断伤见于视神经直接穿透性损伤后。横断可以是完全的，也可以是部分的。

面中部钝挫伤时，眼眶上缘受到的压力传递至眶尖和视神经管[8,14]，破坏视神经管或眶骨，骨碎片有切断视神经的风险（图12-11）[9,57]。

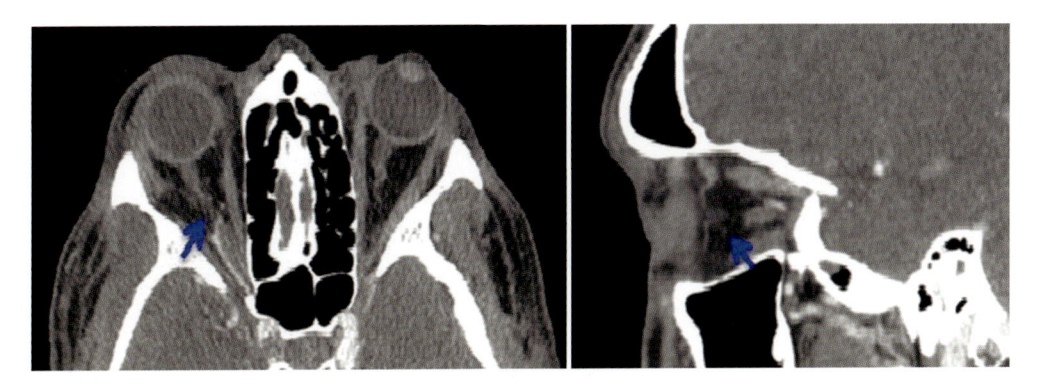

图12-11 视神经横断伤（箭头）

视神经横断伤也可发生在穿透性眼外伤，常见的穿透性眼损伤机制包括钝性损伤（38%）、投射物损伤（31%）和尖锐物体损伤（25%）[71]。

二、临床表现

患者表现为急性视力下降和RAPD。早期眼底检查常正常，外伤后数日可观察到视神经萎缩（图12-12）。

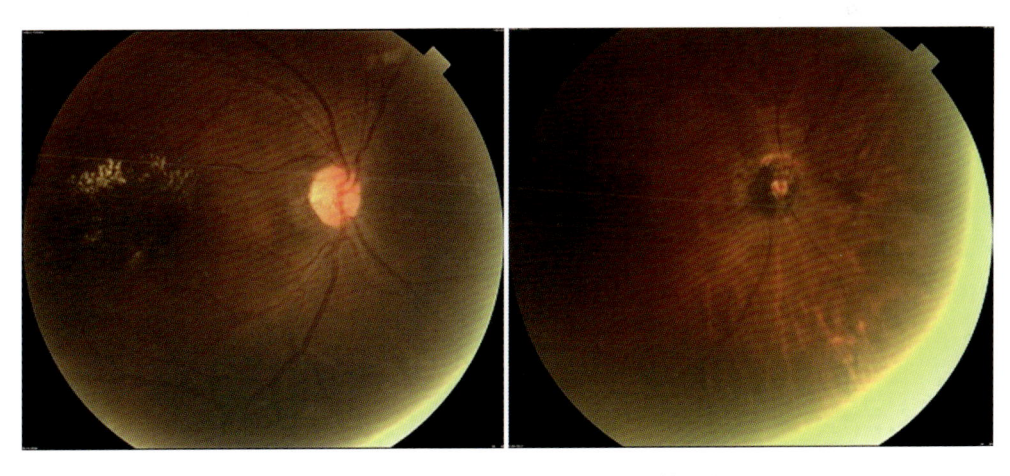

图12-12 视神经横断伤（图12.11箭头）

注 左侧为外伤前眼底照片，显示视盘形态正常。右侧为伤后数周眼底照片，显示视神经萎缩伴周围色素性改变。

三、诊断

主要根据外伤史、RAPD 和急性视力丧失至 NLP 进行诊断。CT 检查可显示横断视神经的异物或骨碎片（图 12-13 ～图 12-15），VEP 振幅降低[9]。

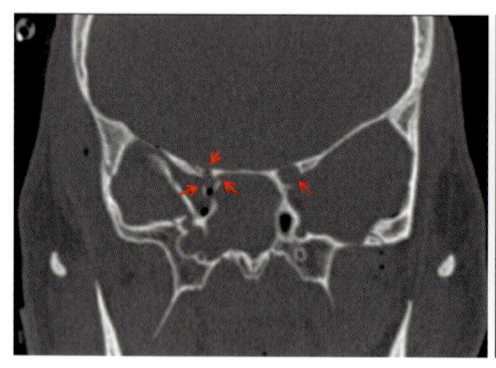

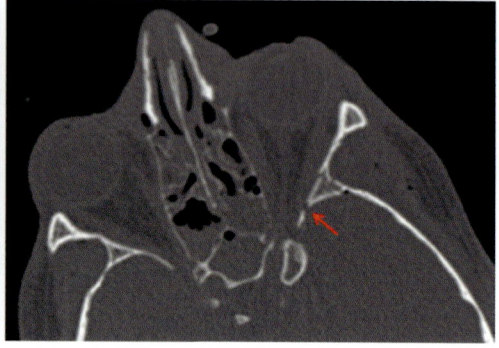

图 12-13 视神经管骨折累及所有管壁

注 23 岁男性骑摩托车时与一辆汽车相撞。左眼瞳孔固定、散大。眶中部、蝶窦顶部骨折，双侧视神经管骨折累及所有管壁。左侧显示双侧视神经管骨折（箭头），右侧显示骨折累及眶上壁（箭头）。

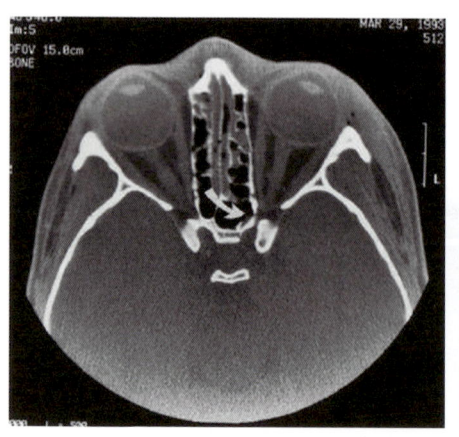

图 12-14 视神经管水平的头颅 CT 平扫显示左侧蝶窦壁初视神经管断裂（箭头）

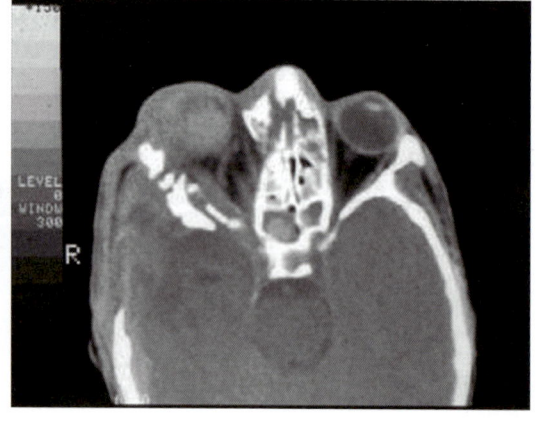

图 12-15 穿透性外伤后右侧视神经横断面的眼眶 CT 平扫

四、治疗

视神经横断伤目前尚无有效的治疗方法[9]。若存在大范围骨折，可进行手术修复，但视神经的损伤不可逆转[72]。

第四节 视神经出血和血肿

一、发病机制

视神经出血有引起直接 TON 的潜在风险，可累及视神经鞘、视神经或视神经与神经鞘间的潜在间隙。Crompton 等对一系列闭合性颅脑损伤患者进行了尸检，发现视神经鞘出血占 83%，视神经间隙出血占 36%[18]。血肿或出血直接压迫供应视神经和视神经轴突的血管[15]。如果不及时将血液排出，受压的视神经轴突将出现不可逆损伤[73]。

二、临床表现

患者可表现为眼球突出、RAPD 和单眼视力突然下降[9,74,75]。视盘早期可表现正常或出现水肿[75,76]。

三、诊断

CT 平扫可辨别视神经鞘血肿（图 12-16）。受影响的视神经鞘增粗、密度增高，CT 检查可见其增加的尺寸和密度[9,74]。MRI 对视神经出血的检测和定位比 CT 更为精确[76]。

四、治疗

手术引流是视神经鞘出血或鞘内出血的有效疗法[15]。对于视神经鞘血肿，早期神经鞘开窗以排出血凝块与良好的视力恢复有关[9,74,77]。大剂量类固醇治疗视神经鞘血肿，但其疗效尚不清楚（见本章第六节间接外伤性视神经病变的治疗关于糖皮质激素在 TON 中的应用）[75]。

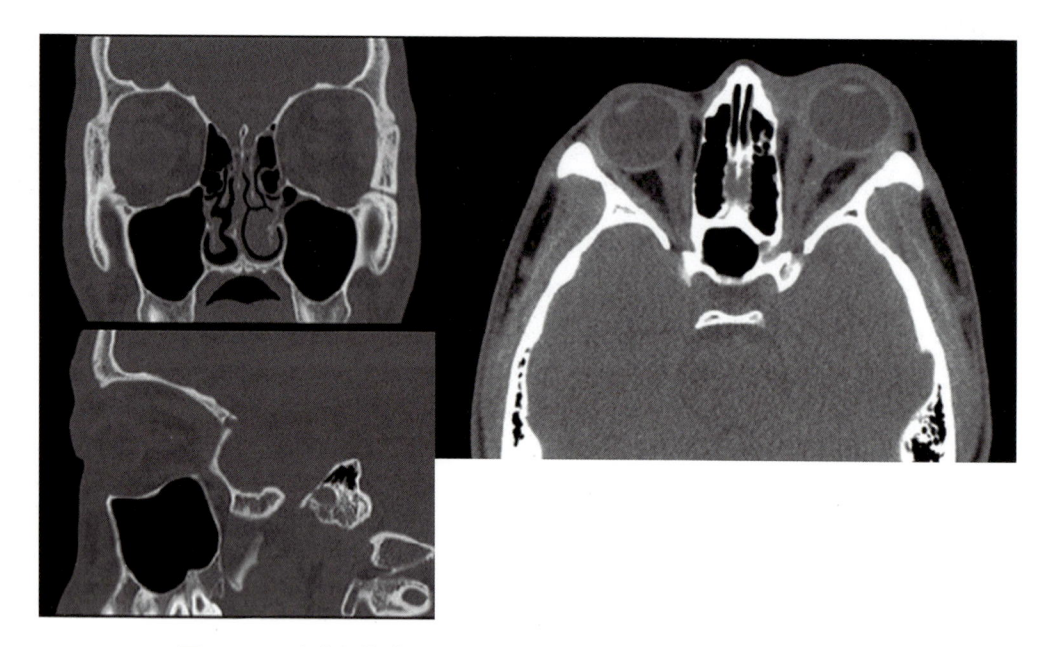

图 12-16 患者打篮球时左眼被手指用力戳后出现左侧视神经鞘出血

注　NLP OS，瞳孔：4 mm OD、5 mm OS，伴左眼 RAPD+，左眼无法上转。图 a，冠状位眼眶 CT 平扫可见左侧视神经因血肿增粗。图 b，轴位眼眶 CT 平扫显示左侧视神经增粗，左眼球突出。患者接受了急诊视神经鞘减压手术，但视力没有得到改善。

第五节　眼眶间隔综合征

眼眶间隔综合征指由眼眶出血或眼眶气肿导致的眶内压急剧升高。由于眼眶内容物被筋膜鞘和硬骨壁包裹，眶内血液或空气体积的微小增加可升高眶内压[37]。视神经的动脉血供可受到累及，导致视神经病变[9,15]。

一、发病机制

（1）眼眶出血：可继发于面部创伤或手术；球后麻醉是医源性眼眶出血的原因之一，发生率为 0.44%～3%[15]。

（2）眼眶气肿：是眼眶骨折的常见并发症，发生率为 50%[78]。爆裂性骨折的患者在擤鼻涕、咳嗽、打喷嚏、呕吐或搬运重物时用力过猛会迫使鼻窦中的气体进入眼眶间隙[78,79]。眼眶气肿大多为良性过程。但如果一个小裂缝产生了单向球阀机制，气体会被困在眶内[9,15]。被困的气体增加了眶内压力，对视神经产生压迫和占位效应[78,80]。

二、临床表现

患者会出现急性眼球突出、眼眶疼痛、视力下降、RAPD、眼外肌运动受限和眼压升高[9,15,78,80]，眼眶气肿患者上下眼睑可触及捻发感[78]。

三、诊断

主要依据临床表现，结合面部外伤史或近期眼眶手术史进行诊断。CT平扫对骨折的评估、眼眶气肿或出血的诊断、气体的定位等有重要价值[80]。面部X线检查也可显示眶内气体，但最好进行CT平扫加以明确[80]。

四、治疗

治疗目标是快速降低眶内压。急诊行外眦切开或松解术进行眼眶减压[73,78,80]。伤后2 h内行手术减压可最大程度地恢复视力[81]。球后出血所致的外伤性眼眶间隔综合征，可通过行外眦切开和下方松解成功行眼眶减压。如果及时进行手术，患者可以完全恢复视功能[82]。

第六节　间接外伤性视神经病变的治疗

目前对间接外伤性视神经病变（TON）的治疗存在争议。开始TON的任何治疗前，应排除其他可治疗的视力丧失原因[10,83]。间接TON的治疗方法包括保守治疗、糖皮质激素、视神经管减压和手术和类固醇联合治疗。此外，关于修复受损视网膜神经节细胞（retina ganglion cells，RGCs）的神经保护方面的研究正在进行中。

一、保守治疗

对间接TON行保守治疗，观察患者的视力恢复情况。禁止使用类固醇或手术等干预措施[19]。间接TON后自行视力恢复率为30%～60%[12,20,43,83,84]，自行恢复的预后与患者的视力呈正相关[12,20]。尚需要进行一项前瞻性研究，以便明确间接TON的自然过程[8,83]。

二、糖皮质激素

关于使用糖皮质激素治疗间接TON的证据较多。创伤后短时间内给予大剂量的糖皮质激素可以减轻视神经管内视神经的水肿，降低 RGC 损伤风险[14]。研究结果显示，糖皮质激素的疗效尚不明确，治疗所用最佳剂量和疗程仍存在争议。另外，应仔细考虑高剂量类固醇治疗方案的长期致残和死亡风险。

1990 年，多中心、随机、双盲对照的国家急性脊髓损伤研究（NASCIS 2），检测了急性脊髓损伤后"高剂量"甲强龙使用情况[85]。试验组为急性脊髓损伤患者，给予 30 mg/kg 甲强龙口服，然后以 5.4 mg/（kg·h）静脉滴注 23 h；对照组服用安慰剂。通过检测运动功能、针刺感和触觉来评估神经功能的恢复情况。患者伤后随访 6 个月。研究人员发现，受伤后 8 h 内接受甲强龙治疗的患者神经功能恢复显著，且这种恢复在受伤后 6 个月的评估中保持稳定。安慰剂组和伤后超过 8 h 才接受甲强龙治疗患者，神经功能未恢复[85]。

在随后的多中心、随机、双盲临床试验 NASCIS 3 中，研究人员检测了延长甲强龙疗程的结果。患者在急性脊柱损伤后 3～8 h 内接受治疗，研究使用 NASCIS 2 中口服 30 mg/kg 剂量[86]。给予一半受试者 5.4 mg/（kg·h）甲强龙静脉滴注 24 h，另一半静脉滴注 48 h，随访 6 个月，检测患者的神经功能恢复情况。研究结果证实，急性脊柱损伤早期使用高剂量的糖皮质激素对神经有益。研究表明，如果受伤后 3～8 h 内开始治疗，48 h 的疗程对患者有益。这组患者经过 48 h 的类固醇治疗后，运动功能和自述功能独立性均有改善。然而，48 h 类固醇静脉滴注组患者发生严重脓毒症和严重肺炎的可能性也有增加。对于受伤后 3 h 内接受治疗的患者，24 h 和 48 h 的治疗方案疗效无显著性差异，建议继续使用 24 h 方案以减少类固醇的并发症[86]。

在 NASCIS 2、NASCIS 3 进行大剂量糖皮质激素治疗使神经功能恢复的报道后，研究人员试图将这一成果应用于间接 TON 患者[8]。越来越多的 TON 患者接受了高剂量糖皮质激素治疗[10]。研究结果差异很大。有研究[14,44]发现，高剂量糖皮质激素的使用和 TON 病情的恢复呈正相关。还有研究[29,43]比较了 TON 患者糖皮质激素治疗和保守治疗后的视力情况，结果显示无明显差异。也有研究比较使用糖皮质激素和外科治疗的疗效，结果也未发现有明显差异[62]。

间接 TON 治疗相关研究受到几个因素的制约。许多研究样本量较小或缺乏对照组。比较研究的能力非常有限[10,43]。研究在多个因素上存在差异，包括治疗时间、糖皮质激素的剂量、基线视力、随访频率、纳入标准和排除标准。此外，在几项研究中，患者接受了糖皮质激素和外科手术的联合治疗，这使得单独研究每种治疗方法的疗效变得困难[42,73]。

1999 年国际视神经创伤研究中心（IONTS）成立，旨在解决关于评估糖皮质激素治疗间接 TON 疗效研究方面的局限性[28]。研究设计为随机对照试验，但由于患者招募存在困难，后来修改为观察性非随机研究。该研究对3种类型的治疗组进行了研究：仅使用糖皮质激素、仅使用外科减压术和保守治疗。在糖皮质激素治疗组中，40%的患者接受了与NASCIS试验一致的大剂量类固醇治疗，其余60%的患者接受了较低的剂量（表12-4）。所有治疗组均于伤后3 d内行初次视力检查，伤后7 d内开始治疗。评估视力的变化。在对基线视力进行调整后，研究人员认为治疗组的视力结果没有差异[28]。

表 12-4 在 IONTS 中糖皮质激素剂量的分类和分布 a[28]

剂量	糖皮质激素（mg/d）	IONTS 中患者所占比例（%）
超大剂量	≥ 5 400	40
较大高量	2 000～5 399	18
大剂量	500～1 999	19
中等剂量	100～499	9
小剂量	<100	6

注　a 表示 IONTS 中 8% 的患者使用的糖皮质激素剂量不详。

此外，研究人员未发现治疗时间或剂量对最终视力有影响。研究人员认为治疗方法选择应根据具体情况而定，没有证据表明一种疗法胜于另一种疗法[28]。

IONTS 作为第一个评估间接 TON 治疗的前瞻性研究具有一定的价值。研究人员使用了一种标准化的方法来定义和比较治疗组间的视力改善[28]。IONTS 是一项大规模的患者研究，招募了足够多的患者以比较糖皮质激素与外科治疗之间的统计学差异[9]。此研究存在局限性，保守治疗组的患者较少，保守治疗组的研究结果没有说服力；研究设计未做到随机化、对照或盲法；为一项观察性研究，在选择治疗方案时可能存在选择偏倚，且一些患者同时接受糖皮质激素和手术治疗[8]。两组患者在糖皮质激素的使用剂量、治疗时间和视神经管减压的应用标准等方面存在差异[11]。

由于 IONTS 对间接 TON 糖皮质激素的研究还很有限。2013 年眼和视觉 TON 类固醇激素治疗的回顾性队列研究只进行了一项随机双盲对照试验[20]，以解决使用高剂量糖皮质激素治疗间接 TON 的问题。Entezari 等[58]在 2007 年进行的研究将间接 TON 的患者分为高剂量糖皮质激素组（每天给予甲强龙 1 000 mg，使用 72 h 以上）和安慰剂组。根据患者的 RAPD 和视力下降等临床表现，在受伤后 7 d 内诊断为间接 TON。他们平均受伤后 52 h 内接受治疗。随访 3 个月，用视敏度评估视力改善情况。3 个月时，高剂量糖皮质激素组与安慰剂组视力恢复无显著性差异。该结论支持 IONTS 的结果。除了糖皮质激素疗效，还要考虑治疗疾病风险的问题[63]。NASCIS 2 发现类固醇治疗组出现胃肠道出血更频繁，NASCIS 3 发现 48 h 糖皮质激素治疗组出现更严重的脓毒症和肺炎[85,86]。此外，高剂量的甲强龙还会引起伤口感染、胰腺炎和急性精神症状[11]。

2004 年，重大颅脑损伤后使用糖皮质激素随机试验（CRASH），研究了大剂量糖皮质激素用于颅脑损伤的安全性问题[87]。CRASH 研究是一项国际性、多中心、双盲随机、安慰剂对照试验，纳入了 10 008 例颅脑外伤患者。患者受伤后 8 h 内随机分组：一组接受超过 1 h 的 2 g/100 mL 的甲强龙输注，然后以 0.4 g/h 的维持剂量以 20 mL/h 持续 48 h 输注；另一组给予安慰剂，剂量与 NASCIS 3 试验一致。研究招募工作因类固醇治疗组死亡率较高而提前停止。2 周随访发现，糖皮质激素组患者因各种原因导致死亡率明显增高[87]。经过 6 个月的随访，研究人员发现激素治疗组的死亡率和严重致残率明显增高[88]。该结果不会随着受伤的严重程度或伤后的时间而改变。研究人员得出结论，皮质类固醇不推荐用于头部创伤。该研究结果可用于间接 TON 的治疗，因为患者中许多人也经历了头部创伤[8]。

动物研究证实了糖皮质激素的使用风险。Steinsapir 等[89]研究了高剂量糖皮质激素对大鼠视神经损伤的影响。大鼠视神经受到挤压损伤后，给予服用高剂量的甲强龙或生理盐水安慰剂。视神经挤压伤 6 周后进行检测，发现接受类固醇治疗的大鼠比安慰剂组丢失更多的轴突。研究表明，甲强龙可能对受损的视神经有直接毒性。

有必要行双盲随机对照试验进一步研究，阐明如何使用糖皮质激素治疗间接 TON。基于 IONTS 和 Entezari 等的研究，没有明确的证据表明糖皮质激素能够在间接 TON 的治疗中提供额外的好处，未来关于糖皮质激素治疗的其他剂量和疗程的研究可能会改变这些结论。考虑到 CRASH 试验的结果，头部创伤患者不应该使用糖皮质激素。其他患者应根据个体差异仔细评估。

三、手术治疗

间接 TON 的外科治疗主要是减少视神经的继发性损伤，视神经水肿主要发生在视神经管内段。视神经管减压术通过为水肿的视神经提供更多的空间，限制损伤后缺血，减轻继发性眼眶间隔综合征[8,11,29,90]。早期手术干预被认为是促进视力恢复的必要条件[19,91]。TON 的手术适应证受到研究的限制，主要是小范围的回顾性研究[19,23]。视神经血肿是明确的手术适应证，对于视神经管骨折或间接 TON 是否为手术指征仍不太明确。有强有力的证据支持血肿病例的外科治疗（见本章第四节视神经出血和血肿）。对于球后血肿或视神经鞘血肿，需要急诊手术减压和清除血肿[11,58,63]。视神经鞘开窗术清除血肿，治疗鞘内出血可迅速减轻视神经的受压情况[24]。有影像学证据表明，视神经鞘增粗和视力逐渐丧失患者的病例报道中，视神经鞘减压对恢复视力具有积极意义[8]。

对于视神经管骨折，建议采用视神经减压手术治疗。特别是视神经管粉碎性骨折或有影像学证据显示视神经管骨折碎片侵犯视神经，推荐手术治疗[11,19,24,28,45,58]。视神经管骨折预后不良，预后不良与视神经横断有关，研究人员怀疑手术是否对所有的视神经管骨折患者都有益[20]。如果碎骨片切断视神经，对RGC造成不可逆损伤，视神经管减压不会改善视功能[19]。病例研究[92]表明，对视神经管骨折患者行手术减压，其视力显著改善的可能性较低。

间接TON的手术指征不明确。鉴于间接TON的病理生理特点，视神经肿胀是进行视神经管减压的主要原因[8]。经影像学诊断为神经内水肿且提示为间接TON的情况，可以是手术治疗的指征[11]。常依据患者视力恢复情况确定手术，视力逐渐下降且VA优于NLP的间接TON患者确定为手术减压的最佳人选[49,93]。损伤后患者视力逐渐发生变化是视力丧失的可逆原因，而突然发作、急性、完全的视力丧失更可能是一个不可逆转的过程，如视神经横断[14]。鉴于其预后不良，目前尚不清楚治疗创伤后突然失明的患者是否有益[42,94]。在回顾性研究[14,95]中，很少有突发性视力丧失患者，术前NLP的患者，0～17%手术减压后视力恢复。另一项回顾性研究[95]表明，大多数视力好于NLP的患者经过减压手术或保守治疗后视力均有不同程度的提高。

视神经管减压术的指南不明确，仅对有意识的患者进行手术治疗[15,83]。可对这些患者进行全面的眼科检查，先排除其他导致视力丧失的原因[42]。也可告知患者手术的风险和益处，使其积极参与决策过程[10,90]。间接TON创伤1周内行手术治疗效果好[15,49,60,96]，越早治疗最终视力越好。

高分辨眶内和视神经管内CT平扫可以帮助明确视神经损害及评估手术治疗的必要性[49]。CT显示：包括暗示出血的视神经鞘扩大、视神经水肿或视神经管骨折[42,49]等都是手术的指征，CT也参与手术方案的设计以及手术操作[42]。例如，眶尖成像可确定视神经与颈动脉的关系，这对于减少术中并发症至关重要[90]。

视神经管减压的手术方法有很多，所有方法都需要移除视神经管的一侧管壁，为水肿的视神经提供空间[45]。20世纪60年代，最早的视神经管减压技术是采用颅内入路法到达视神经管[15,92,97]。这是一种侵入性手术，需要外部切口，通过开颅手术，手术医生可直接看到大脑的大片区域，并有可能发现创伤后的脑损伤区域[45]。

这种颅内视神经减压手术由于需要回缩额叶而导致额叶水肿和嗅觉丧失[91,94,96]，手术风险高，总体预后差[14,49]。

经颅外入路到达视神经管是一种微创的视神经管减压方法。有多种颅外入路方法，所有手术技术的最后一步都相同，即移除视神经管的一侧管壁以实现减压。最常用的是颅外经筛窦入路[10,42]。已报道的方法包括经结膜法[73,98]、经鼻窦法[92]、经筛窦法[60,92,99,100]、经鼻法[10]和侧脸法[101]。联合技术包括经筛窦/眶内入路[90]、经筛窦/蝶窦入路[91]、鼻内经蝶窦入路[96,102-104]和经结膜/鼻内镜入路[94]。

颅外入路有许多优点，该方法微创，可在全身麻醉下完成[45,92]；无外切口、无额叶水肿或嗅觉减退风险，恢复时间快，复发率低[91,94,96]。

尽管颅外视神经管减压术比颅内手术更安全，但仍有并发症发生，包括脑脊液漏、脑膜炎、眶内感染和意外硬膜暴露等[11,23,91]。例如，IONTS 中 33 例接受颅外减压治疗的患者中有 3 例出现脑脊液漏，1 例术后出现脑膜炎[28]。眼球内陷可能由于眼眶体积的扩大引起[90,94]；眶内及鞍区周围的解剖结构有损伤的风险[9]；手术中直接损伤、热损伤或缺血等损伤视神经[14,90,105]；手术中损伤泪器、眼动脉或周围脑组织[11,91,92,94]；经结膜入路内直肌卡压和眼球损伤[94]。由于蝶窦附近的视神经走行距离颈动脉很近，所有视神经管减压术对颈动脉有较高的损伤风险[10]。高死亡率与难以控制的出血、随后的脑内低灌注和扩张血肿的血管外剥离的颈动脉损伤有关[90]。如果发生颈动脉撕裂，应立即行包括窦压充填填塞、颈动脉结扎和可能的血管内填塞等处理[90]。

综上所述，手术方法选择应个体化。应综合考虑手术医生的经验、病变位置和患者的解剖结构。若继发于外伤的颅内病变也需要处理，那么颅内入路仍有应用价值[90]。当病变局限于视神经时，颅外入路对患者更安全。与糖皮质激素治疗一样，使用外科减压术治疗间接 TON 的指南不明确，手术选择也应根据个人情况而定。几项研究报道了成功的视神经减压手术。这些研究无对照、小规模的回顾性病例研究，无法对手术适应证或手术时机作出明确的结论[49,60]。此外，已发表的研究采用了多种不同颅内和颅外手术减压技术，且常以非标准化方案予手术患者糖皮质激素治疗，因此无法进行相互比较[11,91]。文献中也存在招募偏倚，即选择基线视力较差或糖皮质激素治疗失败的患者[11,12]。根据关于视神经减压治疗 TON 的系统评价，目前还没有任何一项随机对照试验进行 TON 手术干预（任何形式）与单纯类固醇治疗或不治疗比较，无论手术单独进行还是与类固醇联合治疗[23]。IONTS 没有发现间接 TON 患者行手术治疗（参见糖皮质激素治疗部分），而非糖皮质激素或保守治疗的理由[62]。如果没有明确的证据表明手术减压对 TON 患者有益，考虑到众所周知的手术风险，在进一步研究前，是否行视神经减压仍存在争议[23]。

四、其他的治疗策略

TON 的实验治疗研究的目标是神经保护。创伤后，不可逆损伤的 RGC 释放神经递质和炎性因子诱导周围未损伤的 RGC 凋亡。新治疗策略旨在阻止 RGC 的继发性凋亡及减少对 TON 的总损伤[11,19,83]。例如，动物模型中谷氨酸抑制剂可以防止细胞凋亡[106]。神经营养因子包括成纤维细胞生长因子[2,107]、脑源性神经营养因子[108,109]、睫毛神经营养性因子[110,111]，可对抗 TON 后生长因子缺乏，促进剩余 RGC 存活。其他神经保护方面的研究包括抗炎小热休克蛋白结晶[112]、一氧化氮合酶抑制剂[113]、肿瘤坏死因子 $-\alpha$ 抑制剂[114]、钙通道阻滞剂[115]、免疫抑制剂 FK50[6,116] 和促红细胞生成素[117]。这些干预措施很有前景，但仍处于早期研究阶段。

第七节 外伤性瞳孔异常

外伤性瞳孔异常的两种主要类型是与睫状神经节的功能失调相关的阿迪（Adie）瞳孔和涉及神经系统交感神经通路功能障碍的霍纳（Horner）综合征。这两种异常都有瞳孔的特征性变化，具体描述如下。

一、阿迪瞳孔

支配虹膜括约肌和睫状肌的神经节后副交感神经丢失，会导致阿迪瞳孔。这种神经支配的丧失会导致固定性瞳孔扩张，对光反射迟钝，但遇近刺激会收缩。近刺激被去除后，随瞳孔的慢慢放松，特征性强直变得明显。此外，阿迪瞳孔因胆碱能去神经支配而对弱效缩瞳剂如毛果芸香碱过敏[118]。阿迪瞳孔可与深部肌腱反射减弱和无汗症同时存在。该三联征被称为 Ross 综合征[119]。

阿迪瞳孔通常为特发性。女性易感，平均年龄 32 岁[120]。约 80% 的病例中强直性瞳孔最初表现为单侧，另一瞳孔受累的概率为每年 4%[120]。可能导致副交感神经去支配的潜在原因包括创伤性、医源性、病毒性和肿瘤性病因。

二、霍纳综合征

1. 发生机制

霍纳综合征涉及交感神经传出纤维的破坏，正常情况下交感神经传出纤维会使瞳孔扩张、眼睑收缩、额头出汗。交感神经通路始于下丘脑,经过 3 个神经突触沿颈髓下行,通过 C_8、T_1、T_2 腹侧支离开,加入椎旁交感神经节上行一段距离后沿颈动脉壁走行,离开颈动脉壁后支配其靶器官[121]。该通路(图 12-17)功能障碍导致典型的霍纳综合征:上睑下垂、瞳孔缩小和无汗症。

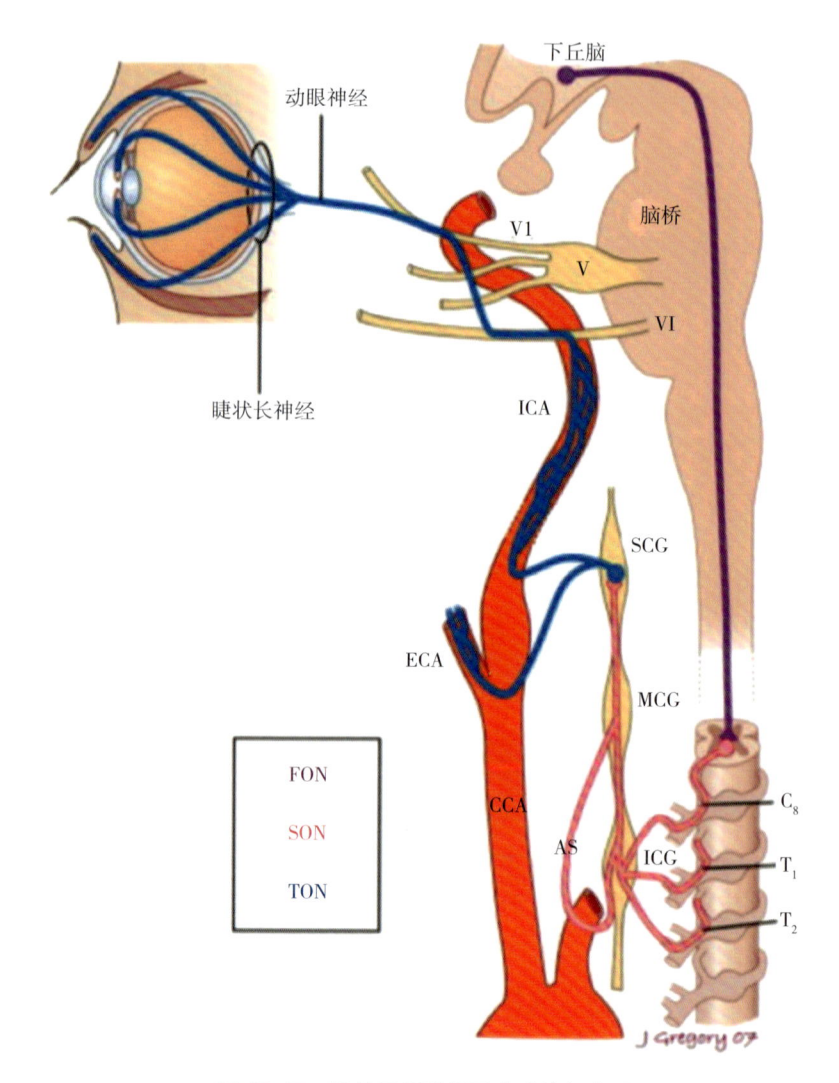

图 12-17 眼的三级神经元交感神经支配

注 AS:锁骨下祥;CCA:颈总动脉;ECA:颈外动脉;ICA:颈内动脉;ICG:颈下神经节;MCG:颈正中神经节;SCG:颈上神经节;FON:一级神经元;SON:二级神经元;TON:三级神经元;V1:三叉神经第一分支;V:三叉神经;VI:展神经。

2. 流行病学研究

据报道，28%～41% 的自发性颈内动脉剥离患者表现为霍纳综合征[122]，颈内动脉夹层的发病率为（2.6～3.0）/10 万，男女比例相同，多见于中青年[123]。

在一项战斗相关眼外伤的研究中，由上胸部和颈部损伤引起的霍纳综合征约占总数的 1%。同样，0.9% 的 TBI 患者表现出霍纳综合征[124]。在一个罕见的病例中，霍纳综合征被报道为一场机动车事故造成第 1 肋骨骨折的直接后果不伴颈动脉夹层，而第 1 肋骨骨折本身就不常见[125]。医源性霍纳综合征是一种罕见的涉及不同头颈部外科手术的并发症。即便是常规甲状腺切除术等密切相关的手术，据报道 1993～2015 年霍纳综合征发生率仅为 18 例[126]。小儿霍纳综合征虽然罕见，但仍可通过后天或先天获得。一项研究确定了 19 岁以下患儿的发病率为 1.42/10 万，先天性综合征发生率为 1/6 250[127]。在 73 例霍纳综合征患儿中，42% 被认为是先天或由出生创伤所致；15% 未经手术干预获得，如肿瘤、创伤所致；42% 因手术干预所致[128]。

3. 临床表现

霍纳综合征 3 种典型表现为上睑下垂、瞳孔缩小和无汗症。尽管此综合征有 3 个典型表现组成，但沿颈内动脉分布的神经节后三级神经纤维功能障碍只涉及负责散瞳和眼睑收缩的纤维，从而引起霍纳综合征表现出额外的面部无汗症状[123]。颈动脉夹层引起的霍纳综合征，常见症状包括同侧头痛（68%～92%），局灶性脑功能缺损（49%～67%），脑神经麻痹（12%～14%）[123]。

三、病理生理学

霍纳综合征通常发生于机动车事故（MVA）引起的颈动脉夹层、上胸部或颈部或医源性穿透性损伤[122,129]。这种沿解剖过程对运动神经通路的损伤将导致霍纳综合征的症状和体征。由于沿脊髓和颈动脉的交感神经系统通路广泛，医源性霍纳综合征可发生于多种类型的操作。涉及颈部的操作，如脊椎推拿或气管内插管有引起医源性霍纳综合征的风险。与上述与甲状腺手术的联系被认为是由于眼交感神经节的连续定位和甲状腺的神经血管供应，使得在切除过程中甲状腺结构的分离复杂化而不会引起霍纳综合征[126]。其他可能的病因包括术后血肿压迫交感神经通路、神经元缺血和收缩时被拉伸[130]。微创视频辅助甲状腺切除术也与霍纳综合征的发生有关，因为手术中解剖区域使用的内镜工具的灵活性有限[126]。手术治疗导致儿童霍纳综合征的案例是一名 10 岁女孩肺包虫囊肿切除的病例报道，她的上睑下垂 3 个月后恢复，屈光不正 6 个月后恢复[131]。

四、治疗

应用抗血小板聚集药或抗凝药治疗继发于颈动脉夹层的霍纳综合征可降低卒中风险。通常情况下，肝素与华法林桥接治疗维持 INR 2.0～3.0，持续 3～6 个月，直到夹层消失，85%～90% 的病例可恢复[123]。阿司匹林、氯吡格雷等抗血小板聚集药也经常单独或联合使用[132]。关于两者之间的疗法，一项纳入了 250 例颈动脉或椎动脉夹层患者的随机对照试验确定，使用两种方法治疗 3 个月卒中的复发率低于先前的研究中的复发率，且对于同侧卒中复发或死亡的罕见结果，抗血小板聚集药和抗凝药间没有明显区别[132]。颈动脉夹层药物治疗失败的患者可能需要密切监测或接受外科干预，如血管内支架植入[123]。

第八节　头部外伤——颅底骨折

一、流行病学研究

在美国，头部外伤是急诊室就诊的常见原因。2013 年，美国外科医师学会（American College of Surgeons）的国家创伤数据库（National Trauma Data Bank）报道，有 36% 的成人外伤入院与头部外伤有关[133]。通常头部外伤患者以年轻男性为主[134]。头部损伤最常见的原因是机动车事故，没有系安全带的乘客损伤往往更为严重[2,50,135]。最严重眼外伤患者的 GCS 评分通常≤ 8 分[2,135]。闭合性头部外伤后失去意识的患者更有可能发生永久性神经损伤[50]。

闭合性颅脑外伤可导致多种神经眼损伤。在 181 例闭合性颅脑外伤、伤前无眼部疾病患者的回顾性研究中，主要的眼部主诉包括：视物模糊或视力下降（46%）、复视（30%）、头痛（13%）、阅读困难（6%）、眼刺激（3%）、视震荡（2%）、瞳孔不规则（2%）、眼睑下垂（2%）和色盲（2%）[50]。视野缩小最常见（41% 有视野缺损），但视觉通路的任何部分都可能损伤[50]。评估头部外伤及其视觉并发症时，眼科医生应考虑颅底骨折、颅内挫伤、动静脉损伤、视觉通路的直接穿透性损伤和 TBI。

颅底骨折可以累及任何一块颅底骨，如额骨的眶板、筛骨的筛状板、枕骨、蝶骨和颞骨的岩部或鳞部[133,136]。颅底骨折最常见的原因是高冲击力、闭合性颅脑外伤[137]。有 7%～16% 闭合性颅脑外伤导致颅底骨折[133]。颅底手术中医源性损伤是颅底骨折较少见的原因。颅底骨折 90% 以上由钝性颅脑外伤引起[137]，最常见于机动车辆高速碰撞造成的交通事故[138,139]。回顾 81 例颅底骨折病例，59% 患者发生过交通事故，35% 患者因高空高速坠落而受伤，6% 患者遭受过人身攻击[140]。

二、发病机制

1. 高速冲击

机动车辆高速碰撞造成的高冲击机制在颅底骨折中一直被文献引用[133]。患者多为年轻男性[140]。穿透性创伤，如枪伤，是颅底骨折较少见的机制[133,137]。在城市环境中，使用抛射武器攻击导致颅底骨折的发生率越来越高[141]。

撞击的力量和方向可以预测颅底骨折类型和相关并发症。最常见的骨折累及颅前窝，并与直接正面撞击有关[133]。高速、侧向的冲击力可能会导致从颅前窝延伸至颅中窝和颅后窝的骨折，或者冠状面穿过颅中窝的骨折[133,138,142]。颅后窝单独骨折多为侧位或后位颅脑损伤所致[133]。由于周围的骨结构对颅底有较强的保护作用，颅底骨折的发生需要较大的创伤[141]。这种巨大的创伤很可能伴有多种损伤。复杂的面部或眶部骨折常伴有颅底骨折[133,137]。

2. 医源性创伤

医源性颅底骨折是功能性内窥镜鼻窦手术（functional endoscopic sinus surgery，FESS）的最常见并发症[143,144]。不足 1% 的 FESS 继发颅底损伤并发脑脊液漏[144]。颅底损伤最常累及筛板外侧板或顶板[143]。涉及颅底骨折的其他手术有鼻间隔成形术、耳科手术，包括前庭神经鞘瘤切除、垂体切除、颅面切除和经颅入路进入视交叉或海绵窦[143,145,146]。

三、解剖及临床意义

颅底形成颅前窝、颅中窝和颅后窝。每个窝的内容物在颅底骨折中具有重要的临床意义（表 12-5，图 12-18、图 12-19）。根据骨折的位置和严重程度，临床表现可能有很大差异[137]。对于颅底骨折患者，应评估硬脊膜裂伤是否伴有脑脊液漏、感染、挫伤、气颅、脑裂伤、脑膨出、脑膜脑膨出、颅内血肿、脑神经麻痹和神经血管损伤[50,133,136,141,147]。颅底骨折部位及常见并发症，见表 12-6。

表 12-5　颅底开口及其内容物

颅底位置	开口	内容物
颅前窝	筛板	嗅神经分支（CN Ⅰ）
颅中窝	视神经管	视神经（CN Ⅱ），眼动脉
	眶上裂	动眼神经（CN Ⅲ），滑车神经（CN Ⅳ），三叉神经第一分支即眼神经（CN V1），展神经（CN Ⅵ），眼上静脉
	圆孔	三叉神经第二分支即上颌神经（CN V2）
	卵圆孔	三叉神经第三分支即下颌神经（CN V3），副脑膜动脉、导静脉
	棘孔	脑膜中动脉，下颌神经脑膜支（CN V3）
	破裂孔	翼管动脉、翼管神经
	颈动脉管	颈内动脉、交感神经丛
颅后窝	内耳道	面神经（CN Ⅶ），前庭蜗神经（CN Ⅷ），迷路动脉及静脉
	颈静脉孔	颈内静脉、舌咽神经（CN Ⅸ）、迷走神经（CN Ⅹ）、副神经（CN Ⅺ）、岩下窦、脑膜后动脉
	舌下神经管	舌下神经（CN Ⅻ）、舌下神经管静脉丛
	枕骨大孔	脊髓静脉、脊髓后动脉、脊髓前动脉、脊髓、副神经（CN Ⅺ）、椎动脉

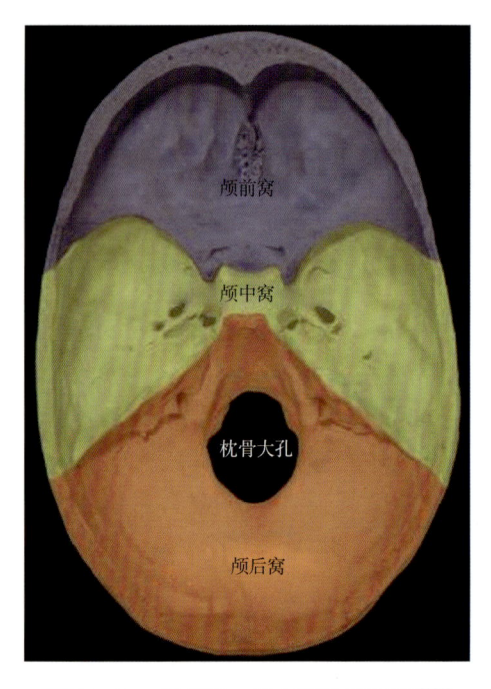

图 12-18　颅前窝、颅中窝及颅后窝 [133]

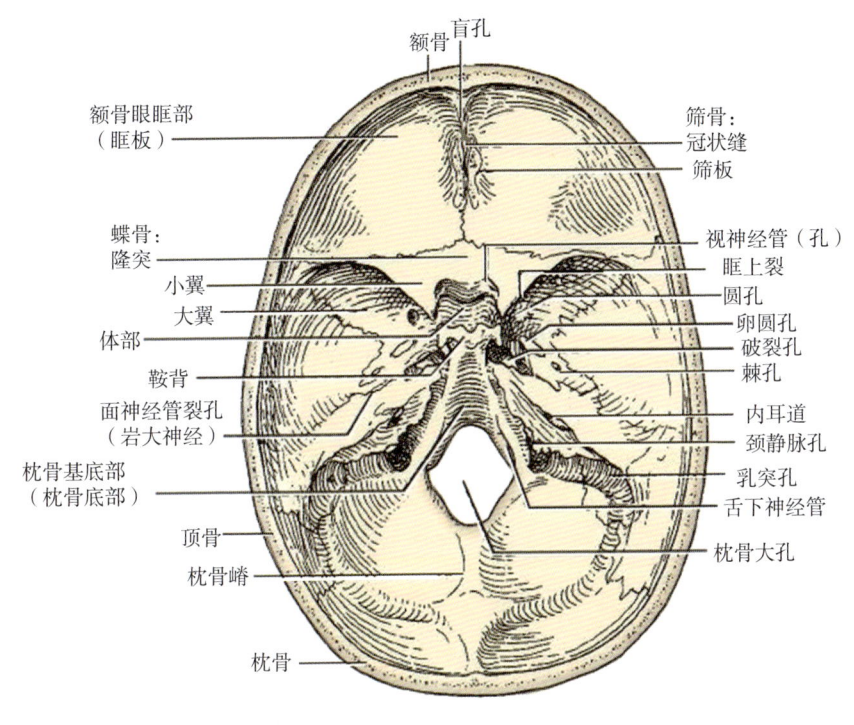

图 12-19 颅底解剖

注 引自《本布解剖学》（第 7 版）。

表 12-6 颅底骨折部位及常见并发症

部位	并发症
颅前窝	嗅觉丧失（第 1 对脑神经损伤），眶内损伤，脑脊液鼻漏/脑膜脑膨出
颅中窝	霍纳综合征，第 2～6 对脑神经损伤，颈内动脉闭塞，假动脉瘤，动脉瘤等
颅骨后外侧部，即颞骨	第 7、8 对脑神经损伤，脑脊液耳漏/脑膜脑膨出，颈内动脉损伤
颅后窝	静脉血管损伤或椎—基底动脉损伤，第 9～12 对脑神经损伤，颅颈交界区颈椎损伤

注 表格改编自 Baugnon and Hudgins[133]。

1. 颅前窝骨折

由额骨的眶板和筛骨的筛板构成的颅前窝（anterior cranial fossa），是颅底骨折最常见的部位[138]。颅前窝的前界为额窦前壁并向后延伸至蝶骨。由于其位置和结构，颅前窝吸收面部中部骨骼或前颅骨穹隆的外力，这能减少能量转移至颅后窝引起颅后窝内容物的损伤[138]。嗅神经纤维穿过筛骨筛板，常因创伤性颅前窝骨折或经筛窦手术断裂[148]；颅前窝骨折患者可因嗅神经损伤出现嗅觉丧失；前、后筛动脉损伤或额叶挫伤引起鼻出血[133,137]。颅前窝与鼻窦及眼眶有密切的空间关系。高冲击性损伤导致颅前窝骨折，也会损伤鼻窦和眼眶[133,141]。如果视神经或眼眶内结构受损，患者可能出现眼压升高及其他表现[137]。高冲击外伤可引起脑膜撕裂，发生脑脊液漏[136,143]。外伤性脑脊液漏在颅骨骨折中发生率为10%～45%[136,139,140,149]。在大多数病例表现为脑膜撕裂导致颅内和鼻腔之间的沟通导致的脑脊液鼻漏[133,137,140,149]。脑脊液鼻漏多由颅前窝骨折引起，较少由颞骨骨折引起[149]。约80%的患者在外伤后48 h内出现脑脊液鼻漏，约95%的患者在外伤后的3个月内出现症状[133]。

脑脊液漏由于破坏的脑膜与鼻或中耳腔菌群的沟通而增加脑膜炎发病风险[133,136]。有10%～15%的脑脊液鼻漏患者患有脑膜炎[149]。脑膜炎的风险随时间而增加。脑脊液漏24 h内发生脑膜炎的风险为1%，脑膜炎风险在1周后增至9%，2周后增至18%[133,149]。

颅内低压综合征是慢性脑脊液漏的并发症。患者可能有视盘水肿、眼球突出、复视、直立性头痛、后颈部疼痛、恶心或呕吐。颅内低压综合征在MRI上可表现为硬膜下积液、硬脑膜强化、静脉充血、垂体充血及脑结构下垂[150]。颅内低压综合征表现为脑脊液压力小于60 mmHg。

2. 颅中窝骨折

颅中窝开始于蝶骨大翼的前方，向后延至斜坡的后方。蝶骨大翼形成颅中窝的前底，颞骨岩部的前面形成后底。颅中窝有许多重要的结构在骨折后易受影响（表12-5）。颅中窝骨折后血管并发症最为常见，特别是颈内动脉，由于它走行在海绵窦和岩骨颈动脉管中而易受影响。颅中窝骨折发生于高冲击性损伤，常伴有严重的颅内伤并发症，如DAI（见本章第十节颅脑外伤）或多室性出血，其中颅中窝颞叶易受挫伤[148]。

（1）视神经管。视神经通过视神经管离开眼眶，视神经管通过蝶骨小翼。前床突形成视神经管的顶部。颅中窝骨折压迫视神经可能导致视力下降和RAPD。

（2）眶上裂。眶上裂是蝶骨的大翼和小翼之间的空隙。多条脑神经（CN Ⅲ、CN Ⅳ、CN Ⅴ1、CN Ⅵ）及眼上静脉穿过眶上裂隙，颅中窝骨折可引起上述结构损伤。第3对、第4对和第6对脑神经麻痹可导致不同程度的眼麻痹。

（3）圆孔、卵圆孔和棘孔。圆孔位于眶上裂后下方，传递三叉神经上颌支（CN Ⅴ2）。卵圆孔位于圆孔的后部和外侧，传递三叉神经的下颌分支（CN Ⅴ3）。

棘孔在圆孔的后面和外侧，传递脑膜中动脉。

（4）蝶鞍。蝶鞍位于颅中窝。它位于两个眼眶的后部和内侧，位于前、后床突之间。垂体窝是蝶骨体中间的凹陷，容纳垂体。视交叉在蝶鞍下方。由于其解剖关系，蝶鞍骨折可导致交叉受压、撕裂、挫伤、血肿或缺血性损害[133,151]。外伤性视交叉综合征是经蝶鞍矢状位中线颅底骨折的后果，患者出现完全性或部分性双侧偏盲，并与视交叉损伤程度相一致[152]。视交叉病变很少见，仅占4.4%的颅脑外伤视力损害[153]。最好的诊断方法是MRI[154]。在外伤性视交叉综合征中观察到的其他神经学特征包括因下丘脑—垂体解剖结构中断引起的尿崩症、垂体功能减退、鞍内血肿、颅内积气或脑神经功能损伤等[151-153]。

（5）颈内动脉（ICA）。颈内动脉分为颈段、岩段、海绵窦段、床突上段或脑动脉段4部分（图12-20）。颈段在颈动脉鞘内无分支上升，经颈动脉管进入岩骨。岩段发出鼓膜支和翼状支，沿着岩骨移动，在展神经的内侧，前后床突之间进入海绵窦。海绵窦段有小分支到海绵状窦壁、垂体和三叉神经的半月神经节。在最后一个节段，ICA进入颅中窝，分出眼动脉、脉络膜前动脉和后交通动脉。它最终分出大脑前动脉和中动脉，这些末梢分支形Willis环的一部分。由于靠近颅底，ICA的海绵窦段和岩段最易因颅底骨折而损伤。ICA损伤具有严重的卒中、假性动脉瘤和死亡风险[137]。ICA携带神经节后交感神经纤，如果在ICA上行过程中神经节后交感神经纤维受损，患者可发展为部分霍纳综合征，伴上睑下垂和瞳孔缩小[133]。由于负责出汗的交感神经纤维与颈外动脉和上颌动脉分开走行，无汗症不太可能是由颅底中段骨折引起的霍纳综合征的表现[155]。

（6）海绵窦。海绵窦是蝶窦两侧蝶骨内的一对结构，它包含CN Ⅲ、CN Ⅳ、CN Ⅴ1、CN Ⅴ2、CN Ⅵ，颈内动脉的海绵窦段及神经节后交感神经在ICA上的走向（图12-21）。海绵窦损伤可引起脑神经病变[133]，由于CN Ⅵ位于海绵窦的中间位置，最易受影响，相比较而言，CN Ⅲ、CN Ⅳ、CN Ⅴ1、CN Ⅴ2位于海绵窦外侧，海绵窦硬膜附着在外侧具有保护作用[156]。

海绵窦有多个静脉连接，形成一个整体低压静脉系统[156]（图12-22）。前后海绵窦与左右海绵窦之间形成了沟通。在前方，上、下眼静脉和蝶顶窦流入海绵窦。在后面，海绵窦流入上鼻窦和下鼻窦，最终流入乙状窦、横窦和颈内静脉。大脑上静脉、大脑中静脉及大脑下静脉与海绵窦相通。在海绵窦下方，导静脉流入翼静脉丛。如果ICA海绵窦段损伤，就有形成颈动脉海绵窦瘘（CCF）的风险，同时血液会回流到静脉系统（见本章第九节累及视觉通路的穿通伤的颈动脉海绵窦瘘部分）[137,157]。

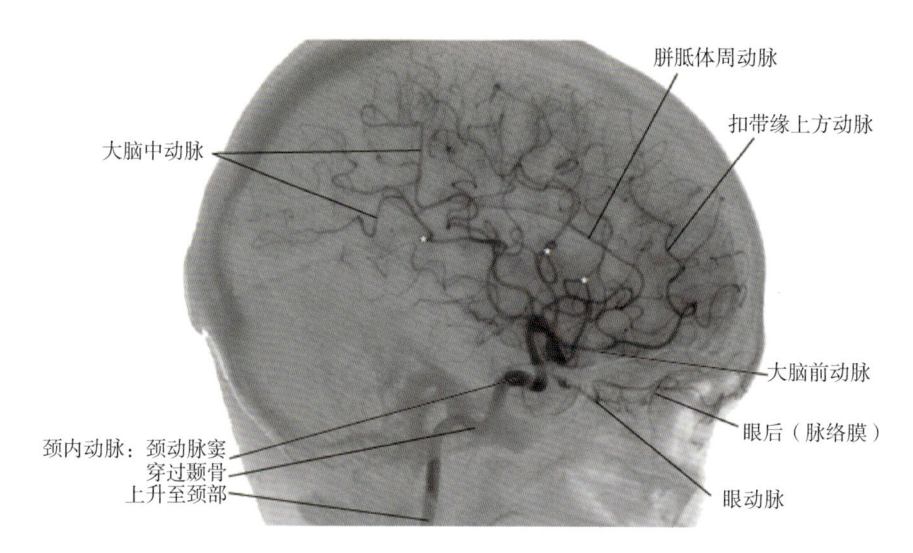

图 12-20 颈内动脉的走行（右侧颈内动脉造影，侧视图）

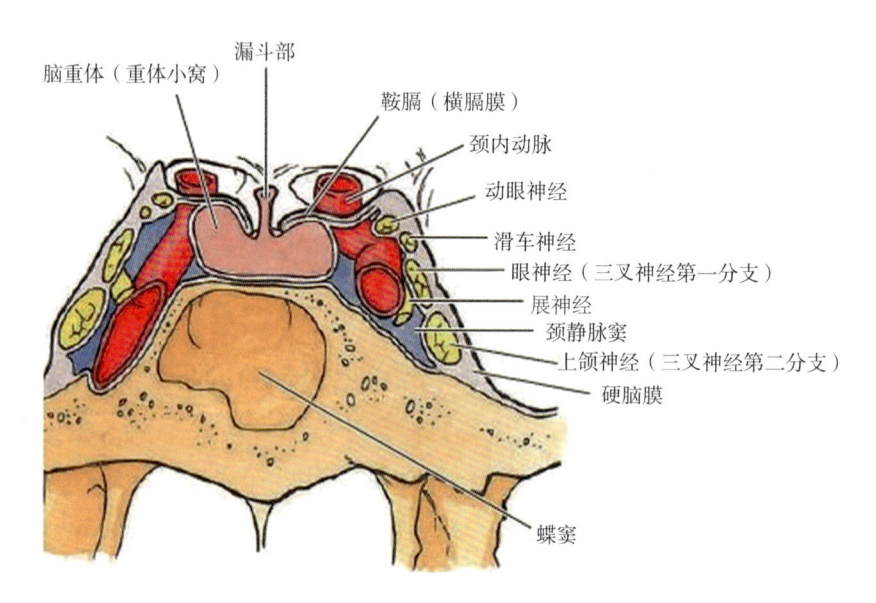

图 12-21 海绵窦的解剖

注 引自《Moore 临床解剖学》第 6 版。

（7）岩骨。颅中窝骨折常涉及到岩骨[137]。岩骨骨折最常见的临床表现是中耳传导性听力丧失和听骨链损伤[137]。患者可有耳后血肿（Battle 征）、鼓膜积血或脑脊液耳漏。ICA 或岩上窦可能存在血管损伤，岩上窦沿岩骨的内侧边缘的岩嵴上行走[148]。岩骨骨折可引起脑神经损伤，尤其是第 8 对脑神经损伤引起的耳聋、眩晕、耳鸣或第 7 对脑神经损伤引起的面瘫。第 6 对脑神经麻痹在颅中窝骨折中较少见，但如果颅中窝骨折延伸至岩尖和蝶窦，也可能发生[155]。如此广泛的骨折将产生创伤性岩尖综合征，涉及第 5～8 对脑神经。第 6 对脑神经麻痹常由良性拉伸损伤引起，通常几个月后可自行消退[158]。

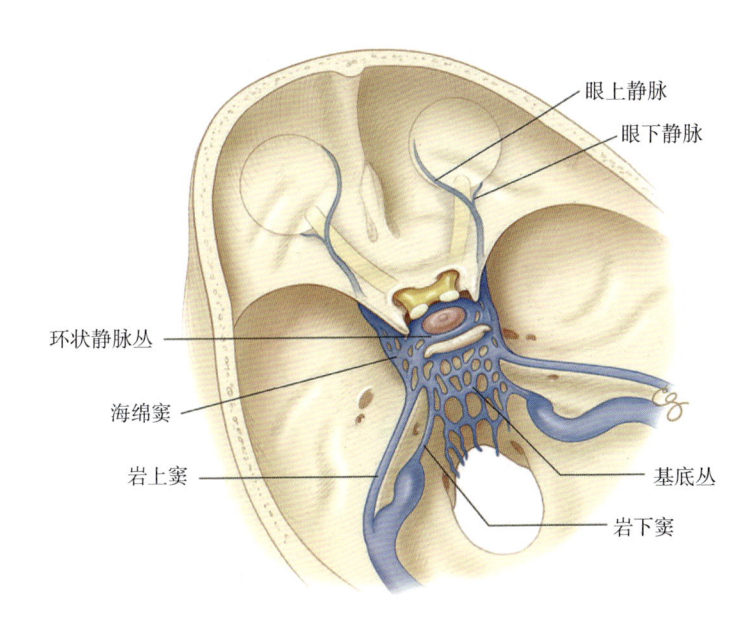

图 12-22　海绵窦引流系统的解剖

注　引自 *BCSC Neuro-ophthalmology*。

3. 颅后窝骨折

颅后窝在斜坡前开始，由枕骨和颞骨后部组成。颅后窝容纳小脑半球、中脑、脑桥和延髓。小脑通过小脑幕与颞叶和枕叶分离。颅后窝是最不可能发生颅底骨折的部位，且大多数颅后窝骨折累及岩骨和枕骨[133,137]。严重的创伤性撞击可能导致枕叶挫伤和相关视野缺损[50]。

硬膜外血肿（epidural hematoma，EDH）是颅后窝骨折最常见的并发症。静脉窦，特别是乙状窦、颈静脉球和横窦易受损[133]。如果颅后窝骨折撕裂静脉窦，可导致颅后窝静脉 EDH[137]。血肿迅速扩张的风险较高，可导致第四脑室或脑干受压的急性恶化[133]。

颅后窝有几个重要的孔。颈静脉孔位于枕后裂隙的后端，从颅底枕髁向外侧延伸。乙状窦和颈静脉球进入颈静脉孔后端，第 9～11 对脑神经进入孔的前端，这些脑神经损伤危及生命，包括吞咽困难、咽反射丧失、直立性低血压、气道阻塞、声带麻痹、上消化道运动障碍、胸锁乳突肌和斜方肌瘫痪[133,159]。

舌下神经管有咽升动脉脑膜支、舌下神经和舌下静脉丛穿行。舌下神经管与枕髁相邻，贯穿这个区域的骨折很少见，可能会因舌下神经麻痹而致同侧舌偏斜和舌萎缩[133,155]。

通过枕骨大孔的结构包括脑干、延髓、第 11 对脑神经（副神经）、椎动脉和脊髓后动脉以及脊髓。斜坡延伸至枕骨大孔，由于斜坡靠近脑干和脊髓，斜坡骨折相关的死亡率很高[142,160]。由于 Dorello 管位于斜坡内，出现双侧第 6 对脑神经麻痹是斜坡骨折的一种并发症[133,137]。基底动脉和其他邻近的脑神经也容易受到损伤。斜坡骨折非常罕见，仅占所有颅骨骨折的 2%，估计发生率为 0.21%～0.56%[133,160]，斜坡骨折死亡率为 24%～80%[160]。

四、诊断

1. 临床检查

高创伤后患者情况复杂从而影响颅底骨折诊断。密切观察脑脊液耳漏或鼻漏，有利于诊断硬膜破裂和颅底损伤[141]。还应评估邻近结构的损害，如眼球、眼外肌和泪道等系统。临床诊断应配合详细的影像学检查。对于初步诊断，标准的头部 CT 检查可以排除颅内血肿或其他严重危及生命的情况[137]。接下来可以进行更详细的成像。对于后颅底骨折的病例，应重复进行 CT 扫描，以排除因静脉窦损伤而发生的晚期血肿[137]。

2. 颅底骨折的影像学检查

（1）高分辨率 CT（high-resolution CT，HRCT）。HRCT 在轴向、冠状面和矢状面的多平面重建是成像颅骨骨折和了解损伤程度的最佳手段[136,137,142,161]。多平面重建提高了颅底骨折的检出率，敏感性为 92%，特异性为 100%[133,145]。HRCT 对手术计划很有用[136,161]。HRCT 预测 CSF 漏的准确度为 87%～92%[136,145,162]。然而，HRCT 对脑脊液漏也有局限性，因为它可以识别出不引起脑脊液漏的骨缺损[136,143]。HRCT 显示骨折为颅底皮质连续性终端并可能存在邻近的气肿、窦腔内气液平面或眶内气肿（图 12-23）[136]。

（2）CT 血管成像（CT angiography，CTA）。CTA 通常用于涉及颈动脉管或海绵窦的复杂颅底骨折患者[133,157]以及血栓栓塞性疾病的临床或影像学证据，如卒中、颈动脉管骨折、海绵窦内空气、颈动脉管内空气、眼上静脉扩大或通过斜坡的裂缝[133]。可代替 CTA 的影像学检查有颈动脉造影、数字减影血管造影（digital subtraction angiography，DSA）和磁共振血管造影（MRA）。血管成像是术前准备工作的关键，可排除术前颈动脉假性动脉瘤和颈动脉栓塞[136]。

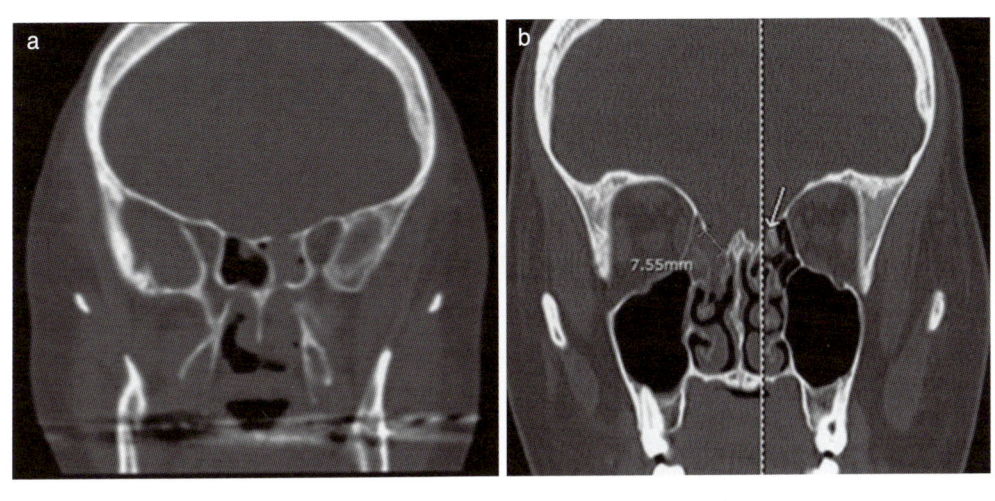

图 12-23　颅底骨折 HRCT 检查

注　图 a，颅底蝶骨骨折 HRCT 冠状位重建，可见骨缺损和窦腔充满液体。图 b，双侧颅底骨折伴骨移位的 HRCT 冠状位重建（箭头）[136]。

（3）CT 静脉造影（CT venography，CTV）。CTV 适用于所有涉及横窦、上矢状窦、颈静脉孔或其他主要静脉标志的颅底骨折。如果有静脉窦受累，HRCT 显示静脉窦密度增加，这提示静脉窦血栓形成或出血[133]。如果 HRCT 提示血管受累，应立即行 CTA 和 CTV 检查。

（4）MRI。如果患者临床表现为脑神经麻痹，则需要 MRI 评估神经受压情况[142]。MRI 提供软组织细节有助于判断颅底骨折早期和晚期并发症，如感染、脑震荡和脑疝[142]。MRI 也有助于提供颅底骨折的更多细节，因为脑脊液在 T_2 加权像上表现为高强度[136]。然而，MRI 对骨折和脑脊液漏的定位有很高的假阳性率，因为脑脊液很难与窦内的黏膜增厚和液体区分[136,149]。因此，头部损伤早期首选 CT，MRI 仅作为软组织细节的评估[137]。

3. 脑脊液漏程度评估

（1）脑脊液漏。脑脊液漏是硬脑膜破裂的证据，是颅底骨折诊断的关键。脑脊液漏的存在和脑膜炎的相关风险决定了颅底骨折的治疗计划。脑脊液漏的瘘管位置需要在手术前进行。临床检查初步评估脑脊液漏，让患者进行 Valsalva 动作或特殊体位观察脑脊液鼻漏或耳漏是否由体内高压产生[137]。如怀疑有脑脊液鼻漏或耳漏，需收集分泌物，用 β-2 转铁蛋白或 β-微量蛋白进行实验室检测。所有疑似脑脊液漏的患者均需进行 HRCT 扫描定位[149]。如果骨折部位不易定位，HRCT 后可进行其他影像学检查，如 CT 造影、MRI 造影、鞘内荧光素注射液或放射性核素脑池造影[133,137]。

（2）β-2 转铁蛋白试验。β-2 转铁蛋白试验是判断脑脊液的金标准[136]。β-2 转铁蛋白由脑内神经氨酸酶产生，在脑脊液中含量丰富。鼻或耳分泌物中 β-2 转铁蛋白的检测（通常不存在）为脑脊液泄漏提供了一种非直接、非侵入性的诊断[149]。检测时仅需要 0.5 mL 鼻漏或耳漏液[143]，敏感性为99%，特异性为97%[163]，用于早期诊断或排除创伤后数周或数月可能出现的潜在脑脊液漏[137,143]。β-2 转铁蛋白检测也具有局限性，因为它不能提供有关脑脊液漏位置的信息[143]。如果 β-2 转铁蛋白检测呈阳性，HRCT 发现一个潜在的骨折部位，这是脑脊液渗漏部位的有力证据[145]。如果 HRCT 显示两个可能的骨缺损部位，则应进行 CT 脑池造影，以最终确定脑脊液渗漏部位[145]。如果 β-2 转铁蛋白检测为阴性，应重复检测，连续两次阴性试验足以排除脑脊液泄漏[133]。

（3）β-微量蛋白试验（the b-trace protein，BTP）。BTP 试验是 β-2 转铁蛋白试验的替代检测[136]。BTP 在软脑膜和脉络膜丛上皮细胞中产生。它是脑脊液中第二丰富的蛋白质，浓度是血浆中的 35 倍。BTP 在鼻分泌物中浓度非常低，因此检测 BTP 可以间接诊断脑脊液鼻漏。与 β-转铁蛋白检测相比，BTP 检测所需时间和成本更少。然而，该检测不能用于细菌性脑膜炎或肾小球滤过率（GFR）降低的患者，因为 GFR 会影响 BTP 水平[149]。

（4）CT 脑池造影（CT cisternography，CTC）。CTC 证实 HRCT 上发现的颅底骨折与活动性脑脊液漏相关[149]。如果 HRCT 显示多个可能与脑脊液漏相关的骨折部位，CTC 对于确定骨折位置很有用[133,143]。如果脑脊液漏的可能性大（β-2 转铁蛋白试验阳性），但是 HRCT 并没有发现骨缺损，也建议采用 CTC[137,162]。CTC 局限性在于无法识别间歇性脑脊液漏。根据脑脊液漏的流量，CTC 的敏感性为 48%～98%[162]。脑脊液漏的位置对检查的可靠性也有影响。CTC 对额窦或蝶窦的脑脊液漏具有最佳的可视性，含碘造影剂在窦内储存[143]。

（5）磁共振脑池造影术（magnetic resonance cisternography，MRC）。MRC 是另一种可代替 CTC 的检查方法，可检查活动性脑脊液漏管[149]。它不能识别间歇泄漏，而且无论是主动泄漏还是非主动泄漏，其准确度为 89%，灵敏度为 87%[143,145]。MRC 通常用于有复杂创伤、多个骨折部位，或高度怀疑脑膨出或脑膜膨出的患者[145]。

（6）鞘内注射荧光素。脑脊液漏的诊断方法是鞘内注射荧光素钠溶液，然后用特殊滤镜或紫外光源进行微创内镜检查，以确定荧光素漏的区域[137,143]。鞘内荧光素注射在美国未获 FDA 批准使用[136]。此检查用于发现少量脑脊液漏，受到缺损大小、鞘内注射时间、漏液率和脑脊液循环率等因素的影响[149]。如果脑脊液循环率和泄漏率很高，荧光素可能在内镜检查时被稀释。对于没有进行过鼻窦或颅底手术的患者，颅底暴露是有限的[143]。荧光素钠药物不良反应有轻度耳鸣、头痛、恶心、呕吐、肺水肿、意识不清、癫痫、昏迷和死亡[149]。低浓度的荧光素钠可以降低这些不良反应[143,149]。

（7）放射性核素造影。放射性核素脑池造影术是指对患者进行鞘内注射放射性核素[143]。CT 或 MRI 脑池造影无法识别的小体积或间歇性脑脊液漏，可以采用此检查，该测试只能识别脑脊液漏的存在，不能确定位置。敏感性为 62%～76%，假阳性率达 33%[143,145,162]。

五、治疗

颅底骨折要根据患者的临床表现和颅底骨折的严重程度进行个体化的治疗[143]。对于多发伤，其他损伤的处理可能需要优先于颅底骨折[141]。闭合性颅底骨折不合并血管或神经损伤时，不需要手术修复。颅底骨折伴硬脑膜破裂，以脑脊液渗漏为表现，主要有保守治疗和手术治疗两种方法。脑脊液漏的存在及持续时间、骨折的严重程度以及是否存在颅内其他损伤在决定非手术或手术治疗时起着关键作用。

1. 保守治疗

保守治疗的目的是降低颅内压和脑脊液渗漏率。在治疗时间内，患者留在 ICU 观察[137]。治疗措施包括卧床休息、头部抬高和使用碳酸酐酶抑制剂[133,164]。防止鼻窦增加压力导致脑脊液渗漏，包括避免擤鼻涕、避免使用吸管和刺激性肺活量计[136]。患者使用大便软化剂以防止 Valsalva 动作[133]。

脑脊液漏稳定的患者建议保守治疗，外伤性脑脊液漏通常在外伤后 1 周内自发闭合，闭合率为 50%～90%[133,136,139,140,149]。在对 735 例颅底骨折患者的回顾性研究中，34 例脑脊液漏患者中有 28 例在保守治疗 2～10 d 后痊愈[164]。在 92 例颅底骨折患者中有 29 例脑脊液漏患者，其中有 26 例患者自发痊愈[146]。鉴于这些有希望的统计数字，大多数患者可以避免不必要的手术及相关风险。脑脊液漏消退后，应继续监测患者是否有复发性脑脊液漏或迟发性脑膜膨出[136]。

2. 脑脊液分流术

如果在保守治疗 7 d 或更长时间后脑脊液漏仍未解决，则开始脑脊液分流[165]。可采用腰椎穿刺外引流或脑室外引流[164]。腰椎穿刺外引流的损伤性较低，是脑脊液分流的首选方法，但如果患者需要持续的颅内压监测，应使用脑室外引流[149]。

脑脊液分流终止脑脊液漏的成功与否与颅底缺损的严重程度和大小密切相关[164]。

3. 抗生素预防

对于颅底骨折和脑脊液漏患者是否需要抗生素预防目前存在争议[136]。2011年Cochrane发表的一篇关于抗生素预防脑膜炎疗效的综述中，5项随机对照试验的汇总数据没有提供明确的证据支持抗生素预防[166]。抗生素预防组与安慰剂组在脑膜炎发生率、脑膜炎性质或死亡率方面没有显著性差异。有综述表明，以前发表的随机对照试验在规模和研究人员的方面存在局限性，对抗生素预防的评估需要进行更多的研究[166]。

4. 手术治疗

如果保守治疗1周后仍有脑脊液漏，最好进行手术治疗。此时，脑脊液漏自发性愈合的可能性较小，脑膜炎的风险增加到9%[133,136,149,165]。

（1）手术适应证。在一些情况下，颅底骨折手术应在患者治疗的早期进行。骨折的大小决定其预后。大于1 cm的颅底骨折需要手术修复[133,136,167]。严重的复合骨折、粉碎性骨折、凹陷性骨折或较大的骨折不太可能自行愈合，建立采用手术闭合[133,136,165]。骨折的位置和脑脊液漏也是一个重要因素。筛板或中线附近骨折更容易发生感染，需要修复[136,165,167]。颞骨创伤或医源性因素引起的脑脊液漏不太可能自行愈合，更需要手术治疗[146]。如果脑脊液漏是复发性或延迟发生，自发性闭合的可能性也较低，也需要积极手术治疗[149,165]。

对患者的全面评估可以为手术治疗提供更充分的理由。颅底骨折继发脑膨出或脑膜膨出应急诊手术治疗[133,136,137]。疝的形成可阻止硬膜缺损的自行闭合，窦道细菌可造成复发性脑膜炎[165]，颅底骨折或高冲击伤可继发危及生命的颅内病变，包括张力性气颅、颅内压血肿、其他重要血管损伤或脑神经损伤等[133,136,137,165]。

当因其他原因需要立即开颅修补时，如果患者病情稳定，精神状态良好，且不担心颅内水肿，可以同时进行颅底骨折和硬脑膜修补[133,136,149]。早期手术治疗的时机根据患者的临床情况而定。如果危及生命的颅内损伤需要手术治疗，则应在患者病情稳定后尽快手术治疗[165]。对于严重骨折类型需要骨折和硬脑膜修复的患者，如果将手术推迟到创伤后急性脑水肿消退，可降低手术的风险[167]。脑实质水肿时，更容易受伤危及生命，不宜过早手术[165]。

（2）手术方法。颅底骨折和脑脊液漏的手术治疗方法有多种。内镜技术已经成为治疗标准，但根据颅底骨折的位置和严重程度仍可采用开颅手术[143,149]。在颅底骨折手术修复的同时关闭脑脊液漏[165]。在手术室中，将已确定的硬脑膜断裂部位暴露出来，准备植床，放置植物材料以严密密封脑脊液漏[136,137,143]。可以同时修复颅内或颌面部损伤[137,139]。对于有大量软组织和骨损伤的大面积创伤，可采用骨移植或游离皮瓣重建[136,141]。

（3）并发症。脑脊液漏修复后的并发症包括复发性脑脊液漏、鼻窦炎、视力改变、颅内压增高、海绵窦血栓形成、癫痫发作、脑膜炎、硬膜下血肿（SDH）、气肿、颅内脓肿、死亡等[136,149,165]。内镜下治疗脑脊液漏的进展将主要并发症的风险从1%到2.5%再到低于1%[149]。

（4）预后。内窥镜和开颅手术的改进提高了颅底骨折及脑脊液漏修补和神经修复的成功率。通过开颅手术进行脑脊液漏修补的成功率估计为70%～80%。据报道，内镜修复的成功率为90%或更高，可以避免开颅手术的风险[143,149]。脑脊液漏治疗流程见图12-24。

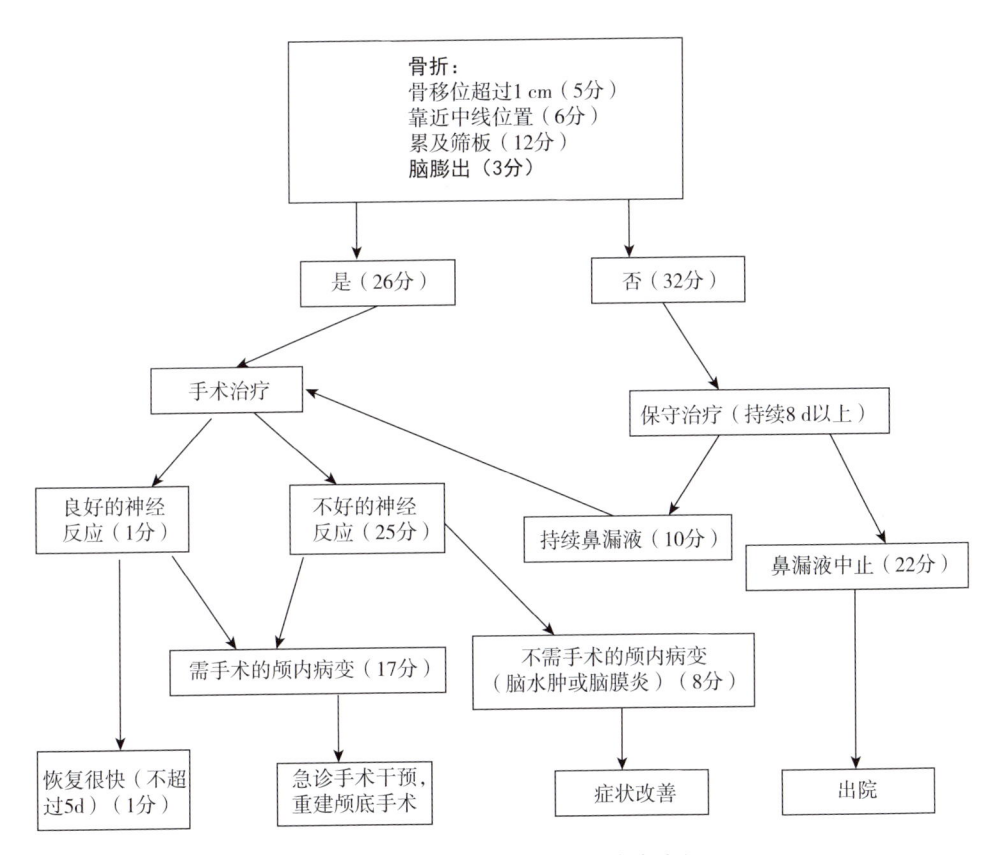

图12-24　外伤性脑脊液漏的治疗流程

注　引自《神经外科学》。

第九节　累及视觉通路的穿透伤

一、视觉通路损伤的发病机制

1. 视觉通路损伤与视野缺损

颅内穿透伤可由低速损伤如刺伤引起，也可由高速损伤如枪伤引起。低速穿透伤只对结构产生损伤。相对而言，高速穿透伤沿其轨迹造成直接损伤，同时由于颅内压快速升高，力的快速释放造成弥漫性损伤[141]。因此，枪伤通常包括从穿透部位径向延伸的骨折线、粉碎的骨折碎片和移位的骨折碎片[141]。如果穿透伤累及视觉通路，可能会导致相应的视野缺损。视觉通路包括视神经到视交叉、视束、外侧膝状体和视辐射，最后是辐射投射至枕叶。图 12-25 和表 12-7 总结了不同视觉通路病变部位引起的视野缺损情况。

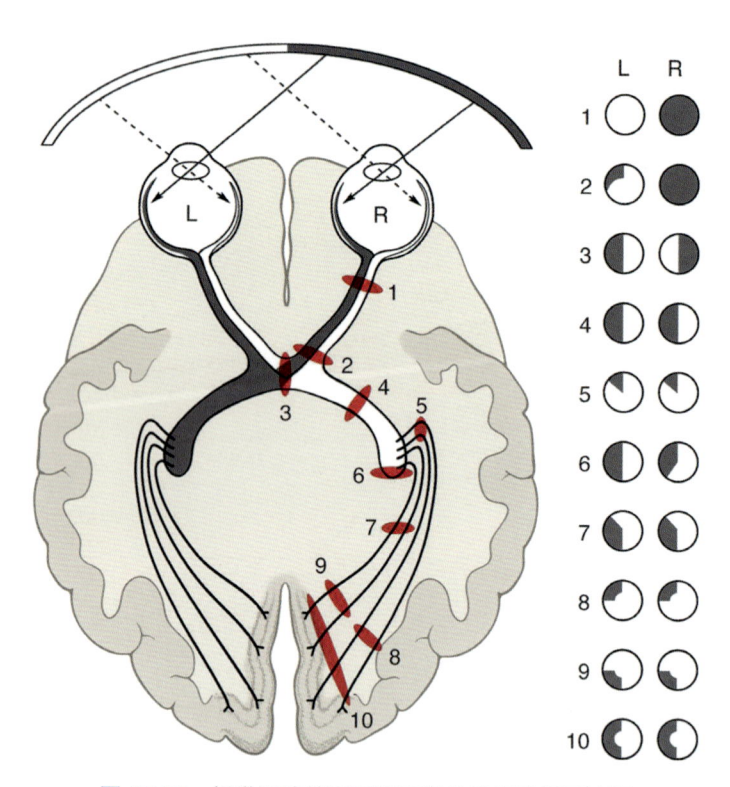

图 12-25　视觉通路的不同病变部位引起的视野缺损

注　引自《BCSC 神经眼科》。

表 12-7 视觉通路损伤结果（图 12-25）

图标	病变部位	视野缺损
1	视神经	患眼视野全盲
2	视神经与视交叉交界处	患眼视野全盲，对侧眼颞上偏盲
3	视交叉内侧	颞侧偏盲
4	视束	对侧同向偏盲
5	视辐射，颞叶	对侧同向上象限偏盲
6	外侧膝状体	对侧不一致的同向偏盲
7	视辐射，顶叶	对侧同向下象限偏盲
8	枕叶下部	对侧同向上象限偏盲，保留黄斑
9	枕叶上部	对侧同向下象限偏盲，保留黄斑
10	枕叶的大部分，保留后端	对侧同向偏盲，保留黄斑

2. 血管损伤

由于没有氧气或葡萄糖储存，大脑依赖于脑灌注，仅几分钟的缺血就能对大脑造成不可逆损伤[168]。缺血性损伤是引起视觉功能障碍的常见原因。

（1）大脑的动脉供应。颈内动脉（ICA）为大脑提供的血液约占80%（表12-8）[168]。颈内动脉终止于颅底，分出大脑前动脉（ACA）和大脑中动脉（MCA）。大脑前动脉穿过视神经进入大脑纵裂。它的分支向后拱起，跟随胼胝体供应内侧额叶和顶叶（图12-26）。大脑中动脉分支进入外侧沟，分支至岛叶皮质，再通过分支向颞叶、顶叶、额叶和枕叶浅表部分而供应大脑半球外侧表面（图12-26）。小的大脑中动脉分支，即豆纹动脉，穿透大脑供给深层结构。大脑和脊髓剩余约20%的血液供应来自椎—基底动脉系统，椎—基底动脉系统提供颅内后部的血供（表12-9）。右侧椎动脉是无名动脉的分支，左侧椎动脉是锁骨下动脉的分支。椎动脉通过横突孔上升，并通过枕骨大孔进入颅骨。这两条椎动脉形成脊髓前动脉、髓后动脉和小脑下后动脉。椎动脉在髓桥交界处附近汇合，形成基底动脉。基底动脉沿桥脑前表面上升，在它的起源附近，发出小脑下前动脉，然后分出脑桥动脉和小脑上动脉。基底动脉通过在中脑水平发出大脑后动脉而终止。

（2）Willis环。Willis环形成于颈内动脉与椎—基底动脉系统的吻合，为血管闭塞的安全网。椎—基底动脉系统的大脑后动脉（PCA）与颈内动脉的末端连接（图12-27）。

表 12-8 颈内动脉各分支供应的部位

ICA 分支	供应部位
眼动脉	眼眶内容物及眼附属器
脉络膜前动脉	视束、侧脑室脉络膜丛、内囊、丘脑、杏仁核、海马
后交通动脉	丘脑、下丘脑，与大脑后动脉（椎—基底动脉系统）吻合形成 Willis 环
大脑中动脉	大脑半球的外侧面
大脑前动脉	额叶和顶叶的内侧部

注　改编自 Nolte 的文章[168]。

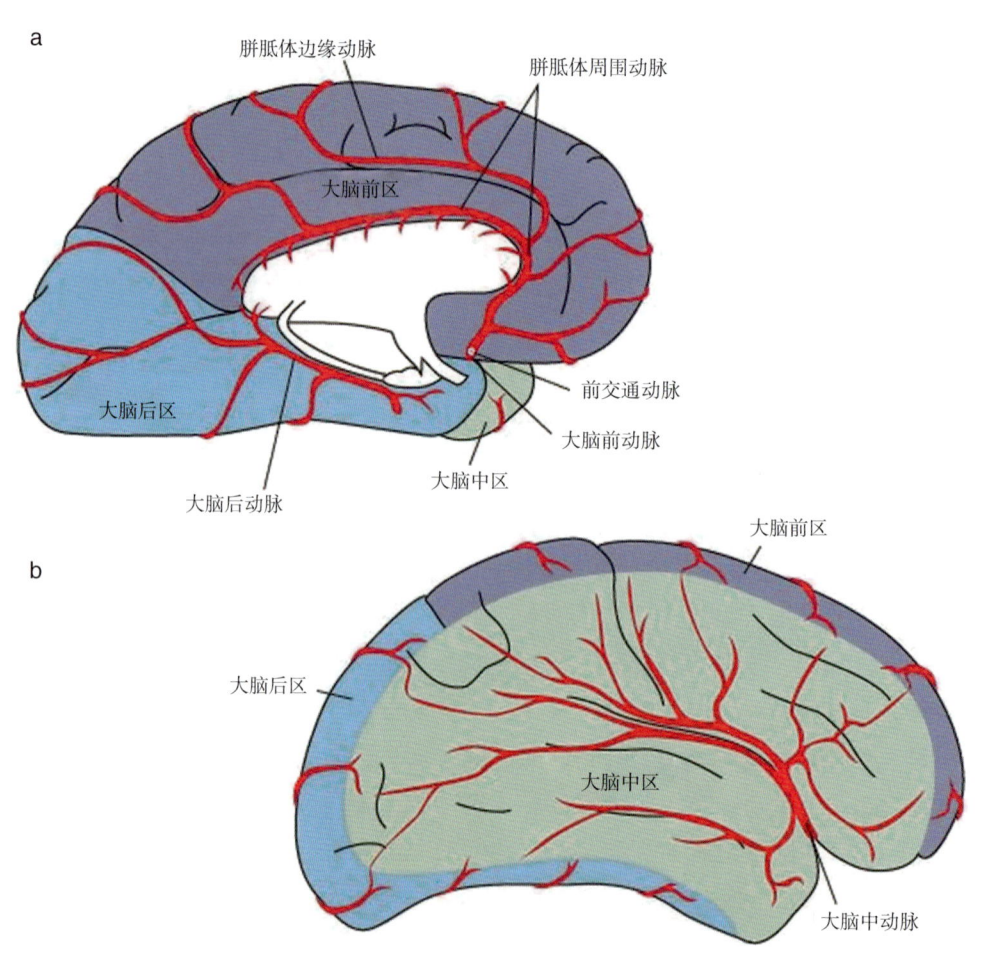

图 12-26　大脑内侧和外侧表面的动脉及其供应区域[168]

表 12-9　椎—基底动脉系统供血区域

椎动脉分支	供血区域
脊髓后动脉	脊髓的后 1/3
脊髓前动脉	脊髓的前 2/3
小脑下后动脉	小脑，延髓背外侧区，第四脑室脉络丛
基底动脉	供血区域
小脑前下动脉	小脑半球前下面、脑桥尾侧部
脑桥支	脑桥、中脑
小脑上动脉	小脑半球上表面，中脑尾侧，脑桥
大脑后动脉	颞枕叶（包括初级视觉皮质）、中脑、间脑后部、第三脑室脉络丛、侧脑室的上下面

注　改编自 Nolte 的文章[168]。

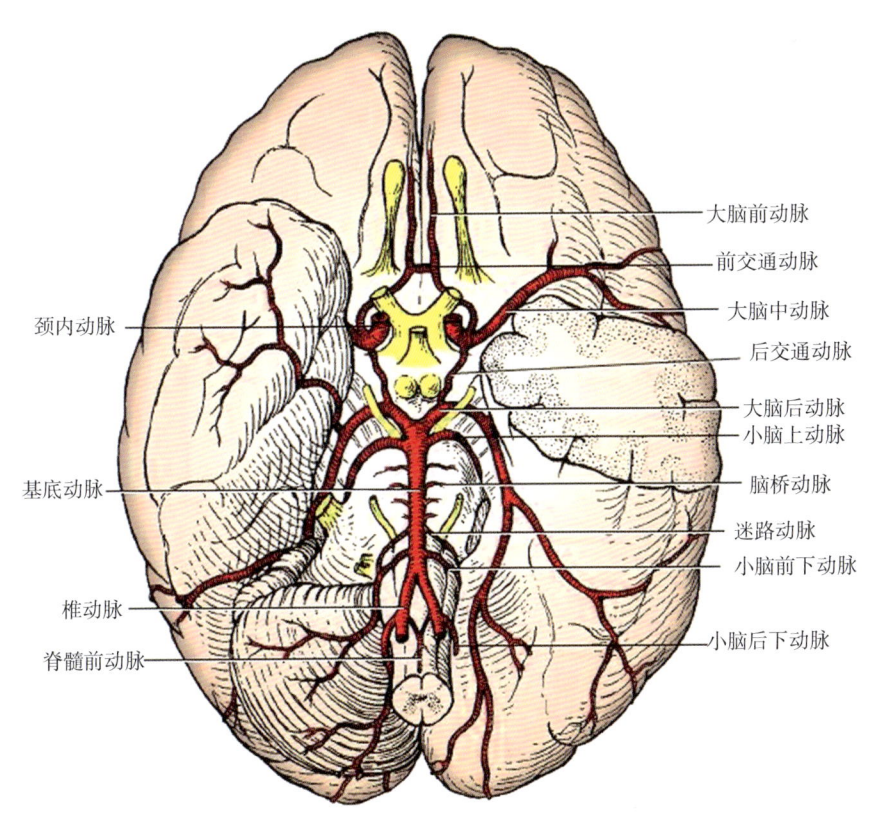

图 12-27　Willis 环

注　引自《BRS 大体解剖学》第 7 版。

二、外伤性动脉损伤——创伤性动脉瘤

1. 发病机制

外伤性颅内动脉瘤很少见，在所有颅内动脉瘤的病例，低于1%[169]；30%外伤性动脉瘤发病年龄低于20岁[15,170]，儿童动脉瘤比成人更常见。迟发性颅内出血（delayed intracranial hemorrhage，ICH）的风险很高，外伤性动脉瘤破裂的死亡率约为50%[171,172]。外伤性动脉瘤是"假"动脉瘤。动脉壁破坏，周围的血肿形成假腔[169]。这种动脉瘤通常形状不明显，颈部不规则。

外伤性动脉瘤最常见于颅底或脑动脉小分支[169]。约90%外伤性动脉瘤发生在颅前窝。发生在颅后窝可能累及小脑下后动脉，并伴有枕骨骨折[15]。

（1）穿透伤。穿透伤造成颅内损伤，可直接损伤血管壁，形成外伤性动脉瘤，外伤性动脉瘤与枪伤、刺伤和颅骨骨折的骨碎片有关[15,169,172]。刺伤引起外伤性动脉瘤的比例最高[173]。

（2）钝挫伤。加速—减速损伤的钝性剪切力可引起间接动脉损伤。由于高速闭合性头部外伤，血管可直接撞击大脑镰、大脑幕或颅底[15,174]。导致外伤性动脉瘤最常见的原因是机动车事故和高空坠落[170,175]。

（3）医源性损伤。颅内手术、颅底内窥镜手术和血管内手术等都有发生外伤性动脉瘤的风险。少见的手术还有动脉内膜切除术、外科根治性颈淋巴结清扫术、脊椎推拿术、血管造影术、反复硬膜下穿刺和内镜下脑室造口术等[15,172]。

2. 临床表现

外伤性动脉瘤可能无症状，也可能出现肿块相关症状或动脉瘤破裂的症状。外伤性动脉瘤的临床表现时间因动脉瘤的位置和大小而异。动脉瘤早期破裂出血受伤后几分钟可有明显表现，还有些患者在受伤后数月到数年才出现症状[169]。

外伤性动脉瘤的肿块相关症状可引起脑神经病变。动脉瘤可压迫视神经或眼动脉，导致同侧视力下降。在一个病例研究中，第3对脑神经（动眼神经）麻痹是左侧PCA外伤性动脉瘤的表现，症状包括左上眼睑下垂，瞳孔大小不等，右眼瞳孔直径3 mm，左眼瞳孔直径5 mm，左眼RAPD，左眼内转受限[175]。

动脉瘤破裂的常见症状包括头痛、意识水平下降、癫痫和局灶性神经功能损伤[172]。动脉瘤破裂可导致蛛网膜下腔出血。严重的鼻出血是颈内动脉岩段或海绵窦段破裂的标志，这是致命的。鼻出血是由于出血流向蝶窦所致[15]。

医源性动脉瘤可伴有术中出血。脑出血的术后临床症状包括头痛、昏迷、鼻出血或脑神经麻痹等神经功能减退的迹象[171]。

3. 临床诊断

颅脑外伤合并颅内损伤患者的临床表现复杂，诊断外伤性动脉瘤需要高度警惕。面对颅脑损伤后急性神经功能恶化的患者，应尽快进行影像学检查[169]。

（1）CT 扫描。首选 CT 扫描检查（图 12-28），动脉瘤破裂可以表现为急性 ICH[172]。钝挫伤或穿透伤的金属伪影相关的出血性脑损伤可能会干扰成像[169]。如果 CT 扫描发现颅内出血、颅骨骨折或临床怀疑动脉瘤，需要再次 CT 扫描后进行血管造影检查[174]。在穿透伤中，血管造影尤其重要，因为穿透伤更有可能发展成外伤性动脉瘤。

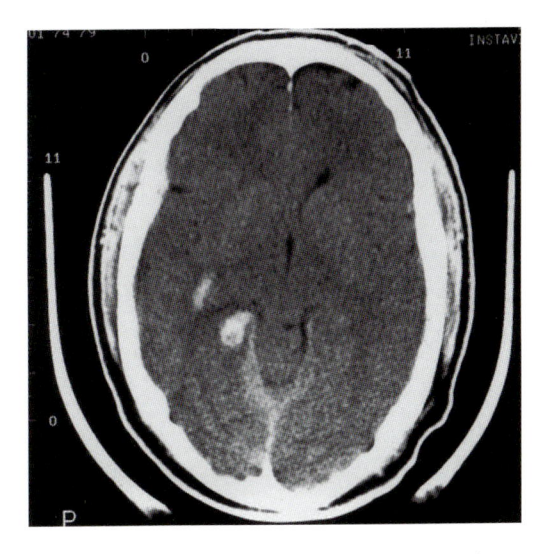

图 12-28　蛛网膜下腔及脑实质内出血的非增强头部 CT[176]

（2）CT 血管造影（CT angiography，CTA）。CTA 已成为首选的颅内血管损伤的初步评估方法，因为它更适合用于紧急情况和病情不平稳的患者。据报道，CTA 的敏感性和特异性接近 100%[169]。但是存在金属伪影时，CTA 的作用是有限的。

（3）数字减影血管造影（digital subtraction angiography，DSA）。DSA 是诊断动脉瘤的金标准，但急诊首选 CTA[170]。DSA 用于确定和记录最初用 CTA 诊断的动脉瘤的位置。DSA 检查发现外伤性动脉瘤是由于瘤腔的充盈和排空延迟所致[169]。动脉造影图像见图 12-29。成像的时间很重要。外伤性动脉瘤的形成可能需要一段时间。如果早期的血管造影结果为阴性，则应在损伤后 2～4 周内重复检查，以排除动脉瘤的延迟形成[169]。外伤后立即进行血管造影检查且结果正常的患者在外伤后数周出现迟发性出血，再次行血管造影检查发现迟发性外伤性动脉瘤[172]。

4. 治疗

因动脉瘤破裂风险和较高的死亡率，建议早期治疗外伤性动脉瘤[169]。外伤性动脉瘤的治疗采用神经外科或血管内治疗方法，目的是将动脉瘤从全身循环中移除。血管内方法包括可拆卸气球或可拆卸线圈栓塞[172]。手术方法包括动脉瘤夹闭或切除，同时吻合或搭桥受影响的动脉[15,176]。根据动脉瘤的位置和结构选择合适的治疗方案。

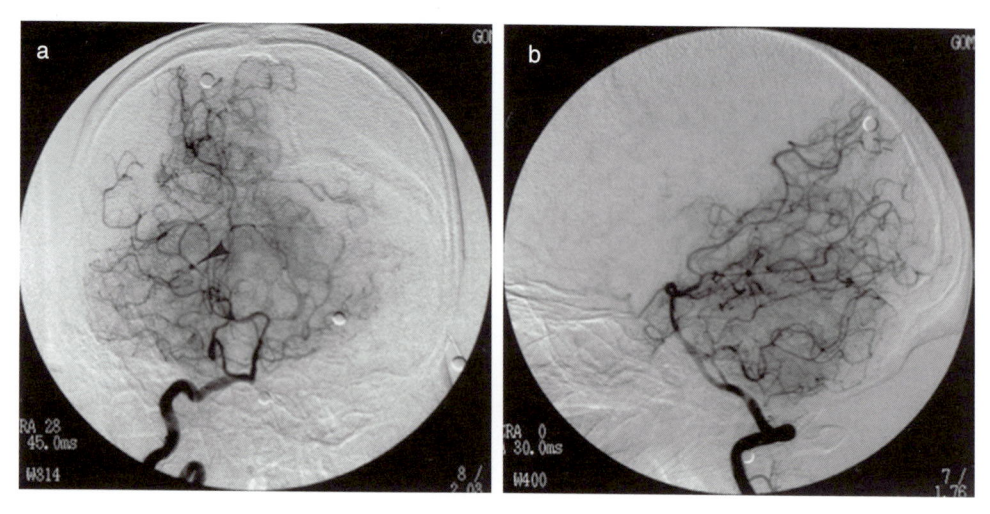

图 12-29 动脉瘤动脉造影 [176]

注 AP（a）和侧位（b）右侧椎动脉造影显示动脉瘤（箭头）。

三、颈动脉海绵窦瘘和海绵窦综合征

1. 发病机制

颈动脉海绵窦瘘（carotid-cavernous fistula，CCF）是颈动脉及其分支与海绵窦静脉网络之间的异常连接。继发于外伤的 CCF 少见，约占 0.2% 颅颌面外伤[177,178]。虽然外伤后 CCF 的总体发生率较低，但 CCF 是外伤后最常见的颅内血管异常[156]。CCF 是动脉进入海绵窦的开口，在高压系统下，眼上静脉内的血流有逆流的倾向，随后眼眶静脉回流障碍称为海绵窦综合征（cavernous sinus syndrome）。CCF 可以是高流量（直接）或低流量（硬膜）瘘。高流量连接位于颈内动脉和海绵窦之间，而低流量连接涉及 ICA 的小动脉分支[179]。高流量瘘管最常见于严重的头部外伤后。

（1）高速钝挫伤或直接引起穿透伤的剪切力可引起大鼠颈动脉的撕裂，并导致颈动脉瘘的形成。CCF 的发生机制包括邻近颅底或颌面部骨折所致的损伤、枪伤或颅内刺伤所致的穿透伤以及加减速造成的损伤等[148,156,173,177,178,180,181]。

（2）医源性损伤在靠近颅内血管的内镜操作和神经外科手术中也存在造成 CCF 的医源性因素[156]。

（3）CCF 发生的危险因素包括动脉粥样硬化疾病、妊娠、肌肉骨骼和血管异常，如 Ehlers-Danlos 综合征、成骨不全、纤维肌发育不良[156]。此外，动静脉畸形和 ICA 动脉瘤也是 CCF 的危险因素[156]。

2. 临床表现

（1）CCF 的症状是继发于血液从高压动脉系统分流到低压静脉系统，从而导致静脉充血。症状出现的时间可不同。高压 CCF 可在损伤后数小时内急性出现，如果动脉壁的外伤较小，也可延迟出现[156,178]。有病例报道显示，CCF 在外伤后数月出现[177,180]。

（2）受上、下眼周静脉血液逆流的影响，眼眶内静脉充血往往首先出现明显表现[156]。在对 CCF 的回顾中，88% 的 CCF 患者出现了包括复视、进行性视力丧失和眼眶疼痛在内的视觉障碍[182]。最常见的症状包括眼球突出、眼眶淤伤和球结膜水肿[142,148,182]。球结膜水肿由巩膜和球结膜血管扩张引起，其外观可描述为"开塞钻"（图 12-30）[183]。眼外肌麻痹是由海绵窦受累引起，第 6 对脑神经在海绵窦的内侧位置，常首先损伤外直肌[156]。患者可能有眼压升高、前段缺血、脉络膜积液、急性闭角型青光眼、视网膜血管扩张、视盘水肿、视神经萎缩、视野缺损等危险[156,180]。

（3）静脉阻塞的常见眼外症状包括头痛、恶心和呕吐[177]。患者经常描述听到嗡嗡声、搏动声或嗖嗖声[180]。治疗不及时患者会出现视力下降[177]。造成视力丧失的原因包括视网膜缺氧和视神经萎缩等。CCF 还可导致致命的并发症，如蛛网膜下腔出血或严重鼻出血[156]。

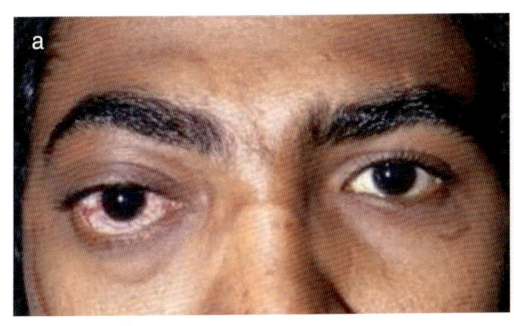

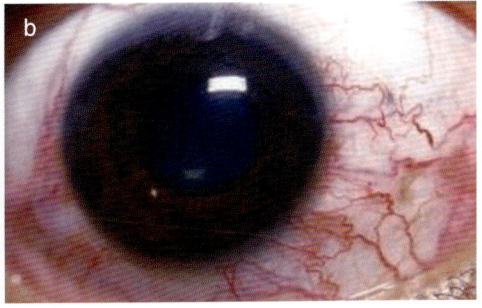

图 12-30 CCF 患者的眼球突出和血管动脉化[183]

注　图 a，25 岁男性患者主诉右眼突出、视力下降、眼压升高。图 b，经进一步检查发现锁骨血管扩张，根据病史和影像学检查，诊断为 CCF。

3. 临床诊断

（1）CTA 和 MRA。CTA 和 MRA 是非侵入性检查，用于对疑似 CCF 患者进行初步评估。这些检查可能显示眼球突出、眼外肌增粗、眼上静脉扩张，或皮质、软脑膜血管扩张。缺乏这些表现并不排除 CCF[142]。

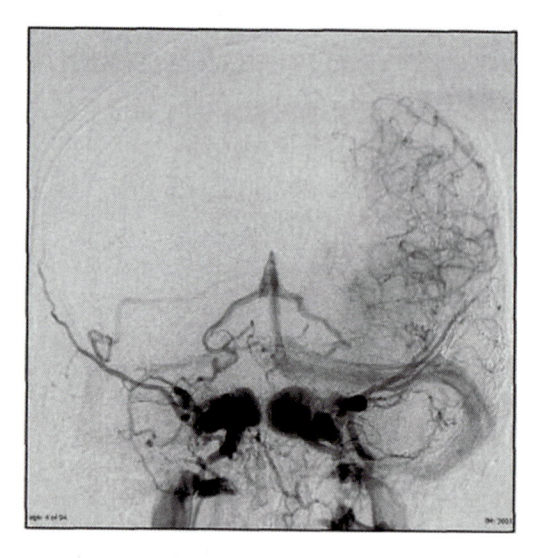

图 12-31　数字减影血管造影（冠状位）

注　图中右侧显示左侧颈动脉海绵样膨大，左侧为正常的右侧海绵窦充盈[180]。

（2）数字减影脑血管造影（DSA）。DSA 是确诊 CCF 的金标准（图 12-31）[156]。血管造影检查可确定 CCF 的确切位置和结构，并有助于指导外科治疗。

（3）其他辅助检查。多普勒检查可以证实眼静脉的动脉化血流[178]。CT 可用于描述海绵窦周围的解剖结构。它能识别可能导致 CCF 的骨折，并能显示眼上静脉扩张[156]。

4. 治疗

需要及时对 CCF 进行治疗，以防止视力下降和出血。治疗目的是在保持脑血管供应的同时关闭瘘口，采用血管内球囊或线圈栓塞手术治疗[142,177,184]。早期血管内治疗对于逆转视觉障碍和动眼神经麻痹具有较高的成功率（图 12-32）[180,184]。如果及早治疗，80% 以上的 CCF 患者症状将得到完全缓解[178]。2%～5% 血管内栓塞发生并发症，包括脑梗死、视力下降、尿崩症、腹膜后血肿、股静脉血栓形成和眼肌麻痹[178]。

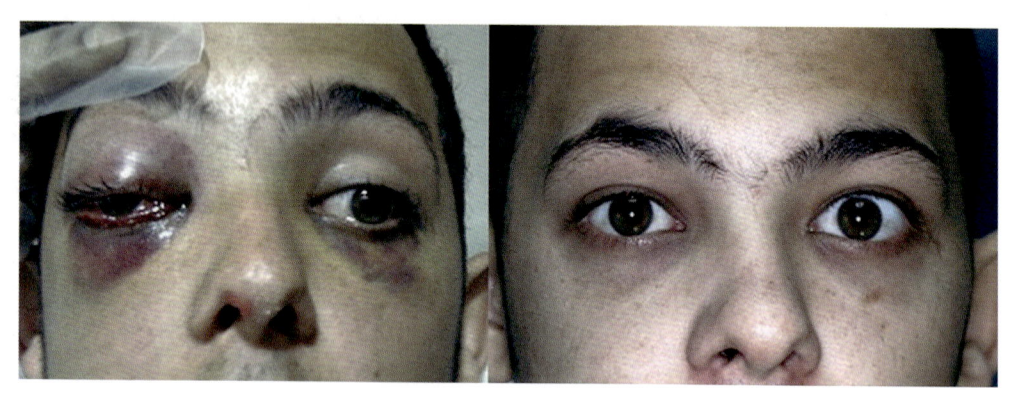

图 12-32　CCF 患病前（左）和患病 4 周后（右）[178]

注　右眼眼球突出和球结膜水肿逐渐消退。眼眶内侧壁移位引起轻度眼球内陷。

四、外伤性脑静脉窦血栓

大脑的静脉系统包括浅静脉和深静脉系统，这些静脉流入静脉窦。浅静脉位于大脑半球表面。上浅静脉流入上矢状窦和下矢状窦。上矢状窦也吸收通过蛛网膜粒回流的脑脊液。浅静脉流入横窦和海绵窦。深静脉汇合形成 Galen 静脉，进入直窦。硬膜静脉窦最终流入颈内静脉（图 12-33）。

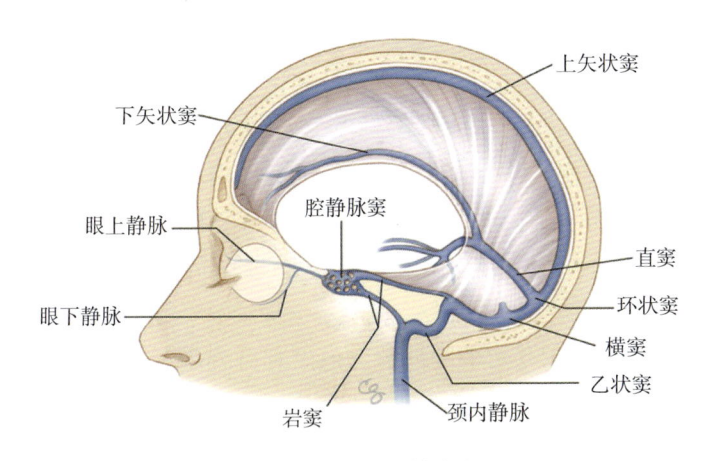

图 12-33 脑静脉窦

注 摘自《BCSC 神经眼科》。

1. 发病机制

外伤性脑静脉窦血栓（cerebral venous sinus thrombosis，CVST）在普通人群中很少见，发生率为 0.5%～1%[185]。TBI 增加 CVST 发病的风险。在对 240 例 TBI 患者的回顾性研究中，16.7% TBI 患者有 CVST[186]。CVST 的形成受血管外和血管内因素的影响。静脉内皮损伤可能是由颅骨骨折或血肿对静脉窦直接压迫造成的[186]。如果使用甘露醇等脱水疗法来控制颅内压升高，头部损伤患者血液可能处于高凝状态[185]。

2. 临床表现

CVST 早期症状是非特异性和轻微的，很难诊断[186]。病程进展缓慢，可以发生在数天至数周。缓慢的进展与静脉血栓的逐渐生长和静脉系统的多支吻合有关[187]。CVST 可影响多对脑神经（表 12-10）。脑脊液上矢状窦引流减少导致颅内压升高，可作为临床表现之一。患者有进行性头痛和呕吐[185]，可能有视神经乳头水肿，伴有短暂的视物模糊和鼻下象限视野变窄[188]。如果血栓延伸到脑皮质静脉，很可能发生静脉梗死，并有可能发生出血。梗死、局部水肿或出血可导致局灶性缺损、癫痫发作或意识损伤[188]。深静脉系统血栓可导致意识丧失[187]。

表 12-10 CVST 累及的脑神经[187,189]

CVST 的位置	累及的脑神经
横窦或乙状窦	Ⅲ～Ⅷ
岩下窦	Ⅴ
颈静脉	Ⅸ～Ⅺ

3. 诊断

CT 平扫用于 CVST 的初始评估。CVST 征象包括致密静脉征、空三角征和条索征象。还可能出现局部脑水肿和缺血梗死灶，伴或不伴有出血[187]。CT 检查对诊断 CVST 敏感性和特异性都较低，如果临床怀疑存在 CVST，则需要 MRI 和 MRV 或 CTV 进行验证性检测[187]。

对于 CVST，MRI 显示受影响的静脉窦内没有血流[187]。静脉造影中有几个特征可以显示出 CVST[185]。静脉窦狭窄表现为局部充盈缺损、静脉突然变细或远端静脉端可见（图 12-34）。静脉变细是指同一静脉窦中，静脉的直径小于远端正常直径的一半。在严重狭窄的情况下，造影中静脉窦可完全看不见。

4. 治疗

CVST 采用全身抗凝治疗[190]。血栓溶解后，患者可以继续口服阿司匹林[185]。MRV 或 CRV 应重复检查，以可视化静脉窦再通。抗凝治疗后往往能完全恢复[189]。

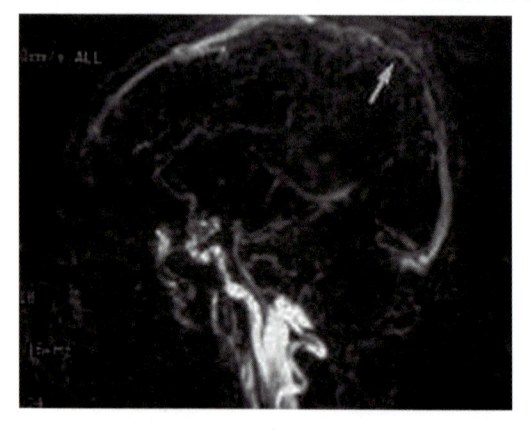

图 12-34 CSVT 的 MRV 检查

注　矢状位的相位对比 MRV 检查显示部分闭塞后上矢状窦的信号下降的表现（箭头）。在前直窦内血流也有一些减少[187]。

五、外伤性颅内出血

颅内出血（intracranial hemorrhage，ICH）是指颅内穹隆部出血。ICH 根据出血解剖部位分为不同亚型：蛛网膜下腔出血（subarachnoid hemorrhage，SAH）、脑实质出血（intraparenchymal hemorrhage，IPH）、硬脑膜外出血（extradural hemorrhage，EDH）、硬膜下出血（subdural hemorrhage，SDH）[191]。它们都可能由头部外伤引起，并与多

种中枢神经系统并发症有关。

1. 蛛网膜下腔出血

外伤性蛛网膜下腔出血（traumatic subarachnoid hemorrhage，TSAH）通常由 TBI 引起。有研究者[192-200]报道，重型颅脑损伤后 TSAH 的发生率为 28%～61%，TSAH 患者的平均年龄在 74 岁，比颅脑损伤患者的平均年龄大 10 岁左右[194,201]。

（1）临床表现。

1）TSAH 急性表现为严重头痛、呕吐、精神状态改变，并可能失去意识。这些症状与出血引起的 ICP 突然升高有关[15,202]。与其他头部外伤患者相比，TSAH 患者入院时格拉斯哥昏迷量表评分较低[194]。与没有 TSAH 的颅脑外伤患者相比，TSAH 患者预后较差，完全恢复的预后较差，死亡率较高[194,201]。

随着时间的推移，TSAH 的进一步结果可能包括 ICH 导致脑疝、脑室出血导致瘢痕和脑积水、颅内压升高、脑血管痉挛、脑水肿、自主神经功能障碍、癫痫和局灶性神经功能缺损[191,203]。视盘水肿通常与视物模糊或视野改变无关，除非 ICP 长期升高[204]。

2）Terson 综合征（Terson syndrome，TS）是 SAH 的继发性并发症。Terson 综合征的最初描述是 SAH 后玻璃体积血。随着时间的推移，这个定义逐渐演变为描述任何类型的颅内出血和任何类型的眼内出血共存[205,206]。据报道，由于纳入标准不同以及对 Terson 综合征的不同解释而有所不同，Terson 综合征发生率在 12.1%～50%[204-207]。

Terson 综合征通常出现在头部外伤 24 h 内，也有发生在头部外伤后数天至数周[204,206]。Terson 综合征的临床表现包括 IOH 的症状。根据眼内出血的程度不同，患者可出现飞蚊症或视力下降。眼球受累通常是双侧，也可能是单侧[204]。Terson 综合征提示 SAH 患者预后不良。伴有 Terson 综合征的 SAH 患者死亡率高于不伴有 Terson 综合征的 SAH 患者[202]。眼底检查是诊断 Terson 综合征最好的方法（图 12-35），CT 或 MRI 检查可显示视网膜月牙状高强度[206]。当因玻璃体积血而无法观察视网膜时，眼部 B 超检查是很有价值的，可以提示 Terson 综合征患者是否有视网膜脱离[208]。

有 50% 的 Terson 综合征患者眼内出血在受伤后数周至数月内自发消退，且预后良好，视力完全恢复[202,205,207]。Terson 综合征的并发症有眼压升高、视网膜前膜形成、中央凹周围牵拉、视网膜脱离等[204,208]，建议密切随访。如果玻璃体积血在外伤后 3～12 个月仍未自发清除，应行经平坦部玻璃体切割术（par plana vitrectomy，PPV）清除积血[204,209]。早期行 PPV 治疗玻璃体积血，视力恢复预后良好[208,209]。

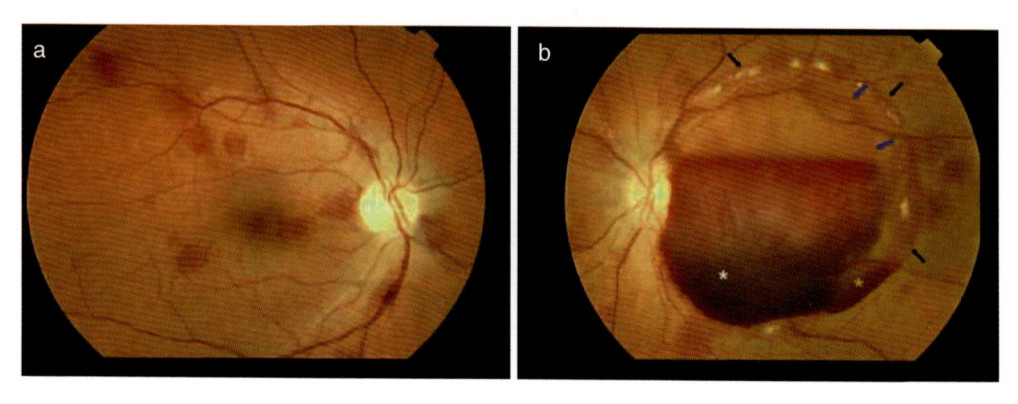

图 12-35 Terson 综合征[210]

注 图 a，右眼眼底，后极部有散在的浅表和深部视网膜出血。图 b，左眼眼底黄斑内界膜下积血（白色星号），玻璃体后界膜下积血（橙色星号）。箭头所示为"双环征"，表现为同时发生内界膜下和玻璃体后界膜下的出血[210]。内环由内界膜下出血引起内界膜脱离（蓝色箭头），外环由后界膜下出血引起玻璃体后界膜的脱离（黑色箭头）。

（2）诊断。CT 扫描是诊断急性颅内出血的最佳成像方式。CT 扫描技术的进步极大地提高了对 TSAH 的诊断[197,211]。第五代 CT 对 SAH 诊断敏感性为 68%～100%，特异性为 93.9%～99.4%[197,211]。腰椎穿刺（lumbar puncture，LP）是诊断 SAH 的金标准。脑脊液肉眼下呈血性，即使在 CT 扫描中出血还不明显，也能诊断蛛网膜下腔出血[202,211]。CT 扫描呈阴性，但临床高度怀疑 SAH 的患者，应行腰椎穿刺检查。

2. 脑实质出血

脑实质出血（IPH）描述的是脑组织内出血，出血可能会扩展到脑室和蛛网膜下腔。IPH 患者因颅内压急剧升高而出现最早的症状是头痛[212]，颈部抽搐、呕吐、僵硬或癫痫、意识水平严重下降的患者预后较差。头痛之后是局灶性缺陷，通常在几分钟到半小时内演变。早期的头部 CT 可显示实质内血液的高密度影[191]。MRI 对出血的判断有重要意义。表 12-11 根据病变部位描述 IPH 的眼科预后。

3. 硬膜外出血

（1）发病机制。硬膜外出血（EDH）是发生在硬脑膜外的出血。EDH 在所有头部外伤病例中占 1%，在严重头部外伤病例中占 10%，死亡率为 20%[213,214]。它通常与轻中度头部外伤有关，格拉斯哥昏迷评分（GCS）在 13～15 分。EDH 的常见机制包括高速坠落、机动车辆撞击和攻击[214]。颞顶叶损伤常累及脑膜中动脉，额叶损伤累及筛前动脉，颅后窝损伤常累及横窦或乙状窦。颅后窝硬膜外出血相对少见,据报道在所有颅脑外伤中占 0.1% ～ 0.3%,它常由颅底后骨折引起[213-215](参本章第八节头部外伤——颅底骨折)。因出血起源于静脉,颅后窝损伤导致的硬膜外出血常进展较慢。

表 12-11　眼实质内出血的预后

额叶	如果影响中央前回或深部白质,眼向病变一侧偏移 如果导致中线偏移,对侧第 3 对脑神经受压迫伴对侧瞳孔散大
顶叶	对侧完全或不完全同侧偏盲 对侧视野的视野缺损 水平运动目标的非对称眼球运动 异常视觉/鼓膜反应,眼向病变侧移动
颞叶	对侧完全或不完全同侧偏盲 容易肿胀和压迫脑干→第 3 对脑神经受压迫导致同侧瞳孔散大
枕叶	对侧完全或不完全同侧偏盲;对于不完全性,视野缺损是一致的 如果组织严重破坏,异常视动/鼓膜反应,眼向侧方移动
外侧基底节,壳核,内囊	对侧眼同侧偏盲 眼球与病灶侧偏斜 如右侧病变,左侧半视野缺损
尾状核	眼球与病灶侧偏斜 双眼注视对侧麻痹 同侧中央霍纳综合征
丘脑	向上注视麻痹 强迫性向下和内侧偏斜 急性内斜视 单眼或双眼注视时外展受限 双眼注视时远离病灶侧 反向偏斜 瞳孔小,大小不等,对光反射差 视力丧失
中脑	眼球运动障碍(主要是垂直注视) 瞳孔大小和反应异常
桥脑	如果中线大出血,通常可见干扰: 瞳孔针尖样且对光反射差,较少散大和固定 动眼运动障碍(水平和垂直注视) 双侧水平凝视麻痹伴有垂直、上下浮动的眼球运动 眼肌阵挛

髓质	眼球水平震颤 同侧霍纳综合征
小脑	动眼神经障碍：同侧展神经麻痹，偏斜，眼球震颤，眼球运动障碍，跳跃震荡 瞳孔小，对光反射差 霍纳综合征

注　根据 Walsh 和 Hoyt 的临床神经眼科学整理。

在创伤性硬膜外出血中，血管破裂是由颅脑外伤致颅骨骨折所致[133,191]。导致硬膜外出血的骨折多发部位为翼点，翼点是额骨、蝶骨大翼、颞骨鳞状骨和顶骨交界处的薄弱部位[148]。翼点骨折可损伤邻近的脑膜中动脉前支。EDH 是由于硬脑膜骨膜层血管破裂，出血导致硬脑膜与颅骨分离而形成的（图 12-36）。

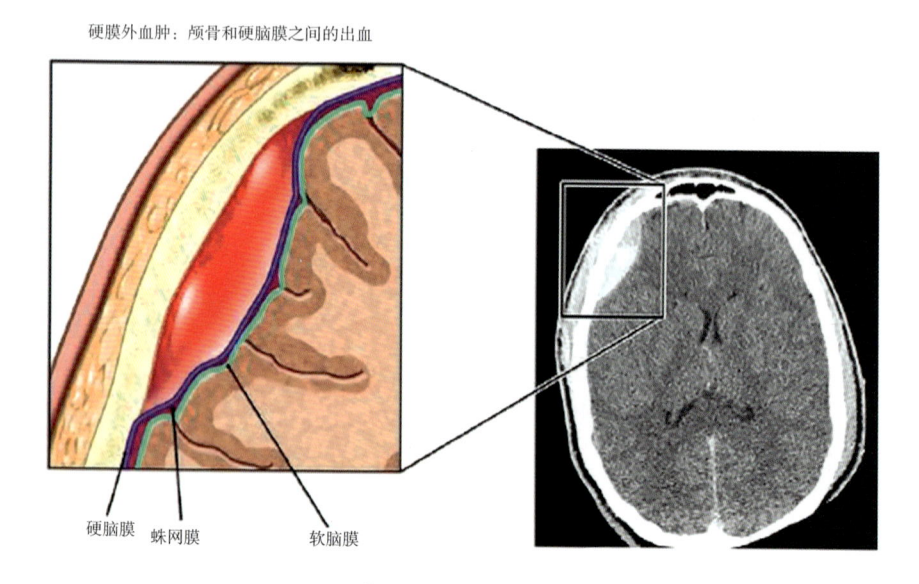

图 12-36　硬膜外出血的解剖与 CT 扫描相关性
注　引自 Freeman 和 Aguila[191]。

（2）临床表现。硬膜外出血的典型表现为"中间清醒期"，在此期间，患者表现为清醒和警觉，随后出现意识丧失和由血肿效应继发的神经功能迅速恶化[213]。在一项研究中有 47% 患者出现了这种临床表现[214]。

硬膜外出血的其他体征和症状包括头皮血肿，提示潜在的颅骨骨折、头痛、呕吐、短暂或完全意识丧失、失忆和鼻出血[134]。另外，有脑疝的风险。在颞叶钩回疝的情况下，可能会出现瞳孔受累的动眼神经麻痹，因为硬膜外出血增加了[191]。

颅后窝硬膜外出血的临床表现较为温和，可表现为枕部的血肿、展神经受压引起的复视、小脑体征和颈项强直[215]。

（3）诊断。头部 CT 是快速诊断硬膜外出血的最佳方法。CT 扫描有助于显示出血的大小和性质，相关的颅内病变，以及中线偏移的证据，表明迫切需要神经外科干预[216,217]。CT 显示双凸形高密度影跨越中线（图 12-37 和图 12-38）。随着血液持续快速积聚，血肿内可见相对低密度区域，提示有未凝固的新鲜血液[213]。

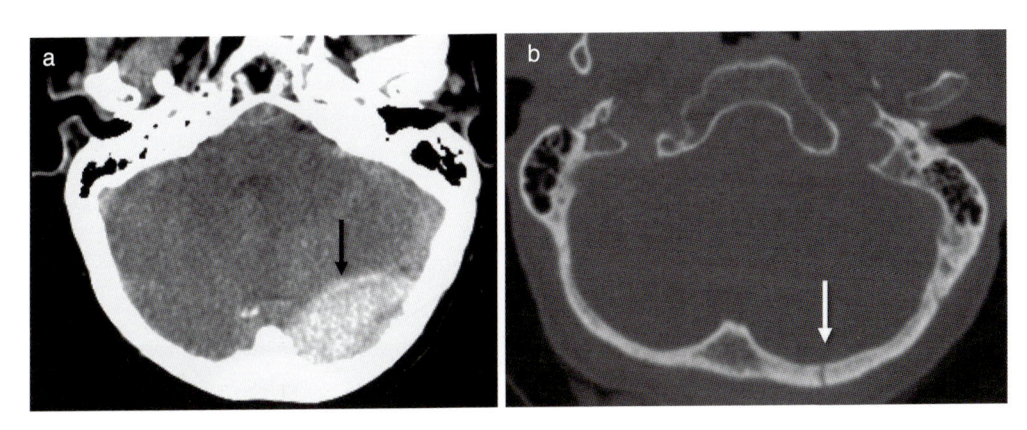

图 12-37　硬膜外出血的 CT 检查
注　图 a，穿过颅后窝的轴索组织窗显示一个巨大的硬膜外血肿（黑色箭头），对第四脑室造成压迫。图 b，骨窗 CT 显示枕骨骨折（箭头）。引自 Baugnon 和 Hudgins[133]。

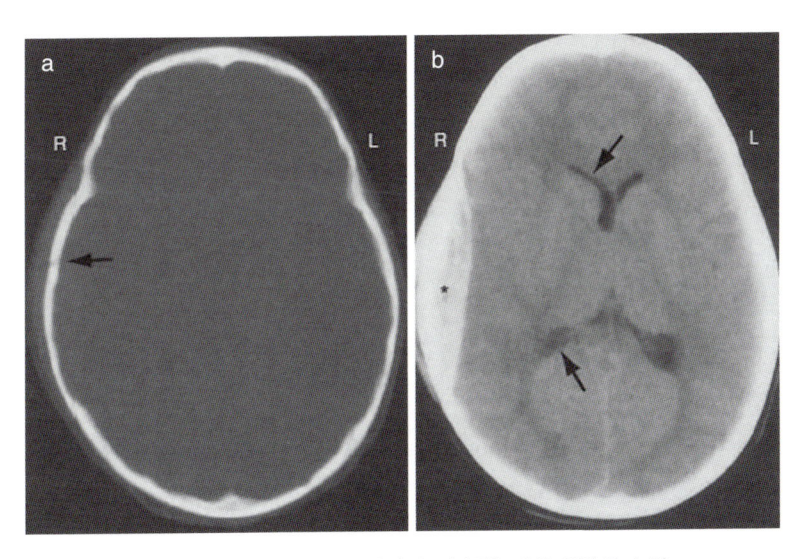

图 12-38　一名 3 岁女童在颅脑损伤后的硬膜外血肿
注　图 a，CT 显示右颞骨骨折（箭头）。图 b，CT 显示软组织细节显示晶状体状高密度（*）和压迫右侧侧脑室（箭头）。引自 Nolte[168] 第 6 版。

MRI 也可以用来观察硬膜外血肿，但由于可能存在铁磁性金属异物以及获取图像的时间较长，在紧急情况下并不理想。MRI 是评估邻近脑实质损伤的最佳方法，可以识别可能与颅后窝硬膜外血肿相关的硬脑膜静脉窦血栓形成[213]。

4. 硬膜下出血

硬膜下出血是发生在硬脑膜下的出血，常由进入硬膜窦的脑桥静脉撕裂引起（图 12-39）[168,191]。硬膜下出血在严重颅脑损伤中占 30%～49%[218,219]。严重颅脑损伤为入院时 GCS 评分小于 9 分。创伤性硬膜下出血是所有头部创伤类型中死亡率最高的疾病之一，死亡率在 40%～90%[220]。与硬膜外出血相比，硬膜下出血与脑实质内损伤的相关性更高，预后更差[218]。

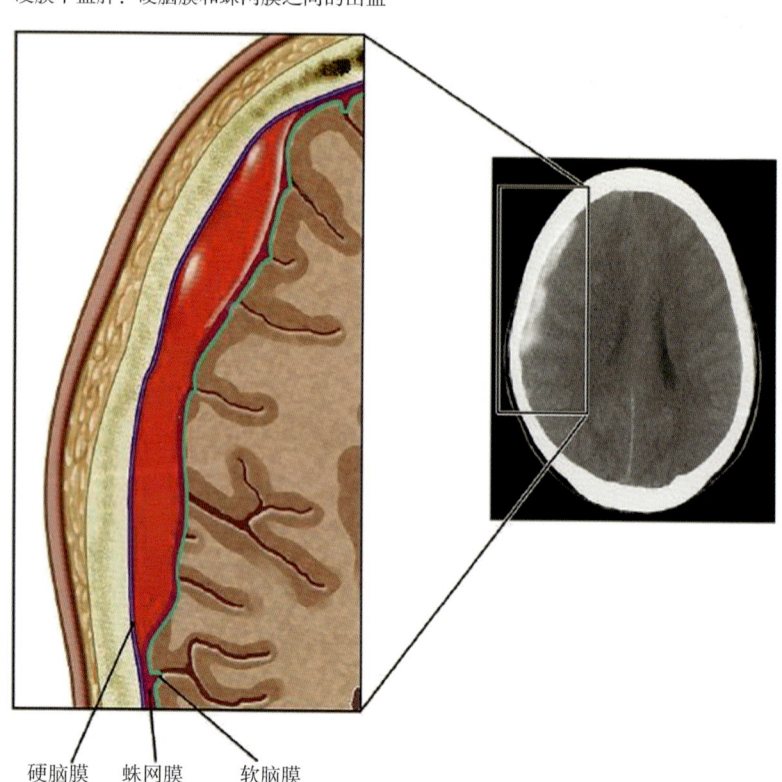

硬膜下血肿：硬脑膜和蛛网膜之间的出血

硬脑膜　蛛网膜　软脑膜

图 12-39 硬膜下出血的解剖与 CT 扫描相关

注　引自 Freeman 和 Aguilar[191]。

创伤性硬膜下出血最常见的发病机制包括钝性攻击、枪伤、高速坠落和机动车事故[216,219]。迅猛加快—减慢产生的力量，即静脉窦与颅骨一起运动，而大脑却

挫伤常导致视野缺损。颞叶挫伤产生不协调的同向偏盲，即上斜视。顶叶后部和枕叶的挫伤会产生协调的、对称的、同向偏盲[1]。参见图 12-25 视觉通路上不同位置的视野缺损。大部分视野丧失在随访时是稳定的。

挫伤在 CT 扫描上表现为高密度影（图 12-40）[236]。周围低密度影提示血管性水肿。

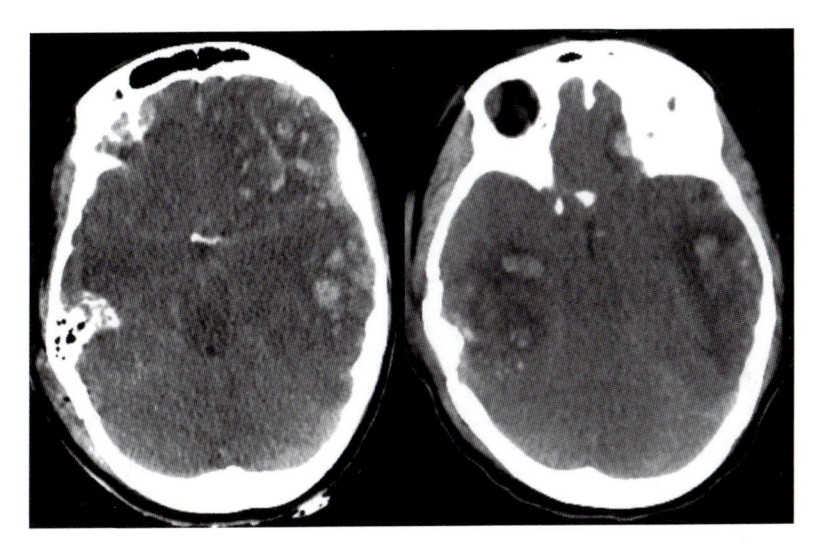

图 12-40　轴位 CT 显示多发急性实质性挫伤，可见眶额区及颞叶内高密度灶

注　引自 Currie 等[236]。

五、脑弥漫性轴索损伤

脑弥漫性轴索损伤一种严重的颅脑外伤，50% 的患者外伤后呈昏迷和持续植物状态[237-239]。脑弥漫性轴索损伤是快速旋转运动中广泛的轴索损伤，尤其是迅猛加快—减慢时，这些损伤会拉伸和扭曲大脑的部分组织和血管系统[240,241]。脑弥漫性轴索损伤对不同密度的组织影响都很大[242]。最常见的损伤可能位于胼胝体、灰质—白质连接处、深部白质、室周区、海马区和脑干[236,238]。

在受伤急性期早期诊断脑弥漫性轴索损伤对降低患者发病率具有深远影响。如果在最初的恢复期就开始进行神经心理康复，那么创伤后精神症状的持续时间和发生率都会减少[233,243]。MRI 是脑弥漫性轴索损伤的最佳成像方式。MRI T_1 增强灵敏度为 58%，MRI T_2 增强灵敏度为 95%[244]。相比之下，CT 对脑弥漫性轴索损伤的敏感性较低（15%）[244,245]。当 CT 显示正常影像时，MRI 还可以扫描识别出小的颅内血肿和轴索损伤[241,246]。

在颅脑损伤后，白质束中，尤其是在白质—灰质连接处附近，T_1 像上信号低，T_2 像上信号高[236,244,247]。病灶与非出血性实质病变及轴索剪切损伤有关，可持续至颅脑损伤的慢性期（图 12-41）[248,249]。FLAIR 序列增强了非出血性病变的可视化，这些病变呈高信号[236]。

在脑弥漫性轴索损伤早期，弥散加权成像（DWI）上的高信号是由于细胞毒性水肿，随着时间的推移，这些高信号病灶逐渐减少[247]。与 T_2 加权成像相比，高场强 T_2^* 加权梯度回波成像（GRE）能更好地识别急性期和慢性期脑外伤的微小出血[236]。微小出血是低信号损伤[6]。如果可行，磁敏感加权成像（SWI）已经提高了检测微出血的敏感性，而且它已经被证明检测出的出血性病变是 T_2^* 加权 GRE 的 4 倍[250]。

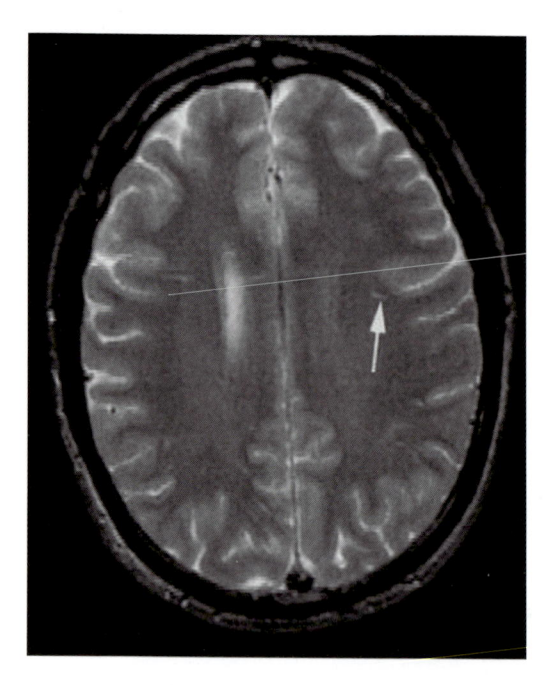

图 12-41 头部创伤后 3 个月的快速自旋回波 T_2 加权像，显示脑室周围白质胶质增生（箭头）

注 引自 Johnston 等[249]。

第十一节 脑外伤后的眼部损伤

脑外伤后眼部损伤的患者往往是由于处理脑外伤后继发眼视力方面的后遗症而转诊到一名经验丰富的专家而受益。脑外伤后的眼部损伤如下所述。

一、畏光

约 50% 的颅脑外伤患者对光线敏感[232,251,252]，这种情况会持续很长一段时间，直到脑外伤后 1 年才开始恢复。导致对光敏感的因素包括眼干涩、偏头痛和受伤时意识丧失[253]。

畏光与 3 种神经回路的相互作用有关（图 12-42）[254]。神经节细胞向橄榄顶盖前核（OPN）发送光信号，橄榄顶盖前核激活上泌涎核（SSN）和翼腭神经节（PPG）。该通路引起眼部血管舒张和激活眼三叉神经传入物质在血管上的大量表达。然后三叉神经传入投射到三叉神经尾核、丘脑和皮质。在啮齿动物的虹膜中已经发现含有视黑素的光敏感神经节样细胞，并且已经被证明可以促进在视神经切断后三叉神经瞬目反射的光激活。本质上对光敏感的神经节细胞直接向丘脑痛觉中枢发送信号，后者向感觉和联合皮质输出信号。

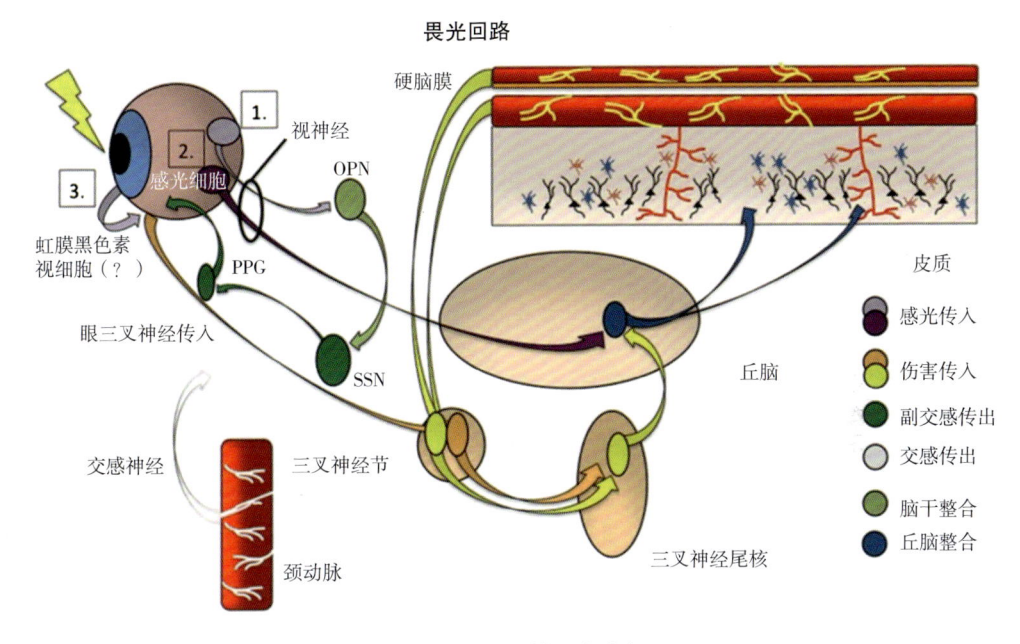

畏光回路

标注：硬脑膜；1. 视神经；OPN；2. 感光细胞；3. 虹膜黑色素视细胞（？）；PPG；眼三叉神经传入；SSN；交感神经；三叉神经节；颈动脉；三叉神经尾核；丘脑；皮质

图例：感光传入；伤害传入；副交感传出；交感传出；脑干整合；丘脑整合

图 12-42　慢性畏光途径

注　引自 Katz 和 Digre[254]。

使用不同的滤镜可以减轻症状。有一种滤镜在解决与偏头痛相关的慢性光敏感性方面显示出了希望，那就是 FL-41，玫瑰色镜片[254]。FL-41 似乎最适合对荧光灯敏感的患者，因为它主要过滤 480 nm 的波长[254]。这是对光敏感的视网膜神经节细胞（RGC）的最高敏感度，也被称为视黑素神经节细胞，被认为是负责畏光的信号通路。这个波长介于蓝色（420 nm）和绿色（530 nm）最高灵敏度波长之间。

不推荐长期在室内戴深色太阳镜，因为这会保持适应暗环境的状态，当不戴太阳镜时畏光会进一步加剧[253,255]。此外，灰色滤镜相较 FL-41 滤镜能透过 480 nm 波长（图 12-43）。深色太阳镜可在室外阳光环境下使用[254]。

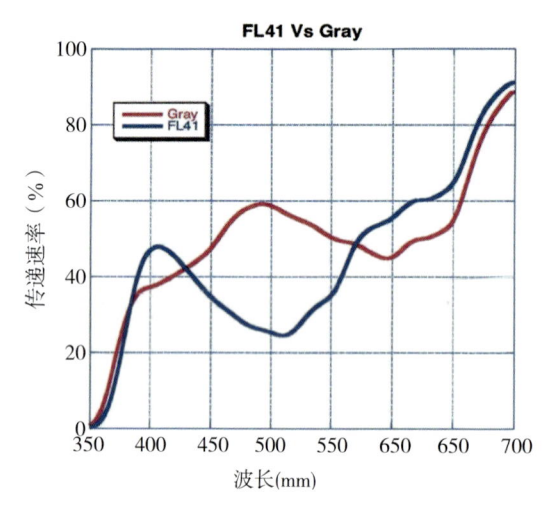

图 12-43 光谱透射率为 FL-41 色调在可见光波段的透射率与中性灰度色调的透射率比较

注 中性灰色（Gray）的色调与普通的非处方太阳镜的色调相似。在大部分可见光中它的传输相当平稳或中性。比较而言，FL-41 对蓝绿光谱中的波长进行衰减，非常接近黑素的灵敏度峰值（480 nm）。在畏光治疗中这可能是 FL-41 的特性。引自 Katz 和 Digre[254]。

二、视野缺损

在颅脑外伤中，视觉通路经常受到影响，头部创伤和挫伤的位置会直接导致视野缺损。有报道显示，30%～35% 的创伤性脑损伤患者有视野缺陷[50,51,256,257]。在对 45 例严重颅脑外伤患者的尸检研究中，约 87% 病例有轴索损伤且累及视交叉、视束或视辐射[237]。在一项对 188 例闭合性头部创伤患者的回顾性研究中，通过 Goldmann 视野测试和正切屏幕测试确定，最常见的视野缺损类型，是功能性（隧道）视野、弓状缺损和同侧视野偏盲[50]，其他视野缺损包括象限盲、双侧偏盲、中央暗点和完全性同侧偏盲[1,51,257]。对于伴视野缺损严重头部创伤患者，根据其居住地区的驾驶法律应对其是否驾驶予以劝诫。

三、动眼神经损伤

脑外伤与眼位不正有关，常移位至旁边[258]。其表现可能包括明显的眼外斜视、融合范围减小、会聚点改变、追光受限和眼球运动受限、调节幅度减小以及单眼调节功能减退[50,232,253,256,259]。由于这些缺陷，眼外伤患者有阅读困难，包括阅读速度减慢[232,256]。眼会聚功能不全的患者通常可以用棱镜眼镜解决阅读困难。此外，患者可以使用直尺或其他直边的工具来帮助维持阅读位置。颅脑外伤后出现核间性眼肌麻痹[259]。

1. 解剖

（1）眼眶。眼眶的解剖在本书第九章第一节眼眶的解剖中已详细介绍。形成骨性眼眶的 7 块骨包括额骨、颧骨、上颌骨、筛骨、蝶骨、泪骨和腭骨。眶顶壁将眼眶与额窦和颅内腔隔开。它由额骨眶板和蝶骨小翼组成。蝶骨小翼与泪骨、筛骨眶板和上颌骨额突共同构成内侧壁的一部分。上颌骨、腭骨和颧骨的眶板构成眼眶底。颧骨和蝶骨大翼构成侧壁。重要的神经、血管通过视神经管（位于蝶骨小翼内）和眶上裂、眶下裂（由蝶骨大翼划分）穿过眶尖（图 12-44）。

（2）眼外肌。眼外肌由 7 条肌肉组成，包括 4 条直肌、2 条斜肌和 1 条眼睑肌。4 条直肌分别为上直肌、下直肌、内直肌、外直肌。直肌和上睑提肌起源于眶尖的腱环。上斜肌起源于蝶骨体骨膜，位于视神经孔上方和内侧，在前上内侧眶中穿过滑车，向上嵌入巩膜，位于上直肌下方。下斜肌起源于上颌骨眶板的前内侧眶下缘骨膜，在巩膜后颞下表面，黄斑水平处。上睑提肌起源于蝶骨小翼，位于辛氏环之上。上睑提肌在上直肌的前方一直延伸到接近魏脱纳韧带的连接点，在此处附着在肌腱膜的后方并向前延伸成为提肌腱膜，插入睑板和轮匝肌的前表面。

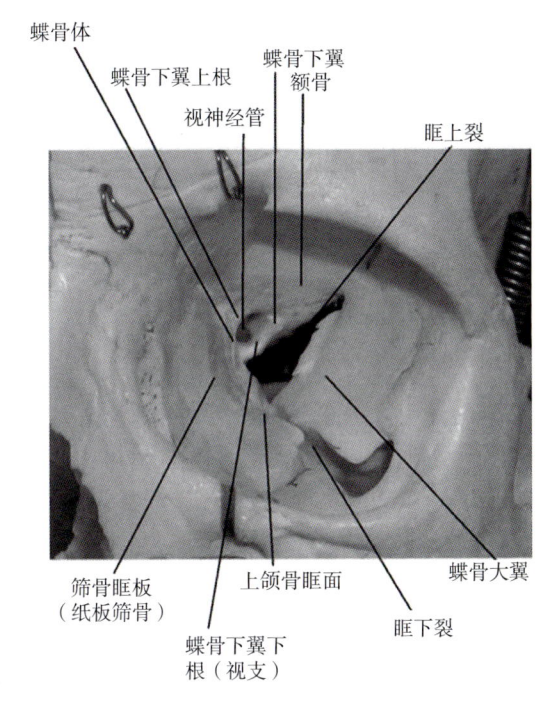

图 12-44　左眼眶骨骼解剖结构和标志的前方视图
注　视神经管和眶上裂、眶下裂有神经、血管结构进入眼眶。引自 Linnau 等[260]。

（3）控制眼球运动的脑神经。简单来说有 3 对脑神经控制眼球运动：第 3 对脑神经即动眼神经，第 4 对脑神经即滑车神经，第 6 对脑神经即展神经。这些神经起源于位于中脑和桥脑的细胞核，然后穿过蛛网膜下池和海绵窦，再通过眶上裂进入眼眶，到达它们的支配目标，即眼外肌。下文将详细描述它们从脑干核起源到神经支配目标的路线。

（4）眶尖。圆锥形成于眼眶的后 1/3，13～17 mm，称为眶尖[260]。由眼外肌肌腱形成的辛氏环围绕着视神经，是一个突出的标志（图 12-45）。

通过眶上裂，在辛氏环以外的结构包括三叉神经眼支的泪神经和额神经、滑车神经和眼上静脉。眶上裂还通行动眼神经的上下支、鼻睫状神经和展神经，这些神经均通过辛氏环。视神经和眼动脉通过视神经管进入眼眶，在辛氏环内穿行。眶尖部有密集的重要神经、肌肉和血管，使得这一区域的外伤性损伤特别严重。面部、颅底或其他部位延伸过来的导致颅骨受到严重、强烈的损伤，使眼眶尖部严重损伤[260]。

眼肌麻痹、感觉迟钝、三叉神经眼部区域的疼痛，以及视神经病变的表现提示发生在辛氏环区域的眶尖综合征。没有视神经受累的病例称为眶上裂综合征[240]。在某些眶尖综合征的病例中，唯一的发现可能是 RAPD，这表明视神经受到了损伤[260]。

医源性眶尖综合征[4]是常见的手术并发症，医源性损伤占 35%，医源性损伤涉及鼻窦或眼眶深部。虽然大多数外伤都是钝性和非穿透性，眶尖综合征也可以发生在没有骨折的穿透性创伤，尤其是当有异物留在眼眶的

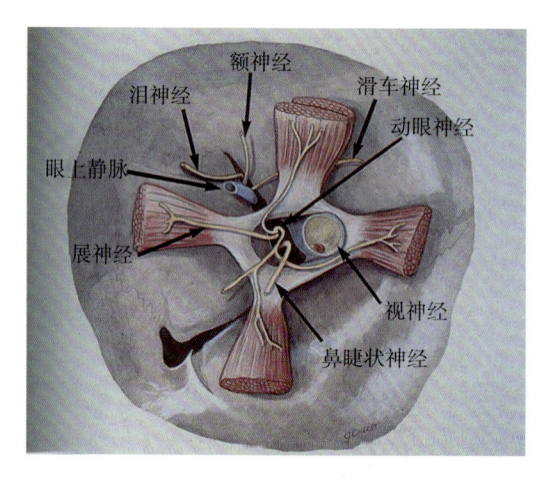

图 12-45 右眶尖正视图

注 眶尖包括辛氏环、眼外肌及其神经。除泪神经、额神经、滑车神经和眼上静脉外，大部分供应眼眶的神经、血管结构通过辛氏环。引自 Yeh 和 Foroozan[4]。

情况下。因此，神经成像对于评估潜在的眶尖综合征至关重要，而高分辨率 MRI 是评估该区域软组织的首选检查，除非怀疑有铁磁性异物，这是 MRI 检查的禁忌证[4]。高分辨率 CT 扫描眶尖薄切（1 mm），可以发现蝶骨、颞骨和额骨眶板的骨质异常，以避免出现随着时间推移可能发生的颅底破裂的并发症[260]。

（5）动眼神经。起源于中脑导水管周围水平的上丘核（图 12-46）。神经束向前突出穿过中脑，稍向外扩展穿过红核和大脑脚（图 12-46）。然后从中脑腹侧的脚间窝出现，进入蛛网膜下池。在池内，神经穿过 PCA 和小脑上动脉之间，在进入海绵窦之前穿过 PcommA 下方和沟回的中下方（图 12-46）。

动眼神经向上和向侧边延伸，深入到硬脑膜基质层，在滑车神经之上，然后在眶尖出海绵窦（图 12-46）。动眼神经在通过眶上裂进入眼眶、穿过辛氏环之前，分成上、下支。动眼神经上支支配上直肌和上睑提肌，下支支配内直肌、外直肌、下直肌和下斜肌。副交感瞳孔纤维从中脑的动眼神经副核发出，沿着动眼神经的路径，稍向中间和周围移动。纤维的周边分支容易受到挤压损伤。副交感神经纤维沿着下支，而突触在睫状神经节视神经外侧，在到达睫状肌后神经之前，短暂地搭在下斜肌的神经上，睫状肌后神经最终支配虹膜括约肌（瞳孔括约肌）。

2. 外伤性动眼神经麻痹

（1）临床表现。完全性动眼神经麻痹包括上睑下垂，瞳孔散大，内转、下转和上转受限。在原始位置时，受累眼常因外直肌和上斜肌活动未相互拮抗而出现

外斜视和下斜视，分别由展神经和滑车神经支配。外伤后当动眼神经发生压迫、拉伸、挫伤或横断时第二常见的损伤是功能障碍[240]。影响动眼神经的创伤性闭合性头部损伤往往比影响展神经和滑车神经的情况更为严重，这通常是由于机动车事故造成的[261]。

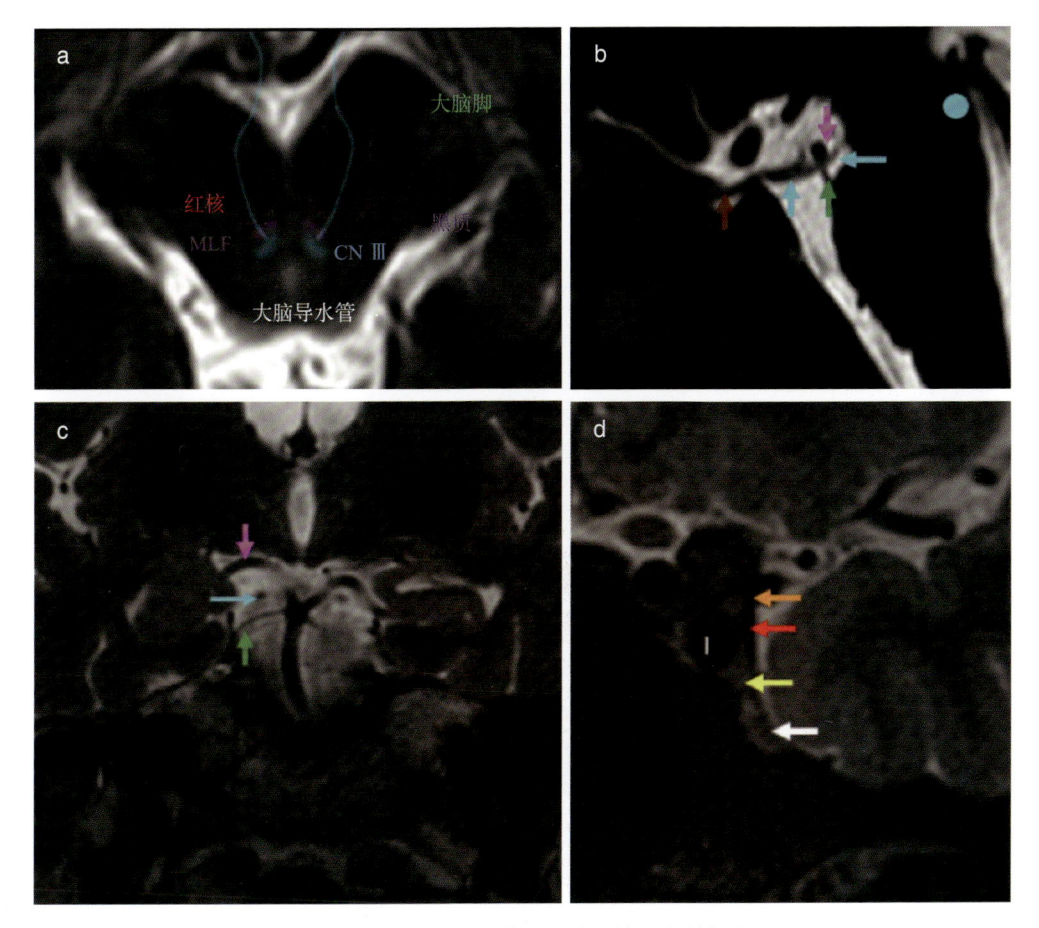

图 12-46　第 3 对脑神经（动眼神经）的解剖

注　图 a，红核水平的实性蓝色椭圆形表示动眼神经核，红色虚线表示红核，实性紫色椭圆形表示内侧纵纤维束（MLF），紫色虚线表示黑质，白色虚线表示大脑导水管。图 b～图 d，从细胞核（图 b 中的蓝点）为起点可见动眼神经走行，以下箭头突出其段：浅蓝色箭头脑池段、棕色箭头硬脑膜段、橘黄色箭头动眼神经海绵状节段。其走行与动眼神经接近的结构表示为：绿色箭头小脑上动脉、粉色箭头大脑后动脉、红色箭头滑车神经海绵状段、黄色箭头三叉神经眼区、白色箭头三叉神经上颌区。颈内动脉海绵状部分（图 d 中的字母"I"表示）位于窦外侧壁神经、血管结构的内侧。引自 Tantiwongkosi B，Hesselink J. 眼运动通路成像. 北美神经影像诊所 [连载系列]，2015 年 8 月 1 日，25(眼眶和神经眼科成像)：425-438。

（2）发病机制。在动眼神经的起源处，当中脑背侧遭受外伤撞击小脑幕切迹或严重外伤导致弥漫性轴索损伤时，神经核受损。动眼神经是 3 条眼运动脑神经中走行最短的，位于脑池间隙，在靠近小脑上动脉和 PcommA 处易受损害。脑池动脉瘤占动眼神经瘫痪总数的 14%，其中以 PcommA 的动脉瘤最为常见（图 12-47 和图 12-48）。这些动脉瘤累及神经常影响到沿动眼神经走行的周围副交感神经纤维。伴有动眼神经麻痹的瞳孔受累（瞳孔散大）（图 12-47）提示为压迫性而非微血管性病因，有 68%～80% 的病例（240）瞳孔不受影响。破裂的动脉瘤可以直接导致神经的出血性损伤或导致脑疝，而未破裂的动脉瘤被认为会引起神经的机械压迫损伤、水肿和纤维化。

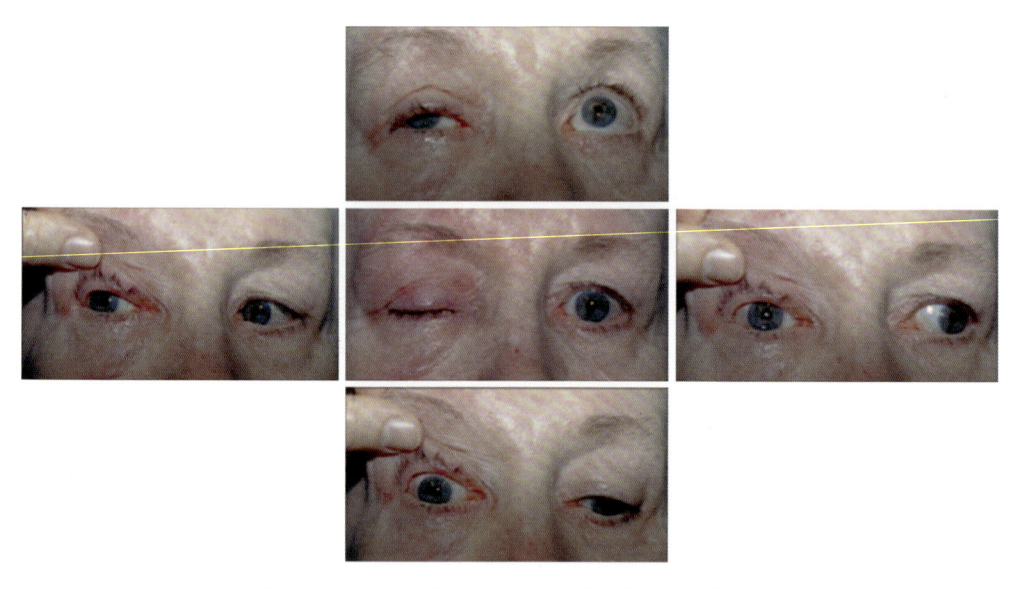

图 12-47　右眼眼球运动检查可见动眼神经麻痹

注　完全右上睑下垂最初遮挡视线，需要人为提拉上睑来检查眼球的运动。一条或多条脑神经麻痹和眼肌麻痹。引自眼科学的第 9 章、第 16 章，927-936。Pennsylvania: Saunders，2013. 来自 Discovery eBooks, Ipswich, MA。

动眼神经容易受到牵拉和挫伤的损伤，它与海绵窦后部的硬脑膜相连，并附着在后床突上[15]。脑干、幕上结构和颅底的不同步运动可导致根尖撕脱或伸长，尤其是脑干向下移位[262]，或在穿过后岩斜韧带的部位发生挫伤[263]。创伤性动眼神经撕脱伤可由伴有颅底骨折等神经功能障碍的严重创伤引起，也可由不影响其他脑神经的轻微创伤引起[263]。小脑幕疝可能导致动眼神经受压，后文详细讨论。在海绵窦，动眼神经功能障碍可能是创伤性颈动脉海绵窦瘘（CCF）所致。直接和间接亚型均可表现为累及动眼神经、展神经和滑车神经的眼麻痹，通常伴有其他表现，如结膜血管扩张、结膜血管扭曲、结膜水肿和眼球突出。孤立性眼运动障碍已被证明是约 1/3 的间接 CCF 病例的先兆发现[240]。

（3）诊断。外伤性动眼神经麻痹可根据其临床表现进行诊断。神经影像学可证实多种病因。在非对比头部 CT 上发现蛛网膜下腔出血合并动脉瘤破裂。CTA 或 MRA 成像可以发现血管损伤，如动脉瘤或符合 CCF 的表现。常规的血管造影可以诊断和治疗这些病例。颅底骨折可通过 CT 对头部和面部的薄切片或可疑区域进行检测。如果没有 MRI 的禁忌证，T_1 加权像脂肪抑制后的对比图像可以评估眼眶尖和海绵窦内运动脑神经的病变。附加的 T_2 加权像快速成像采用稳态采集（FIESTA）或稳态建设性干扰（CISS）序列允许脑池间隙内脑神经的详细成像。实质内挫伤的特点是使用非对比 CT 评价出血，以及 T_1、T_2 加权像和梯度回波（GRE）成像。

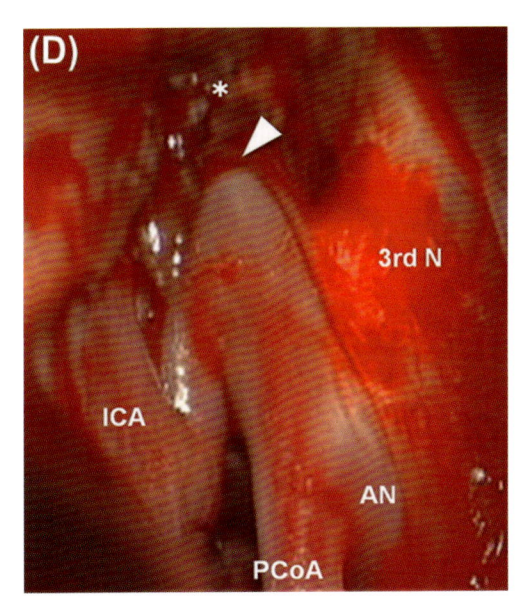

图 12-48　后交通动脉瘤直接牵拉动眼神经

注　一个后交通动脉瘤（AN）及其颈部（箭头）可见移除后的床突（星号处）。动脉瘤扩张牵拉动眼神经颈内动脉、后交通动脉。引自 Nagatani K, Otani N, Seno S, 等. 诊断误区与真正的大后交通动脉瘤有关：1 例报告. 英国神经外科杂志 [在线连载], 2013,27 (5):687-689。

（4）治疗原则。如果可能的话，应及时治疗病因以减轻动眼神经的压迫性损伤。外伤性动眼神经性麻痹引起的复视应采取保守治疗，可采用遮盖单眼、使用棱镜透镜或在外直肌内注射肉毒杆菌毒素（这通常是不必要的）。通常完全上睑下垂最初会阻塞视轴，使复视得以缓解，直到上睑下垂恢复。通常部分恢复发生在 5 个月左右[263]。总的来说，创伤的恢复是"缓慢和长期的"，6～12 个月后可以考虑手术干预。

四、动眼神经受损合并的颞叶沟回疝

1. 流行病学研究

在一项对 1 400 例动眼神经麻痹患者的大型研究中，186 例（13%）患者被认为是神经损伤所致。186 例中，95 例为 SDH，44 例为 EDH，33 例为

IPH[259]。在所有脑外伤患者中，SDH 发生率高达 29%，而且 41% 的固定瞳孔散大是由 SDH 引起的[264,265]。在 2010 年 Keane[266] 等的一项研究中，69% 的动眼神经受损合并的沟回疝是由外伤引起的。67% 的病例中，SDH 是导致小脑幕切迹疝的原因。继发性脑疝引起的外伤性动眼神经麻痹最常见的原因包括跌倒（60 例中的 40 例，占 66.7%）、殴打（30 例中的 20 例，占 66.7%）和车祸（134 例中的 23 例，占 17.2%）[266]。75 岁以上的患者 SDH 最常见的原因是跌倒[264]。这可能是因为进行性皮质萎缩伴随四肢老化增加了皮质桥静脉对加速度剪切力的敏感性。

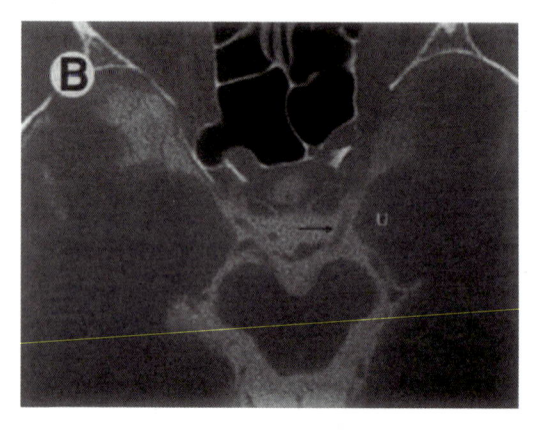

图 12-49 轴位 CT 显示动眼神经（箭头）与脑钩回（u）的关系

注 动眼神经、滑车神经和展神经在超声、CT 和 MRI 的影像学分析[在线连载]，2001 年 1 月 1 日，22:488-501。

2. 颞叶沟回疝致动眼神经损伤的机制

脑沟回在正常的解剖位置与动眼神经紧密连接（图 12-49）。颞叶沟回疝对动眼神经造成压迫，通常继发于创伤性血肿。颞叶沟回疝的血肿将邻近的颞叶推向下形成小脑幕切迹疝（图 12-50）。动眼神经损伤的发生机制有两种：小脑幕切迹疝的直接压迫，或因颅底和岩斜韧带附近的颅内容物移位的拉伸和挫伤导致[124,262,264]。

3. 临床表现

在小脑幕切迹疝的病例中，患者往往忽视了眼球运动的检查。受影响的瞳孔变大，对光反射迟钝。表 12-12 显示了 186 例脑疝患者的瞳孔表现。约 91% 的病例瞳孔对光反射有影响[266]。其他伴有肿瘤严重程度增加和脑干进一步受压的表现包括姿势异常和 GCS 评分下降。

表 12-12 脑疝致动眼神经麻痹的瞳孔表现

总例数	瞳孔固定	瞳孔固定且对光反射最小反应	对光反射迟钝或瞳孔不等大	无症状	小瞳孔	椭圆形瞳孔
184	42%	59%	32%	9%	4%	4%

注 瞳孔表现与动眼神经麻痹病因及部位的关系。引自 Keane[266]。

4. 诊断

伴瞳孔散大的严重的头部外伤的昏迷患者令人担忧，瞳孔散大可能提示颞叶沟回疝形成。虽然 CT 可提示疝的出现，但 MRI 是首选的成像方式，以详细了解压迫和中线移位。轻度疝出时，鞍上池模糊不清。中、重度病例可导致双侧池消失，对侧小脑桥脑池增大，压迫脑干（图 12-50 和图 12-51）[264]。

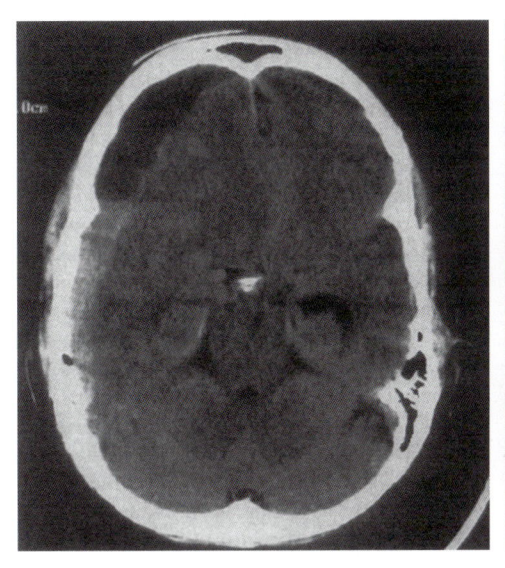

图 12-50　CT 平扫见硬脑膜下血肿引起的脑疝
注　颅骨的右前方可见硬膜下出血，引起明显的压迫，动眼神经、滑车神经和展神经在超声、CT 和 MRI 的影像学分析 [在线连载]，2001 年 1 月 1 日，22:488-501。

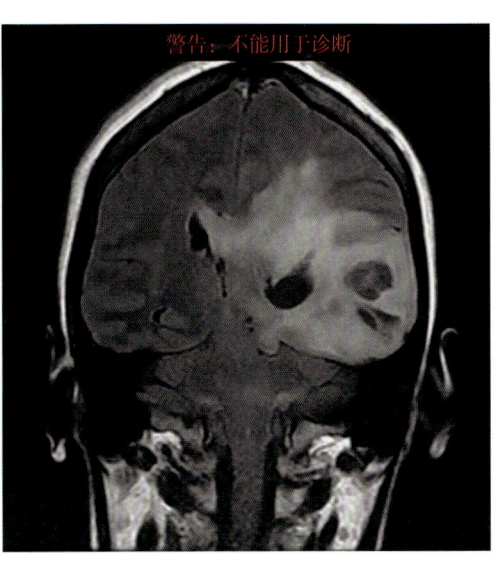

图 12-51　左侧颞叶出血引起中央型颞叶沟回疝，并伴有脑干损伤
注　引自 Young [267]。

5. 治疗原则

颞叶沟回疝的治疗应明确潜在病因，如果可能，应及时切除占位性病变[265]。在一些外伤性蛛网膜下腔出血的病例中，可行颅骨瓣去除术[267]。暂时性措施包括降低颅内压，以防止脑干进一步疝出和受压。

五、医源性动眼神经损伤

图 12-52 尸检显示动眼神经与包括基底动脉在内的几个关键脑结构非常接近。动眼神经的医源性横断或损伤在涉及神经通路结构的外科手术中有报道，如小脑幕、第三脑室、鞍区 / 蝶鞍上区和颞叶。在 Keane 等[266]2010 年的研究中，10% 的

创伤性动眼神经麻痹是医源性的。

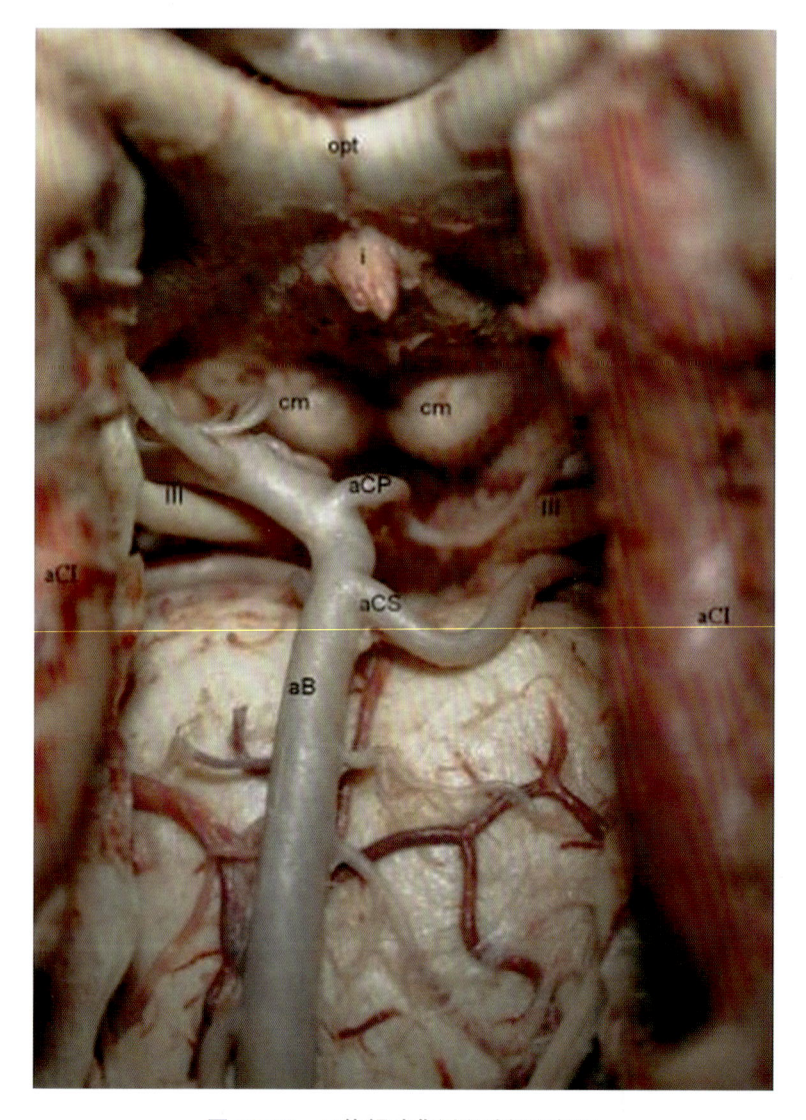

图 12-52 尸体额叶背侧和脑桥下视图

注 opt：视交叉；i：漏斗管；cm：乳头状体；aCP：脑后动脉；Ⅲ：动眼神经；aCS：小脑上动脉；aCI：颈内动脉；aB：基底动脉动眼神经。引自 Buelens E, Wilms G, van Loon J, van Calenbergh F. 与第三脑室底的解剖关系。儿童神经系统：中国新闻社：国际儿童神经外科学会官方期刊 [在线连载]，2011 年 6 月，27(6):943-948。

这些手术病例包括 87 例动脉瘤，其中 30 例为基底动脉瘤；44 例肿瘤，其中脑膜瘤 21 例，垂体腺瘤 12 例[266]。据报道，有 0.56% 的颅内手术患者有术后出血，这可能是动眼神经麻痹累及瞳孔的另一个原因[265]。

手术切除动眼神经的肿瘤经蝶窦入路至鞍区/蝶鞍上区有使周围结构形成气腔的危险,包括海绵窦的动眼神经、滑车神经、三叉神经、展神经[268]。经鼻内窥镜手术治疗垂体腺瘤的并发症比其他手术方法少。尽管肿瘤使动眼神经发生侧移,但手术操作仍能保留动眼神经[269]。对于粘连较强的病变,如表皮样囊肿或脑膜瘤,由于可能对脑神经或血管结构造成损伤,可能需要进行次全切除[270]。

切除颞叶肿瘤可并发动眼神经麻痹,尤其是当病变侵犯到脚间窝时[271]。在动眼神经损伤风险较高的颅内手术中,术中神经监测可以改善远期疗效[272]。

六、滑车神经损伤

1. 解剖

滑车神经起源于中脑的滑车神经核,位于中脑与桥脑的交界处,下丘水平(图 12-53)。在中脑,神经纤维自细胞核发出向后方通过,经过大脑导水管下方,然后在上髓帆内的中脑导水管顶部交叉(图 12-54)。滑车神经出现在中脑背侧,位于下丘起始核的对侧,这是滑车神经与其他从脑干腹侧出来的脑神经相比的一个独特特征。

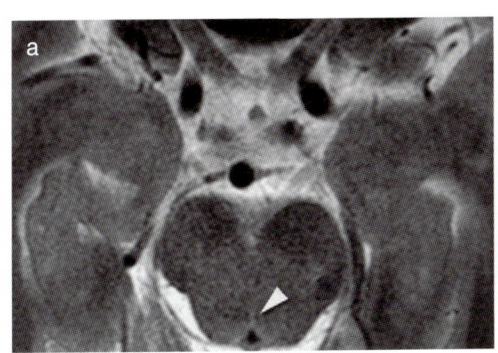

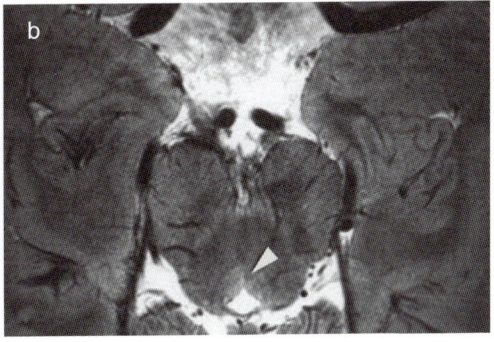

图 12-53 滑车神经核(白箭头)在下丘平面的轴位 T_2 自旋回波(a)和 T_2(b)显像
注 引自 Ferreira 等[266]。

在池间隙内,滑车神经在四叠体池和周围池内围绕大脑脚和外侧中脑走行(图 12-54)。滑车神经从此处进入海绵窦,沿海绵窦的侧壁向上延伸,靠近动眼神经和三叉神经下支(图 12-54)。滑车神经经眶上裂进入眼眶,向上经过辛氏环外侧,然后透过视神经支配上斜肌,眼上斜肌收缩使眼球转向下外方向。

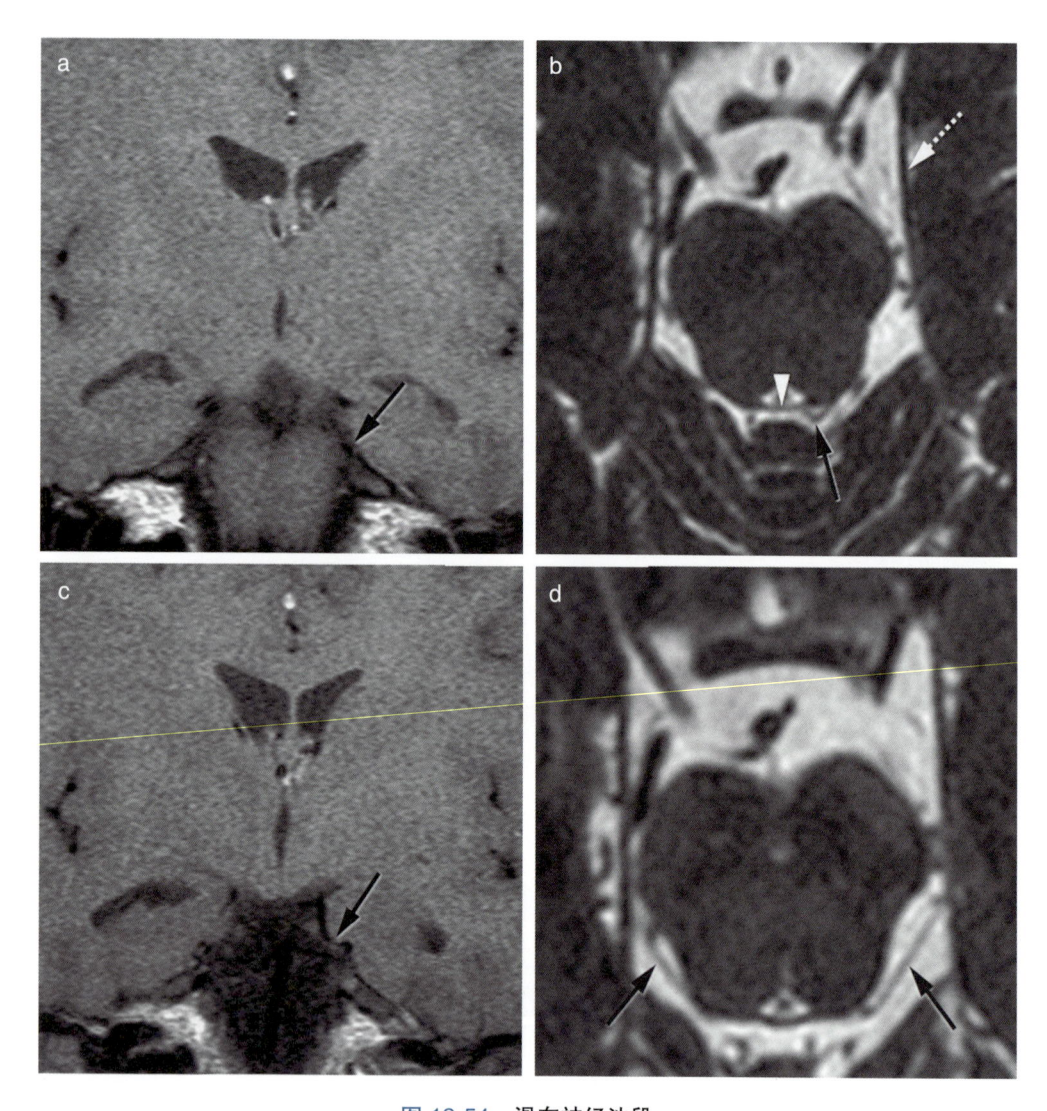

图 12-54　滑车神经池段

注　图 a 和图 c 冠状面 T_1 图像显示 3D T_2 涡轮自旋回波图像中。图 b 和图 d 的滑车神经（黑色箭头）双斜轴向重建、延髓上帆（白色箭头）和小脑幕（白色虚线箭头）。引自 Ferreira 等[262]。

2. 创伤性滑车神经麻痹

头部外伤是获得性滑车神经麻痹最常见的原因[240]。Kung 等[273] 在 2015 年报道的 578 例滑车神经麻痹病例中，有 169 例（29%）是由于头部外伤引起的。

滑车神经损伤使眼球向外下方运动受限，导致患眼因斜视而出现垂直复视。当受伤时，剪切力会破坏基底神经分叉处脆弱的正中旁支，滑车神经核的损伤会使局部缺血[240]。与动眼神经不同的是，滑车神经因动脉瘤压迫引起麻痹罕见，而更常见的是由于创伤性的椎动脉切断[240]。滑车神经是颅内走行最长的神经，其独特的脑干背侧出口使其更容易受到小脑幕边缘的撕脱和压迫[274]。与其他脑干结构分离时，短背侧神经束可能受到损伤，这使得脑干和轴外神经疾病难以区分[15]。如怀疑滑车神经麻痹，临床检查包括在所有眼位时测量垂直偏差及使用棱镜镜片做交叉遮盖试验，包括头部倾斜。评估包括帕克斯三步试验、马多克斯杆试验和双马多克斯杆试验，以及用于区分真正的麻痹和倾斜偏差的直立—仰卧试验。

（1）斜视检查法——帕克斯三步试验。帕克斯（Parks）三步试验（图12-55和图12-56）可以确定上斜视是否由滑车神经麻痹引起。第一步是评估眼在原位时，确定是右眼上斜视还是左眼上斜视。第二步是检查左、右注视时的垂直斜视度，以确定哪个方向斜视度更大。第三步是确定左、右头部倾斜是否会增加垂直斜视度。具体步骤如下。

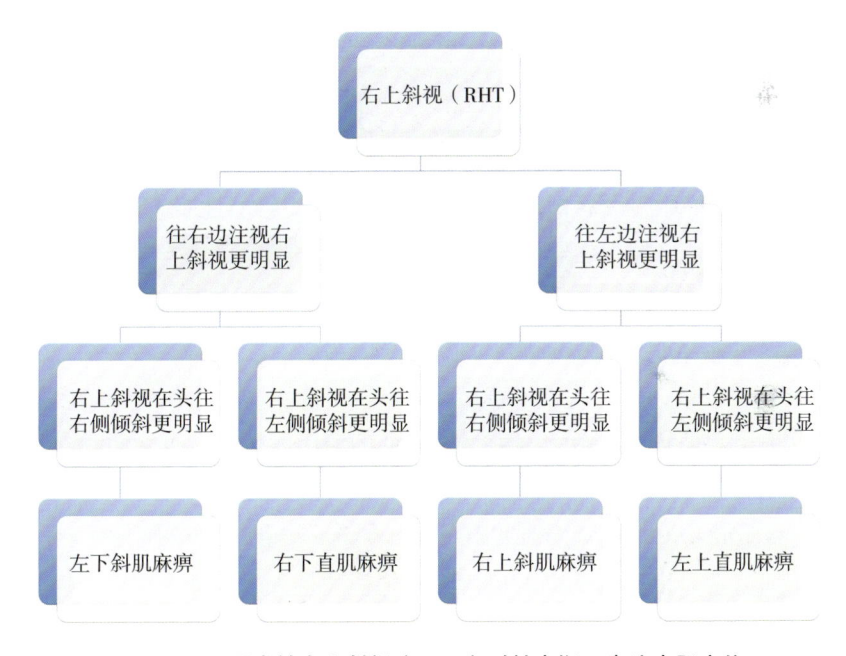

图 12-55　原发性右上斜视（RHT）时帕克斯三步法直肌定位

第一步，评估眼在第一眼位凝视时的表现，并根据哪只眼处于上或下的状态，排除4条眼外肌问题。上斜肌和下直肌麻痹可引起单眼斜视。上直肌和下斜肌麻痹可引起单眼屈光不正。第二步，向侧方注视时检查眼的表现，排除另外4条眼外肌问题。向一侧注视时同侧直肌和对侧斜肌运动。右眼垂直运动是由右眼上直肌和下直肌、左眼上斜肌和下斜肌完成的。这排除了其他 4 条眼外肌，在考虑到第一步排除的眼外肌后，应该只剩下 2 条可能的眼外肌麻痹。第三步，也是最后一步，通过排除另外 4 条眼外肌，最终确定一条眼外肌导致的麻痹。头部向一侧倾斜需要同侧眼球内转，由上直肌和上斜肌完成；对侧眼球外转，由下直肌和下斜肌完成。

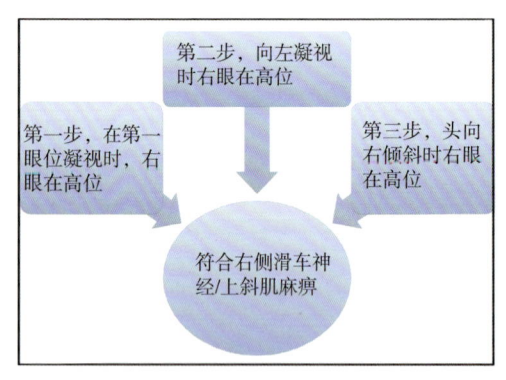

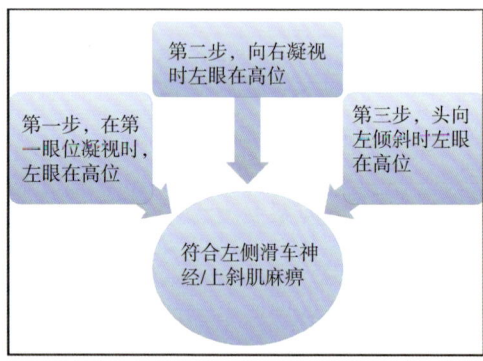

图 12-56　帕克斯三步法检测滑车神经麻痹

注　图 a，右侧滑车神经麻痹。图 b，左侧滑车神经麻痹。

第一步，在第一眼位凝视时，右眼在高位。这表明麻痹性肌肉可能是右下直肌、右上斜肌、左上直肌、左下斜肌这 4 条肌肉之一。右上直肌、右下斜肌、左下直肌、左上斜肌麻痹不能解释这一现象。第二步，向左注视时，垂直斜视度最大。这表明麻痹性肌肉可能是左上直肌、左下直肌、右上斜肌、右下斜肌这 4 条肌肉之一。左下斜肌、左上斜肌、右下直肌、右上直肌麻痹不能引起垂直偏斜。结合第一步，左下直肌和右下斜肌排除在外，只有 2 条可能的肌肉麻痹：左上直肌和右上斜肌。第三步，在头向右侧倾斜时，垂直斜视度最大。这一现象只能在右上直肌、右上斜肌、左下直肌或左下斜肌瘫痪时才有可能。在第一步和第二步剩下的 2 条肌肉中，只有右上斜肌麻痹可以解释头向右侧倾斜时斜视度最大。

在讨论上斜肌麻痹时，需要注意的是，如果帕克斯三步试验中的第一步和第二步在同侧更大，那么无论是右上斜肌还是左上斜肌都不能单独导致这一结果。头部外伤常导致双侧滑车神经麻痹。交叉遮盖试验可以发现一侧的斜视在水平注视或头部倾斜时转变为对侧眼的斜视。双马多克斯杆试验和直立—仰卧试验将有助于在这种情况下区分双侧滑车神经麻痹和偏斜。

（2）双马多克斯杆试验。马多克斯杆（Maddox rod）是一个手持的平凸面圆柱透镜，带有一个红色的滤光片，它可以将一个点光源转换成一条条状光源，根据光路的不同，可以是垂直的，也可以是水平的。马多克斯杆用于确定水平或垂直偏差的角度，以定位和帮助量化肌肉麻痹的严重程度。按照惯例，红色的马多克斯杆被放在右眼上方。在垂直平面上，点光源将被视为一条红色水平线。当滑车神经麻痹时，斜视线的方向是对角的（向下倾斜）而不是与地面平行的，它位于左眼所见的点光源的下方或上方，这取决于是否分别存在右上或左上斜视。

采用双马多克斯杆试验测量眼的旋转，可作为帕克斯三步试验的补充。在试验框架中，直线垂直于 90° 平面，将红色的马多克斯杆置于右眼上方，将白色的马多克斯杆置于左眼上方（图 12-57）。如果有斜视，患者会看到一条红色和一条白色的水平线，彼此垂直分开。在外环扭转时，红、白线不平行；一个方向是斜的。通过调整试验框架上的旋钮，患者可以旋转线条，使红白条纹看起来平行。然后，检查者就能读出试验框架上外旋扭转的程度。如果外旋扭转大于 10°，则为双侧滑车神经麻痹。需要注意的是，马多克斯杆测试是主观的，要求每只眼拥有完好的视力，因此限制了它的使用。

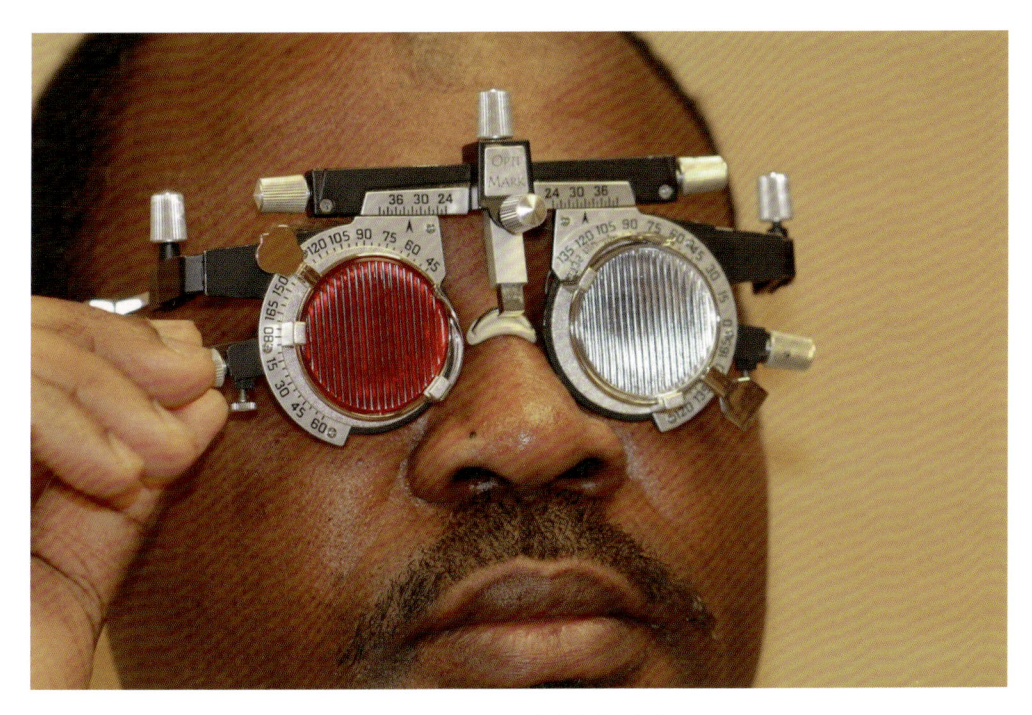

图 12-57 双马多克斯杆试验

注 右眼上方红色的马多克斯杆，左眼上方白色的马多克斯杆。患者正在转动试验架上的旋钮以纠正斜视。

（3）直立—仰卧位测试。直立—仰卧位测试通过测量直立和仰卧位交替遮盖的垂直棱镜偏斜，可以区分前庭—眼反射紊乱引起的偏斜和真正的滑车神经麻痹。垂直斜视从直立到仰卧位斜视下降 50% 或更多，更多的提示斜视不是滑车神经功能障碍导致的，敏感性为 80%，特异性为 100%[275]。本研究中所有滑车神经功能障碍患者的仰卧位测试均为阴性，从直立到仰卧位的变化小于 50%[275]。理想的测试方法是：坐姿时在远处固定焦点，仰卧时在天花板上固定目标。

（4）损伤部位定位。由于滑车核位于背侧，神经束节短，对神经或脑干神经束的损伤难以定位。当神经束损伤时，功能障碍常与蛛网膜下腔神经节损伤[15]表现相似。当滑车神经麻痹与 RAPD 相结合时，通过中断这一区域的瞳孔对光反射神经通路，可以罕见定位到中脑背侧。

（5）治疗。与其他急性运动性脑神经麻痹一样，单眼遮盖用于缓解复视。康复过程大约需要 6 个月。如果引起复视的垂直偏差小于 15 棱镜屈光度，可以使用菲涅耳棱镜（一副眼镜中附着在镜片上的柔性塑料棱镜）。由于较厚的菲涅耳棱镜导致视敏度降低，使得高于 15 棱镜屈光度的矫正菲涅耳棱镜不实用。经过几个月垂直偏差测量稳定后，可将矫正棱镜磨削成眼镜片，这对视力的影响较小。遗憾的是，在一些患者中，棱镜矫正后症状没有得到改善。这通常是由于持续的过度扭转，可以行上斜肌手术治疗斜视。

七、展神经损伤

1. 展神经解剖走行

外展核位于背侧尾桥，靠近延髓交界处，第四脑室底部（图 12-58）。细胞核位于内侧纵束和桥旁网状结构附近。面神经束环绕其形成面丘背侧。展神经筋膜环在脑桥几个重要结构的腹侧走行。然后神经根在锥体附近的桥髓连接处出现。在蛛网膜下腔腹侧和斜坡平行进入岩斜区。在蛛网膜下腔走行的所有支配眼动的脑神经中展神经是最长的，这使得它特别容易受到损伤，从而引起颅内压升高，尤其是在多雷洛管区域。神经随后经过岩状蝶窦韧带下的岩尖，进入海绵窦。在海绵窦内，展神经在海绵窦内侧向前走，与颈内动脉（ICA）和交感神经丛密切接触。因此，以同侧霍纳综合征为表现的展神经麻痹局限于海绵窦。然后神经通过眶上裂进入眶内，在辛氏环内，继续支配眼外直肌。

2. 展神经麻痹

在 165 例展神经麻痹的患者中，仅有 3.1% 的患者由于外伤引起，尽管此前有报道称头部外伤导致单眼外展性麻痹发生率高达 2.7%[276]。在严重的头部外伤病例

clinical study[J]. Eye Lond Engl, 2005, 19: 1257-1263.
[3] KAPUR E, HASANBEGOVIC I, LUJINOVIC A, et al. Magnetic resonance review of the anatomical structure of the orbital apex and cranio-orbital junction[J]. Med J, 2012, 18: 191.
[4] YEH S, FOROOZAN R. Orbital apex syndrome[J]. Curr Opin Ophthalmol, 2004, 15: 490-498.
[5] DUTTON JJ. Radiology of the orbit and visual pathways. Saunders Elsevier, 2010.
[6] SCHEID R, PREUL C, GRUBER O, et al. Diffuse axonal injury associated with chronic traumatic brain injury: evidence from T2* weighted gradient-echo imaging at 3 T[J]. AJNR Am J Neuroradiol, 2003, 24: 1049-1056.
[7] WANG BH, ROBERTSON BC, GIROTTO JA, et al. Traumatic optic neuropathy: a review of 61 patients[J]. Plast Reconstr Surg, 2001, 107: 1655-1664.
[8] STEINSAPIR KD, GOLDBERG RA. Traumatic optic neuropathy: an evolving understanding[J]. Am J Ophthalmol, 2011, 151: 928-933.e2.
[9] SARKIES N. Traumatic optic neuropathy[J]. Eye Lond Engl, 2004, 18: 1122-1125.
[10] STEINSAPIR KD, GOLDBERG RA. Traumatic optic neuropathy: a critical update. Medscape.
[11] KUMARAN AM, SUNDAR G, CHYE LT. Traumatic optic neuropathy: a review[J]. Craniomaxillofacial Trauma Reconstr, 2015, 8: 31-41.
[12] MCCLENAGHAN FC, EZRA DG, HOLMES SB. Mechanisms and management of vision loss followingorbital and facial trauma[J]. Curr Opin Ophthalmol, 2011, 22: 426-431.
[13] HAYREH SS, ZIMMERMAN MB. Central retinal artery occlusion: visual outcome[J]. Am J Ophthalmol, 2005, 140: 376-391.
[14] ANDERSON RL, PANJE WR, GROSS CE. Optic nerve blindness following blunt forehead trauma[J]. Ophthalmology, 1982, 89: 445-455.
[15] MILLER NR, NEWMAN NJ, BIOUSSE V, et al. Walsh and Hoyt's clinical neuro-ophthalmology. Lippincott Williams & Wilkins, 2005.
[16] GROSS CE, DEKOCK JR, PANJE WR, et al. Evidence for orbital deformation that may contribute to monocular blindness following minor frontal head trauma[J]. J Neurosurg, 1981, 55: 963-966.
[17] MAEGELE M. Reversal of isolated unilateral optic nerve edema with concomitant visual impairment following blunt trauma: a case report[J]. J Med Case Rep, 2008, 2: 50.
[18] CROMPTON MR. Visual lesions in closed head injury[J]. Brain J Neurol, 1970, 93: 785-792.
[19] WARNER N, EGGENBERGER E. Traumatic optic neuropathy: a review of the current literature[J]. Curr Opin Ophthalmol, 2010, 21: 459-462.
[20] YU-WAI-MAN P, GRIFFITHS PG. Steroids for traumatic optic neuropathy[J]. Cochrane Database Syst Rev, 2013, 6:CD006032.
[21] Osborne NN, et al. Optic nerve and neuroprotection strategies[J]. Eye Lond Engl, 2004, 18: 1075-1084.
[22] LOANE DJ, FADEN AI. Neuroprotection for traumatic brain injury: translational challenges and emerging therapeutic strategies[J]. Trends Pharmacol Sci, 2010, 31: 596-604.
[23] YU-WAI-MAN P, GRIFFITHS PG. Surgery for traumatic optic neuropathy[EB/J]. Cochrane Database Syst Rev, CD005024 (2005). Doi:10.1002/14651858. CD005024.pub2.
[24] LEE V, FORD RL, XING W, et al. Surveillance of traumatic optic neuropathy in the UK[J]. Eye Lond Engl, 2010, 24: 240-250.
[25] MAHAPATRA AK, TANDON DA. Traumatic optic neuropathy in children: a prospective study[J]. Pediatr Neurosurg, 1993, 19: 34-39.

[26] GOLDENBERG-COHEN N, MILLER NR, REPKA MX. Traumatic optic neuropathy in children and adolescents[J]. J AAPOS Off Publ Am Assoc Pediatr Ophthalmol Strabismus Am Assoc Pediatr Ophthalmol, 2004, 8: 20-27.
[27] PIROUZMAND F. Epidemiological trends of traumatic optic nerve injuries in the largest Canadian adult trauma center[J]. J Craniofac Surg, 2012, 23: 516-520.
[28] LEVIN LA, BECK RW, JOSEPH MP, et al. The treatment of traumatic optic neuropathy: the international optic nerve trauma study[J]. Ophthalmology, 1999, 106: 1268-1277.
[29] LESSELL S. Indirect optic nerve trauma[J]. Arch Ophthalmol Chic Ill, 1989, 1960(107): 382-386.
[30] AL-QURAINY IA, STASSEN LF, DUTTON GN, et al. The characteristics of midfacial fractures and the association with ocular injury: a prospective study[J]. Br J Oral Maxillofac Surg, 1991, 29:291-301.
[31] JAMAL BT, PFAHLER SM, LANE KA, et al. Ophthalmic injuries in patients with zygomaticomaxillary complex fractures requiring surgical repair[J]. J Oral Maxillofac Surg Off J Am AssocOral Maxillofac Surg, 2009, 67: 986-989.
[32] UROLAGIN SB, KOTRASHETTI SM, KALE TP, et al. Traumatic optic neuropathy after maxillofacial trauma: a review of 8 cases[J]. J Oral Maxillofac Surg Off J Am Assoc Oral Maxillofac Surg, 2012, 70: 1123-1130.
[33] BONAVOLONTÀ G. Postoperative blindness following orbital surgery[J]. Orbit Amst Neth, 2005, 24: 195-200.
[34] CRUZ AAV, DOS SANTOS AC. Blindness after Le Fort I osteotomy: a possible complication associated with pterygomaxillary separation[J]. J Cranio-Maxillo-fac Surg Off Publ Eur Assoc Cranio-Maxillo-fac Surg, 2006, 34: 210-216.
[35] KIM JJ, GEAN AD. Imaging for the diagnosis and management of traumatic brain injury[J]. Neurother J Am Soc Exp Neurother, 2011, 8: 39-53.
[36] SHIBUYA TY, FEINBERG SM, MATHOG RH, et al. Visual risks of facial fracture repair in the setting of traumatic optic neuropathy[J]. Arch Otolaryngol Head Neck Surg, 2006, 132: 258-264.
[37] ROCCIA F, BOFFANO P, GUGLIELMI V, et al. Role of the maxillofacial surgeon in the management of severe ocular injuries after maxillofacial fractures[J]. J Emerg Trauma Shock, 2011, 4: 188-193.
[38] KIM JY, KIM HJ, KIM CH, et al. Optic nerve injury secondary to endoscopic sinus surgery: an analysis of three cases[J]. Yonsei Med J, 2005, 46: 300-304.
[39] NAU HE, GERHARD L, FOERSTER M, et al. Optic nerve trauma: clinical, electrophysiological and histological remarks[J]. Acta Neurochir (Wien), 1987, 89: 16-27.
[40] LÜBBEN B, STOLL W, GRENZEBACH U. Optic nerve decompression in the comatose and conscious patients after trauma[J]. Laryngoscope, 2001, 111: 320-328.
[41] KOUNTAKIS SE, MAILLARD AA, EL-HARAZI SM, et al. Endoscopic optic nerve decompression for traumatic blindness. Otolaryngol[J].Head Neck Surg Off J Am Acad Otolaryngol Head Neck Surg, 2000, 123, 134-137.
[42] JOSEPH MP, LESSELL S, RIZZO J, et al. Extracranial optic nerve decompression for traumatic optic neuropathy[J]. Arch Ophthalmol Chic Ill, 1990, 1960(108): 1091-1093.
[43] SEIFF SR. High dose corticosteroids for treatment of vision loss due to indirect injury to the optic nerve[J]. Ophthalmic Surg, 1990, 21: 389-395.
[44] SPOOR TC, HARTEL WC, LENSINK DB, et al. Treatment of traumatic optic neuropathy with

corticosteroids[J]. Am J Ophthalmol, 1990, 110: 665-669.
[45] MILLESI W, HOLLMANN K, FUNDER J. Traumatic lesion of the optic nerve[J]. Acta Neurochir. (Wien), 1988, 93: 50-54.
[46] MATSUZAKI H, KUNITA M, KAWAI K. Optic nerve damage in head trauma: clinical and experimental studies[J]. Jpn J Ophthalmol, 1982, 26: 447-461.
[47] BODIAN M. Transient loss of vision following head trauma[J]. NY State J Med, 1964, 64: 916-920.
[48] ROBINSON D, WILCSEK G, SACKS R. Orbit and orbital apex[J]. Otolaryngol Clin North Am, 2011, 44:903-922, viii.
[49] KALLELA I, HYRKÄS T, PAUKKU P, et al. Blindness after maxillofacial blunt trauma. Evaluation of candidates for optic nerve decompression surgery[J]. J Cranio-Maxillo-fac Surg Off Publ Eur Assoc Cranio-Maxillo-fac Surg, 1994, 22: 220-225.
[50] SABATES NR, GONCE MA, FARRIS BK. Neuro-ophthalmological findings in closed head trauma[J]. J Clin Neuroophthalmol, 1991, 11: 273-277.
[51] SUCHOFF IB. The frequency of occurrence, types, and characteristics of visual field defects in acquired brain injury: a retrospective analysis[J]. Optom St Louis Mo, 2008, 79: 259-265.
[52] CIUFFREDA KJ, KAPOOR N, RUTNER D, et al. Occurrence of oculomotor dysfunctions in acquired brain injury: a retrospective analysis[J]. Optom St Louis Mo, 2007, 78: 155-161.
[53] RUTNER D, KAPOOR N, CIUFFREDA KJ, et al. Occurrence of ocular disease in traumatic brain injury in a selected sample: a retrospective analysis[J]. Brain Inj, 2006, 20: 1079-1086.
[54] SAWHNEY R, KOCHHAR S, GUPTA R, et al. Traumatic optic nerve avulsion: role of ultrasonography[J]. Eye Lond Engl, 2003, 17: 667-670.
[55] HOLMES MD, SIRES BS. Flash visual evoked potentials predict visual outcome in traumatic optic neuropathy[J]. Ophthal Plast Reconstr Surg, 2004, 20: 342-346.
[56] ROBERTS SP, SCHAUMBERG DA, THOMPSON P. Traumatic avulsion of the optic nerve[J]. Optom Vis Sci Off Publ Am Acad Optom, 1992, 69: 721-727.
[57] HILLMAN JS, MYSKA V, NISSIM S. Complete avulsion of the optic nerve. A clinical, angiographic, and electrodiagnostic study[J]. Br J Ophthalmol, 1975, 59: 503-509.
[58] ENTEZARI M, RAJAVI Z, SEDIGHI N, et al. High-dose intravenous methylprednisolone in recent traumatic optic neuropathy; a randomized double-masked placebo-controlled clinical trial[J]. Graefes Arch. Clin. Exp. Ophthalmol. Albrecht Von Graefes Arch. Für Klin. Exp. Ophthalmol, 2007, 245: 1267-1271.
[59] CARTA A, FERRIGNO L, SALVO M, et al. Visual prognosis after indirect traumatic optic neuropathy[J]. J Neurol Neurosurg Psychiatry, 2003, 74: 246-248.
[60] LEVIN LA, JOSEPH MP, RIZZO JF, et al. Optic canal decompression in indirect optic nerve trauma[J]. Ophthalmology, 1994, 101: 566-569.
[61] ALFORD MA, NERAD JA, CARTER KD. Predictive value of the initial quantified relative afferent pupillary defect in 19 consecutive patients with traumaticoptic neuropathy[J]. Ophthal Plast Reconstr Surg, 2001, 17: 323-327.
[62] COOK MW, LEVIN LA, JOSEPH MP, et al. Traumatic optic neuropathy. A meta-analysis[J]. Arch Otolaryngol Head Neck Surg, 1996, 122: 389-392.
[63] ZIMMERER R, RANA M, SCHUMANN P, et al. Diagnosis and treatment of optic nerve trauma[J]. Facial Plast Surg FPS, 2014, 30: 518-527.

[64] FEIST RM, KLINE LB, MORRIS RE, et al. Recovery of vision after presumed direct optic nerve injury[J]. Ophthalmology, 1987, 94: 1567-1569.

[65] SIMSEK T, SIMSEK E, ILHAN B, et al. Traumatic optic nerve avulsion[J]. J Pediatr Ophthalmol Strabismus, 2006, 43: 367-369.

[66] CORRALES G, CURRERI A. Eye trauma in boxing[J]. Clin Sports Med, 2009, 28: 591-607, vi.

[67] FOSTER BS, MARCH GA, LUCARELLI MJ, et al. Optic nerve avulsion[J]. Arch Ophthalmol Chic Ill, 1997, 1960(115): 623-630.

[68] FRIEDMAN SM. Optic nerve avulsion secondary to a basketball injury[J]. Ophthalmic Surg Lasers, 1999, 30: 676-677.

[69] CHONG CCW, CHANG AA. Traumatic optic nerve avulsion and central retinal artery occlusion following rugby injury[J]. Clin Exp Ophthalmol, 2006, 34: 88-89.

[70] TALWAR D, KUMAR A, VERMA L, et al. Ultrasonography in optic nerve head avulsion[J]. Acta Ophthalmol (Copenh), 1991, 69: 121-123.

[71] PARVER LM, DANNENBERG AL, BLACKLOW B, et al. Characteristics and causes of penetrating eye injuries reported to the national eye Trauma system registry, 1985-1991[J]. Public Health Rep Wash DC, 1993,1974(108): 625-632.

[72] LUO P, FEI Z. Twisted steel-induced penetrating head injury[J]. Neurology, 2015, 84: 1909.

[73] MAURIELLO JA, DELUCA J, KRIEGER A, et al. Management of traumatic optic neuropathy–a study of 23 patients[J]. Br J Ophthalmol, 1992, 76: 349-352.

[74] MUTHUKUMAR N. Traumatic haemorrhagic optic neuropathy: case report[J]. Br J Neurosurg, 1997, 11: 166-167.

[75] STONECIPHER KG, CONWAY MD, KARCIOGLU ZA, et al. Hematoma of the optic nerve sheath after penetrating trauma[J]. South Med J, 1990, 83: 1230-1231.

[76] CROWE NW, NICKLES TP, TROOST BT, et al. Intrachiasmal hemorrhage: a cause of delayed post-traumatic blindness[J]. Neurology, 1989, 39: 863-865.

[77] GUY J, SHERWOOD M, DAY AL. Surgical treatment of progressive visual loss in traumatic optic neuropathy. Report of two cases[J]. J Neurosurg, 1989, 70: 799-801.

[78] JORDAN DR, WHITE GL, ANDERSON RL, et al. Orbital emphysema: a potentially blinding complication following orbital fractures[J]. Ann Emerg Med, 1988, 17: 853-855.

[79] SKOREK A. Posttraumatic orbital emphysema: a numerical model[J]. J Ophthalmol, 2014: 231436.

[80] SATYARTHEE GD, SHARMA BS. Posttraumatic orbital emphysema in a 7-year-old girl associated with bilateral raccoon eyes: revisit of rare clinical emergency, with potential for rapid visual deterioration[J]. J Pediatr Neurosci, 2015, 10: 166-168.

[81] SUN MT, CHAN WO, SELVA D. Traumatic orbital compartment syndrome: importance of the lateral canthomy and cantholysis[J]. Emerg Med Australas EMA, 2014, 26: 274-278.

[82] CARRIM ZI, ANDERSON IWR, KYLE PM. Traumatic orbital compartment syndrome: importance of prompt recognition and management[J]. Eur J Emerg Med Off J Eur Soc Emerg Med, 2007, 14: 174-176.

[83] WU M, YIP JLY, KUPER H. Rapid assessment of avoidable blindness in Kunming, China[J]. Ophthalmology, 2008, 115: 969-974.

[84] WOLIN MJ, LAVIN PJ. Spontaneous visual recovery from traumatic optic neuropathy after blunt head injury[J]. Am J Ophthalmol, 1990, 109: 430-435.

[85] BRACKEN MB. A randomized, controlled trial of methylprednisolone or naloxone in the treatment

of acute spinal-cord injury. Results of the second national acute spinal cord injury study[J]. N Engl J Med, 1990, 322: 1405-1411.
[86] BRACKEN MB, SHEPARD MJ, HOLFORD TR, et al. Administration of methylprednisolone for 24 or 48 hours or tirilazad mesylate for 48 hours in the treatment of acute spinal cord injury. Results of the third national acute spinal cord injury randomized controlled trial. National acute spinal cord injury study[J]. JAMA, 1997, 277: 1597-1604.
[87] ROBERTS I, YATES D, SANDERCOCK P, et al. Effect of intravenous corticosteroids on death within 14 days in 10008 adults with clinically significant head injury (MRC CRASH trial): randomised placebo-controlled trial[J]. Lancet Lond Engl, 2004, 364:1321-1328.
[88] EDWARDS P, ARANGO M, BALICA L, et al. Final results of MRC CRASH, a randomised placebo-controlled trial of intravenous corticosteroid in adults with head injury-outcomes at 6 months[J]. Lancet Lond Engl, 2005, 365: 1957-1959.
[89] STEINSAPIR KD, GOLDBERG RA, SINHA S, et al. Methylprednisolone exacerbates axonal loss following optic nerve trauma in rats[J]. Restor Neurol Neurosci, 2000, 17: 157-163.
[90] GOLDBERG RA, STEINSAPIR KD. Extracranial optic canal decompression: indications and technique[J]. Ophthal Plast Reconstr Surg, 1996, 12: 163-170.
[91] MAURER J, HINNI M, MANN W, et al. Optic nerve decompression in trauma and tumor patients[J]. Eur Arch Oto-Rhino-Laryngol Off J Eur Fed Oto-Rhino-Laryngol Soc EUFOS Affil Ger Soc Oto-Rhino-Laryngol-Head Neck Surg, 1999, 256: 341-345.
[92] CHOU PI, SADUN AA, CHEN YC, et al. Clinical experiences in the management of traumatic optic neuropathy[J]. Neuro-Ophthalmol, 1996, 16: 325-336.
[93] WALSH FB. Pathological-clinical correlations. I. Indirect trauma to the optic nerves and chiasm. II. Certain cerebral involvements associated with defective blood supply[J]. Invest Ophthalmol, 1966, 5: 433-439.
[94] KUPPERSMITH RB, ALFORD EL, PATRINELY JR, et al. Combined transconjunctival/intranasal endoscopic approach to the optic canal in traumatic optic neuropathy[J]. Laryngoscope, 1997, 107: 311-315.
[95] HUGHES B. Indirect injury of the optic nerves and chiasma[J]. Bull Johns Hopkins Hosp, 1962, 111: 98-126.
[96] LI H, ZHOU B, SHI J, et al. Treatment of traumatic optic neuropathy: our experience of endoscopic optic nerve decompression[J]. J Laryngol Otol, 2008, 122: 1325-1329.
[97] GUYER DR, MILLER NR, LONG DM, et al. Visual function following optic canal decompression via craniotomy[J]. J Neurosurg, 1985, 62: 631-638.
[98] CHEN CT, HUANG F, TSAY PK, et al. Endoscopically assisted transconjunctival decompression of traumatic optic neuropathy[J]. J Craniofac Surg, 2007, 18: 19-26, 28.
[99] GIRARD BC, BOUZAS EA, LAMAS G, et al. Visual improvement after transethmoid-sphenoid decompression in optic nerve injuries[J]. J Clin Neuroophthalmol, 1992, 12: 142-148.
[100] NAYAK SR, KIRTANE MV, INGLE MV. Transethmoid decompression of the optic nerve in head injuries: an update[J]. J Laryngol Otol, 1991, 105: 205-206.
[101] KNOX BE, GATES GA, BERRY SM. Optic nerve decompression via the lateral facial approach[J]. Laryngoscope, 1990, 100: 458-462.
[102] KONG DS, SHIN HJ, KIM HY, et al. Endoscopic optic canal decompression for compressive optic neuropathy[J]. J Clin Neurosci Off J Neurosurg Soc Australas, 2011, 18: 1541-1545.

[103] HORIGUCHI K, MURAI H, HASEGAWA Y, et al. Endoscopic endonasal trans-sphenoidal optic nerve decompression for traumatic optic neuropathy–technical note[J]. Neurol Med Chir (Tokyo), 2010, 50: 518-522.

[104] WANG D, ZHENG C, QIAN J, et al. Endoscopic optic nerve decompression for the treatment of traumatic optic nerve neuropathy[J]. ORL J Oto-Rhino-Laryngol Its Relat Spec, 2008, 70: 130-133.

[105] ONOFREY CB, TSE DT, JOHNSON TE, et al. Optic canal decompression: a cadaveric study of the effects of surgery[J]. Ophthal Plast Reconstr Surg, 2007, 23: 261-266.

[106] WOLDEMUSSIE E, YOLES E, SCHWARTZ M, et al. Neuroprotective effect of memantine in different retinal injury model sinrats[J]. J Glaucoma, 2002, 11: 474-480.

[107] SAPIEHA PS, PELTIER M, RENDAHL KG, et al. Fibroblast growth factor-2 gene delivery stimulates axon growth by adult retinal ganglion cells after acute optic nerve injury[J]. Mol Cell Neurosci, 2003, 24: 656-672.

[108] CHEN H, WEBER AJ. BDNF enhances retinal ganglion cell survival in cats with optic nerve damage[J]. Invest Ophthalmol Vis Sci, 2001, 42: 966-974.

[109] DI POLO A, AIGNER LJ, DUNN RJ, et al. Prolonged delivery of brain-derived neurotrophic factor by adenovirus-infected Müller cells temporarily rescues injured retinal ganglion cells[J]. Proc Natl Acad Sci USA, 1998, 95: 3978-3983.

[110] ALS CNTF. Treatment Study Group. A double-blind placebo-controlled clinical trial of subcutaneous recombinant human ciliary neurotrophic factor (rHCNTF) in amyotrophic lateral sclerosis[J]. Neurology, 1996, 46: 1244-1249.

[111] MÜLLER A, HAUK TG, FISCHER D. Astrocyte-derived CNTF switches mature RGCs to a regenerative state following inflammatory stimulation[J]. Brain J Neurol, 2007, 130: 3308-3320.

[112] FISCHER D, HAUK TG, MÜLLER A, et al. Crystallins of the beta/gamma-superfamily mimic the effects of lens injury and promote axon regeneration[J]. Mol Cell Neurosci, 2008, 37: 471-479.

[113] LAM TT, TSO MO. Nitric oxide synthase (NOS) inhibitors ameliorate retinal damage induced by ischemia in rats[J]. Res Commun Mol Pathol Pharmacol, 1996, 92: 329-340.

[114] TEZEL G, YANG X, YANG J, et al. Role of tumor necrosis factor receptor-1 in the death of retinal ganglion cells following optic nerve crush injury in mice[J]. Brain Res, 2004, 996: 202-212.

[115] KARIM Z, SAWADA A, KAWAKAMI H, et al. A new calcium channel antagonist, lomerizine, alleviates secondary retinal ganglion cell death after optic nerve injury in the rat[J]. Curr Eye Res, 2006, 31: 273-283.

[116] SARIKCIOGLU L, DEMIR N, AKAR Y, et al. Effect of intrathecal FK506 administration on intraorbital optic nerve crush: an ultrastructural study[J]. Can J Ophthalmol J Can Ophthalmol, 2009, 44: 427-430.

[117] KING CE, RODGER J, BARTLETT C, et al. Erythropoietin is both neuroprotective and neuroregenerative following optic nerve transection[J]. Exp Neurol, 2007, 205: 48-55.

[118] KARDON RH, CORBETT JJ, THOMPSON HS. Segmental denervation and reinnervation of the iris sphincter as shown by infrared videographic transillumination[J]. Ophthalmology, 1998, 105: 313-321.

[119] OSAMA H, ABABNEH AAK. Classic triad of ross syndrome with diffuse autonomic dysfunction and positive antinuclear antibody titre. Neuro-Ophthalmol, 2012: 36.

[120] THOMPSON HS. Adie's syndrome: some new observations[J]. Trans Am Ophthalmol Soc, 1977, 75: 587-626.

[121] FELTEN D, SHETTY A. Netter's Atlas Of Neuroscience. Saunders, 2010.

[122] STEAD RE, DINEEN RA, DUA HS, et al. Multidetector computed tomographic angiography in horner syndrome[J]. Neuro-Ophthalmol, 2009, 33: 62-64.

[123] BORGMAN CJ. Horner syndrome secondary to internal carotid artery dissection after a short-distance endurance run: a case study and review[J]. J Optom, 2012, 5: 209-216.

[124] VENTURA RE, BALCER LJ, GALETTA SL. The neuro-ophthalmology of head trauma[J]. Lancet Neurol, 2014, 13: 1006-1016.

[125] LIN YC, CHUANG MT, HSU CH, et al. First rib fracture resulting in Horner's syndrome[J]. J Emerg Med, 2015, 49: 868-870.

[126] MENG K, TIAN W, LV Z, et al. Horner's syndrome subsequent to minimally invasive video-assisted thyroidectomy in two patients[J]. Oncol Lett, 2015, 10: 459-462.

[127] SMITH SJ, DIEHL N, LEAVITT JA, et al. Incidence of pediatric Horner syndrome and the risk of neuroblastoma: a population-based study[J]. Arch Ophthalmol Chic Ill, 2010, 1960(128): 324-329.

[128] LAZAR I, CAVARI Y, ROSENBERG E, et al. Horner's syndrome in patients admitted to the paediatric intensive care unit: epidemiology, diagnosis and clinical practice[J]. Anaesth Intensive Care, 2013, 41: 20-23.

[129] WEICHEL ED, COLYER MH, LUDLOW SE, et al. Combat ocular trauma visual outcomes during operations iraqi and enduring freedom[J]. Ophthalmology, 2008, 115: 2235-2245.

[130] DE SILVA WDD, DE SOYSA MSM, PERERA BL. Iatrogenic Horner's syndrome: a rare complication of thyroid surgery[J]. Ceylon Med J, 2010, 55: 136.

[131] BAYHAN Gİ, KARACA M, YAZICI Ü, et al. Case of Horner's syndrome after the surgical treatment of pulmonary hydatid cyst[J]. Türkiye Parazitolojii Derg. Türkiye Parazitoloji Derneği Acta Parasitol Turc Turk Soc Parasitol, 2010, 34: 196-199.

[132] The CADISS trial investigators. Antiplatelet treatment compared with anticoagulation treatment for cervical artery dissection (CADISS): a randomised trial[J]. Lancet Neurol, 2015, 14: 361-367.

[133] BAUGNON KL, HUDGINS PA. Skull base fractures and their complications[J]. Neuroimaging Clin N Am, 2014, 24: 439-465, vii–viii.

[134] KARASU A, SABANCI PA, IZGI N, et al. Traumatic epidural hematomas of the posterior cranial fossa[J]. Surg Neurol, 2008, 69: 247-252.

[135] ODEBODE TO, ADEMOLA-POPOOLA DS, OJO TA, et al. Ocular and visual complications of head injury[J]. Eye Lond Engl, 2005, 19: 561-566.

[136] LIN DT, LIN AC. Surgical treatment of traumatic injuries of the cranial base[J]. Otolaryngol Clin North Am, 2013, 46: 749-757.

[137] SAMII M, TATAGIBA M. Skull base trauma: diagnosis and management[J]. Neurol Res, 2002, 24: 147-156.

[138] STEPHENS JR, HOLMES S, EVANS BT. Applied anatomy of the anterior cranial fossa: what can fracture patterns tell us? [J]. Int J Oral Maxillofac Surg, 2016, 45: 275-278.

[139] PIEK J. Surgical treatment of complex traumatic frontobasal lesions: personal experience in 74 patients[J]. Neurosurg Focus, 2000, 9: e2.

[140] YILMAZLAR S, ARSLAN E, KOCAELI H, et al. Cerebrospinal fluid leakage complicating skull

base fractures: analysis of 81 cases[J]. Neurosurg Rev, 2006, 29: 64-71.
[141] KIENSTRA MA, VAN LOVEREN H. Anterior skull base fractures[J]. Facial Plast Surg FPS, 2005, 21: 180-186.
[142] SCHUKNECHT B, GRAETZ K. Radiologic assessment of maxillofacial, mandibular, and skull base trauma[J]. Eur Radiol, 2005, 15: 560-568.
[143] SCHLOSSER RJ, BOLGER WE. Nasal cerebrospinal fluid leaks: critical review and surgical considerations[J]. Laryngoscope, 2004, 114: 255-265.
[144] BUMM K, HEUPEL J, BOZZATO A, et al. Localization and infliction pattern of iatrogenic skull base defects following endoscopic sinus surgery at a teaching hospital[J]. Auris Nasus Larynx, 2009, 36: 671-676.
[145] LLOYD KM, DELGAUDIO JM, HUDGINS PA. Imaging of skull base cerebrospinal fluid leaks in adults[J]. Radiology, 2008, 248: 725-736.
[146] SAVVA A, TAYLOR MJ, BEATTY CW. Management of cerebrospinal fluid leaks involving the temporal bone: report on 92 patients[J]. Laryngoscope, 2003, 113: 50-56.
[147] MANSON PN, STANWIX MG, YAREMCHUK MJ, et al. Frontobasal fractures: anatomical classification and clinical significance[J]. Plast Reconstr Surg, 2009, 124: 2096-2106.
[148] ARJUN S, JOSHI MD. Skull base anatomy: overview[M]. Middle, Skull Base: Anterior Skull Base, 2015.
[149] ZIU M, SAVAGE JG, JIMENEZ DF. Diagnosis and treatment of cerebrospinal fluid rhinorrhea following accidental traumatic anterior skull base fractures[J]. Neurosurg Focus, 2012, 32: E3.
[150] SCHIEVINK WI. Spontaneous spinal cerebrospinal fluid leaks and intracranial hypotension[J]. JAMA, 2006, 295: 2286-2296.
[151] MOHINDRA S, SHARMA M, MOHINDRA S. Traumatic chiasmal syndrome[J]. Br J Neurosurg, 2012, 26: 872-874.
[152] HEINZ GW, NUNERY WR, GROSSMAN CB. Traumatic chiasmal syndrome associated with midline basilar skull fractures[J]. Am J Ophthalmol, 1994, 117: 90-96.
[153] SHARMA R, GOYAL M, SHARMA A, et al. Traumatic transection of the optic chiasm: magnetic resonance evaluation[J]. Australas Radiol, 1998, 42: 80-82.
[154] HASSAN A, LANZINO G, WIJDICKS EFM, et al. Terson's syndrome[J]. Neurocrit Care, 2011, 15: 554-558.
[155] WORTHINGTON JP, SNAPE L. Horner's syndrome secondary to a basilar skull fracture after maxillofacial trauma[J]. J Oral Maxillofac Surg Off J Am Assoc Oral Maxillofac Surg, 1998, 56: 996-1000.
[156] FATTAHI TT, BRANDT MT, JENKINS WS, et al. Traumatic carotid-cavernous fistula: pathophysiology and treatment[J]. J Craniofac Surg, 2003, 14: 240-246.
[157] YORK G, BARBORIAK D, PETRELLA J, et al. Association of internal carotid artery injury with carotid canal fractures in patients with head trauma[J]. AJR Am J Roentgenol, 2005, 184: 1672-1678.
[158] ANTONIADES K, KARAKASIS D, TASKOS N. Abducent nerve palsy following transverse fracture of the middle cranial fossa[J]. J Cranio-Maxillo-fac Surg Off Publ Eur Assoc Cranio-Maxillo-fac Surg, 1993, 21: 172-175.
[159] LEHN AC, LETTIERI J, GRIMLEY R. A case of bilateral lower cranial nerve palsies after base of skulltrauma with complex management issues: case report and review of the literature[J]. Neurol,

2012, 18: 152-154.

[160] WINKLER-SCHWARTZ A, CORREA JA, MARCOUX J. Clival fractures in a level I trauma center[J]. J Neurosurg, 2015, 122: 227-235.

[161] CONNOR SEJ, FLIS C. The contribution of high-resolution multiplanar reformats of the skull base to the detection of skull-base fractures[J]. Clin Radiol, 2005, 60: 878-885.

[162] STONE JA, CASTILLO M, NEELON B, et al. Evaluation of CSF leaks: high-resolution CT compared with contrast-enhanced CT and radionuclide cisternography[J]. AJNR Am J Neuroradiol, 1999, 20: 706-712.

[163] WARNECKE A, T AVERBECK, WURSTER U, et al. Diagnostic relevance of beta2-transferrin for the detection of cerebrospinal fluid fistulas[J]. Arch Otolaryngol Head Neck Surg, 2004, 130: 1178-1184.

[164] BELL RB, DIERKS EJ, HOMER L, et al. Management of cerebrospinal fluid leak associated with craniomaxillofacial trauma[J]. J Oral Maxillofac Surg Off J Am Assoc Oral Maxillofac Surg, 2004, 62: 676-684.

[165] ROCCHI G, CAROLI E, BELLI E, et al. Severe craniofacial fractures with frontobasal involvement and cerebrospinal fluid fistula: indications for surgical repair[J]. Surg Neurol, 2005, 63: 559-564.

[166] RATILAL BO, COSTA J, PAPPAMIKAIL L, et al. Antibiotic prophylaxis for preventing meningitis in patients with basilar skull fractures[J]. Cochrane Database Syst Rev, 2015, 4 CD004884.

[167] SAKAS DE, BEALE DJ, AMEEN AA, et al. Compound anterior cranial base fractures: classification using computerized tomography scanning as a basis for selection of patients for dural repair[J]. J Neurosurg, 1998, 88: 471-477.

[168] NOLTE J. Nolte's the human brain: an introduction to its functional anatomy[M]. Mosby Elsevier, 2009.

[169] SANTOS G, LIMA T, PEREIRA S, et al. Traumatic middle cerebral artery aneurysm secondary to a gunshot wound[J]. J Neuroimaging Off J Am Soc Neuroimaging, 2013, 23: 115-117.

[170] BUCKINGHAM MJ, CRONE KR, BALL WS, et al. Traumatic intracranial aneurysms in childhood: two cases and a review of the literature[J]. Neurosurgery, 1988, 22: 398-408.

[171] WEWEL J, MANGUBAT EZ, MUÑOZ L. Iatrogenic traumatic intracranial aneurysm after endoscopic sinus surgery[J]. J Clin Neurosci Off J Neurosurg Soc Australas, 2014, 21: 2072-2076.

[172] LARSON PS, REISNER A, MORASSUTTI DJ, et al. Traumatic intracranial aneurysms[J]. Neurosurg Focus, 2000, 8: e4.

[173] KIECK CF, DE VILLIERS JC. Vascular lesions due to transcranial stab wounds[J]. J Neurosurg, 1984, 60: 42-46.

[174] ZANGBAR B, WYNNE J, JOSEPH B, et al. Traumatic intracranial aneurysm in blunt trauma[J]. Brain Inj, 2015, 29: 601-606.

[175] ZHANG C, CHEN H, BAI R. Traumatic aneurysm on the posterior cerebral artery following blunt trauma in a 14-year-old girl: case report[J]. Neuropediatrics, 2011, 42: 204-206.

[176] HOROWITZ MB, KOPITNIK TA, LANDRENEAU F, et al. Multidisciplinary approach to traumatic intracranial aneurysms secondary to shotgun and handgun wounds[J]. Surg Neurol, 1999, 51: 31-42.

[177] PÜLHORN H, CHANDRAN A, NAHSER H, et al. Case report: traumatic carotid-cavernous

fistula[J]. J Trauma Nurs Off J Soc Trauma Nurses, 2016, 23: 42-44.
[178] SCHÜTZ P, BOSNJAKOVIC P, ABULHASAN YB, et al. Traumatic carotid-cavernous fistula in a multiple facial fractures patient: case report and literature review[J]. Dent Traumatol Off Publ Int Assoc Dent Traumatol[J]. 2014, 30: 488-492.
[179] BARROW DL. Classification and treatment of spontaneous carotid-cavernous sinus fistulas[J]. J Neurosurg, 1985, 62: 248-256.
[180] GALLUCCI GM. Carotid-cavernous sinus fistula: a case study[J]. J Neurosci Nurs J Am Assoc Neurosci Nurses, 2005, 37: 200-202, 210.
[181] CORRADINO G, GELLAD FE, SALCMAN M. Traumatic carotid-cavernous fistula[J]. South Med J, 1988, 81: 660-663.
[182] ELLIS JA, GOLDSTEIN H, CONNOLLY ES, et al. Carotid-cavernous fistulas[J]. Neurosurg Focus, 2012, 32: E9.
[183] CHAUDHRY IA, ELKHAMRY SM, AL-RASHED W, et al. Carotid cavernous fistula: ophthalmological implications[J]. Middle East Afr J Ophthalmol, 2009, 16: 57-63.
[184] LIU YC. The recovery time of traumatic carotid-cavernous fistula-induced oculomotor nerve paresis after endovascular treatment with detachable balloons[J]. J Neuroradiol J Neuroradiol, 2014, 41: 329-335.
[185] WANG WH. Early diagnosis and management of cerebral venous flow obstruction secondary to transsinus fracture after traumatic brain injury[J]. J Clin Neurol Seoul Korea, 2013, 9: 259-268.
[186] LI J, WEI L, XU B, et al. Risk factors and early diagnosis of cerebral venous sinus occlusion secondary to traumatic brain injury[J]. Neurol India, 2015, 63: 881-888.
[187] CONNOR SEJ, JAROSZ JM. Magnetic resonance imaging of cerebral venous sinus thrombosis[J]. Clin Radiol, 2002, 57: 449-461.
[188] VAN GIJN J. Cerebral venous thrombosis: pathogenesis, presentation and prognosis[J]. J R Soc Med, 2000, 93: 230-233.
[189] KUEHNEN J, SCHWARTZ A, NEFF W, et al. Cranial nerve syndrome in thrombosis of the transverse/sigmoid sinuses[J]. Brain J Neurol, 1998, 121(Pt 2): 381-388.
[190] BOUSSER MG, CHIRAS J, BORIES J, et al. Cerebral venous thrombosis–a review of 38 cases[J]. Stroke J Cereb Circ, 1985, 16: 199-213.
[191] FREEMAN WD, AGUILAR MI. Intracranial hemorrhage: diagnosis and management[J]. Neurol Clin, 2012, 30: 211-240, ix.
[192] PARCHANI A, EL-MENYAR A, AL-THANI H, et al. Traumatic subarachnoid hemorrhage due to motor vehicle crash versus fall fromheight: a 4-year epidemiologic study[J]. World Neurosurg, 2014, 82: e639-644.
[193] CHOI JH, JAKOB M, STAPF C, et al. Multimodal early rehabilitation and predictors of outcome in survivors of severe traumatic brain injury[J]. J Trauma, 2008, 65: 1028-1035.
[194] SERVADEI F, MURRAY GD, TEASDALE GM, et al. Traumatic subarachnoid hemorrhage: demographic and clinical study of 750 patients from the European brain injury consortium survey of head injuries[J]. Neurosurgery, 2002, 50: 261-267, 269.
[195] GREENE KA, MARCIANO FF, JOHNSON BA, et al. Impact of traumatic subarachnoid hemorrhage on outcome in nonpenetrating head injury. Part I: a proposed computerized tomography grading scale[J]. J Neurosurg, 1995, 83: 445-452.
[196] EISENBERG HM, ALDRICH GH JR EF, SAYDJARI C, et al. Initial CT findings in 753 patients

with severe head injury. A report from the NIH Traumatic Coma Data Bank[J]. J Neurosurg, 1990, 73: 688-698.

[197] MATTIOLI C. Traumatic subarachnoid hemorrhage on the computerized tomography scan obtained at admission: a multicenter assessment of the accuracy of diagnosis and the potential impact on patient outcome[J]. J Neurosurg, 2003, 98: 37-42.

[198] A multicenter trial of the efficacy of nimodipine on outcome after severe head injury. The European study group on nimodipine in severe head injury[J]. J Neurosurg, 1994, 80: 797-804.

[199] COMPAGNONE C, EISENBERG HM, MARSHALL LE, et al. Patients with moderate head injury: a prospective multicenter study of 315 patients[J]. Neurosurgery, 2009, 64: 690-697.

[200] MURRAY GD, TEASDALE GM, BRAAKMAN R, et al. The European brain injury consortium survey of head injuries[J]. Acta Neurochir (Wien), 1999, 141: 223-236.

[201] KAKARIEKA A, BRAAKMAN R, SCHAKEL EH. Clinical significance of the finding of subarachnoid blood on CT scan after head injury[J]. Acta Neurochir (Wien), 1994, 129: 1-5.

[202] MOYNIHAN G, ROBINSON K. Terson's syndrome: subarachnoid haemorrhage presenting as sudden visual loss[J]. Emerg Med Australas EMA, 2012, 24: 454-456.

[203] ARMIN SS, COLOHAN ART, ZHANG JH. Traumatic subarachnoid hemorrhage: our current understanding and its evolution over the past half century[J]. Neurol Res, 2006, 28: 445-452.

[204] GARFINKLE AM, DANYS IR, NICOLLE DA, et al. Terson's syndrome: a reversible cause of blindness following subarachnoid hemorrhage[J]. J Neurosurg, 1992, 76: 766-771.

[205] MEDELE RJ, STUMMER W, MUELLER AJ, et al. Terson's syndrome in subarachnoid hemorrhage and severe brain injury accompanied by acutely raised intracranial pressure[J]. J Neurosurg, 1998, 88: 851-854.

[206] STIENEN MN, LÜCKE S, GAUTSCHI OP, et al. Terson haemorrhage in patients suffering aneurysmal subarachnoid haemorrhage: a prospective analysis of 60 consecutive patients[J]. Clin Neurol Neurosurg, 2012, 114: 535-538.

[207] CZORLICH P. Terson syndrome in subarachnoid hemorrhage, intracerebral hemorrhage, and traumatic brain injury. Discussion 136 [J]. Neurosurg Rev, 2015, 38: 129-136.

[208] LEE SH, SEO JH, PARK SH, et al. Terson syndrome in aneurysmal subarachnoid hemorrhage: a case report[J]. Ann Rehabil Med, 2015, 39: 640-644.

[209] KUHN F, MORRIS R, WITHERSPOON CD, et al. Terson syndrome. Results of vitrectomy and the significance of vitreous hemorrhage in patients with subarachnoid hemorrhage[J]. Ophthalmology,1998, 105: 472-477.

[210] SRINIVASAN S, KYLE G. Subinternal limiting membrane and subhyaloid haemorrhage in Terson syndrome: the macular "double ring" sign[J]. Eye Lond Engl, 2006, 20: 1099-1101.

[211] BOESIGER BM, SHIBER JR. Subarachnoid hemorrhage diagnosis by computed tomography and lumbar puncture: are fifth generation CT scanners better at identifying subarachnoid hemorrhage? [J]. J Emerg Med, 2005, 29: 23-27.

[212] ROPPER AH, DAVIS KR. Lobar cerebral hemorrhages: acute clinical syndromes in 26 cases[J]. Ann Neurol, 1980, 8: 141-147.

[213] DIRIM BV, ORÜK C, ERDOĞAN N, et al. Traumatic posterior fossa hematomas[J]. Diagn Interv Radiol Ank Turk, 2005, 11: 14-18.

[214] ARAUJO JLV, AGUIAR UDO P, TODESCHINI AB, et al. Epidemiological analysis of 210 cases of surgically treated traumatic extradural hematoma[J]. Rev Colégio Bras Cir, 2012, 39: 268-271.

[215] BOR-SENG-SHU E. Epidural hematomas of the posterior cranial fossa[J]. Neurosurg Focus, 2004, 16 ECP1.

[216] TAKEUCHI S, TAKASATO Y, WADA K, et al. Traumatic posterior fossa subdural hematomas[J]. J Trauma Acute Care Surg, 2012, 72: 480-486.

[217] D'AMATO L, PIAZZA O, ALLIATA L, et al. Prognosis of isolated acute post-traumatic subdural haematoma[J]. J Neurosurg Sci, 2007, 51: 107-111.

[218] TALLON JM, ACKROYD-STOLARZ S, KARIM SA, et al. The epidemiology of surgically treated acute subdural and epidural hematomas in patients with head injuries: a population-based study[J]. Can J Surg J Can Chir, 2008, 51: 339-345.

[219] LEITGEB J, MAURITZ W, BRAZINOVA A, et al. Outcome after severe brain trauma due to acute subdural hematoma[J]. J Neurosurg, 2012, 117: 324-333.

[220] KOÇ RK, AKDEMIR H, OKTEM IS, et al. Acute subdural hematoma: outcome and outcome prediction[J]. Neurosurg Rev, 1997, 20: 239-244.

[221] BULLOCK MR, CHESNUT R, GHAJAR J, et al. Surgical management of acute epidural hematomas. Discussion Si–iv [J]. Neurosurgery, 2006, 58: S7-15.

[222] BULLOCK MR, CHESNUT R, GHAJAR J, et al. Surgical management of acute subdural hematomas. Discussion Si–iv. [J]. Neurosurgery, 2006, 58: S16-24.

[223] HASELSBERGER K, PUCHER R, AUER LM. Prognosis after acute subdural or epidural haemorrhage[J]. Acta Neurochir (Wien), 1988, 90: 111-116.

[224] SEELIG JM, BECKER DP, MILLER JD, et al. Traumatic acute subdural hematoma: major mortality reduction in comatose patients treated within four hours[J]. N Engl J Med, 1981, 304: 1511-1518.

[225] WILBERGER JE, HARRIS M, DIAMOND DL. Acute subdural hematoma: morbidity, mortality, and operative timing[J]. J Neurosurg, 1991, 74: 212-218.

[226] TIEN HCN, JUNG V, PINTO R, et al. Reducing time-to-treatment decreases mortality of trauma patients with acute subdural hematoma[J]. Ann Surg, 2011, 253: 1178-1183.

[227] COHEN JE, MONTERO A, ISRAEL ZH. Prognosis and clinical relevance of anisocoria-craniotomy latency for epidural hematoma in comatose patients[J]. J Trauma, 1996, 41: 120-122.

[228] POON WS, LI AK. Comparison of management outcome of primary and secondary referred patients with traumatic extradural haematoma in a neurosurgical unit[J]. Injury, 1991, 22: 323-325.

[229] KARIBE H, HAYASHI T, HIRANO T, et al. Surgical management of traumatic acute subdural hematoma in adults: a review[J]. Neurol Med Chir (Tokyo), 2014, 54: 887-894.

[230] ZACHARIA BE, VAUGHAN KA, HICKMAN ZL, et al. Predictors of long-term shunt-dependent hydrocephalus in patients with intracerebral hemorrhage requiring emergency cerebrospinal fluid diversion[J]. Neurosurg Focus, 2012, 32: E5.

[231] Faul 2010. Traumatic brain injury in the United States—Emergency Department Visits, hospitalizations and deaths 2002–2006[EB/OL].

[232] CAPÓ-APONTE JE, UROSEVICH TG, TEMME LA, et al. Visual dysfunctions and symptoms during the subacute stage of blast-induced mild traumatic brain injury[J]. Mil Med, 2012, 177: 804-813.

[233] RYAN LM, WARDEN DL. Post concussion syndrome[J]. Int Rev Psychiatry Abingdon Engl, 2003, 15: 310-316.

[234] KRAUS JF, HSU P, SCHAFER K, et al. Sustained outcomes following mild traumatic brain injury: results of a five-emergency department longitudinal study[J]. Brain Inj, 2014, 28: 1248-1256.

[235] DAWODU ST. Traumatic brain injury (TBI)—Definition and pathophysiology: overview, epidemiology, primary injury. 2015.

[236] CURRIE S, SALEEM N, STRAITON JA, et al. Imaging assessment of traumatic brain injury[J]. Postgrad Med J, 2016, 92: 41-50.

[237] PERUNOVIC B, QUILTY RD, ATHANASIOU A, et al. Damage to intracranial optic pathways in fatal closed head injury in man[J]. J Neurol Sci, 2001, 185: 55-62.

[238] HAMMOUD DA, WASSERMAN BA. Diffuse axonal injuries: pathophysiology and imaging[J]. Neuroimaging Clin N Am, 2002, 12: 205-216.

[239] MEYTHALER JM, PEDUZZI JD, ELEFTHERIOU E, et al. Current concepts: diffuse axonal injury-associated traumatic brain injury[J]. Arch Phys Med Rehabil, 2001, 82: 1461-1471.

[240] ADAMS ME, LINN J, YOUSRY I. Pathology of the ocular motor nerves III, IV, and VI. preceding x–x [J]. Neuroimaging Clin N Am, 2008, 18: 261–282.

[241] BAZARIAN JJ, BLYTH B, CIMPELLO L. Bench to bedside: evidence for brain injury after concussion–looking beyond the computed tomography scan[J]. Acad Emerg Med Off J Soc Acad Emerg Med, 2006, 13: 199-214.

[242] LI XY, FENG DF. Diffuse axonal injury: novel insights into detection and treatment[J]. J Clin Neurosci Off J Neurosurg Soc Australas, 2009, 16: 614-619.

[243] MITTENBERG W, CANYOCK EM, CONDIT D, et al. Treatment of post-concussion syndrome following mild head injury[J]. J Clin Exp Neuropsychol, 2001, 23: 829-836.

[244] GENTRY LR, GODERSKY JC, THOMPSON B, et al. Prospective comparative study of intermediate-field MR and CT in the evaluation of closed head trauma[J]. AJR Am J Roentgenol, 1988, 150: 673-682.

[245] OGAWA T, SEKINO H, UZURA M, et al. Comparative study of magnetic resonance and CT scan imaging in cases of severe head injury[J]. Acta Neurochir Suppl (Wien), 1992, 55: 8-10.

[246] MITTL RL, GROSSMAN RI, HIEHLE JF, et al. Prevalence of MR evidence of diffuse axonal injury in patients with mild head injury and normal head CT findings[J]. AJNR Am J Neuroradiol, 1994, 15: 1583-1589.

[247] TAKAYAMA H, KOBAYASHI M, SUGISHITA M, et al. Diffusion-weighted imaging demonstrates transient cytotoxic edema involving the corpus callosum in a patient with diffuse brain injury[J]. Clin Neurol Neurosurg, 2000, 102: 135-139.

[248] HADLEY DM, TEASDALE GM, JENKINS A, et al. Magnetic resonance imaging in acute head injury[J]. Clin Radiol, 1988, 39: 131-139.

[249] JOHNSTON KM, PTITO A, CHANKOWSKY J, et al. New frontiers in diagnostic imaging in concussive head injury[J]. Clin J Sport Med Off J Can Acad Sport Med, 2001, 11: 166-175.

[250] AKIYAMA Y. Susceptibility-weighted magnetic resonance imaging for the detection of cerebral microhemorrhage in patients with traumatic brain injury. Discussion 99[J]. Neurol Med Chir (Tokyo), 2009, 49: 97-99.

[251] GOODRICH GL, FLYG HM, KIRBY JE, et al. Mechanisms of TBI and visual consequences in military and veteran populations[J]. Optom Vis Sci Off Publ Am Acad Optom, 2013, 90: 105-112.

[252] MAGONE MT, KWON E, SHIN SY. Chronic visual dysfunction after blast-induced mild

traumatic brain injury[J]. J Rehabil Res Dev, 2014, 51: 71-80.

[253] TRUONG JQ, CIUFFREDA KJ, HAN MHE, et al. Photosensitivity in mild traumatic brain injury (mTBI): a retrospective analysis[J]. Brain Inj, 2014, 28: 1283-1287.

[254] KATZ BJ, DIGRE KB. Diagnosis, pathophysiology and treatment of photophobia[EB/J]. Surv Ophthalmol, 2016. Doi:10.1016/j.survophthal.2016.02.001.

[255] LEBENSOHN JE, BELLOWS J. The nature of photophobia[J]. Arch Ophthalmol, 1934, 12: 380-390.

[256] BRAHM KD, WILGENBURG HM, KIRBY J, et al. Visual impairment and dysfunction in combat-injured servicemembers with traumatic brain injury[J]. Optom Vis Sci Off Publ Am Acad Optom, 2009, 86: 817-825.

[257] ALVAREZ TL, KIM EH, VICCI VR, et al. Concurrent vision dysfunctions in convergence insufficiency with traumatic brain injury[J]. Optom Vis Sci Off Publ Am Acad Optom, 2012, 89: 1740-1751.

[258] HEITGER MH. Motor deficits and recovery during the first year following mild closed head injury[J]. Brain Inj, 2006, 20: 807-824.

[259] KEANE JR. Neurologic eye signs following motorcycle accidents[J]. Arch Neurol, 1989, 46: 761-762.

[260] LINNAU KF, HALLAM DK, LOMOSCHITZ FM, et al. Orbital apex injury: trauma at the junction between the face and the cranium[J]. Eur J Radiol, 2003, 48: 5-16.

[261] DHALIWAL A, WEST AL, TROBE JD, et al. Third, fourth, and sixth cranial nerve palsies following closed head injury[J]. J Neuro-Ophthalmol Off J North Am Neuro-Ophthalmol Soc, 2006, 26: 4-10.

[262] FERREIRA T, VERBIST B, VAN BUCHEM M, et al. Imaging the ocular motor nerves[J]. Eur J Radiol, 2010, 74: 314-322.

[263] KIM E, CHANG H. Isolated oculomotor nerve palsy following minor head trauma: case illustration and literature review[J]. J Korean Neurosurg Soc, 2013, 54: 434-436.

[264] VARNAMKHASTI M, THOMAS A. Brain and facial trauma: a neuroradiology perspective[J]. Trauma, 2011, 13: 317-333.

[265] CLUSMANN H, SCHALLER C, SCHRAMM J. Fixed and dilated pupils after trauma, stroke, and previous intracranial surgery: management and outcome[J]. J Neurol Neurosurg Psychiatry, 2001, 71: 175-181.

[266] KEANE JR. Third nerve palsy: analysis of 1400 personally-examined inpatients[J]. Can J Neurol Sci J Can Sci Neurol, 2010, 37: 662-670.

[267] YOUNG GB. Impaired consciousness and herniation syndromes[J]. Neurol Clin, 2011, 29: 765-772.

[268] ELKAMMASH TH, ENABA MM, AWADALLA AM. Variability in sphenoid sinus pneumatization and its impact upon reduction of complications following sellar region surgeries[J]. Egyption J Radiol Nucl Med, 2014, 45: 705-714.

[269] CAPPABIANCA P, CAVALLO LM, SOLARI D, et al. Endoscopicendonasal surgery for pituitary adenomas[J]. World Neurosurg, 2014, 82: S3-11.

[270] CHIN BM, ORLANDI RR, WIGGINS RH. Evaluation of the sellar and parasellar regions[J]. Magn Reson Imaging Clin N Am, 2012, 20: 515-543.

[271] BAI S. Intraoperative high-field magnetic resonance imaging combined with functional neuronavigation

in resection of low-grade temporal lobe tumors[J]. World J Surg Oncol, 2015, 13: 286.

[272] KASPERA W, ADAMCZYK P, ŚLASKA-KASPERA A, et al. Usefulness of intraoperative monitoring of oculomotor and abducens nerves during surgical treatment of the cavernous sinus meningiomas[J]. Adv Med Sci, 2015, 60: 25-30.

[273] KUNG NH, VAN STAVERN GP. Isolated Ocular Motor Nerve Palsies[J]. Semin Neurol, 2015, 35: 539-548.

[274] HANSON RA, GHOSH S, GONZALEZ-GOMEZ I, et al. Abducens length and vulnerability? [J]. Neurology, 2004, 62: 33-36.

[275] WONG AMF, COLPA L, CHANDRAKUMAR M. Ability of an upright-supine test to differentiate skew deviation from other vertical strabismus causes[J]. Arch Ophthalmol Chic Ill, 2011, 1960(129): 1570-1575.

[276] KIM MS, CHO MS, KIM SH. Delayed bilateral abducens nerve palsy after head trauma[J]. J Korean Neurosurg Soc, 2008, 44: 396-398.

第十三章
小儿眼外伤

第一节 概 述

即使是经验丰富的眼科医生或急诊科医生在接诊儿童眼外伤患者时，内心也会紧张，并感到胆怯，原因如下。第一，儿童的眼科检查比成年人难度系数更大。患儿哭闹不配合医生的检查，或者拒绝睁开眼，从而使医生难以进行一次高质量的检查。第二，通常情况下医生不能获得真实的外伤病史，首先医生与年龄小的儿童沟通费力，其次年龄大一点的儿童可能为了避免家长的责备和惩罚而不愿说出受伤的真相。第三，儿童眼外伤的预后更差，因为眼正常的发育需要清晰的视觉经验，如果视力下降没有得到及时纠正，可能会导致弱视。遗憾的是，儿童的眼外伤并不罕见，它是儿童获得性单眼失明的主要原因[1]。从另一个角度看，在所有眼外伤病例中，儿童眼外伤占29%～35%[2,3]。儿童缺乏安全意识，使得他们经常处于危险之中，进而容易受伤。此外，儿童遭受非意外创伤的概率更大，通常是由所谓的看护人造成。所有医生必须警惕他人故意伤害。

一、儿科患者检查

检查受伤儿童的眼是一项艰巨的任务。有一些共识方法可以帮助医生判断儿童眼外伤的严重程度。医生用一种平静、抚慰的方式说话时儿童会配合。寻求儿童的帮助，并事先得到其允许再去检查眼。儿童害怕即将发生在他们身上的事情，但他们更愿意与权威人士合作，如医生。不要害怕使用局麻药，如丙美卡因。当儿童感觉眼痛有所缓解时，往往能够睁开眼，允许医生查看伤情。即使是开放性眼外伤，使用局麻滴眼液滴眼也不会对眼造成伤害。

使用玩具或其他有趣的物品让儿童转动眼，这样医生才能观察到受伤的情况。儿童可以坐在父母的膝上。即使是大一点的儿童也会在最舒适的座位上和父母在一起平静下来。有时，为了完成检查，医生需要去控制一名尖叫的、不配合的年幼儿童。

可以使用专业人员制作的约束物品，如幼儿束缚带，这样医生就可以检查患儿的眼。大多数婴儿无法在裂隙灯下进行检查，因此需要使用小手电筒和直接检眼镜检查。在使用开睑器辅助检查时，要小心不要对眼施加过多的压力。如果怀疑眼部严重受伤，则须在全麻下进行检查。虽然早期麻醉暴露可能会对发育中的大脑造成损伤，但全麻可能是诊断和治疗儿童眼球破裂的唯一方法[4]。麻醉检查的风险和益处应在检查前进行全面的评估，并且与父母进行全面的沟通。

二、流行病学研究

阿姆斯特朗（Armstrong）等[5]分析了 2001～2007 年美国急诊科儿童眼外伤病例，发现男性占总病例的 62%。在 1 048 500 例病例中最常见的受伤类型是挫伤/擦伤，占 54%。眼外伤的最常见原因是被动撞击或主动撞击。大多数眼部损伤发生在家中，并以春季和夏季常见。

在 2001 年，Acar 等[6]研究了一种改良版的眼外伤量表（OTS），称为儿童眼外伤量表（POTS）。改良的原因是儿童患者眼外伤量表分数可能高于实际值。在 15 岁以下儿童中，易获得错误初始视力值或无法测得视力，因此新的评分系统不太强调这些标准。相对传入性瞳孔障碍也不包括在此评分中。而将年龄和眼眶周围的损伤区域纳入到 POTS 评分系统。研究者发现此分数与最终视力的可预测性有很大的关联。目前讨论的焦点在于：对于评定小儿开放性眼球损伤的预后是 OTS 还是 POTS 更有优势。

第二节　眼睑裂伤

熟知眼睑解剖和邻近基本结构对小儿眼睑撕裂伤的处理至关重要，医生必须对经常误诊的眼眶外伤进行详细检查。排除隐秘性损伤是首要任务，像开放性眼外伤。在检查过程中，除泪道引流系统外，还必须努力识别眶间隔和睑缘受累情况（图 13-1）。眼睑撕裂伤的主要原因是狗咬伤、把手伤和尖锐的物体造成损伤。Hwang 等在回顾性的分析中，发现 10 岁以上儿童的面部撕裂大多累及眼睑[7]。青少年眼睑损伤更多是由钝伤引起的。动物咬伤应进行表面清洁，必要时应通过手术修复。在这些病例中应预防性使用抗生素。裂伤时眶间隔的破坏可能导致脂肪脱出。在这种情况下，CT 扫描有助于鉴别受伤范围。如果涉及眼睑缘，手术修复睑缘需要扎实的解剖学知识做支撑。小儿泪小管损伤最常见的病因是咬伤[8]。与大多数眼眶外伤一样，男童受伤比例高于女童。泪道引流系统撕裂修复的目的是防

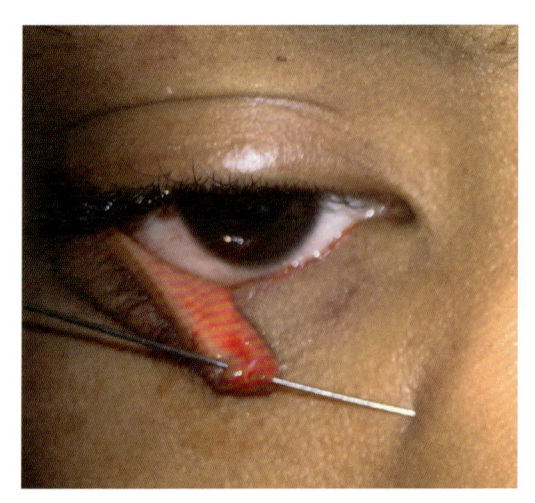

图 13-1　16 岁男童右下管状沟，累及眼睑撕脱

止儿童永久性撕裂（溢泪）。眼科医生通过探查和冲洗来诊断这些撕裂伤。放置硅胶管，有助于维持排水系统的通畅。

接诊儿童撕裂伤时，患儿的配合度是一个问题。可能需要在急诊室进行镇静监测或进入手术室。在手术室修复小管撕裂伤比在急诊室的效果更好[8]。有关眼睑撕裂处理，参见本书第六章眼睑外伤和第七章泪器。如果及时、有效地修复裂痕，许多儿童将获得不受影响的外观和正常功能。

第三节　开放性眼外伤

一、流行病学研究

对儿童患者开放性眼外伤的处理是至关重要的。如果不能及时把患儿送进手术室可能会导致预后视力差。开放性眼外伤是一种角膜和（或）巩膜的全层机械性损伤。开放性眼外伤可分为眼球破裂和眼球裂伤。眼球裂伤可进一步分为穿孔伤和贯通伤。加拿大儿童开放性眼外伤 17 年回顾研究发现，开放性眼外伤在男童中的发病率是女童的 3 倍[9]。以往病例中约有一半患儿年龄小于 5 岁。

二、检查和治疗

在检查过程中发现低眼压、出血性化脓、浅前房和针尖样瞳孔等情况应怀疑有开放性眼外伤[10]。如果明确是开放性眼外伤，应该避免眼压测量和眼内扩张。手术前患者应禁食，并静脉注射抗生素和止吐药，以防眼内容物随眼压升高而脱出。患者进入手术室之前，应将眼罩盖在可疑的眼球开放性伤口上。及时手术对恢复眼球前后段结构至关重要。手术应完成原发伤口的闭合及眼内容物脱离的复位。儿童开放性眼外伤手术后常见的影响视功能并发症有继发性青光眼、继发性斜视、角膜白斑和眼球结核[11]。Lee 等[12]对 62 例小于 16 岁的开放性眼外伤患者进行了回顾研究，发现仅有角膜损伤的患者才能出现最佳预后视力。影响开放性眼外伤预后的指标包括损伤部位、损伤程度、前房积血的初步表现、玻璃体积血、视网膜脱离、中央角膜伤口、眼内炎[13]。除了手术次数外,初始时低视力导致预后视力差[14]。因为穿透伤延迟修复会升高眼内炎发病率,及时手术修复至关重要[15]。

第四节 角膜擦伤

一、流行病学研究

在儿童急诊中,角膜擦伤是最常见的眼外伤[16]。角膜擦伤是与外伤相关的角膜上皮缺损。诱因为眼钝伤、眼内异物或角膜接触镜。一项 1～12 周龄婴儿的随机研究中发现,49% 的患儿存在角膜擦伤[17]。

二、检查和治疗

角膜擦伤症状有流泪、异物感、剧痛和畏光。有角膜损伤的患儿会出现不明原因的哭闹。在儿科患者中,揉眼也可能是擦伤的标志。

戴角膜接触镜的患者,检查前应摘下镜片。普罗巴比卡因(Proparicaine)局部麻醉后,将荧光素滴于眼表(图 13-2),如果观察到垂直的线状擦伤,医生应怀疑上睑结膜残留异物。可借用无菌棉签使上眼睑外翻,异物可以用丙巴比卡因浸润过的无菌棉签、透镜环、钳子、30 mm 的针剔除。使用针时要特别小心。

不戴角膜接触镜儿童的药物治疗可以使用红霉素、杆菌毒素或多黏菌素杆菌肽,也可以局部用抗生素滴眼,如多黏菌素 B/ 甲氧苄啶或氧氟沙星[18]。佩戴角膜接触镜的儿童,需要注意抗铜绿假单胞菌。这些擦伤应该局部使用氟喹诺酮类抗生素治疗。因为伤口愈合可能会延迟,患儿应避免外用类固醇。口服对乙酰氨基酚可缓解疼痛,大多数角膜擦伤患儿不需要眼罩。较大的角膜擦伤,不要害怕使用压力眼罩。对于不听话的儿童来说,眼罩可防止揉擦并促进愈合。目前缺

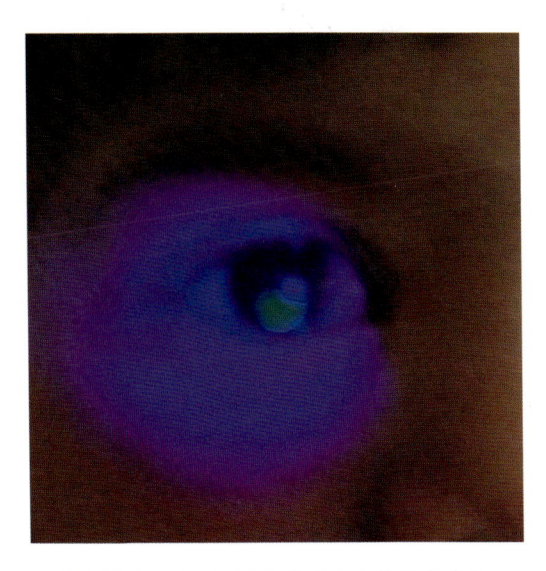

图 13-2 2 岁女童角膜擦伤的荧光素染色

乏非甾体类抗炎药用于治疗角膜擦伤疼痛的证据。如果局部使用非甾体类抗炎药，应密切随访患儿。

角膜擦伤的继发性并发症包括角膜溃疡、继发性细菌感染、角膜瘢痕形成、葡萄膜炎和虹膜炎。由于原始上皮缺损愈合不当，在初始磨损后可能会发生复发性角膜糜烂。上述治疗常在1～5d内完成。角膜接触镜佩戴者和有单纯眼疱疹病史者应密切随访。

第五节 外伤性前房积血

一、流行病学研究

钝性眼外伤可导致供应虹膜和睫状体的血管破裂，从而引起前房积血（图13-3）。多达70%的前房积血发生在儿童[19]。小儿持续外伤性前房积血严重影响视功能，因此正确的诊断和处理对儿童患者至关重要。必须仔细地检查和寻找相关的眼眶和眼的损伤，角膜擦伤与儿童外伤性前房积血关系密切[20]。

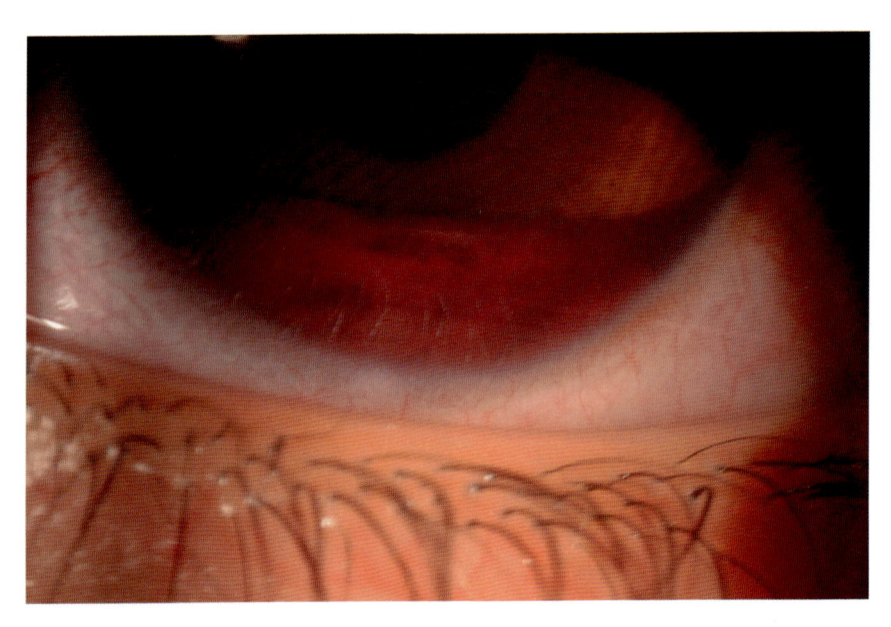

图13-3 12岁男童足球伤引起的外伤性前房积血

二、检查和治疗

患者通常有钝性外伤、视力丧失和眼痛的病史。外伤眼虹膜括约肌撕裂可出现瞳孔不等大。前房积血是按前房的血量来分类。Ⅰ级前房积血：聚集、分层的血液量不到前房容积的1/3；而八球前房积血或全前房积血，则为Ⅳ级前房积血。纤溶酶激活纤溶系统将溶解这些凝块，并使这些物质通过小梁网滤过。在一项由35例外伤性前房积血门诊患者组成的的前瞻性研究中，Rocha等发现视力预后与前房积血分级和后段受累程度有关。微量前房积血是眼前房内没有血液分层的红细胞。

再出血、角膜血染色、继发性青光眼和缺血性视神经病变都可能是前房积血的继发性并发症。非洲裔美国儿童中再出血或继发性出血的风险增加[21]。非洲裔美籍患者应进行镰刀细胞筛检实验室分析，以帮助排除镰状细胞疾病。对于有前房积血的镰状细胞性血红蛋白病患者应密切监测。镰状细胞对小梁网状结构的机械阻塞可导致眼内压力增加。镰状细胞导致小梁网机械性梗阻进而引起眼压增高。碳酸酐酶抑制剂已被证明能增加镰状细胞的数量。在一项对40名美国的前房积血儿童的研究中发现，镰状细胞血红蛋白病与眼压升高有关，但没有再出血[21]。

治疗前房积血的方法经常有争议，但普遍的认识是，局部给予类固醇和环孢素类药物。儿童服用对乙酰氨基酚可控制疼痛。应鼓励严格的卧床休息。抬高床头可以促进前房积血分层，沉淀血块吸收。不应使用血液稀释剂。目前缺乏使用抗纤溶药物，包括凝血酸和氨基己酸预防小儿再出血的证据[22]。应限制儿童活动并戴上眼罩，以免他们遭受再出血引起的进一步伤害。否则，在外伤后的第4天或第5天当血块收缩时会有再出血的风险。对于无外伤性前房积血，医生应重点讨论它的基础病理学。儿童自发性前房积血的原因包括视网膜母细胞瘤、髓上皮瘤、幼年黄色肉芽肿、白血病、黑色素瘤等。

第六节　外伤性虹膜睫状体炎

当眼受到钝挫伤时，虹膜和睫状体损伤可能导致前房炎症，称为外伤性虹膜睫状体炎。外伤性虹膜炎约占所有虹膜炎的20%[23]。由受损结构释放的坏死血液物质导致前房炎症。外伤性虹膜睫状体炎可表现为眼痛、红肿、畏光症、瞳孔缩小及结膜充血。在裂隙灯下可诊断前房的血细胞。炎症介质会导致前房中蛋白质物质漏出而引起前房闪辉。目前尚无治疗外伤性虹膜睫状体炎的临床试验[24]。治疗措施包括局部使用类固醇和环磷酰胺。严重的创伤性虹膜睫状体炎可能导致虹膜后粘连，出现角膜后沉着物，角膜水肿、眼压增高引起青光眼和黄斑囊样水肿。通常会慢慢减量外用类固醇药物，以防止出现反跳性虹膜炎。如果治疗得当，预后较好。

第七节　外伤性白内障和晶状体脱位

一、流行病学研究

小儿外伤性白内障是儿童单眼失明的主要原因，占儿童白内障手术的绝大部分[25]。如不适当摘除浑浊的晶状体，会引起双眼视力丧失伴随着弱视、低视力、斜视，这一系列发展过程最终演变成失明[26]。白内障的形成可能伴随着其他眼部疾病，从而进一步损害视力。25 例单眼白内障患儿的回顾性分析中发现，大多数受伤原因是彩球和 BB 枪打伤[27]。第二常见的受伤方式是铅笔和钢笔造成的伤害。外伤性白内障的类型因地理位置而异。在印度农村，儿童白内障最常见的原因是木棒引起的损伤，其次是尖锐的刺伤[28]。大部分年幼（5.25 岁）的患儿比年长（7.5 岁）的患儿预后视力差。与钝挫性损伤相比，儿童外伤性白内障更多是由穿透伤引起的[29]。

二、检查和治疗

这些病例涉及白内障摘除术，手术并发症轻[30]。约 90% 的患者会出现后囊膜浑浊，大多数病例需要使用 YAG 囊膜切开术。将人工晶状体放置在具有一定屈光度的儿科患者中，应该考虑到他们最终的近视转变。白内障摘除和晶状体植入的主要目的是为正确的视觉发展创造一个清晰的轴位。

晶状体脱位也可能与外伤有关，它可能与本章提到的其他类型的眼外伤有关。轻微外伤引起晶状体脱位，应考虑眼底和全身情况。这些疾病包括单纯性晶状体异位症、晶状体及瞳孔异位、无虹膜、马方（Marfan）综合征、高尿酸血症、亚硫酸盐氧化酶缺乏症和 Weill-Marchesani 综合征。晶状体切开术和玻璃体切割术是外伤性晶状体异位的标准治疗方法。超过 90% 的手术治疗会提高 20/40 或更高的视力[31]。

第八节 外伤性视网膜脱离

儿童外伤性视网膜脱离很可能是由于眼球变形间接引起[32]。由于早期发育良好的玻璃体保护性支撑视网膜，视网膜脱离往往在青少年时期发生。有几种因素可能导致外伤性孔源性视网膜脱离（RRDS），包括遗传综合征（Stickler综合征、Wagner综合征、Marfan综合征、Knobloch综合征），手术史和外伤史。近视也是一个危险因素[33]。很多视网膜脱离是孔源性的。德国一项对259例20岁以下视网膜脱离患者的回顾性研究[34]发现，男性占72%，其中52%的患者有视网膜脱离的危险因素，如近视。在一项对儿童RRDS的回顾性研究中，Wenick和Baranano发现约40%的RRDS与创伤有关。

随着长期的RRDS，增生性玻璃体视网膜病变会引起牵拉性视网膜脱离。由于医生与患儿缺乏沟通，患儿较少表达出视网膜脱离的症状。视网膜脱离未累及黄斑区者比累及黄斑区者预后视力好[32]。

第九节 外伤性黄斑裂孔

由创伤引起的黄斑中央凹的全层缺损，称为外伤性黄斑裂孔，可能是由儿童患者玻璃体牵拉视网膜引起。创伤性黄斑裂孔形成机制是在眼球轴向受压的情况下发生的一种代偿机制[35]。这会导致赤道外翻，引起明显的玻璃体牵拉并形成裂孔。外伤性黄斑裂孔比较罕见，关于它的治疗资料有限。黄斑裂孔存在自发关闭的可能性。如果进行手术修复，外伤性黄斑裂孔通常采用玻璃体切割术。对于眼底医生来说，后玻璃体黏附性是不确定的，可以在玻璃体腔内注射自体血浆，诱导患者玻璃体后脱离。实验证明，将血小板滴入裂孔中，恢复效果良好，并提高了视力[36]。玻璃体切割术（PPV）联合眼内填充治疗外伤性黄斑裂孔，还没有形成共识。

第十节 玻璃体积血

外伤是儿童玻璃体积血最常见的原因。对261只玻璃体积血的伤眼进行回顾性分析发现，69%玻璃体积血的病因是闭合性眼外伤[37]。其他研究也支持这个数据[38]。较年轻的患者可能会出现斜视或眼球震颤，而年长的患者则会出现视力下降。类似黄斑裂孔的发病机制，前—后方向的钝力会导致眼赤道区外翻，并在视网膜上产生牵拉。视网膜血管牵拉可导致血管破裂，引起玻璃体积血。超声检查是判断被血遮挡的眼后段结构是否完整的关键。儿童玻璃体积血后遗症包括牵拉性视网膜脱离和剥夺性弱视。即时视敏度是判断预后的重要因素[39]。

第十一节 视网膜震荡和视网膜色素上皮挫伤

视网膜震荡（commotio retinae）是一个用来描述视网膜内光感受器外段受损引起视网膜变白的专业术语。损伤机制是钝性创伤产生的冲击波在视网膜上传导。黄斑区的视网膜炎称为柏林水肿。有时钝性损伤可引起视网膜色素上皮（retinal pigment epithelial，RPE）细胞挫伤，引起 RPE 细胞丢失。如果出现在黄斑区中心或其周边，可出现严重的视力下降。儿童伤后预后非常好，视力通常在 3～4 周内恢复到基线[40]。使用荧光素血管造影未见液体渗漏，因此不是真正的水肿。目前对于视网膜震荡没有有效的治疗方法。

第十二节 视神经损伤

外伤性视神经病变（traumatic optic neuropathy，TON）是儿童外伤后视力下降的另一个主要原因。引起 TON 有直接原因和间接原因。骨折碎片会导致视神经撕脱或视神经直接损伤。间接损伤更为常见，被认为是眼眶撞击到视神经管内容物所致的休克。儿童患者与成人的 TON 发病机制相似[41]。在儿童人群中，许多病例源于高处跌落伤[42,43]，男童比女童更容易受到伤害。患者通常表现为相对传入性瞳孔缺损、视力下降、彩色视力下降、视野丧失和正常的眼底。伤后 4～6 周会出现视神经萎缩伴神经苍白[44]。必须对眼眶进行 CT 扫描以确定 TON 损伤机制，即表象视力与视力预后密切相关[45]。

目前没有儿童患者 TON 治疗的随机对照试验。而国际视神经损伤研究是一项具有特征性的随机对照试验，旨在评估患 TON 的成人的治疗方案，不包括儿童或青少年[46]。31 例印度患儿 TON 前瞻性病例中，经鼻蝶窦视神经减压术治疗小儿视神经管骨折 13 例[42]。手术可以有效地摘除视神经管内较小的未成熟骨碎片。13 例患者中有 7 例视力改善。由于儿童视神经管的直径相对较小，受创伤的神经扩张的体积较小，因此需要进行手术治疗。目前尚无治疗儿童视神经病变的标准方案。外伤性视神经病变见图 13-4。

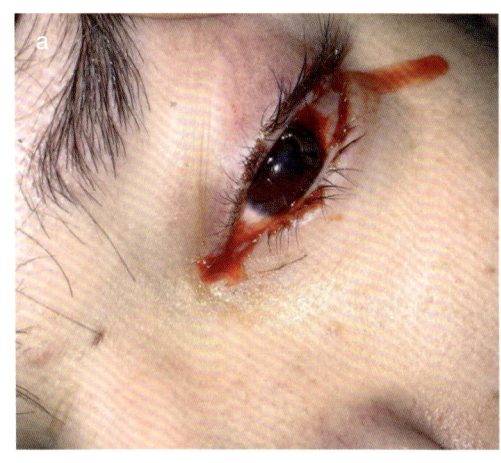

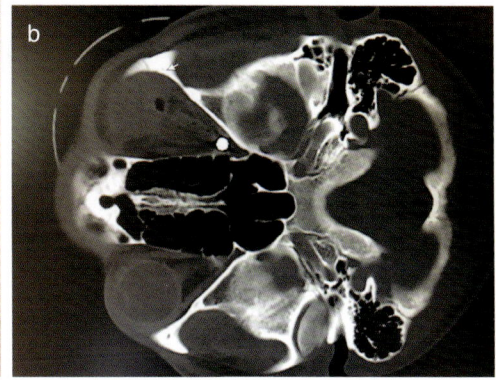

图 13-4 外伤性视神经病变

注 图 a，BB 枪损伤导致眼球破裂，注意前房积血。图 b：眶顶 BB 颗粒。

第十三节 非意外儿童眼部创伤

非意外的儿童创伤通常会累及眼部结构。当头部或颈部出现外伤时，眼科会诊非常关键。婴儿眼部表现可能是儿童受虐待的唯一临床表现。虐待性头颅外伤（abusive head trauma，AHT）又称摇晃婴儿综合征（shaken baby syndrome，SBS），是一种非意外的头部创伤，并有眼部表现。在 2009 年，Christian 和 Block 建议使用术语虐待性头颅外伤代替 SBS[47]。他们认为，除了摇动外，头部和脊髓的钝性损伤也会造成此种伤害，因此"虐待性头颅外伤"这个术语概括性更强。

视网膜各层多发性双侧视网膜出血，硬膜下血肿和缺氧脑性病一同构成 AHT 3 个典型体征。AHT 患者死亡率很高。即使保住生命也很难维持生计，患儿被长期的医疗问题和发育迟缓症状困扰[48]。有研究者认为，重复加速—减速力会导致玻璃体牵拉损伤[49]。动物模型和计算机模型证实了这一点，这些模型再现了视网膜血管和后玻璃体紧密黏附之间的剪切力[50]。有 85% 的 AHT 患者存在视网膜出血。致密的玻璃体积血是视力和神经系统预后较差的指标[51]。晚期新生血管会出现在视网膜缺血和非灌注区周围。这些区域可使用视网膜激光光凝治疗。非意外的外伤也会发生附属器官的病变，如瘀斑、眼睑水肿和眼眶骨折。眼前段的改变包括眼前房积血、虹膜脱出和角膜撕裂伤。眼后段的改变主要包括玻璃体积血、视网膜脱离、视神经撕脱。

如果怀疑存在非意外创伤，应立即通知儿童保护服务部门。医生详细的病历记录是非常重要的，并且在法庭上对于那些随着年龄的增长并有视觉后遗症的儿童有很大帮助。眼底检查对于记录创伤是很重要的。公共卫生运动、教育、支持机构可以减轻父母的压力。

本章小结

大多数儿童眼外伤是可以预防的，特别是与运动相关的眼外伤。哈里森（Harrison）和泰兰德（Tellander）认为，90%以上与运动有关的眼损伤是可以预防的。在2000年42 000宗与运动及娱乐活动有关的眼外伤中，43%发生于15岁以下的儿童[52]。医生早期发现患儿为单眼视觉，对医生和患儿家属都有好处。单眼视觉患儿特别易受伤，应戴聚碳酸酯镜片，以保护有功能的眼。除了单眼视觉的儿童外，经常参加高危活动（运动等）儿童也应该戴护目镜。活动前的叮咛，及时要求运动员佩戴防护头盔，做好面部防护可以减少眼部创伤。Kriz等[53]在2015年的一项研究中，观察了强制佩戴防护眼镜（MPE）对高中女性在曲棍球运动的影响。研究小组显示，在没有佩戴防护眼镜的状态下，眼/眼眶损伤（每1 000次运动暴露0.080次）高于佩戴防护眼镜损伤（每1 000次运动损伤0.025次）。佩戴防护眼镜之后，严重的眼眶损伤减少67%。

加拿大眼科学会成员对加拿大曲棍球运动员的眼外伤进行量化调查[54]，在所有受伤的病例中，14%的受伤球员经法律判定为盲。最常受伤的年龄为11～15岁。自从加拿大标准协会批准强制使用防护面具，加拿大业余曲棍球运动眼受伤率下降50%[55]。因为运动中易发生眼外伤，所以在运动时应该佩戴运动护目用具。美国材料与试验协会（ASTM）和美国国家标准学会（ANSI）制定了严格的眼保护标准，并已批准用于娱乐活动的防护设备。美国眼科学会将四月定为"眼保护与安全运动月"，目的是增强人们的意识，让其认识到大多数与运动有关的眼损伤，戴上运动护目用具可以避免。医疗保健专业人员应教育患者正确护眼和注意安全，尤其是对单盲患者和参加体育运动的患者。随着全世界更多地认识到安全防护对于避免发生眼外伤的重要性，这种威胁视力的创伤可能在未来减少或消失。

（Charles D. McCanna，James A. Deutsch）

参考文献

[1] STRAHLMAN E, ELMAN M, DAUB E, et al. Causes of pediatric eye injuries. A population-based study[J]. Arch Ophthalmol, 1990, 108(4): 603-606.

[2] MALTZMAN BA, PRUZON H, MUND ML. A survey of ocular trauma[J]. Surv Ophthalmol, 1976, 21(3): 285-290.

[3] NIIRANEN M, RAIVIO I. Eye injuries in children[J]. Br J Ophthalmol, 1981, 65(6): 436-438.

[4] ING C. Long-term differences in language and cognitive function after childhood exposure to anesthesia[J]. Pediatrics, 2012, 130(3): e476-485.

[5] ARMSTRONG GW, KIM J, LINAKIS G, et al. Pediatric eye injuries presenting to United States emergency departments: 2001-2007[J]. Graefes Arch Clin Exp Ophthalmol, 2013, 251(3): 629-636.

[6] ACAR U, TOK OY, ACAR DE, et al. A new ocular trauma score in pediatric penetrating eye injuries[J]. Eye (Lond), 2011, 25(3): 370-374.

[7] HWANG K, HUAN F, HWANG PJ, et al. Facial lacerations in children[J]. J Craniofac Surg, 2013, 24(2): 671-675.

[8] MURCHISON AP, BILYK JR. Pediatric canalicular lacerations: epidemiology and variables affecting repair success[J]. J Pediatr Ophthalmol Strabismus, 2014, 51(4): 242-248.

[9] BUNTING H, STEPHENS D, MIRESKANDARI K. Prediction of visual outcomes after open globe injury in children: a 17-year Canadian experience[J]. J AAPOS, 2013, 17(1): 43-48.

[10] LI X, ZARBIN MA, BHAGAT N. Pediatric open globe injury: A review of the literature[J]. J Emerg Trauma Shock, 2015, 8(4): 216-223.

[11] MEIER P. Combined anterior and posterior segment injuries in children: a review[J]. Graefes Arch Clin Exp Ophthalmol, 2010, 248(9): 1207-1219.

[12] LEE CH, LEE L, KAO LY, et al. Prognostic indicators of open globe injuries in children[J]. Am J Emerg Med, 2009, 27(5): 530-535.

[13] BUNTING H, STEPHENS D, MIRESKANDARI K. Prediction of visual outcomes after open globe injury in children: a 17-year Canadian experience[J]. J AAPOS, 2013, 17(1): 43-48.

[14] GUPTA A, RAHMAN I, LEATHERBARROW B. Open globe injuries in children: factors predictive of a poor final visual acuity[J]. Eye (Lond), 2009, 23(3): 621-625.

[15] NARANG S, GUPTA V, SIMALANDHI P, et al. Paediatric open globe injuries. Visual outcome and risk factors for endophthalmitis[J]. Indian J Ophthalmol, 2004, 52(1): 29-34.

[16] MICHAEL JG, HUG D, DOWD MD. Management of corneal abrasion in children: a randomized clinical trial[J]. Ann Emerg Med, 2002, 40(1): 67-72.

[17] SHOPE TR, RIEG TS, KATHIRIA NN. Corneal abrasions in young infants[J]. Pediatrics, 2010, 125(3): e565-569.

[18] BROWNER EA. Corneal abrasions[J]. Pediatr Rev, 2012, 33(6): 285-286.

[19] KENNEDY RH, BRUBAKER RF. Traumatic hyphema in a defined population[J]. Am J Ophthalmol, 1988, 106(2): 123-130.

[20] ROCHA KM, MARTINS EN, MELO LAS, et al. Outpatient management of traumatic hyphema in children: prospective evaluation[J]. J AAPOS, 2004, 8(4): 357-361.

[21] LAI JC, FEKRAT S, BARRÓN Y, et al. Traumatic hyphema in children: risk factors for complications[J]. Arch Ophthalmol, 2001, 119(1): 64-70.

[22] TEBOUL BK, JACOB JL, BARSOUM-HOMSY M, et al. Clinical evaluation of aminocaproic acid for managing traumatic hyphema in children[J]. Ophthalmology, 1995, 102(11): 1646-1653.

[23] GUTTERIDGE IF, HALL AJ. Acute anterior uveitis in primary care[J]. Clin Exp Optom, 2007, 90(5): 390.

[24] DARGIN JM, LOWENSTEIN RA. The painful eye[J]. Emerg Med Clin North Am, 2008, 26(1): 199-216, viii.

[25] TOMKINS O. Outcomes of pediatric cataract surgery at a tertiary care center in rural southern Ethiopia[J]. Arch Ophthalmol, 2011, 129(10): 1293-1297.

[26] ACUNA OM, YEN KG. Outcome and prognosis of pediatric patients with delayed diagnosis of open-globe injuries[J]. J Pediatr Ophthalmol Strabismus, 2009, 46(4): 202-207, quiz 208-209.

[27] REDDY AK, RAY R, YEN KG. Surgical intervention for traumatic cataracts in children: Epidemiology, complications, and outcomes[J]. J AAPOS, 2009, 13(2): 170-174.

[28] GOGATE P, SHAH M, KULKARNI A, et al. Causes, epidemiology, and long-term outcome of traumatic cataracts in children in rural India[J]. Indian J Ophthalmol, 2012, 60(5): 481-486.

[29] BRAR GS, RAM J, PANDAV SS, et al. Postoperative complications and visual results in uniocular pediatric traumatic cataract[J]. Ophthalmic Surg Lasers, 2001, 32(3): 233-238.

[30] ECKSTEIN M, VIJAYALAKSHMI P, KILLEDAR M, et al. Use of intraocular lenses in children with traumatic cataract in south India[J]. Br J Ophthalmol, 1998, 82(8): 911-915.

[31] PLAGER DA, PARKS MM, HELVESTON EM, et al. Surgical treatment of subluxated lenses in children[J]. Ophthalmology, 1992, 99(7): 1018-1021, discussion 1022-1023.

[32] SARRAZIN L, AVERBUKH E, HALPERT M, et al. Traumatic pediatric retinal detachment: a comparison between open and closed globe injuries[J]. Am J Ophthalmol, 2004, 137(6): 1042-1049.

[33] WANG NK, TSAI CH, CHEN YP, et al. Pediatric rhegmatogenous retinal detachment in East Asians[J]. Ophthalmology, 2005, 112(11): 1890-1895.

[34] BIER C, KAMPIK A, GANDORFER A, et al. Retinal detachment in pediatrics: Etiology and risk factors[J]. Ophthalmologe, 2010, 107(2): 165-174.

[35] JOHNSON RN, MCDONALD HR, LEWIS H, et al. Traumatic macular hole: observations, pathogenesis, and results of vitrectomy surgery[J]. Ophthalmology, 2001, 108(5): 853-857.

[36] WACHTLIN J, JANDECK C, POTTH-FER S, et al. Long-term results following pars plana vitrectomy with platelet concentrate in pediatric patients with traumatic macular hole[J]. Am J Ophthalmol, 2003, 136(1): 197-199.

[37] RISHI P, RISHI E, GUPTA A, et al. Vitreous hemorrhage in children and adolescents in India[J]. J AAPOS, 2013, 17(1): 64-69.

[38] SPIRN MJ, LYNN MJ, HUBBARD GR. Vitreous hemorrhage in children[J]. Ophthalmology, 2006, 113(5): 848-852.

[39] ALHARKAN DH, KAHTANI ES, GIKANDI PW, et al. Vitreous hemorrhage in pediatric age group[J]. J Ophthalmol, 2014: 497083.

[40] AHN SJ, WOO SJ, KIM KE, et al. Optical coherence tomography morphologic grading of macular commotio retinae and its association with anatomic and visual outcomes[J]. Am J Ophthalmol, 2013, 156(5): 994-1001(e1001).

[41] GOLDENBERG-COHEN N, MILLER NR, REPKA MX. Traumatic optic neuropathy in children and adolescents[J]. J AAPOS, 2004, 8(1): 20-27.

[42] GUPTA AK, GUPTA A, MALHOTRA SK, et al. Traumatic optic neuropathy in pediatric population: early intervention or delayed intervention? [J]. Int J Pediatr Otorhinolaryngol, 2007, 71(4): 559-562.
[43] ZAHAVI A, LUCKMAN J, YASSUR I, et al. Severe cranial neuropathies caused by falls from heights in children[J]. Graefes Arch Clin Exp Ophthalmol, 2016, 254(4): 765-772.
[44] SARKIES N. Traumatic optic neuropathy[J]. Eye (Lond), 2004, 18(11): 1122-1125.
[45] FORD RL, BUNCE C, XING W, et al. A 2-year prospective surveillance of pediatric traumatic optic neuropathy in the United Kingdom[J]. J AAPOS, 2012, 16(5): 413-417.
[46] LEVIN LA, BECK RW, JOSEPH MP, et al. The treatment of traumatic optic neuropathy: the International Optic Nerve Trauma Study[J]. Ophthalmology, 1999, 106(7): 1268-1277.
[47] CHRISTIAN CW, BLOCK R. Abusive head trauma in infants and children[J]. Pediatrics, 2009, 123(5): 1409-1411.
[48] KIVLIN JD, SIMONS KB, LAZORITZ S, et al. Shaken baby syndrome[J]. Ophthalmology, 2000, 107(7): 1246-1254.
[49] LEVIN AV. Retinal hemorrhage in abusive head trauma[J]. Pediatrics, 2010. 126(5): 961-970.
[50] NADARASA J, DECK C, MEYER F, et al. Update on injury mechanisms in abusive head trauma—shaken baby syndrome[J]. Pediatr Radiol, 2014, 44(Suppl 4): S565-570.
[51] MATTHEWS GP, DAS A. Dense vitreous hemorrhages predict poor visual and neurological prognosis in infants with shaken baby syndrome[J]. J Pediatr Ophthalmol Strabismus, 1996, 33(4): 260-265.
[52] US Consumer Product Safety Commission. Sports and recreational eye injuries[M]. Washington, DC: Consumer Product Safety Commission, 2000.
[53] KRIZ PK, ZURAKOWSKI D, ALMQUIST LJ, et al. Eye protection and risk of rye injuries in high school field hockey[J]. Pediatrics, 2015, 136(3): 521-527.
[54] PASHBY TJ. Eye injuries in Canadian amateur hockey[J]. Am J Sports Med, 1979, 7(4): 254-257.
[55] PASHBY T. Eye injuries in Canadian amateur hockey[J]. Can J Ophthalmol, 1985, 20(1): 2-4.

第十四章
欧洲眼外伤的管理

第一节　眼外伤患者的管理

一、概述

眼外伤是一类在病因和临床表现上纷繁复杂且分类繁多的疾病，影响最严重的人群是儿童和工人；这一类数据对患者预后、创伤后赤字以及医疗和经济成本都有重要意义。眼外伤可能会导致眼部解剖结构严重改变甚至视力丧失，也可能伤及整只眼，因此需要经验丰富的眼科手术医生指导手术；医生管理和治疗多发性创伤患者是复杂和棘手的，可能需要多学科合作。值得注意的是，急诊科往往无法处理这种病例，因此，有必要将患者转到专门管理创伤的科室。尽管如此，医生还是无法完全阻止外伤后的视力下降或失明。当患者前来就诊时，医生首先要评估患者的全身情况。眼外伤的处理可根据创伤的发病机制及涉及的结构做出改变。创伤评估主要是针对需要立即缝合的伤口进行评分和分析，避免任何重叠感染。可以通过 B 超检查来判断眼后段结构是否完整以及是否存在眼内异物（IOFB）（排除眼球破裂）。治疗伤眼需要收集详细的病史、测视力、检查是否有瞳孔缺陷，必要时可使用麻醉剂。对于危及视力的球后出血，应立即行侧眼角切开术。破裂的眼球应该使用护眼罩。颅骨 X 线检查可以排除颅骨和面部骨折，也可以显示不能透过射线的异物。球内金属异物是磁共振检查禁忌证。磁场可能导致眼内金属物体脱位，从而加重眼内进损伤。用视力表来测视力，如果看不到字母，则按 CF、HM、PL 和 NPL 的顺序记录指数、手动、光感和无光感。然后，要求患者跟随笔型手电筒或其他目标，在 9 个凝视位置进行眼外肌评估。瞳孔检查内容包括形状、对称性、红光反射和对光反射。检查眼睑是否有裂痕，并将眼睑外翻检查有无异物。如果怀疑眼球破裂，则不能外翻眼睑，因为这样的操作可能会增加破裂眼球的压力，从而挤压眼球内容物。眼睑损伤评估包括厚度、组织丢失和泪道受累情况。测量前房深度。眼球后段的检查需要事先散瞳，但此操作必须在保证瞳孔反应性、前房深度正常才能进行。可能需要全身和（或）局部抗生素治疗（氨基葡萄糖、氟奎隆和阿托品）及升高眼压。

二、眼外伤的工作流程管理

把患者送到创伤科室进行复杂的治疗，创伤科室有能力处理严重的创伤，患者可得到精准治疗，包括清除全部异物、恢复解剖结构、清理前房、人工晶状体植入术、玻璃体切割术和（或）激光治疗等。

（1）医生对患者眼外伤正确认识和分类是接诊的第一步。眼损伤的机制，包括机械伤、化学伤、热烧伤和复合伤等。眼外伤需要根据创伤的病理生理进行特殊的治疗[1]。首先，使用正确的眼外伤术语有助于了解受累结构以及判断预后。伯明翰眼外伤术语（BETT）[2,3]是国际标准化术语，可以很好地描述眼部损伤。依照BETT可以描述特定眼外伤的临床特征（图14-1）。

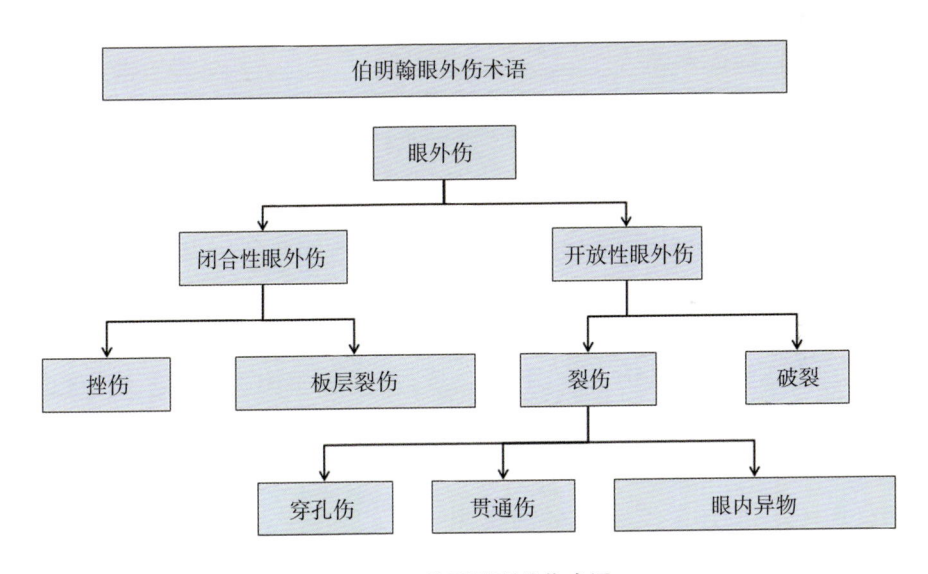

图 14-1　伯明翰眼外伤术语

眼球挫伤是指眼球壁没有受伤，而板层裂伤是眼球壁部分受损。眼球裂伤和破裂是眼球壁发生全层损伤；根据损伤机制，锐器伤和钝器伤的术语不同[2,3]。

（2）一旦确定了受伤类型，下一步患者将接受临床评估和仪器检查。此时，为了获得患者全面的临床状况，可采用常规和特殊的检查。图14-2列举了眼科常规检查和具体检查。

- 眼及眼眶结构的临床检查：
  - 眼睑的检查
  - 眼球的检查（角膜、巩膜、结膜、瞳孔、虹膜、泪道系统）
- 视力检查
- 瞳孔光反射检查
- 直接检眼镜检查前房和后房
- 眼外肌运动检查

- 脑神经检查（如上睑下垂）
- 光学相干成像检查（OCT）（如视网膜挫伤）
- 血管造影（如脉络膜损伤）
- 超声检查（如眼内异物）
- 计算机断层扫描（CT）（如眼眶骨折）
- 磁共振成像（MRI）（如视神经损伤）

- 多学科评估（如整形外科及颌面外科）

图 14-2　眼外伤的临床及仪器检查

注　粉色框内列举了评估眼外伤的眼科检查，橙色框内列举了根据临床图片第一次检查后可进行的更具体的检查，紫色框内列举了如果眼外结构受累范围大可以考虑的多学科评估。

值得注意的是，单纯眼外伤只需要眼科治疗。如为多发性创伤患者，眼伤可能只是多系统创伤的一部分。第二种情况下，先经过 ABCDE 规则（呼吸道、呼吸、循环、残疾和暴露）评估，待患者稳定之后，再由眼科医生处理[4]。

（3）对眼部外伤进行临床和仪器检查评估后，一个重要的步骤是量化视力预后。眼外伤评分（OTS）[2,3]是由 6 项指标组成，可预测患者 6 个月后的预后视力。OTS 评分在 1 分（预后最差）至 5 分（预后良好）。OTS 预测因子和相关分数如图 14-3 所示。多项研究证实了 OTS 的临床应用价值，并表明 OTS 可以评估眼外伤[5-7]。OTS 评分可以评估开放性眼外伤预后视力。相反，当外伤患者出现眼内炎和视网膜脱离等严重情况时，需要进行更深入的检查[8]。

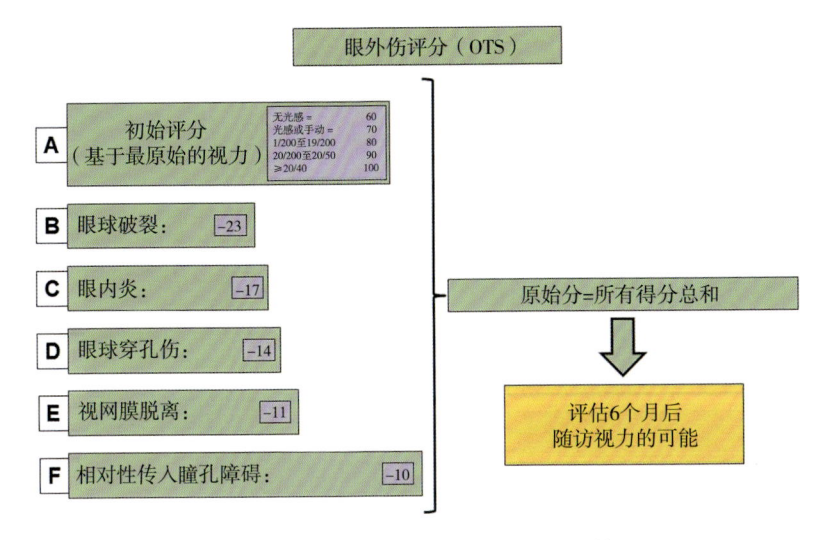

```
                          眼外伤评分（OTS）

    ┌─ A ─ 初始评分        无光感 =        60
    │      （基于最原始的视力） 光感或手动 =   70
    │                    1/200到19/200   80
    │                    20/200至20/50   90
    │                    ≥20/40         100

    ├─ B ─ 眼球破裂：     -23
    │
    ├─ C ─ 眼内炎：       -17        原始分=所有得分总和
    │
    ├─ D ─ 眼球穿孔伤：   -14              ↓
    │
    ├─ E ─ 视网膜脱离：   -11        评估6个月后
    │                                随访视力的可能
    └─ F ─ 相对性传入瞳孔障碍： -10
```

图 14-3 预测因素与 OTS 评分的计算

第二节 眼外伤的影像学

眼外伤的影像学技术（参见图 14-2）使得研究者能够更深入地研究外伤对眼和眼眶结构的影响。当传统的临床方法不足以评估创伤后的结构改变，尤其是眼后段和视神经受累时，需要进行更深入的研究。最初的临床评估是至关重要的，因为创伤可累及单个或多个结构。事实上，对钝挫伤患者的研究表明，外伤可能累及视网膜、脉络膜、视神经和血管腔隙[9,10]。眼前段受损可由直接创伤引起，还可能与创伤后因素有关[11-15]。图 14-4 列举了最常见的眼部损伤。有学者[10]指出，创伤最常发生在年轻人身上；在决定治疗方法和评估眼外伤后的预期预后之前，应考虑到这一点。常用的方法如下。

一、光学相干断层成像

光学相干断层成像（OCT）是一种无创技术，借助激光评估眼的微结构；能对眼的结构进行精确的观察；主要用于研究视网膜各层结构[16]。这种方法适用于评估创伤对眼后段的影响以及创伤后患者的随访[17-19]。此外，OCT 可清楚地检测视神经撕脱[20]。有研究[21-23]表明，OCT 可以提供关于眼前段创伤性受累有用的显微结构信息。

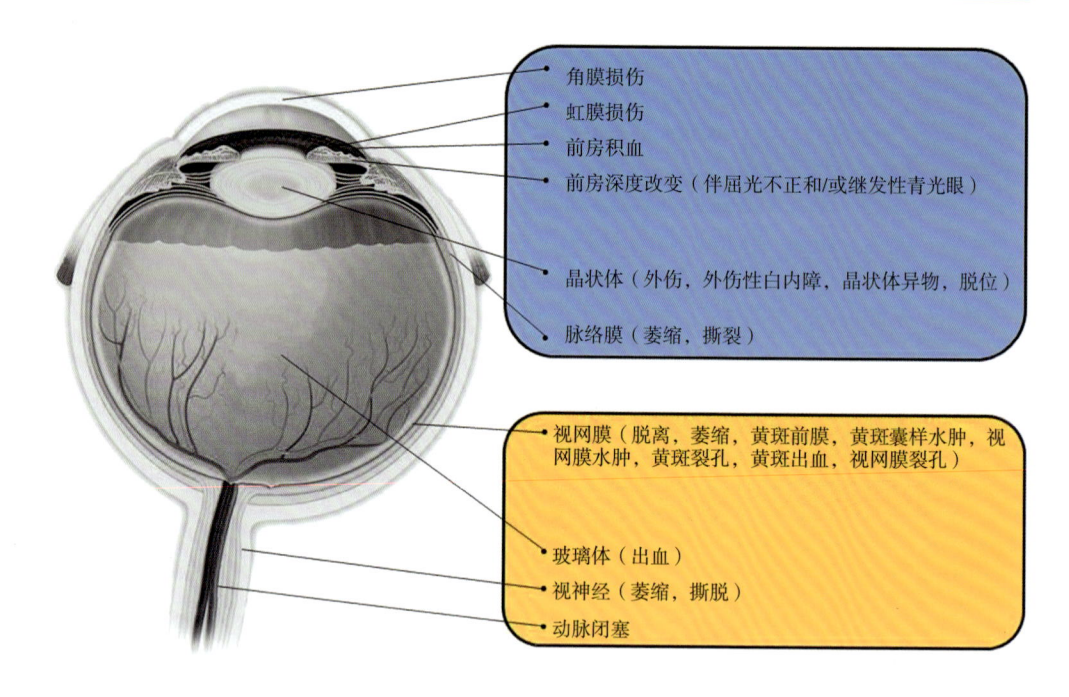

图中标注：
- 角膜损伤
- 虹膜损伤
- 前房积血
- 前房深度改变（伴屈光不正和/或继发性青光眼）
- 晶状体（外伤，外伤性白内障，晶状体异物，脱位）
- 脉络膜（萎缩，撕裂）
- 视网膜（脱离，萎缩，黄斑前膜，黄斑囊样水肿，视网膜水肿，黄斑裂孔，黄斑出血，视网膜裂孔）
- 玻璃体（出血）
- 视神经（萎缩，撕脱）
- 动脉闭塞

图 14-4　常见的眼外伤

二、血管造影

血管造影是一种通过观察造影剂在眼部血液循环的情况进而评价眼底功能的检查方法。它能够评估视网膜（通过荧光素剂）和脉络膜循环（通过吲哚菁绿剂）。灌注改变表现为低荧光区，而新生血管显示为高荧光。与传统的眼底镜相比，血管造影对血管评估更为敏感[24]。这项技术可以用来评估外伤性脉络膜损伤；吲哚菁绿血管造影能清楚地检测到脉络膜不同程度的改变[25]。此外，该方法的应用对于预测外伤性脉络膜受累患者的预后视力有一定的意义[26]。

三、超声检查

超声是一种非侵入性的成像技术，是在不同组织声音反射所提供的回波后显示的形态学图像。以往的研究介绍了它在不同创伤中的应用，包括对可疑眼内异物的评估[27]、晶状体损伤[28]、视神经受累[29]，因此，超声检查在不同的临床环境中有更大的应用价值。当怀疑眼球破裂时，不应进行超声检查，因为来自探头的压力可能使眼内容物受挤压。

四、计算机断层扫描

计算机断层扫描（computed tomography，CT）是一种常用的评价眼眶结构和骨损伤的成像技术。它根据不同的组织密度利用辐射来获取图像。当怀疑骨折时，首选 CT 检查。CT 检查可用于诊断眼眶穿孔和异物损伤[30]；此检查还能检测角膜裂伤和晶状体损伤[31]。此外，CT 检查还可以区分开放性眼外伤、眼外肌损伤和眼眶隔室综合征[31-34]。CT 检查也能评价玻璃体积血和视网膜脱离[35]，但灵敏度较低，磁共振成像评估软组织受累程度更敏感，可显示眼部结构的详细图像[34,36]。

五、磁共振成像

磁共振成像（MRI）是一种强大的成像技术，它通过阐述两个垂直磁场和射频脉冲产生的信号来对眼部结构进行形态学评价。通过设置 MRI 参数，可以获得 T_1 和 T_2 加权像；此方法可以对人体组织进行不同的评估。有研究者[31,34]认为，MRI 对眼和眼眶结构可以进行详细的检查，尤其是通过特殊类型的扫描，如扩散加权成像。与 CT 相比，MRI 能够在获取过程中降低脂肪干扰进而更详细地评价视神经[37]。研究[38-42]发现，T_1 加权像，T_2 加权像 Turbo 自旋回波，流体衰减反演恢复，扩散加权和 T_1 反转恢复冠状位获取可以提供有关视神经受累的信息，如视神经炎和视神经脊髓炎。虽然 MRI 在采用先进的后处理技术方面有优势，但与 CT 相比，MRI 检查时间更长，成本也更高。此外，MRI 的另一个限制条件是金属物体（如金属异物）和金属装置（如心脏起搏器），原因是金属异物会在 MRI 的磁场下移动。

第三节 眼外伤与旅行

患者发生眼外伤后需要长途旅行时，医生需要积极采取适当的预防措施，以避免外伤眼的恶化以及"初治"并发症的发生。经过初步治疗后，必须通过适当的局部和（或）全身抗菌药物来降低感染的风险，包括预防革兰阳性菌和革兰阴性菌的感染[43]。根据眼压（IOP）情况，可能需要使用降眼压药物，以减少高眼压的风险[44]。在这种情况下，应避免使用有促进炎症作用的前列腺素类似物。如果患者需要乘飞机旅行，应采取若干预防措施。特别需要注意眼表稳定。事实上，在空调环境（运输和封闭空间）中最常见的并发症眼干燥。空调会引起空气湿度的变化，从而增加感染的风险。因此，重要的预防措施是要考虑使用泪液替代物、角膜上皮再生物质、保护晶状体,如有指征可使用绷带。患者接受气动视网膜固定术或玻璃体切割术 15 d 内不能乘坐飞机。为了避免高空气体膨胀引起的眼球爆裂,必须确认气体吸收之后才能乘坐飞机。

第四节　眼外伤的治疗与长期管理

一、慢性炎症

慢性炎症会引起房角结构变化,如虹膜—角膜粘连或虹膜成膜,随后形成小梁网阻塞和耐药性高眼压。为了预防这种并发症及其对视网膜和视神经的损害,需要对眼部炎症进行及时的创伤后处理。

二、创伤性前房积血

创伤性前房积血也可引发房角改变,在后一种情况下,可以观察到房角退缩,以及虹膜根部离断或睫状体脱离。小梁网流出道受阻可能会引起继发性青光眼。需要警惕虹膜根部离断,它可能在前房和脉络膜间隙之间建立直接通道,从而导致低眼压。

三、继发性青光眼

如果继发性青光眼手术失败,由于瘢痕干扰治疗过程,则可能需要使用抗代谢药物和导管引流系统[45-51]。玻璃体切割术或异物摘除术后的慢性炎症反应通常会导致炎症因子的释放,随着炎症细胞、成纤维细胞和 RPE 细胞在视网膜各层的聚集从而导致 PVR 形成[52]。对危险因素进行最佳管理,并注意预防炎症或感染过程,可能有助于防止 PVR 的形成。遇到严重 PVR 需要手术切除。

四、类固醇和免疫抑制剂

尽管对眼外伤进行了仔细的治疗,但仍然可能发生永久性损伤,因此需要使用慢性类固醇和免疫抑制剂 6 个月甚至更长时间。如果受伤的眼仍然失明或伤势不可逆,唯一的治疗选择可能是眼球摘除术[53]。根据创伤的程度,患者的炎症反应有所不同,从轻微的虹膜炎到伴有角膜后沉着物,虹膜闭塞并继发高眼压。可以局部或全身使用类固醇和非甾体类抗炎药来治疗。此外,确定高眼压的风险很重要,这可能需要长期监测。

五、广谱抗生素

手术后是强制性的治疗，帮助恢复伤眼的解剖结构和功能，并预防可能出现的并发症[54]，其中第一要务是避免发生感染。为了达到这一目标，重要的是使用广谱抗生素，而广谱抗生素通常是联合用药达到广泛覆盖的效果。此外，可能需要根据伤口培养的结果来选择抗生素，以确定抗生素是否使用充足。培养结果常在几天后得到，等待结果期间，联合应用氨基糖苷类与氟喹诺酮类药物有助于控制非特异性细菌。另一个重要的步骤是控制炎症，创伤性事件通常会导致多种炎症介质的产生和释放（如 IL-1、IL-6、PDGF、FGF 和 TGF-β）。

本章小结

本章介绍了欧洲眼外伤管理方案，对眼外伤的诊断程序和治疗选择进行了全面的描述。眼外伤不是一种单一的疾病，严重时会导致伤眼不可逆的视力丧失。眼的解剖结构和功能恢复，以及外伤后的预后视力，绝大部分取决于创伤性质、眼部受累结构、损伤范围和患者急性期的视力。本章还强调了在伤情稳定后将患者送往创伤中心的重要性，以保证最优的治疗并且增加视力恢复的机会。

典型病例

患者，59 岁，铁盘穿孔伤后来我院就诊。经检查：损伤几乎累及眼部所有结构，造成角膜损伤、无晶状体眼、虹膜脱出和组织丢失、玻璃体积血，晶状体碎片掉落在玻璃体中以及继发性青光眼。无视网膜撕裂、出血或脱离，无光感。去除散布在前房内的 7 块玻璃异物（眼镜的碎片）后，缝合角膜伤口，并在前房内填充粘弹剂，重建前房。我们进行了玻璃体切割术，取出了多个晶状体碎片和血凝块。患者有疼痛及严重的高眼压（40 mmHg），此时需要采用强降压疗法（布林唑胺、噻吗洛尔、布鲁莫尼丁和乙酰唑胺）。患者随后被送往专门的创伤中心进行治疗。经评估及眼外伤稳定后，我们根据对侧健康眼的图像进行设计，根据设计结果进行人工晶状体植入术和虹膜复合体植入术来完成眼前段重建。患者出院时预后良好，视力为 5/10，不需要任何降眼压治疗。1 年后，患者因为疱疹性角膜结膜炎引起角膜失代偿，接受了内皮移植（DMEK）。1 个月后，高眼压（40 mmHg 以上），对药物治疗无效，需要 MMC 进行小梁切除术，但 2 个月后失效。下一步的治疗是植入快速阀进行眼压复位（10 mmHg）。患者最后视力为 2/10（图 14-5）。

图 14-5 眼外伤病例

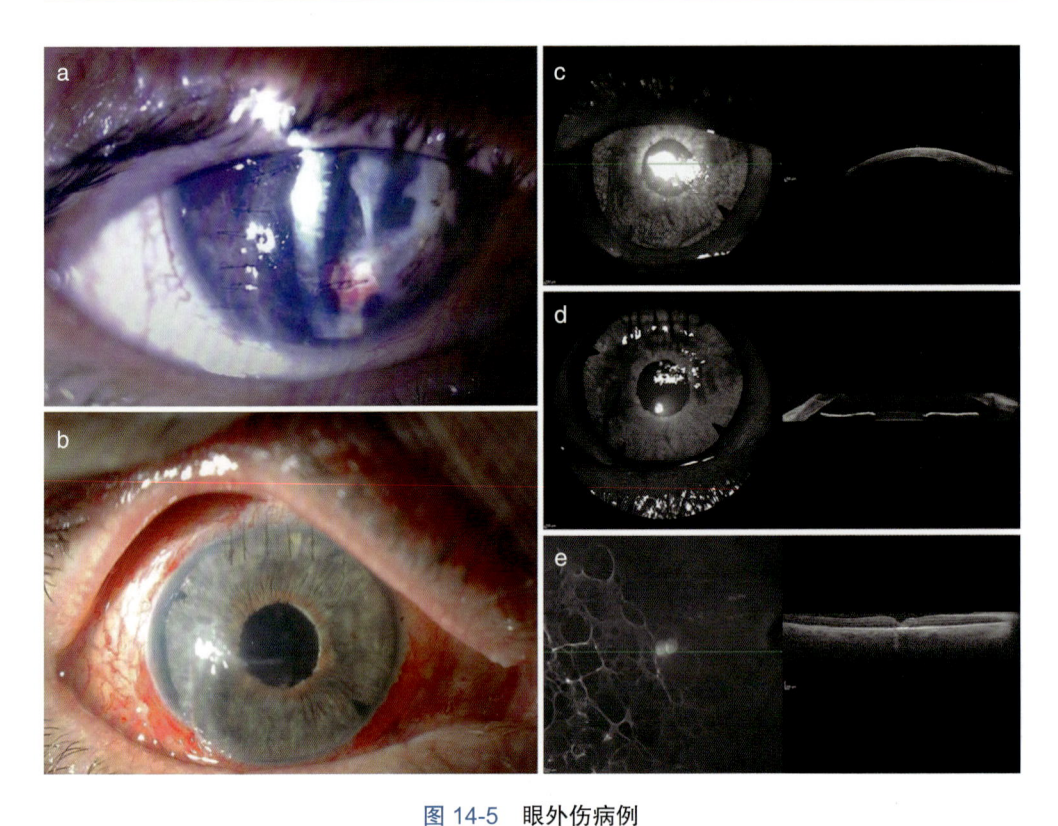

注 图 a, 眼内异物。图 b, 术后。图 c, 角膜损伤。图 d, 前房损伤。图 e, 视网膜损伤。

（Alessandro Meduri, Mario Urso, Marco Zagari,

Alessandro Arrigo, Pasquale Aragona）

参考文献

[1] AYLWARD GW. Vitreous management in penetrating trauma: primary repair and secondary intervention[J]. Eye (Lond), 2008, 22(10): 1366-1369.

[2] KUHN F, MORRIS R, WITHERSPOON CD. Birmingham Eye Trauma Terminology (BETT): terminology and classification of mechanical eye injuries[J]. Ophthalmol Clin North Am, 2002, 15(2): 139-143, v.

[3] KUHN F, MAISIAK R, MANN L, et al. The Ocular Trauma Score (OTS) [J]. Ophthalmol Clin North Am, 2002, 15(2): 163-165, vi.

[4] MORRIS SC. The team approach to management of the polytrauma patient[J]. Virtual Mentor, 2009, 11(7): 516-520.Doi:10.1001/virtualmentor.2009.11.7.cprll-0907.

[5] SHAH MA, SHAH SM, APPLEWAR A, et al. Ocular Trauma Score: a useful predictor of visual outcome at six weeks in patients with traumatic cataract Shah MA[J]. Ophthalmology, 2012,

119(7): 1336-1341. Doi:10.1006/j.ophtha.2012.01.020.
[6] WEBER SL, RIBEIRO LG, DUCCA BL, et al. Prospective validation of the Ocular Trauma Score as a prognostic model to predict vision survival in injured adult patients from a developing country[J]. Eur J Trauma Emerg Surg, 2012, 38(6): 647-650. Doi:10.1007/s00068-012-0209-7.
[7] TURGUT B, KOBAT SG, TANYILDIZI R. The Usage of ocular trauma scoring in the visual prognostic evaluation of traumatic eye injury[J]. Med-Sci, 2014, 3(2): 1224-1233.
[8] RAWAT P, RAJPUT S, GAUTAM M, et al. Grading of severity of ocular trauma by various Grading of severity of ocular trauma by various ocular trauma scores and its effect on prognosis[J]. International Journal of Scientific and Research Publications, 2014, 12(4).
[9] WILLIAMS DF, MIELER WF, WILLIAMS GA. Posterior segment manifestations of ocular trauma[J]. Retina, 1990, 10(Suppl 1): S35-44.
[10] ATMACA LS, YILMAZ M. Changes in the fundus caused by blunt ocular trauma[J]. Ann Ophthalmol, 1993, 25(12): 447-452.
[11] TASMAN W, JAEGER EA. Traumatic cataract[J]. Duane's Clin Ophthalmol, 1997, 1: 13-14.
[12] KUMAR A, KUMAR V, DAPLING RB. Traumatic cataract and intralenticular foreign body[J]. Clin Exp Ophthalmol, 2005, 33(6): 660-661.
[13] WITHERSPOON CD, KUNH F, MORRIS R. Anterior and posterior segment trauma. In: Master Techniques in Ophthalmic Surgery, 1995: 538-547.
[14] VIESTENZ A, KUCHLE M. Blunt ocular trauma. Part I: blunt anterior segment trauma[J]. Ophthalmologe, 2004, 101(12): 1239-1257(quiz 1257-1258).
[15] KASHIWAGI K, TATENO Y, KASHIWAGI F, et al. Changes in anterior chamber depth due to contusion[J]. Ophthalmic Res, 2009, 42(4): 193-198.
[16] HUANG D, SWANSON EA, LIN CP, et al. Optical coherence tomography[J]. Science, 1991. 254(5035): 1178-1181.
[17] AL KHAROUSI N, WALI UK, AZEEM S. Current applications of optical coherence tomography in ophthalmology, 2013. Doi:http://dx.doi.org/10.5772/53961.
[18] WALI UK, AL KHAROUSI N. Clinical applications of optical coherence tomography in ophthalmology, 2012.
[19] AL-MUJAINI A, WALI UK, AZEEM S. Optical coherence tomography: clinical applications in medical practice[J]. Oman Med J, 2013, 28(2): 86-91.
[20] MUMCUOGLU T, DURUKAN HA, ERDURMAN C, et al. Functional and structural analysis of partial optic nerve avulsion due to blunt trauma: case report[J]. Indian J Ophthalmol, 2010, 58(6): 524-526.
[21] MADHUSUDHANA KC, HOSSAIN P, THIAGARAJAN M, et al. Use of anterior segment optical coherence tomography in a penetrating eye injury[J]. Br J Ophthalmol, 2007, 91(7): 982-983.
[22] GOEL N, PANGTEY BP, RAINA UK, et al. Anterior segment optical coherence tomography in intracorneal foreign body[J]. Oman J Ophthalmol, 2012, 5(2): 131-132.
[23] LIM SH. Clinical applications of anterior segment optical coherence tomography[J]. J Ophthalmol, 2015: 605729.
[24] KEMPSTER RC, GREEN WR, FINKELSTEIN D. Choroidal rupture. Clinicopathologic correlation of an unusual case[J]. Retina, 1996, 16(1): 57-63.
[25] AKMAN A, KADAYIFCILAR S, OTO S, et al. Indocyanine green angiographic features of traumatic choroidal ruptures[J]. Eye (Lond), 1998, 12 (Pt 4): 646-650.

[26] KOHNO T, MIKI T, HAYASHI K. Choroidopathy after blunt trauma to the eye: a fluorescein and indocyanine green angiographic study[J]. Am J Ophthalmol, 1998, 126(2): 248-260.

[27] DERAMO VA, SHAH GK, BAUMAL CR, et al. Ultrasound biomicroscopy as a tool for detecting and localizing occult foreign bodies after ocular trauma[J]. Ophthalmology, 1999, 106(2): 301-305.

[28] VODAPALLI H, MURTHY SI, JALALI S, et al. Comparison of immersion ultrasonography, ultrasound biomicroscopy and anterior segment optical coherence tomography in the evaluation of traumatic phacoceles[J]. Indian J Ophthalmol, 2012, 60(1): 63-65.

[29] SIMSEK T, SIMSEK E, ILHANB, et al. Traumatic optic nerve avulsion[J]. J Pediatr Ophthalmol Strabismus, 2006, 43(6): 367-369.

[30] NOVELLINE RA, LIEBIG T, JORDAN J, et al. Computed tomography of ocular trauma. Emergency Radiology Number 1 American Society of Emergency Radiology, 1994.

[31] KUBAL WS. Imaging of orbital trauma[J]. Radiographics, 2008, 28(6): 1729-1739.

[32] WEISSMAN JL, BEATTY RL, HIRSCH WL, et al. Enlarged anterior chamber: CT finding of a ruptured globe[J]. Am J Neuroradiol, 1995, 16(4 Suppl): 936-938.

[33] JOSEPH DP, PIERAMICI DJ, BEAUCHAMP NJ JR. Computed tomography in the diagnosis and prognosis of open-globe injuries[J]. Ophthalmology, 2000, 107(10): 1899-1906.

[34] LIN KY, NGAI P, ECHEGOYEN JC, et al. Imaging in orbital trauma[J]. Saudi J Ophthalmol, 2012, 26(4): 427-432.

[35] IMRAN S, AMIN S, DAULA MIH. Imaging in ocular trauma optimizing the use of ultrasound and computerised tomography[J]. Pak J Ophthalmol, 2011, 27 (3):146-151.

[36] MAFEE MF, KARIMI A, SHAH J, et al. Anatomy and pathology of the eye: role of MR imaging and CT[J]. Neuroimaging Clin N Am, 2005, 15(1): 23-47.

[37] BARKER GJ. Diffusion-weighted imaging of the spinal cord and optic nerve[J]. J Neurol Sci, 2001, 186(Suppl 1): S45-49.

[38] MALLERY RM, PRASAD S. Neuroimaging of the afferent visual system[J]. Semin Neurol, 2012, 32(4):273-319. Doi:10.1055/s-0032-1331805.

[39] NEWMAN N, BIOUSSE V. Diagnostic approach to vision loss[J]. Continuum (Minneap Minn). 2014, 20(4 Neuro-ophthalmology):785-815. Doi:10.1212/01. CON.0000453317.67637.46.

[40] KAPUR R, SEPAHDARI AR, MAFEE MF, et al. MR imaging of orbital inflammatory syndrome, orbital cellulitis, and orbital lymphoid lesions: the role of diffusion-weighted imaging[J]. Am J Neuroradiol, 2009, 30(1): 64-70. Doi:10.3174/ajnr.A1315.

[41] AL-SHAFAI LS, MIKULIS DJ. Diffusion MR imaging in a case of acute ischemic optic neuropathy[J]. Am J Neuroradiol, 2006, 27(2): 255-257.

[42] BENDER B, HEINE C, DANZ S, et al. Diffusion restriction of the optic nerve in patients with acute visual defificit[J]. J Magn Reson Imaging. 2014, 40(2): 334-340. Doi:10.1002/jmri.24367.

[43] ABU EL-ASRAR AM, AL-AMRO SA, AL-MOSALLAM AA, et al. Post-traumatic endophthalmitis: causative organisms and visual outcome[J]. Eur J Ophthalmol, 1999, 9(1): 21-31.

[44] DING C, ZENG J. Clinical study on Hypotony following blunt ocular trauma[J]. Int J Ophthalmol, 2012, 5(6): 771-773.

[45] DUBOIS L, STEENEN SA, GOORIS PJ, et al. Controversies in orbital reconstruction-I. Defect-driven orbital reconstruction: a systematic review[J]. Int J Oral Maxillofac Surg, 2015, 44(3): 308-315. Doi:10.1016/j.ijom.2014.12.002 (Epub 2014 Dec 24).

[46] DUBOIS L, STEENEN SA, GOORIS PJ, et al. Controversies in orbital reconstruction–II. Timing

of post-traumatic orbital reconstruction: a systematic review[J]. Int J Oral Maxillofac Surg, 2015, 44(4): 433-440. Doi:10.1016/j.ijom.2014.12.003 (Epub 2014 Dec 25).

[47] ZHANG Y, ZHANG MN, JIANG CH, et al. Endophthalmitis following open globe injury[J]. Br J Ophthalmol, 2010, 94:111-114. Doi:10.1136/bjo. 2009.164913.

[48] KELES S, ONDAS O, EKINCI M, et al. Paintball-related ocular trauma: paintball or painball? [J]. Med Sci Monit, 2014, 20: 564-568.

[49] DEHGHANI AR, REZAEI L, SALAM H, et al. Post traumatic endophthalmitis: incidence and risk factors[J]. Glob J Health Sci, 2014,6 (6):68-72. Doi:10.5539/gjhs.v6n6p68.

[50] NOBE JR, GOMEZ DS, LIGGETT P, et al. Post-traumatic and postoperative endophthalmitis: a comparison of visual outcomes[J]. Br J Ophthalmol, 1987, 71(8): 614-617.

[51] ESSEX RW, YI Q, CHARLES PG, et al. Post-traumatic endophthalmitis[J]. Ophthalmology, 2004, 111(11): 2015-2022.

[52] CARDILLO JA, STOUT JT, LABREE L, et al. Post-traumatic proliferative vitreoretinopathy. The epidemiologic profifile, onset, risk factors, and visual outcome[J]. Ophthalmology, 1997, 104 (7):1166-1173.

[53] ATKINS EJ, NEWMAN NJ, BIOUSSE V. Post-traumatic visual loss[J]. Rev Neurol Dis, 2008, 5(2): 73-81.

[54] SCOTT R. The injured eye[J]. Philos Trans R Soc Lond B Biol Sci, 2011, 366(1562): 251-260. Doi:10.1098/ rstb.2010.0234.